JN448939

개정 3판

스타팅 스트렝스 실전 프로그램

Practical Programmingfor Strength Training

마크 리피토, 앤디 베이커 지음

박현진 옮김

대성의학사

역자 서문

이 책의 첫 번역본 『스트렝스 트레이닝을 위한 현실적 프로그램』이 출간된 2017년 이후 많은 피드백을 받았다. 당시 이 책의 번역에 어떠한 관여도 하지 않았지만, 2014년 마크 리피토 코치를 만나 자신의 책을 번역해도 좋다는 허락을 직접 받은 이래 스타팅 스트렝스와 관련된 작업에서는 언제나 어떤 식으로든 책임감을 느껴야만 했다. 그 뒤로 시간이 흘렀다. 그 사이 『스타팅 스트렝스: 바벨 훈련의 첫걸음』은 바뀐 내용으로 인해 개정판을 내어야 했고, 『바벨로 쓴 처방전』의 번역본도 출간하면서 이 책에 대한 새 번역의 요구도 점차 거세어졌다.

독자 여러분의 마음에 들지는 모르겠지만, 새로운 번역에서는 기존 번역본에서 지적된 여러 문제점을 고치려 노력했다. 어쨌거나 이 책의 번역을 다시 시도하게 한 원동력은 스타팅 스트렝스 시스템에 애정을 가진 분들의 아낌없는 관심과 사랑 덕분이었으므로, 피드백이 있다면 좋은 약이 입에 쓰다는 생각으로 기꺼이 받겠다.

이 책은 '스타팅 스트렝스'의 이름을 달고 세상에 나왔지만, 원제는 『Practical Programming for Strength Training』이다. 『스타팅 스트렝스: 바벨 훈련의 첫걸음』을 읽은 분들께 더 직관적으로 다가오는 제목으로 생각하여 의도적으로 고친 만큼, 독자 여러분께서는 참고해 주시기 바란다. 단위나 용어 또한 기존 번역본과 의도적으로 다르게 옮긴 부분이 많으니, 독자 여러분께서 혜량해 주시기를 바란다.

늘 그랬듯 대성의학사의 권오현 대표님과 김미애 편집장님께서 물심양면으로 많은 도움을 주셨다. 한국에 두 명뿐인 스타팅 스트렝스 코치인 김경하 관장님과 은인혁 코치님은 끊임없는 격려와 피드백을 통해 이 책이 더 나은 모습으로 태어날 수 있게 해 주셨다. 이 책을 통해 조금이라도 강해지는 분이 계신다면, 그것은 아마 흑곰 같은 두 분의 공일 것이다. 이 자리를 빌어 깊은 감사의 인사를 전한다.

이 책의 새 번역을 기다려 주신 독자 여러분께도 감사하다는 말씀을 드리고 싶다. 나에게도 숙원이나 다름없던, 그러나 게으르고 바쁘다는 핑계로 차일피일 미루고만 있던 이 책을 다시 옮겨 달라고 채찍질을 해 주신 독자분들이 없었다면 아마 새 번역본은 나오지 않았을 것이다. 혼자서 운동을 시작한 이들부터 스타팅 스트렝스 코치가 되려는 이들에 이르기까지, 강해지는 길 위에서 이 책이 디딤돌 역할을 해 주기를.

강해집시다, 함께. 더 나은 삶이 기다리고 있으니.

2021년 봄의 언저리에서

역자 박현진

일러두기

1. 원서는 미국 단위계(US customary units)를 따라 파운드(pound, lbs)와 인치(inch, ")로 무게와 길이를 표기했으나, 한국에서는 SI 단위계를 사용하므로 실정에 맞게 각각 킬로그램(kg)과 미터(m)로 환산하여 적용하였다. 유효숫자를 고려하여 엄격히 환산하는 것을 원칙으로 하였으나, 직관과 문맥의 흐름에 맞게 의도적으로 왜곡한 숫자도 있다. 본서를 지침으로 한 훈련에 있어 파운드 단위의 바와 원판을 쓰는 경우 참고하기 바란다.

2. 외래어를 소리 나는 대로 표기하는 경우, 원칙적으로 국립국어원의 외래어표기법을 따랐다. 단, 'squat'은 예외로 한다. 외래어표기법에 따르면 '스쾃'으로 옮겨야 하나, '스쿼트'가 대중적으로 쓰이고 있으므로 본문에서는 후자를 채택하였다.

3. 해부학 용어는 대한해부학회의 지침에 따라 우리말 용어(이하 신용어)를 번역어로 채택하는 것이 원칙이나, 체육계에서는 한자어 용어(이하 구용어)가 많이 쓰이고 있으므로 구용어를 채택하였다. 예컨대 'biceps brachii muscle'은 신용어로 '위팔두갈래근'이나 본문에서는 구용어를 채택해 '상완이두근'으로 옮겼으며 같은 근육을 가리키는 'biceps'는 원문의 뉘앙스를 반영하여 '이두'로 옮겼다. 같은 방식으로 'latissimus dorsi'는 '광배근', 'lats'는 '광배'로 옮겼다.

4. 프로그램 예시의 약어는 책 뒤쪽의 약어 정리 부분을 참고하기 바란다.

개정 3판 서문

‘실전 프로그램’의 새 개정판을 낼 때는 언제나 확실한 명료함을 화두로 삼았다. 초보자, 중급자, 상급자에게 각기 다른 프로그램이 필요하다는 글을《스트렝스 앤드 컨디셔닝 저널Strength and Conditioning Journal》에 송고한 십 년 전만 해도 나의 이론은 이단(異端) 취급을 받았다. 그 글은 서로 다른 두 평론가 집단에게 반려당했는데, 이들은 등락이 있는 주기화의 원칙을 누구에게나 적용해야 한다는 고집을 부렸고, 초보자에게 이를 적용할 수 없다고 설파한 나의 주장에 과학의 구성원리가 전혀 담겨 있지 않다고 우겼다. 그 뒤로 몇 가지 진전이 있었다. 인체의 적응이, 한계를 향해 나아가는 모든 현상에서 공통적으로 보이는 궤적을 따른다는 발상이 이번 개정판에서 한 층 선명하게 드러났으면 한다. 『스타팅 스트렝스: 바벨 훈련의 첫걸음』을 제외하면, 9만 부 넘게 팔린 이 책은 다른 어떤 책보다도 사람들을 상하게 만드는 데 일조했다.

이 책의 1판과 2판에서는 스트레스/회복/적응이라는 기본 원리에 바탕을 둔 기초적인 틀을 통해 독자가 자신만의 프로그램을 설계하는 것을 목표로 삼았다. 이 책은 훈련 수준에 따라 달라지는 스트레스 반응 양상을 기반으로 한 여러 가지 프로그램 예시로 이루어져 있다. 그대들이 원하는 것은 어쨌거나 자세한, 제가끔 다른 리프터가 써먹을 수 있는 구체적인 프로그램의 예시이지 않은가. 원하는 대로 넣어 두었다.

이 책의 업그레이드를 실질적으로 이끈 두뇌 역할은 재주꾼인 스테프 브래드포드 박사Stef Bradford PhD가 맡았다. 그녀의 아이디어가 얼마나 큰 비중을 차지했는지 눈치챈 분은 내 능력을 하찮게 보실 수도 있을 테다. 그러니, 우리만의 작은 비밀로 남겨두자.

앤디 베이커Andy Baker는 이 책에 추가한 프로그램의 세부사항에 관해 내가 아는 누구보다도 뛰어난 글재주를 선보였다. 이 책에 살을 붙이기로 했을 때 가장 먼저 떠오른 사람이 앤디였다. 이 책에 수록한 대부분의 상세 예시는 숫자와 현실적인 진전에 관한 감이 좋은 앤디의 손에서 태어났다. 훈련에 앤디를 코치로 쓸 수 있는 상황이라면 묻지도 따지지도 말고 써야 한다.

맷 레이놀즈Matt Reynolds는 다른 관점에서 가장 먼저 떠오른 사람이었다. 프로그램 설계에 탁월한 재능을 지닌 맷은, 일이 많아 바쁜 와중에도 이 책 제8장의 상급자 프로그램을 쓰는 데에 시간을 들였다. 앤디가 바쁘면 맷을 코치로 써도 되고, 아예 처음부터 맷을 불러도 된다.

의사인 조던 파이겐바움Jordan Feigenbaum MD과 조너선 설리번Jonathon Sullivan MD PhD은 원고의 곳곳을 검토해 주었다. 조던은 1장부터 5장까지의 내용에 정확성과 명료성을 더해줄 귀중한 조언을 수도 없이 건넸다. 설리번은 인간이 삶과 맺는 관계와 그 복잡성에 대해 둘째가라면 서러워할 정도로 아는 것도 많고 경험도 풍부한 인적 자원이다. 힘겨운 상황이 닥칠 때마다 나는 이들을 떠올린다.

우리 세미나 스태프로 있던 몇몇 멤버들 덕분에 4년이 넘는 세월 동안 우리가 경험을 쌓아 올릴 수 있었다. (사진 스태프 역할도 도맡아 준) 톰 캠피텔리Tom Campitelli, 마이클 울프Michael Wolf, 스티브 힐Steve Hill, 조던 파이겐바움, 폴 혼Paul Horn, 그밖에 이제 막 합류한 몇몇 분들 덕분에 우리는 서로가 서로에게서 배우는 최고의 사업 환경을 만들 수 있었다. 이들이 없었다면 이번 개정판은 나올 수 없었을 테다.

메리 코노버Mary Conover는 언제나처럼 자신이 하던 일을 중단하면서까지 색인을 준비해 주었다. 덕분에 이 책이 참고자료로서 더 뛰어난 가치를 지닐 수 있게 되었다.

이 책의 독자 여러분과 게시판에 글을 써주신 분들께도 감사의 말씀을 드린다. 그대들의 피드백은 『실전 프로그램』 개정판 작업의 원동력이었다.

2013년 11월 텍사스 위치토폴스에서

마크 리피토

차례

1

들어가기 전에

『실전 프로그램』 개정 3판의 세계에 오신 여러분, 반갑다. 스트렝스 훈련의 개념을 본격적으로 알아보기 전에, 이번 개정판에서는 이전과 달리 스트렝스 훈련이 아닌 녀석들부터 짚고 넘어가도록 하겠다. 흔히 신체활동, 운동, 훈련이라는 세 가지 용어가 주로 쓰이는데, 이 중에는 체육관에서 일어나는 일도 있고 아닌 일도 있다. 이 책은 셋 중 마지막 용어인 훈련을 다루고 있는 관계로, 어차피 뒤에 상당한 분량을 할애해 훈련을 정의할 테니 지금은 앞의 두 용어를 먼저 정의해 보자.

신체활동physical activity은 미 심장학회 AHAAmerican Heart Association에서 매주 어느 정도씩 하라고 권고하는 행위를 가리킨다. 학회 홈페이지에 따르면 신체활동은 '몸을 움직이고 칼로리를 태우는 모든 종류의 활동'이다. 학회에서는 육신을 지속적으로 영위하기 위해 이러한 활동이 필요하다고 간주한다. 까놓고 말해, 앉거나 누워있지 않으면 신체활동이다. 그러나 육신을 권고된 시간 동안 겨우 움직이는 것 이상으로 생산적으로 쓰는 것은 나이 지긋한 어르신들조차도 할 수 있는 일인 만큼, 이 책에서는 신체활동에 큰 무게를 지우지 않는다.

연관된 개념으로는 건강 체력physical fitness이 있다. 2006년에 「운동생리학회지 온라인판Journal of Exercise Physiology Online」 [9(1):1-10]에서 킬고어와 리피토가 내린 정의에 따르면 다음과 같다.

> 직무 수행, 여가 활동, 가족사에 성공적으로 임할 수 있는 적정 수준의 스트렝스(근력), 지구력, 가동성을 갖추는 것, 요컨대 인간 유전형이 지닌 기능적 표현형의 발현과 일치하는 것.

이 정의는 생애 전체와도 연관되어 있지만, 동시에 유전적 관점에서 우리가 왜 건강해야 하는가와 같은 진화론적 추론에 기반을 두고 있다는 점에서, 건강 체력을 양적으로 측정하려는 기존의 시도보다 확실히 진일보해 있다. 이 정의에 따르면 인간 유전형이 최적으로 발현된 결과물은 건강한 사람이다. 어떤 관점에서 보나 그럴싸하지 않은가.

그러나 선수athlete로 살아가는 우리가 이 정도 수준에서 멈추면 안 된다. 단지 앉아있는 정도에 그치지 않고 훨씬 생산적인 방식으로 '건강 체력'의 발현을 최적화하려고 애쓰는 것은, 우리가 경쟁하고 있기 때문이다.

자신과의 싸움에 불과하더라도 경쟁은 어쨌거나 경쟁 아닌가. 심장발작으로 죽지 않게 하는 것을 최우선 목표로 삼는 AHA의 입장에서 보면, 신체적 역량을 높일 요량으로 찾아 헤매는 우리의 방식은 그들에게 어쩌면 필요 없어 보일 수도 있고, 때로는 지나친 것으로 여겨질 수도 있다.

앞서 예고했듯 '운동'과 '훈련'의 개념 또한 나누어 정의하고 살펴볼 필요가 있다. 이 두 용어는 섞어서 쓰이는 일이 잦은데, 그러면 안 된다. '워크아웃workout'이라는 용어는 운동과 훈련 양쪽에서 공히 신체적 스트레스를 만들 수 있도록 계획된 사건을 가리킨다(기름이 떨어져 차를 밀 때도 똑같은 스트레스를 만들 수 있지만 '워크아웃'이라 하지는 않듯). 운동과 훈련은 모두 워크아웃을 활용하지만, 개념적으로 보면 근본부터가 다르다.

운동exercise은 오늘, 그러니까 지금 이 순간 미치는 영향을 위해 행하는 신체활동이다. 이때 각각의 워크아웃은 칼로리를 태우고, 몸을 덥히고, 땀을 내고, 숨을 가쁘게 하고, 이두에 펌핑을 주고, 스트레칭을 하는 것처럼, 운동하는 사람의 즉각적 필요를 충족시키는 스트레스를 만들어낼 목적으로 이루어진다. 본질적으로는 몸에 출퇴근 도장을 찍는 것과 다르지 않다. 운동은 워크아웃을 하는 도중이나 그 직후의 순간을 목표로 한, 말하자면 신체활동 자체를 위한 신체활동이다. 바로 오늘 느끼고 싶었던 것들을 느끼게 해주기만 한다면, 운동은 매번 완전히 똑같은 내용으로 이루어져 있어도 된다.

그러나 수행능력이라는 또렷한 목표를 지향하는 선수에게는 **훈련**training이 필요하다. 맥락상으로 보면 훈련은 장기적인 수행능력상의 목표를 충족할 목적으로 이루어지는 신체활동으로, 과정을 이루는 여러 개의 워크아웃보다는 과정 자체에 방점이 찍혀 있다. 이러한 과정은 각각의 워크아웃과 별개로 명확한 결과를 만들어낼 수 있어야 하므로, 이와 같은 결과를 산출하려면 계획을 신중히 세워야 한다. 장기적인 향상이야말로 훈련의 목적이며, 여기에는 목표를 완수했다는 느낌을 대신할 만한 시간과 의지가 실제 성취를 거두기 전에 있어야 한다.

세상 사람들은 대부분 경기에 출전하는 선수가 아니고, 스스로를 선수로 보지도 않고, 살을 좀 빼거나 '늘씬해지는' 정도 이상의 명확한 목표를 설정해두지도 않는다. 이래서야 표현형과 유전형에 관한 이야기를 몽땅 빼먹고 건강을 논하는 것과 무엇이 다르겠는가. 상황이 이렇다 보니 운동 정도로 완전히 만족하는 사람이 대부분일 수밖에 없다. 피트니스 산업에서도 이를 알고 있기에 적극적으로 장단을 맞추려 든다. 운동에 주로 쓰이는 것은 바벨 훈련에서 볼 수 있는 균형능력과 전신 부하 요소가 빠진 머신 기반 워크아웃이지 않던가. P90X, 크로스핏, 당신과 당신의 근육을 '혼란'에 빠뜨려주겠다는 온갖 동영상 속 일관성 없는 프로그램도 사정은 매한가지다. 현대의 헬스클럽이 오로지 운동만을 위한 공간으로 설계되어 있는 것은, 훈련으로 돈을 벌 수 없기 때문이다. 산업 표준 모델에서는 TV를 보면서도 반복 동작을 할 수 있는 여러 '유산소' 기구가 면적의 55%를 차지한다. 나머지 45%의 대부분을 차지하는 것은 체육관 직원의 편의가 최우선으로 고려된, 쓰기도 편하고 가르치기도 편하고 청소하기도 편한 운동용 머신이다.

많은 헬스클럽은 덤벨 말고는 프리 웨이트 설비를 갖추지 않았을 뿐만 아니라, 이러한 설비가 필요한 운동을 가르칠 생각조차 없다. 이들은 운동보다는 장사에 관심이 많고, 회원권을 구매한 사람이 체육관에 세 번 이상 안 오면 그것으로 만족한다. 이들의 사업 모델은 바벨로 하는 동작을 가르칠 경험도 없고 이 책을 읽은 적도 없는, (운동생리학이나 생체역학 따위를 전공하는) 체대생들을 싼 임금으로 부려먹는 능력에 의존한다. 이 사업 모델은 가장 바쁜 시간대에 체육관 설비의 회전율이 얼마나 빠른지와 함께, 면적 구성에서도 알 수 있듯 클럽을 실제로 이용하는 사람들이 유산소 기구를 얼마나 중점적으로 활용하는가에 달려 있다. 즉, 회원은 체육관에 들어와 머신으로 20분 정도 깔짝거리다가 운동용 자전거나 트레드밀treadmill, 러닝 머신에 올라 30분간 TV를 본 뒤 거하게 샤워를 하고 꺼져 주셔야 한다. 이 과정의 효율을 높이는 것이 직원의 임무이다. 그러니 운동이야 쉬워지겠지만 훈련은 불가능해질 수밖에.

다행히 요즘 이 업계는 빠르게 바람직한 방향으로 바뀌고 있다. '유산소' 55%에 머신 45%였던 산업 표준 모델은, 이제 바벨을 활용한 고강도 운동, 맨몸 기반의 전신운동, 달리기 등을 뒤섞은 격렬한 워크아웃을 통해 적응을 유도할 만큼 많은 스트레스를 제공한다는 목적을 실제로 달성하려는 '기능성 훈련' 시설에 자리를 내어주고 있다. 변화를 일으킬 만큼의 강도는커녕 소리가 조금이라도 나는 운동을 문자 그대로 금지하는 전세계의 '피트니스' 프랜차이즈와는 극명하게 대조된다. 그러나, 이러한 기능성 훈련 시설들은 회원들의 부상을 막아 주는 올바른 기법에 관한 경험과 전문성 없이 의욕만 넘치는 젊은 친구들이 직원의 대다수인 탓에 준비가 미흡하다는 단점도 있다. 어쨌거나 크로스핏 '박스'의 WODworkout of the day, 그날의 운동가 아무리 힘들어도 여전히 훈련으로 볼 수는 없다.

훈련에는 훈련 목표를 향한 시간과 지도와 헌신이 필요하다. 계획도 들어가야 하고, 그 과정에 무엇이 필요한지 잘 아는 사람에게 가르침도 받아야 하고, 각 워크아웃의 가치가 최종 목표를 이루기 위한 여정에서 비로소 드러난다는 사실을 받아들일 의지도 있어야 한다.

각각의 워크아웃이 재미없다는 말도 아니고, 성공적인 워크아웃에서 드러나는 사소한 진전 하나하나가 성취감을 갈망하는 훈련자trainee, 훈련받는 사람의 마음을 채워 주지 못한다는 말도 아니다. 다만 운동조차 하지 않는 사람이 맞추기는커녕 있는지조차 모르는 큰 그림의 퍼즐 조각을, 훈련하는 사람이 들고 있다는 정도는 알아야 한다는 말이다.

스트렝스 훈련

이 책의 주제는 운동이 아니라 훈련이고, 그중에서도 스트렝스 훈련에 국한되어 있다. 성공하려는 선수라면 종목을 막론하고 훈련을 해야 하며, 장거리 달리기 훈련에서 쓰이는 철학은 스트렝스를 키우려는 우리의 철학과 다르지 않다. 바로 지금 이 자리에서 시작하여 점차 향상되기를 계획하는 것이다. 우리는 주로 무산소 저항 운동을 활용하고 장거리 선수들은 주로 유산소 지구력 운동을 활용하지만, 훈련의 뜻은 다르지 않다. 우리가 웨이트 룸weight room, 체력단련장에서 바벨로 장난질을 치며 서성이지 않듯, 장거리 선수들도 트랙을 대충 폴짝대며 노닥거리지 않는다. 훈련에는 계획이 포함되어 있어야 하고, 계획에는 선수의 신체적 역량을 변화시키기 위해 무엇을 시도할 것인지에 대한 이해가 있어야 한다.

스트렝스 훈련이란, 외부 저항에 대해 근육으로 힘force을 만들어내는 능력을 향상시키는 프로그램이다. 마땅히 선수의 현재 스트렝스 수준에서 시작해 스트렝스가 늘어나는 방향으로 나아가는 논리적 진전을 따라야 한다. 이러한 진전을 만들기 위해 먼저 해야 할 일이 두 가지 있다.

첫째, 스트렝스 향상을 계획하려면 선수의 초기 스트렝스 수준을 제대로 평가할 수 있어야 한다. 리프팅은 어쨌거나 반드시 올바르게 지도되고 완성되어야 하는데, 이러한 평가는 선수가 활용할 프로그램에서 쓰이는 리프팅 동작을 지도하는 과정에서 이루어질 수 있고, 여건이 되는 한 그렇게 해야 한다. 강해지려면 고중량 치는 법을 배워야만 하나, 중량을 늘리려면 동작부터 다 배워야 한다. 이제 막 프로그램을 시작한 상황에 따로 평가 세션을 두면 시간도 시간대로 낭비되는 데다, 테스트 자체가 적응을 유도하는 스트레스로 작용하게 된다. 설령 테스트가 현재의 신체적 역량을 정확하게 측정하는 수준이라 해도, 테스트 스트레스가 적응을 일으키기 때문에 테스트 대상의 역량이 바뀌며, 따라서 테스트 이후에는 데이터의 정확성이 낮아진다. 차라리 각

리프팅을 가르칠 때 첫날 세부 내용을 가르치는 동시에 훈련자의 역량을 평가하는 쪽이 훨씬 효율적이다. 초보자들은 프로그램을 시작하고 나면 거의 다 위로 올라가기만 하므로 첫 번째 워크아웃이 멈춘 곳에서 두 번째 워크아웃을 시작할 수 있을 것이며, 이를 통해 지도와 평가라는 두 마리 토끼를 모두 잡을 수 있을 것이다.

둘째, 프로그램은 스트렝스 향상이라는 목표를 가장 효율적으로 달성할 수 있게끔 구성되어야 한다. 여기에는 스트레스/회복/적응의 개념에서 도출된 훈련의 몇 가지 기본 원칙이 깔려 있어야 하고, 또한 선수의 몸이 잠재적 적응의 최대치를 기준으로 어느 정도 수준에 있는지에 관한 올바른 평가도 있어야 한다. 지금부터 차차 알아보자.

스트레스stress는 종류와 관계없이 생명체의 생리적 상태 변화를 일으키는 사건을 가리킨다. 고된 워크아웃도, 일광화상sunburn도, 곰에게 물리는 것도, 석 달 동안 누워 지내는 것도 전부 스트레스가 될 수 있다. 스트레스는 생명체 내의 정상 생리적 환경인 **항상성**homeostasis을 교란한다. 스트레스 사건에서의 **회복**recovery은 다시금 스트레스에 처할 상황에 대비하여 스트레스 이전 상태에 덤을 약간 얹음으로써 생명체가 생존을 지속해 나가려는 현상을 뜻한다(물론 덤도 덤 나름이라, 일광화상은 회복이 쉽지만 곰에 물리면 답이 없다). 이와 같은 스트레스에의 **적응**adaptation은 생명체가 자신을 둘러싼 변화무쌍한 환경에서 살아남는 수단이다. 스트레스에 적응하는 능력이야말로 생명 고유의 특질인 셈이다.

우리가 받게 될 스트레스는 바벨을 신중하게 활용함으로써 만들어지며, 이 과정에서 우리 근육의 힘 생산 능력이 향상되는 방향으로 적응이 이루어질 수 있다. 그러나 반복되는 스트레스를 받는 다른 생명체와 마찬가지로, 스트레스가 만든 적응이 누적되면 생명체는 근본적으로 달라진다. 당신의 몸이 태어났을 때와 완전히 달라진 것도, 따지고 보면 그 시간 동안 받아 온 스트레스가 정상 성장 과정과 어우러졌기 때문이다.

훈련 시나리오 관점에서 보면 우리가 받아 온 육체적 스트레스의 역사는 '우리가 어떠한 유형의 스트레스를 지속적으로 받아들일 수 있는가'와 연관되어 있다. 지금의 적응 상태가 스트레스 적응의 한계치와 어느 정도 연관되어 있기 때문이다. 즉각적인 상황의 급성 스트레스건 시간 경과에 따르는 만성 스트레스건 간에, 스트레스에 적응하는 능력에는 한계가 있다. 유전적 자질과 선수가 처해 있는 물리적 상황은 이러한 한계를 결정하며, 궁극적으로는 선수 개개인의 잠재적 수행능력까지 결정한다. 사실 모든 인간의 잠재력은 이러한 과정의 지배를 받는다. 노력이 필요한 분야에서 특출난 사람들을 일반화하면 안 되는 이유가 여기에 있다. 그림 1-1에 이 개념을 요약해 두었다.

사람마다 한계에 다다른 정도가 다르다는 말은, 잠재적으로 얼마나 더 성장할 수 있는지가 다르다는 말과 같다. 훈련 경험이 없는 열일곱 살 꼬마와 상급자 수준의 서른여덟 살 프로 리프터는 신체 계발 잠재력 스펙트럼의 양극단에 위치한다. 꼬마는 자신의 잠재적 스트렝스를 거의 계발하지 않았지만, 20년간 훈련에 매진한 상급자 리프터는 이미 충분히 강한 스트렝스를 가지고 있다. 꼬마의 앞에는 무궁무진한 잠재력이 남아 있지만, 리프터는 잠재력을 모두 끌어다 자신의 능력을 계발하는 데 썼다. 이미 강해져 있는 리프터는 지금도 너무 강한 스트렝스를 가지고 있으므로 눈곱만큼의 스트렝스를 얻기 위해 한 주기당 수개월이 드는 복잡한 프로그램을 돌려야 하지만, 꼬마는 아주 쉽고 아주 빠르게 강해질 것이다. 강하지 않은 사람일수록 강해지기 쉬운 법이므로. 즉, 상급자 리프터가 6개월에 한 번씩 얻는 스트렝스보다 꼬마가 매 워크아웃마다 얻는 스트렝스의 폭이 더 크다. 당신이 어느 쪽에 서 있느냐에 따라 이 현상은 비극이 될 수도 있고 희극이 될 수도 있다.

인간 수행능력의 스펙트럼에는 자연현상과 인간사에서 수없이 관찰할 수 있는 수확체감의 법칙Principle of Diminishing Returns이 적용된다. 광속에 가까운 속도를 내는 일, 피아노 연주를 배우는 일, 더 빠른 차를 설계하는 일은, 모두 처음에 쉽지만 갈수록 어려워진다. 에너지와 시간과 돈이 갈수록 많이 들기 때문에 한계에 다다르기란 본질적으로 불가능하다. 인간의 수행능력이 (처음에는 쉽고 갈수록 어려워지는) 이 과정을 따르지 않는다면 운동을 시작한 지 1년도 안 돼서 스쿼트 100kg을 치는 사람은 없었을 테고, 세계 신기록은 매년 갈아엎어졌을 테다.

그러나 운동 프로그램 설계에서는 이처럼 또렷하고 명확한 사실도 흔히 무시된다. 우리는 초보자에게 운동을 가르칠 때 1RM이 얼마나 되는지 테스트하라고 배워 왔다. 테스트를 받는 초보자가 동작을 제대로는커녕 어떻게 하는지도 모르는 판에, 1RM 테스트를 열심히 해 봐야 무슨 의미가 있겠나. 우리의 '피트니스 전문가'께서는 그렇게 형편없는 자료를 얻은 다음, 상급자에게나 어울릴 법한 프로그램을 이 초보자에게 제공한다. 앞으로 엄청나게 빠른 적응을 이룰 수 있을 초보자의 실제 잠재력을 정확하게 반영한 스케줄이 아닌, 세션 내부분이 최대하 부하submaximal load*인, 올릴 중량도 미리 딱딱 정해놓은, 때로는 월 단위까지 나아가는 계획을 말이다.

시간에 따른 진전을 제대로 제시하지 못하는 쪽은 더 나쁘다. 이런 놈들은 진전이 어떻게 이루어지냐는 질문을 받으면 '반복수 8~12회로 4~5세트를 수월히 할 수 있을 때 중량을 조금 올려라'라는 소리나 해댈 것이다. 진전을 유도하는 시도는 전혀 없지만, 당신이 다치지 않는 이상 어쩌다 조금이라도 진전이 보이면 그것으로 충분하다고 여길 테다.

운동 처방의 표준과 상식이라는 것이 이 모양이다. (돈만 내면 자격증이 나오는) ACSM, NSCA, IDEA, ACE, AFAA, NETA, ASFA, YMCA, 쿠퍼 클리닉 같은 운동 처방 분야의 유관 단체에 의해 합당하고 바람직한 것으로 받아들여지는 녀석들도 더러 있으나, 그 또한 피어 리뷰peer-review** 식 학술지에서 요구하는 근거 중심 연구를 바탕으로 하고 있어서일 뿐이다.

운동과 훈련은 다르다. 따라서 우리가 사람들을 강하게 만들려는 계획을 세울 때 부딪치는 문제를 해결하려면, 트레이너와 운동 지도자의 양산이 목적인 단체와는 확연히 다른 방식을 택해야 한다.

이론적 배경

훈련자들은 자신이 그림 1-1 곡선의 어디쯤에 있는지에 따라 다른 프로그램을 적용해야 한다는 사실을 염두에 두고 훈련에 임해야 한다. 이 책에 쓰인 용어인 '초보자novice', '중급자intermediate', '상급자advanced'는, 훈련으로 유발된 항상성 교란에서 회복되는 데 얼마만큼의 시간이 걸리는가를 기준으로 구분된다. 이들 용어는 개별 훈련자의 스트렝스나 절대 운동 능력absolute athletic ability을 가리키지 않는다. 다른 스포츠에서는 이 용어가 다르게 쓰일지 모르겠지만, 이 책에서는 그림 1-1의 모델에 한정한다.

초보자는 꾸준하고 일관된 근력 향상을 만들어낼 만한 중량과 프로그램으로 훈련을 받아본 적이 없으므로, 스트렝스와 순발력의 잠재적 한계치를 기준으로 봤을 때 비교적 가벼운 중량을 다루게 된다. 헬스장에 몇 년째 매주 성실히 나가고 있지만 훈련에 실패한 사람도 여기에 해당한다. 원론적으로 초보자는 훈련 세션 하

* 역주: 최대의 역량을 필요로 하지 않는 부하를 모두 가리키지만, 일반적으로 1RM 기준 75~90%의 부하를 가리킨다.

** 역주: 학술연구에서, 학술지에 논문이 게재되기 전 동일 분야의 전문가가 제3자 입장에서 객관적으로 연구를 검토하는 과정. '동료평가' 등의 번역어가 사용되곤 하나 어감상 오해의 여지가 있으므로 본문과 같이 옮긴다.

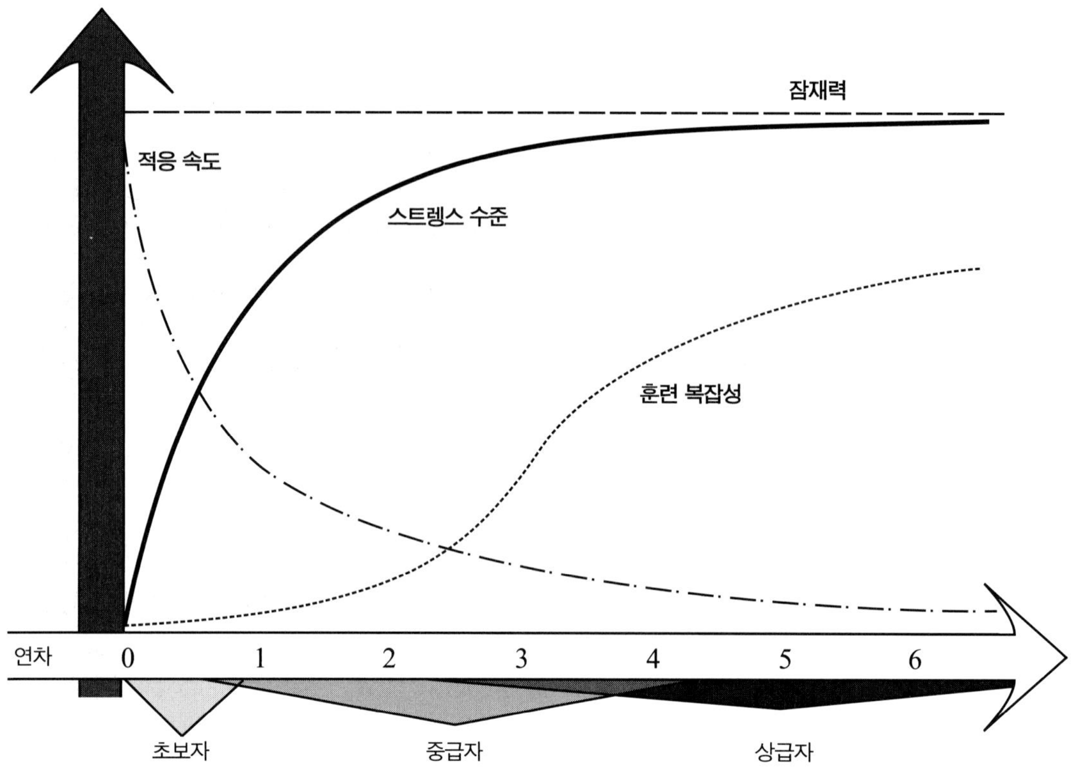

그림 1-1. 시간에 따른 수행능력 향상과 훈련 복잡성의 일반적 관계. 훈련 커리어가 길어질수록 훈련에 대한 적응 속도가 줄어든다는 것을 눈여겨보자.

나가 끝나면 48~72시간 사이에 회복될 수 있다. 월요일에 고중량을 '조졌으면' 수요일에 또 다시 고중량을 '조질' 준비가 된다는 뜻이다. 이 단계의 훈련자들은 신체적 잠재력의 한계치에 한참 못 미치기 때문에 스트렝스와 신경 효율이 낮고, 따라서 회복이 빠르게 이루어지지 않을 만큼의 스트레스를 만들어내지 못한다. 이 사람들의 '고중량'은 실질적으로 고중량이 아니다. 회복 능력은 스트렝스와 순발력이 향상될 때 같이 향상된다. 회복 능력은 우리 몸의 다른 특성처럼 훈련의 대상이 될 뿐만 아니라, 훈련 과정에서도 특히나 중요한 요소이다. 그러나 훈련 스트레스가 부적절하고 과도하게 주어진다면 회복 능력은 거의 항상 압도당한다. 기억하자. 회복이 있어야만 진전이 있는 법이다.

요컨대 우리가 이 책에서 이야기하는 **초보자**란, 한 번의 워크아웃에서 생겨난 일회성 스트레스를 다음 워크아웃 전까지 적응으로 바꿔놓을 만큼 충분히 회복되는 훈련자를 뜻한다. 즉, 초보자는 초보자 구간에 있는 내내 워크아웃 때마다 워크 세트work set, 본 세트의 중량을 늘릴 수 있으며, 따라서 상대적으로 짧은 기간 동안 스트렝스를 빠르게 향상시켜 나갈 수 있다. 그 과정과 잠재력을 이해하고 있는 사람의 관리를 제대로 받을 수만 있다면, 이러한 초보자 구간은 전체 훈련 커리어에서 스트렝스와 기술이 가장 가파르게 성장하는 시기가 된다.

초보자 구간이 끝나갈 때는 정체기가 찾아오는 것이 가장 큰 특징이다. 유전적 자질의 개인차나 회복에 영향을 주는 환경적 요인의 관리 정도에 따라 다를 수는 있겠지만, 정체기는 일반적으로 훈련을 시작한 지 3~9개월 사이에 찾아온다. 초보자용 프로그램은 『스타팅 스트렝스: 바벨 훈련의 첫걸음』에 상세히 설명해 놓은 선형 진전 모델과 같다.

초보자는 (근력운동의 관점에서) 활동이 없는 상태에 적응되어 있기 때문에, 이들의 스트렝스는 기본 바벨 운동을 통한 스트렝스 향상에 초점을 맞추지 않은 훈련 프로그램으로도 진전을 보일 수 있다. 가령 세트당 20회짜리의 운동을 해도 초보자의 1RM 기준 절대 스트렝스는 올라간다. 지금까지 앉아서 살던 초보자는 자전거만 탔을 뿐인데 스쿼트의 1RM이 늘어날 수 있다. 스트렝스, 순발력, 근육량 등이 특수한 훈련 프로그램의 올바른 적용과 직결된 중 · 상급자에서는 이런 일이 일어나지 않는다.

초보자는 매 워크아웃마다 새롭게 높아진 중량으로 자신의 스트렝스를 '시험'할 테고, 이 시험은 다음 워크아웃까지 몸을 강하게 만들어 줄 것이다. 5kg을 늘려서 정해진 세트수와 반복수를 쳐내는 행위는, 이전의 워크아웃이 초보자의 근력을 성공적으로 향상시켰음을 확인하는 수단일 뿐만 아니라, 그 자체가 다음 워크아웃을 향해 초보자의 몸을 강한 방향으로 적응시키는 원동력이기도 하다. 제대로 관리받을 수만 있다면, 이와 같은 초보자 시절은 대다수의 리프터가 스트렝스를 가장 빠르고 생산적으로 얻을 수 있는 시기가 될 것이다.

초보자 구간은 처음에 쉬웠던 워크아웃마다의 진전을 점차 지속하기 어려워지다가 결국 막을 내린다. 이쯤 되면 작은 원판도 이미 써먹어 봤으니 더 이상 통하지 않는다. 회복 관리에 온갖 정성을 기울여도 진전이 일어날 기미가 보이지 않게 되는 것이다.

이렇게 **중급자**가 되면 리프터는 다른 문제에 봉착한다. 훈련에서 다루는 중량이 신체적 잠재력에 가까워짐에 따라, 중급 리프터의 회복 능력은 스트레스에 다르게 반응하기 시작한다. 이전보다 회복에 더 긴 시간이 소요되기 때문에, 한 주기의 회복을 거치는 동안 일반적으로 몇 번의 워크아웃이 지나간다. 현실적인 상황을 고려하면 일정을 주 단위로 짜는 것이 효과적인 관리 측면에서 가장 좋다. 본질적으로 중급자는 회복에 더 오랜 기간이 드는 스트레스를 한 방에 전신에 가할 수 있는 경지에 다다랐지만, 이 말은 곧 항상성 교란에 필요한 스트레스가 48~72시간으로 충분했던 회복 능력을 넘어서고 있다는 뜻이기도 하다. 스트레스와 회복이 둘 다 충분히 이루어지려면 훈련 중량을 긴 기간에 걸쳐 바꾸어야 하는데, 주 단위로 계획을 잡으면 훈련을 짜기가 편해진다. 여기에 실제로 소요되는 기간은 초반에는 일주일 미만일 테고(대강 5일쯤), 중급자 단계가 끝나갈 즈음에는 8~9일까지 늘어날 수도 있다. 여기서 관건은, 늘어난 운동 부하를 분배할 때 회복을 촉진시키는 패턴으로 충분한 스트레스를 적용하려면 어떻게 해야 하는가이다. 이 단계에서는 중요하지만 상반되는 두 가지 현상, 즉 필요한 스트레스의 증가와 그에 따른 회복 시간의 증가 사이에서 어떻게 균형을 잡느냐가 성패를 가른다. 훈련 중량을 일주일 단위로 짜 놓으면 하나 이상의 고중량 세션이 있는 주기에서 회복이 쉬워질 뿐만 아니라, 사회생활을 하기에도 편해진다.

중급자가 되면 다양한 운동을 섭렵하면서 얻는 이득이 초보자 때보다 많아진다. 이 시기가 되면 새로운 동작 패턴을 통해 자신의 기술을 연마하는 한편, 그 과정에서 새로운 기술을 습득하는 능력도 연마하게 될 것이다. 이 시기는 훈련을 받기만 하는 사람에서 선수로 변모하는 시기, 하나의 스포츠를 골라잡는 시기, 남은 커리어에 영향을 미칠 선택을 하는 시기이기도 하다. 훈련과 경기에 다양하게 노출되어야 이러한 결정을 효과적으로 내릴 수 있다.

중급자 구간은 훈련 계획표를 바탕으로 한 일주일 단위의 진전이 점차 더뎌지다가 정체기가 찾아오며 끝난다. 각자의 꾸준함과 인내력에 따라 다르겠지만, 이 시점에 다다르기까지는 최소 2년에서 최대 4년 이상의 시간이 걸린다. 75% 이상의 훈련자는 중급자 수준을 넘어선 복잡성을 갖춘 프로그램이 필요 없을 가능성이 크다. 기억하는지 모르겠지만, 훈련자의 수준은 쇠질을 몇 년 했는지, 중량을 얼마 치는지와 상관이 없다. 바벨 스포츠 이외 종목의 선수는 스트렝스 훈련을 이 정도만 해도 거의 충분하다. 그런 선수들은 웨이트 룸에서만 훈련하지도 않을 뿐더러, 출전해야 하는 스포츠에 더 많은 시간을 할애해야 하기 때문이다. 때문에 중급자 단계에 머무는 시간은 길어질 수밖에 없고, 경우에 따라서는 훈련의 진척이 상당히 잘 이루어진 선수조차도 중급 수준의 스트렝스 프로그램에 머물며 꾸준하고 지속적인 진전을 보일 수 있다.

상급자는 신체적 잠재력의 상한선에 거의 맞먹는 수준으로 훈련한다. 평범한 사람들은 이 단계에 다다를 만큼의 시간과 노력을 들이기가 거의 불가능하므로, 이들은 훈련자 전체에서 아주 작은 비중을 차지하고 있을 뿐 아니라, 그마저도 거의 파워리프터와 역도선수로만 이루어져 있다. 훈련에 대한 회복력 또한 훈련의 대상이라는 점에서 보면, 상급자의 운동 내성work tolerance은 상당히 큰 편이다. 그러나 여기까지 오는 동안 수많은 적응을 겪어내야 했던 상급자가 다시금 적응을 일으키려면, 다루어야 하는 중량 또한 상당히 클 수밖에 없다. 상급자는 중급자와 비교하면 힘도 더 들고 회복도 오래 걸리는 볼륨과 강도를 쓴다. 부하와 회복에 연관된 요인들은 훨씬 복잡하고 다양한 방법으로 더 오랜 기간에 걸쳐 적용되어야 한다. 제대로 조합했을 경우, 성공적으로 진전을 일으키는 부하와 회복은 한 달에서 수개월 정도의 주기를 갖게 된다. 예컨대 첫째 주는 아주 고된 훈련을 통해 항상성 교란을 유도할 수 있다. 그 주의 훈련에서 완전히 회복되어 적응까지 마치려면 낮은 부하로 3주 이상 훈련해야 할 수도 있다. 이러한 진전 곡선의 평균 기울기는 아주 낮으며(그림 1-1), 최대의 신체적 잠재력에 가까워질수록 속도는 느려진다. 더 작은 진전에 더 큰 노력이 들어가는 것이다. 또한 상급자는 이미 자기 스포츠 분야에 특화된 적응 상태에 놓여 있으므로, 새로운 동작 패턴이나 스트레스 형태에 노출될 이유가 없고, 따라서 중급자보다 적은 개수의 운동을 쓰는 것이 일반적이다.

다양한 훈련 변수training parameter들을 복잡하게 조절하는 것은 상급 리프터나 할 일이다. 대다수의 훈련자는 상급자 단계에 다다르기도 전에 자발적으로 훈련 커리어를 끝내기 때문에, 상급 주기화가 필요한 단계까지 가지도 못한다.

엘리트 선수는 자신이 출전하는 종목 기준으로 '엘리트' 수준의 수행능력을 보이는 사람이다. 이 정의를 따르면 전국대회나 세계대회 단위에서 활약하는 중급 리프터도 '엘리트'라고 불릴 수 있다. 세상에는 그렇게 재능과 유전적 자질이 넘쳐나는 선수가 가끔씩 튀어나온다. 동료들이 인생을 갈아 넣어서 겨우 얻은 성과를 손끝 하나 까딱 않고 얻어낸 이 괴물들이 스포츠에 갑자기 출몰하는 모습을 우리는 이미 수없이 보아 왔다. 이러한 엘리트 선수는 상급자 중에서도 특수한 부류에 해당하는 것이 일반적이다. 엘리트 선수가 되려면 유전적 축복도 받아야 하지만, 신체 · 사회적으로 어마어마한 비용을 들여서까지 성공을 쟁취하려는 동기도 갖추고 있어야 한다. 이들은 성공을 경험했기에 스포츠에 계속 머물 수 있었고, 훈련에 투자한 보상을 받았기에 그 수준까지 훈련에 임할 수 있었다.

지금까지의 훈련을 통해 선수는 자기 몸의 궁극적 잠재력에 매우 가까워졌으므로, 티끌만큼 작은 진전이라도 끝끝내 얻어내려면 훨씬 복잡한 프로그램을 도입해야 한다. 이러한 선수들이 써야 하는 프로그램은, 운동의 개수는 적지만 스트레스 관점에서는 매우 변동이 커서, 이미 적응을 마친 선수를 궁극적인 수행능력의 한계로 한 걸음 더 밀어 넣을 수 있는, 매우 복잡한 프로그램이어야 한다. 이 단계의 프로그램은 몇 개월 단위, 1년 단위, 심지어는 올림픽이 열리는 4년 단위로 잡힐 수도 있다. 이런 수준에 오른 선수의 훈련은 고도로 개인화되어 있으므로 이 책의 범주를 넘어선다. 훈련 경험과 관계없이, 전체의 0.1%에 훨씬 못 미치는 훈련자만이 이 수준에 다다를 수 있을 것이다.

초보자나 중급자와는 달리, 상급자는 항상성을 교란하고 적응을 촉발하려면 상당한 양의 고강도 운동을 해야 한다. 바꿔 말하면, 진전에 필요한 스트레스가 우리 몸이 받아내고 회복할 수 있는 운동 부하의 최대치와 아주 가까워진다는 말이다. 가령 스쿼트를 열 세트 해야 진전을 거둘 수 있는 상급자는, 아홉 세트만으로는 아무 성과를 거두지 못할 수 있고, 열한 세트에서는 '오버트레이닝'에 빠질 수 있다. 진전을 일으키는 운동 부하에 허용된 폭이 극도로 좁은 탓이다.

하지만 운동 부하가 늘어나지 않으면 항상성에 교란이 일어나지 않으므로 수행능력도 회복 과정도 개선되지 않는다. 훈련 부하가 늘어나는 양상은 그림 1-1을 따른다. 초보자, 중급자, 상급자는 훈련에 적응하는 능력이 저마다 다를 수밖에 없고, 따라서 프로그램을 짤 때는 반드시 수준과 단계마다 달라지는 생리적 요인을 고려해야 한다. 초보자에게 상급자용 루틴을 줘 봐야 시간 낭비일 뿐이라는 소리다.

문제는?

지금까지의 내용이 그렇게 확실하다면, 수많은 인증기관들은 왜 이 패턴을 깨우치고 자기들의 이론을 수정하지 않는 것일까? 이 확실한 패턴을 통념 전문 연구소에서 연구하지 않았기 때문에 통념의 수문장인 학술지에 수록되지 않았던 것일까?

질문을 좀 더 세련되게 바꿔 보자. 동기가 매우 강한 전문 선수들은 실험 대상으로는 불러도 오지 않고, 연구 목적으로 훈련을 바꾸라 해도 듣지 않을 텐데, 학부생들에게 학사학위도 쥐어줘야 하고 대학원생과 교수에게 연구 지원도 해주어야 하는 4년제 체육대학에서는, 이런 선수들에게서 수 년에 걸쳐 생길 수밖에 없는 현상을 대체 왜 연구하지 않는 것일까?

답은 뻔하다. 능력이 없어서다. 운동선수를 대상으로 한 실제 훈련 방법을 효과적으로 비교 · 분석하는 연구는 대학 시스템의 한계 때문에 설계와 실행이 불가능하다. 체대에서는 피실험자로 학부생을 쓰는데, 사실상 거의 다 초보자인 이들에게는 어떤 훈련 프로토콜을 돌리든 간에 초보자 효과novice effect가 나오기 때문에, 무엇을 해도 정도의 차이만 있을 뿐 '효과가 있다'는 결과가 나온다. 연구에 참여할 시간이 많은 어르신들을 피실험자로 쓰는 경우도 더러 있다. 그러나 해당 스포츠에 문외한인 데다 훈련에 무엇이 필요한지 모르는 사람이 설계한 연구 나부랭이 때문에 자신의 훈련을 바꿀 전문 운동선수는 세상에 없다. 한 학기는 석 달이고, 논문 발표는 연 1회고, 석사과정 대학원생의 재학 연한은 2~3년이다. 이들은 그저 졸업이나 하려고, 아니면 대학본부에 생산적으로 보이는 게 업무인 학장의 심기를 거스르지 않으려고 논문을 발표한다. 연구 설계와 방법론을 맡고 있는 연구자는 분명 제대로 설계된 훈련 프로그램을 분명 개인적으로 보았을 것이고, 그 덕분에 제대로 된 질문을 던질 수 있는 만반의 준비를 갖추고 있을 테지만, 체대에는 이상하게도 이런 사람들이 많이 없다. 체대 사람들은 졸업해서 정년이 보장된 교수가 되고 나면, 수업은 최대한 적게 하고 논문은 최대한 많이 쓰다가 퇴임을 한다. 나쁘게만 말하는 것처럼 들리겠지만, 이 사람들이 나쁘다고 말하는 것은 아니다. 다만 사람들이 훈련에 관한 개념이나 관련 자료를 체육학 프로그램에서 본 적이 없다 보니 현실적으로 이를 제대로 다룰 준비가 안 돼 있을 수밖에 없다는 뜻이다.

그 결과 훈련을 다루는 연구 분야에는 거대한 구멍이 생겨났고, 그 구멍은 운동을 다루는 학술연구들로 채워졌다. 운동에는 접근하기 쉬우나 훈련에는 접근하기 어려운 체대의 현행 시스템이 유지되는 이상, 상황은 바뀌지 않을 것이다.

학술지에 실린 대다수의 논문이 운동을 다루고 있다 보니, 선수의 실제 훈련에 관한 '근거 중심 연구'는 본질적으로 불가능하다(운동 처방 분야에서 유행처럼 쓰이는 '근거 중심'이라는 말은 '피어 리뷰 기반의 학술지에서 근거를 가져왔다'는 뜻에 불과하다). 소규모 일반인의 운동을 대상으로 한 연구를 두고 전문 선수의 훈련에 관한 결과를 만들어내는 짓은, 피어 리뷰를 종교로 삼은 학술지가 판치는 세상에서 공염불에 불과할 테다.

경험주의empiricism는 인식론epistemology의 한 분파로, 대상에 대한 앎이 대상에 관한 직접적인 감각 경험(경험적 근거)에서 온다고 본다. 어떤 이들은 공식적인 연구 환경에서 실시한 통제된 실험에서 도출된 자료 또한 이러한 경험적 증거에 속한다고 본다. 이 사람들은 대개 그런 유형의 자료 생산과 연관되어 있거나 실험을 통해 도출된 자료가 아니면 지식으로 간주하지 않기도 한다. 인식론의 또 다른 분파인 합리주의rationalism는 이와 달리, 지식과 진리의 검증이 이성적 · 논리적 분석만으로도 충분히 이루어질 수 있다고 본다. 이 관점에서 보면 일반 원칙으로부터 삼라만상을 정확히 추론할 수 있으므로, 합리적 분석을 문제에 적용할 때 실험 데이터가 꼭 있어야 할 필요는 없다.

학술지 산업에 종사하는 연구자들은 수십 년간 수천 명의 선수를 가르친 코치처럼 경험 많은 사람의 관찰을 그저 뜬소문에 불과한 '썰'로 치부하곤 한다. 이러한 사단이 일어나는 까닭은, 이들이 견문과 지식이 풍부한 코치의 직접적인 관찰을 포함하는 '경험'이라는 낱말의 정의를 잘못 받아들이고 있기 때문이다. 실험을 통해 얻은 경험적 근거는 다양한 경험적 근거 중 하나에 불과하고, 관찰에 의존한다는 면에서 보면 숙련된 코치가 관찰을 통해 데이터를 모으는 것과 완전히 똑같다. 연구에서 자료를 얻어내는 방식이 자료의 질을 결정한다고 믿는다면, 코치가 관찰을 통해 얻은 자료도 당연히 동등한 가치를 지녀야만 한다.

운동과학 자체의 문제도 있다. 연구 대상의 규모는 때로는 20명이 채 안 될 정도로 작을 때가 많다. 그마저도 훈련받은 선수는 거의 없고, 훈련 경험이 없어 어떤 스트레스에나 적응할 수 있는 대학생 또래 꼬맹이들이 대부분을 차지한다. 이러다 보니 서로 다른 두 가지 운동의 효과를 연구하는 것조차 의미 없어질 때가 많은데, 훈련에 관해서야 오죽하겠나. 때로는 (스미스 머신에서의 스쿼트를 다룬 연구처럼) 설계 자체가 형편없는 연구도 있고, (스쿼트가 대체 무엇인지, 얼마나 깊이 앉아야 하는지, 고관절각은 무엇인지, 이것이 근육 동원에 영향을 미치는지, 이를 어떻게 측정하는지 등의) 동작 패턴 정량화를 깡그리 무시하는 경우도 있고, ("이번엔 진짜 진짜 제대로 해 봐요" 하는 식으로) 피실험자 집단과 표준화되지 않은 상호작용을 하는 연구자도 있다. 기껏해야 한 학기만 써먹을 수 있는 학생들을 피험자 집단으로 데려온 탓에, 연구 기간이 너무 짧아서 의미 있는 해답을 얻지 못하는 일도 더러 있다. 그러나 무엇보다도, (평벤치에 누워서 실시하는 벤치프레스와 스위스 볼에 누워서 실시하는 벤치프레스의 중량 비교처럼) 연구 주제부터가 글러 먹었음을 깨닫지도 못하는 무경험자가 연구를 지휘했고, 연구책임자가 덜떨어진 주제를 연구하고 있음을 검토위원들이 알아차릴 능력이 없다면, 이 멍청한 '근거 중심' 피어 리뷰 연구는 결국 학술지에 게재되어 문제를 하나 더 늘리고 말 뿐이다.

바벨 스포츠판에서 기나긴 세월을 보낸 끝에 스트렝스를 키울 때 5회짜리 세트를 어크로스 방식으로 실시하는 것이 가장 유용하다는 결과를 얻었다면, 이 결과는 관찰을 통한 근거에 기반을 두고 있으며, 이중맹검 대조연구와 마찬가지로 기존의 믿음에는 영향을 받지 않으나, 다른 경험의 영향을 받기는 쉽다. 한계도 있을 테지만 쓰임새도 있다. 이론의 영향을 받지 않는 관찰 따위는 세상 어디에도 없지만, 경륜 있는 코치의 관찰만이 우리가 지닌 최고의 데이터인 상황에서, 이러한 데이터를 바탕으로 이끌어낸 결론은 쓰레기 같은 연구에서 추정해 낸 것보다 아득할 만큼 우월하다. 체중감량이나 굵은 허벅지 따위를 넘어선 훈련 방법을 찾아 헤맬 때처럼 경험적 데이터가 존재하지 않는 상황에서 최선의 결과를 얻으려면, 경험주의와 합리주의를 모두 취해야 한다.

바벨 훈련의 장기적 효과에 관한 학술연구에서 그럴싸한 실험적 데이터가 나오지 않은 이상, 우리는 수

많은 실패를 밑거름 삼아 신중한 경험으로 길을 열어 온 수십만 코치와 선수의 관찰에 기댈 수밖에 없다. 그 위에 합리주의를 얹으면 최고로 효과적인 바벨 훈련 프로그램을 설계할 수 있을 것이다. 마땅히 갖추어야 할 엄격함과 정밀성이 '운동과학'에 없음을 확인한 이상, 이 과정이 논리적이고 효과적이고 생산적이려면, 다시 말해 합리적이려면, 우리는 이를 생리학과 화학과 물리학의 토대 위에서 전개해야 한다. 제대로 돼먹은 코치는 '진짜' 과학 분야의 학위를 가지고 있거나, 그게 아니더라도 생명과학, 해부학, 생리학, 물리학, 화학, 나아가 심리학까지 망라하는 폭넓은 배경지식을 갖추고 있어야 한다. 이들 분야의 교과서에 빼곡히 적힌 지식이 플랫폼 위에서 바벨의 무게를 몸으로 받아내며 사람들을 가르친 수천 시간과 어우러져야만 비로소 바벨 훈련을 지도하는 코치로서의 역량을 담금질했다 말할 수 있으리라.

2
적응

훈련에는 몸에 스트레스를 주고, 이 스트레스에서 회복되고, 나아가 이 스트레스를 포함한 환경에서도 생명 현상이 지속되게 하는 적응의 과정이 내포되어 있다. 이 과정은 생물학에서 기본 중의 기본 개념으로, 생명체의 정의만 봐도 '스트레스에 대한 적응 능력'이 들어있을 정도이다. 운동이 아니라 생산적인 훈련을 원하는 코치와 선수라면 이 현상을 반드시 이해해야 한다. 그러한 이해는 한스 셀리에Hans Selye 박사에게서 시작되었다.

1936년 7월 4일《네이처Nature》에는 「다양한 유해 자극으로 생긴 증후군」이라는 제목의 논문이 실렸다. 생명체가 외부 스트레스 요인에 노출되면 특징한 일련의 단기적 반응과 장기적 적응을 거친다는 것이 이 논문의 골자였다. 외부 스트레스 요인은, 이 책의 내용으로 말하자면 바벨을 드는 행위이다.

보편 적응 증후군

셀리에에게 운동은, 너무 큰 부하로 주어지거나 너무 자주 주어지면 생명체를 죽일 수도 있는 '유해 자극'이나 독성 스트레스 요인이었다. 그의 이론은 스트레스를 받은 동물이나 스트레스 하의 세포에 대한 광학현미경 관찰 결과에 근거를 두고 있었다. 그가 논문을 발표할 때만 해도 인체의 대사에 관한 기본적인 내용이나 골격근의 수축 원리는 확실히 밝혀지지 않았고, 따라서 그 또한 이러한 지식 없이 연구에 임했다. 관찰로 얻은 정보가 상당히 적었음에도 셀리에는 꽤 올바른 추론을 해냈다. 생리적 기전에 대한 이해가 완벽에 훨씬 가까워진 오늘날, 우리는 셀리에의 이론을 더 잘 해석하고 적용할 수 있게 되었다. 급성기 반응과 이에 수반되는 적응 반응은 둘 다 시간 경과에 따른 흐름이 명확한데, 시대를 앞선 셀리에의 개념은 스트레스를 받은 세포에서 벌어지는 현상에 대한 현재까지의 지식 덕분에 한층 더 선명해졌다.

셀리에는 스트레스에 대한 적응이 스트레스 특이적으로 일어날 것이므로, 생명체가 치사량 이하의 스트레스 요인에 반복적으로 노출된다면 해당 스트레스에 대한 내성이 생긴다고 믿었다. 특정 수행능력 요소가 향상되는 방향으로 적응이 일어나려면, 훈련 스트레스는 훈련의 대상이 되는 수행능력 요소와 연관되어 있어야 하는데, 이 특이성specificity 개념의 실마리를 여기서도 볼 수 있다. 이 이론에 따르면 스트레스를 받은 인체는 세 단계를 거칠 수 있다. 앞의 두 단계는 생존으로 이어지는 반면, 셋째 단계는 스트레스에 맞서거나 적응하지 못하는 상황을 가리킨다.

제1단계: 경고(충격)

경고 단계는 스트레스가 주어졌을 때 다양한 일들이 즉각적으로 일어나는 반응 단계이다. 셀리에는 약 48시간까지 지속되는 '근육 긴장도'의 빠른 소실을 1단계의 주요 특징으로 보았다. 오늘날 우리는 염증과 급성기 반응을 포함한 여러 과정이 1단계에서 일어난다는 사실을 알고 있으며, 손에 화상을 입었는데 얼굴에 물집이 잡힌다거나 15km를 뛰었는데 손에 근육통이 생긴다거나 하지 않는 것처럼, 이러한 결과가 원인 스트레스에 특이적이라는 사실도 알고 있다. 이러한 후기 반응의 결과 세포의 기본 활동은 세포 구조와 대사의 안정화를 위해 스트레스 요인이 제거될 때까지 전반적으로 억제된다. 이는 생존 과정이기도 하지만, 동시에 훈련 자극이 효과적인가를 확인시켜 주는 지표 역할도 한다. 이 단계에는 근골격계에 경미한 불편감이 동반될 수도 있는데, 이는 훈련 이후에 항상성이 교란되었음을, 근육 내의 구조적 · 기능적 변화를 촉진하는 일들이 일어났음을 뜻한다. 이 단계에서 드는 느낌은, 통증이라기보다는 '뭉쳤다'나 '피로하다'에 가까울 것이다. 바벨의 중량을 보통 2.5kg만 올리다 보니 느끼기 어려울 수는 있지만, 어쨌거나 이 단계에서는 주관적인 느낌과 별개로 일시적인 수행능력의 저하가 뒤따른다. 이러한 수행능력의 저하는 기술이나 순발력이 필요한 운동에서 더 잘 드러나고, 스트렝스 중심의 운동에서는 잘 드러나지 않는다.

셀리에는 자신의 이론이 건강한 사람들을 대상으로 한 운동 프로그램의 중심원리가 되리라고 예견하지 못했다. 자신의 이론이 선수 훈련에 얼마나 중요해질지 알고 있었더라면, 생명체의 현재 적응 상태라는 관점에서 1단계를 훨씬 상세히 설명했을 테다. 초보자들은 스트렝스와 운동 내성 모두 아직 충분히 발달되지 않았기 때문에, 상급자가 쓰는 것보다 적은 부하로도 항상성에 교란을 불러올 수 있다. 초보자, 중급자, 상급자로 수준이 높아지면 1단계 유도에 필요한 스트레스의 규모나 시간도 따라서 늘어나게 마련이다.

제2단계: 적응(저항)

2단계에서 인체는 유전자 활동의 조절, 호르몬 생산의 변화, 구조 · 대사 단백질의 증가 등으로 훈련 스트레스에 대응하며, 이러한 과정들이 얽히고설켜 우리가 아는 회복recovery으로 이어진다. 본래 인체는 반복적으로 가해지는 스트레스에 맞설 수 있도록 스스로를 무장하면서 생존을 지속해 나가려 하는데, 스트레스가 주어지면 스트레스 요인에 특이적인 반응이 일어나듯, 회복 또한 스트레스에 특이적으로 일어난다. 훈련이라는 맥락에서 보면, 바로 이때 수행능력의 향상이 일어난다. 셀리에는 이를 일반화하여 적응 단계는 대개 스트레스를 받은 지 이틀 정도가 지난 다음에 시작되며, 같은 스트레스 요인이 주기적으로 다시 주어지는 경우 완전한 적응은 4주 안에 일어난다고 보았다.

이제 우리는 신체적 잠재력의 한계치에 얼마나 가까워져 있는가를 판별하는 척도인 운동 내성의 수준에 따라 적응이 다르게 일어난다는 사실을 알고 있다. 신체적 잠재력의 한계에 한참 못 미치는 사람(초보자)의 적응은 빠르게 일어나는데, 스트레스가 주어진 시점부터 과정 전체가 완료되기까지 24~72시간이 걸린다. 이런 사람의 항상성을 교란할 때는 욕이 절로 나올 만큼 어마어마한 스트레스를 가할 필요가 없으며, 이 정도의 스트레스는 컨디션이 썩 좋지 않은 상황에서도 시간에 맞추어 쉬이 회복된다. 반면 이미 운동 내성이 고도로 계발된 상급자는, 항상성을 교란하고 추가적인 적응을 일으키려면 상당히 큰 훈련 스트레스를 몇 번에 걸쳐서 쌓아 올려야 하는데, 이러한 훈련 스트레스에 적응하려면 한 달은 기본이고 때로는 석 달 이상이 소요될 수도 있다.

여기서 짚고 넘어가야 할 점이 하나 있다. 다양한 수준에서 들어오는 스트레스에 적응하는 흐름 속에 우리 몸이 놓여 있다는 사실이다. 적응을 완료한 다음에 스트레스가 사라지면, 그에 대한 반응으로 새로운 적응이 일어나기도 한다. 요컨대 적응의 '방향'은 적응을 유발하는 사건이 무엇인가에 따라 달라질 수 있다. 이런 맥락에서 볼 때, 적응이 일어나게만 한다면 어떤 사건이라도 스트레스로 간주할 수 있다.

인체가 외부 환경에 따라 대비태세를 바꾸는 데에는 그럴 만한 이유가 있다는 것도 알아 두어야 한다. 강도 높은 대비태세를 지속적으로 유지하려면 상당히 큰 대사적 비용이 들어가는데, 외부의 스트레스라는 구실이 없어지면 이 비용을 지출할 근거 또한 사라진다. 우리가 삶의 단 한 순간조차도 유전형의 최대치만큼 강하거나 빠르지 않은 까닭은, 환경 조건이 그러한 상태로 유지된다는 보장이 없기 때문이기도 하거니와, 그처럼 높은 대비태세에서 엄청나게 소모되는 귀중한 대사적 자원을 낮은 대비태세에서는 훨씬 오랫동안 쓸 수 있기 때문이다. 마찬가지로, 변화무쌍한 환경 속에서 빠르게 적응하지 못하는 녀석들은 유전자 풀gene pool에서 솎아졌을 것이다. 대비태세가 증가하려면 생명체가 스트레스를 받았을 때 이전보다 높은 수준의 대비테세를 갖추는 방향으로 반응해야 했기에, 이전보다 높은 수준으로 적응하는 능력은 생명의 역사 조장기에 진화되었을 것이다.

제3단계: 소진

가해지는 스트레스의 강도나 기간이나 빈도가 너무 과하면, 우리 몸은 여기에 적당히 적응하지 못하고 소진 단계로 접어든다. 셀리에는 1~3개월간 이어진 과도한 스트레스가 죽음까지 이어질 수 있다고 보았다. 이론의 설명이 목적이었던 1936년에는 이러한 자의적 평가가 그럴싸했겠지만, 현대를 사는 우리는 이 원리가 어떻게 적용되는지도 알게 되었고, 사람이 세 시간 마라톤을 뛰다가 죽을 수 있다는 것도 알고 있는 만큼, 우리의 훈련에 이 내용을 그대로 적용할 수만은 없게 되었다. 적절치 않은 수준의 훈련 스트레스가 이러한 결과를 초래할 수 있음을 염두에 둔다면, 훈련 수준에 맞는 스트레스의 수준 또한 다르게 잡아야 할 것이다. 중급자와 상급자에는 이 개념을 적용하기가 굉장히 수월한데, 초보자의 경우 보통은 이 정도 스트레스를 생성할 만큼의 강도와 시간으로 운동을 해낼 스트렝스와 체력이 없다 해도(물론 미숙한 코치가 학대하듯 굴릴 수야 있겠지만), 최대 부하로 너무 무리하게 오랫동안 최대치로 운동을 시키는 일만은 피해야 한다. 그랬다가는 오버트레이닝overtraining, 과훈련이라고도 하는 제3단계에 접어들 수 있으므로.

훈련에 적용한 셀리에의 이론을 그림 2-1에 도식화해 두었다. 점진적 훈련이 보편 적응 증후군general adaptation syndrome의 맥락에서 이뤄지려면, 회복이 적응으로 이어진 것이 확실해진 순간 훈련 부하를 올려야 한다. 처음의 부하를 계속 써 봐야 이에 대한 적응이 이미 끝났기에 항상성 교란은 전혀 유도할 수 없으며, 따라서 동일한 훈련 부하를 반복해서 써도 진전은 일어나지 않는다. 수행능력의 향상을 목표로 해 놓고 똑같은 훈련 부하를 반복적으로 쓰는 짓은, (흔히들 그렇게 하고는 있으나) 지도 관점으로 보나 훈련 관점으로 보나 효과가 없다.

여기서는 셀리에의 이론을 통해 보았을 때 운동과 훈련에 어떤 차이가 있는가를 이해하는 것이 무엇보다

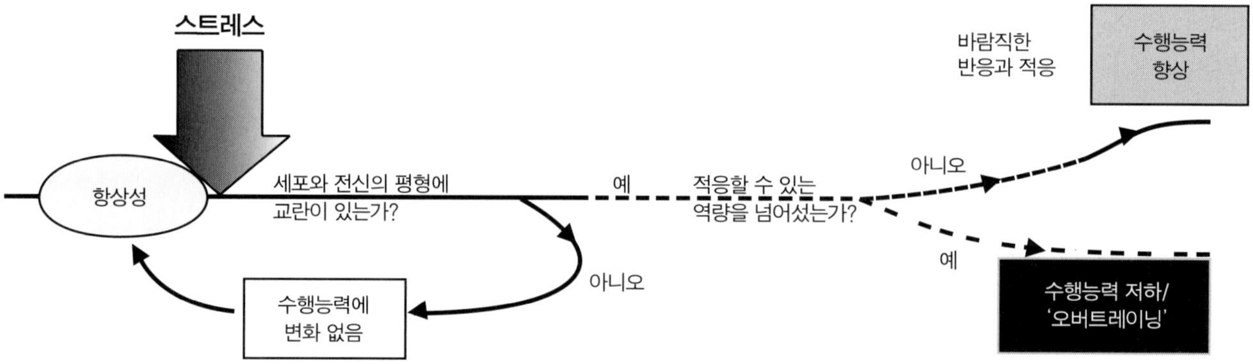

그림 2-1. 셀리에의 이론에 따르면 훈련 스트레스를 받은 뒤 세 가지 결과가 생길 수 있다. 스트레스가 너무 적으면 항상성이 교란되지 않으므로 변화가 일어나지 않는다. 스트레스가 너무 심하면 항상성은 교란되겠지만 적응할 수 있는 역량을 넘어서기 때문에 수행능력의 저하를 초래한다. 몸을 교란하면서도 적응 역량을 넘어서지 않는 적절한 양의 스트레스가 주어질 때 진전은 비로소 일어난다.

도 중요하다. 스트레스/회복/적응 과정은 수행능력의 향상을 원하는 사람이라면 누구나 신체활동 프로그램에 적용할 수 있는 논리적 절차이다. 향상을 원하는 수행능력 요소에 알맞은 적응이 일어나게 하려면, 스트레스를 지속적으로 적용해야 한다. 향상 이후의 우리는 이전과 다른 사람이 된다. 효율적인 훈련에서 스트레스가 달라지는 것은 그래서 필연적이다.

이 말은, 아주 기초적인 수준에서 보면 장거리 달리기 훈련과 역도 훈련이 또렷하게 다르다는 뜻이기도 하다. 두 스포츠에 요구되는 수행능력은 본질적으로 정반대이고, 이러한 차이가 훈련 스트레스에 반영되어 있어야 승리를 향한 수행능력에 필요한 적응을 얻을 수 있을 것이다. 그러나 스포츠 내적으로 보면 경기력에는 적응에 특화된 스트레스가 필요한데, 훈련이 효과적이려면 이러한 스트레스를 점진적으로 늘려서 적용할 수 있어야 한다. 역도선수가 장거리 달리기를 해도 역도 실력은 좋아지지 않을 테고, 마찬가지로 마라톤 선수가 스트렝스 훈련의 비중을 높여 봐야 완주 시간은 줄어들지 않는다. 물론 지구력보다는 스트렝스가 일반적인 적응 특성이기에 마라톤 선수는 장거리 훈련 스케줄에 스트렝스 훈련을 적절히 섞어 득을 볼 수도 있겠지만, 프로 역도 선수는 경기를 앞두고 뜀박질을 할 이유가 전혀 없다.

강해지고 싶다면 강해지려는 방향으로의 계획을 세워야 하고, 빨라지고 싶다면 빨라지는 방향으로의 계획을 세워야 한다. 리프터가 강해지려면 고중량 치는 방법을 계획해야 하고, 러너가 빨라지려면 긴 거리를 짧은 시간 안에 주파할 계획을 세워야 한다는 말이다. 리프팅이나 러닝에 막 입문해서 앞으로 한동안은 좋아질 일만 남은 사람이라면 더더욱 그렇겠지만, 두 가지 적응을 만들어내는 과정은 일반적으로 상당히 단순하다. 즉, 더 무거운 중량을 치고 더 빠르게 달려야 지속 가능한 진전을 이뤄낼 수 있다. 이 과정에서는 스트레스가 가해져야 하고, 이 스트레스에서의 회복이 일어나야 하고, 결과적으로 수행능력의 향상을 야기하는 적응이 일어나야 한다. 그러나 우리는 이러한 향상 과정이 시간에 따라 증가하는 스트레스/회복/적응의 누적으로 이루어진다는 사실을 잊곤 한다. 적응은 시간을 두고 실시한 여러 워크아웃이 쌓여서 만들어내는 것이지, 각각의 워크아웃 자체가 만들어내는 것이 아니다. 이를 제대로 관리하지 않으면 훈련의 효율은 떨어지고, 아예 관리하지 않으면 훈련은 운동이 될 뿐이다.

이러한 스트레스/회복/적응 주기는 사람과 조건에 따라 각기 다르게 진행된다. 몸이 품고 있는 궁극적 잠재력의 대부분이 아직 계발되지 않은 초보자의 경우, (스트레스에서 회복되고 적응할 수만 있다면) 단 한 번의 웨이트 트레이닝만으로도 강해질 수 있다. 그 뒤로 이어지는 스트레스는 이 과정을 다시금 일어나게 하여 적응을 만들어낸다. 스트레스가 없어져서 적응이 끝나기 전까지. 이 과정을 겪어내며 수년의 적응을 통해 이미 강해진 선수들은 점차 진전이 느려지다가 결국은 적응을 더 일으킬 수 없는 지점에 다다른다(그림 1-1). 생전 처음 워크아웃을 실시하는 초보자와 1kg이라도 더 들려고 악을 쓰는 상급자의 간극을 채우는 곡선 어딘가에서 우리는 자신의 모습을 발견할 것이며, 우리가 위치한 그 지점이 곧 스트레스/회복/적응 현상에 대한 우리의 반응을 결정할 것이다.

초보자의 경우, 단 한 번의 훈련 세션으로도 작게는 근육 속의, 크게는 전신의 생물학적 평형이 교란된다. 만일 한 번의 웨이트 트레이닝으로도 항상성을 교란할 수 있다면, 그 교란의 정도에 따라 예상되는 결과를 구체적으로 밝힐 수 있다. 이 모델은 그림 2-1에 설명해 두었다.

초보자의 경우, 적절한 수준으로 생물학적 평형을 교란하는 훈련 세션이 한 번 끝나면 매우 경미하고 일시적인 수행능력의 저하가 찾아온다. 경미한 정도에 그치는 까닭은 초보자의 수행능력이 애초에 너무 낮아서 약간의 손실은 측정하기 어렵기 때문이다. 이러한 저하는 훈련 세션 직후에 일어나는 것으로, 셀리에 모델에서 제1단계에 해당한다. 훈련 세션이 끝난 뒤 수시간 내지 수일이 지나면 수행능력은 정상치로 회복되고, 나아가 스트레스를 받기 이전의 수준으로 올라간다. 한 번 막아낸 것보다 거대한 스트레스가 올 상황에 맞서 몸이 자체적으로 대비태세를 갖추는 과정, 즉 **초과회복**supercompensation이 일어나는 것이다. 이 단계에 이르면 훈련자는 셀리에의 제2단계를 성공적으로 끝마치며 처음의 운동량에 적응하게 된다(그림 2-2, A곡선).

여기서 중요한 사실이 하나 있다. 훈련자는 워크아웃 도중에 강해지지 않는다. 훈련자는 워크아웃이 끝난 뒤에 회복 기간을 거치며 강해진다. 일단 그렇게 강해지고 난 뒤에 논리적으로 다음에 해야 할 일은 다음 워크아웃의 운동량을 올리는 것이다. 계획에 따라 규칙적으로 최대 리프팅 중량을 올려 나가는 점진적 과부하

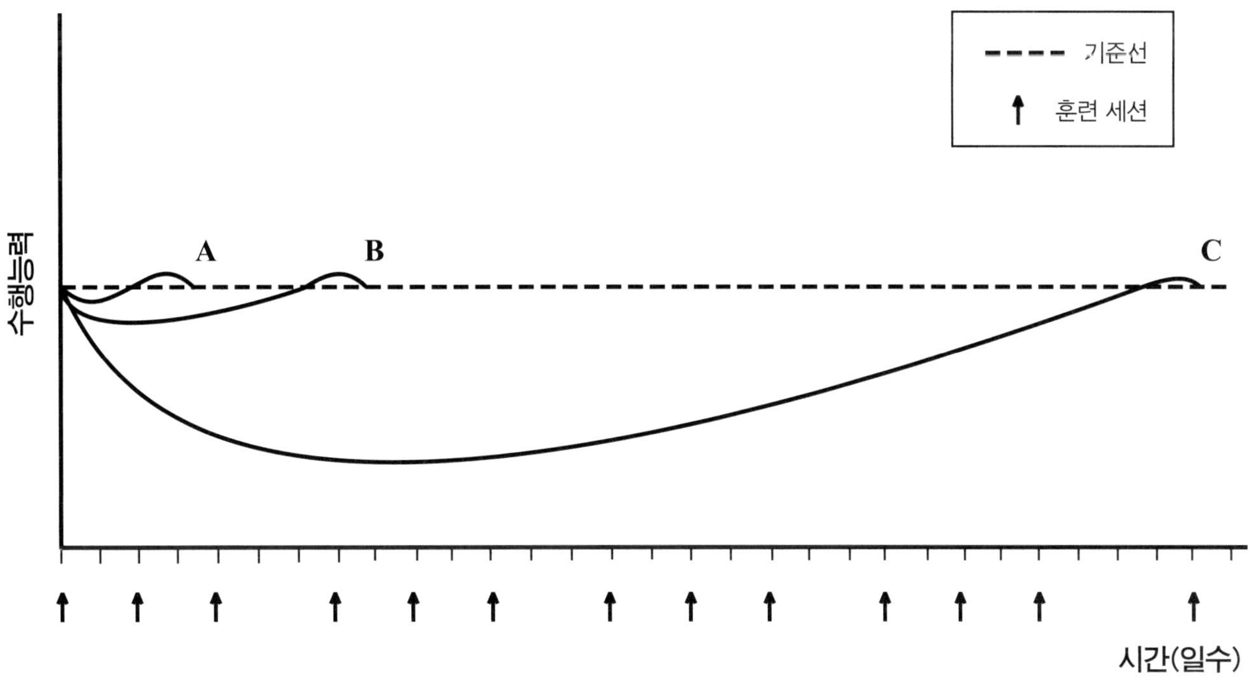

그림 2-2. 초보자에서 상급자로 나아감에 따라 스트레스/회복/적응의 주기는 점점 길어져야 한다. (A) 초보자는 단 한 번의 훈련 세션만으로도 적절한 스트레스를 만들어내고 72시간 안에 기준선 이상의 초과회복을 거둘 수 있다. (B) 중급자는 초과회복을 거두려면 한 주기를 일주일 단위로 하여 더 많은 훈련 세션과 더 긴 회복 기간을 가져야 한다. (C) 상급자가 진전을 거두려면 여러 차례에 걸쳐 스트레스를 쌓아올리는 한편, 회복에 한 달 이상을 들여야 한다.

progressive overload를 그대로 도입하는 것도 그러한 맥락에서 이루어진다. 똑같은 부하를 다시 가한다면, 여기서 온 스트레스에의 적응은 이미 끝나 있으므로 진전은 일어나지 않는다. 이 시점에서 운동 부하를 약간 늘리면 훈련자는 다시 한 번 제1단계와 제2단계를 거치며 조금 더 높은 수준에서 과부하/적응 주기를 반복하게 된다. 이처럼 세션마다 똑같은 폭으로 중량을 늘려서 성공적으로 워크아웃을 완수해 나가는 훈련 프로그램을 **선형 진전**linear progression 프로그램이라 한다.

이렇게 짜 놓은 훈련은 몇 달씩 써먹을 수 있지만, 언젠가는 진전에 정체기가 찾아오는 순간을 맞이하게 될 것이다. 이 시점이 오면 누적 효과를 얻을 수 있도록 특별히 짠 두세 번의 연속 훈련 세션이 필요해질 테고, 여기에 셀리에의 첫 두 단계를 반복하려면 일주일 정도로 더 길어진 운동/회복 주기가 필요해질 것이다. 이것이 바로 중급자의 반응이다(그림 2-2, B곡선). 훈련 목표에 따라 다를 수 있지만, 한 사람의 훈련 커리어에서 중급자 구간은 때로 수년에 이를 정도로 매우 길어질 수 있다.

신체가 부하에 맞서 힘을 생산하는 능력이 좋아지면 스트레스에서 회복되는 능력도 좋아진다. 점진적 훈련을 거치며 시간에 따라 수행능력과 회복 능력이 좋아지다 보면, 적응이 촉발될 정도로 항상성을 교란하는 데 걸리는 시간이 나중에는 몇 주가 될 것이며, 초과회복을 달성하는 데에도 기나긴 시간이 들 것이다. 상급자가 되면 이렇듯 제1단계와 제2단계에 한 달이라는 시간을 들여야 할 때도 있다(그림 2-2, C곡선).

상급자가 되어갈수록 스트레스/회복/적응 모델을 이해하는 것도 중요해지지만, 건설적인 적응에서 균형을 맞추어야 하는 두 가지 상반된 힘을 이해하는 것도 중요해진다. 두 가지 상반된 힘이란, 1) 선을 넘을 정도는 아니지만 생물학적 평형을 교란하여 적응을 촉발할 정도로 충분한 스트레스를 주는 운동 부하와 2) 적응을 일으킬 만큼 충분한 회복이다(그림 2-3). 상급자는 여기에서 위태로운 외줄 타기를 해야 한다. 초보자에게

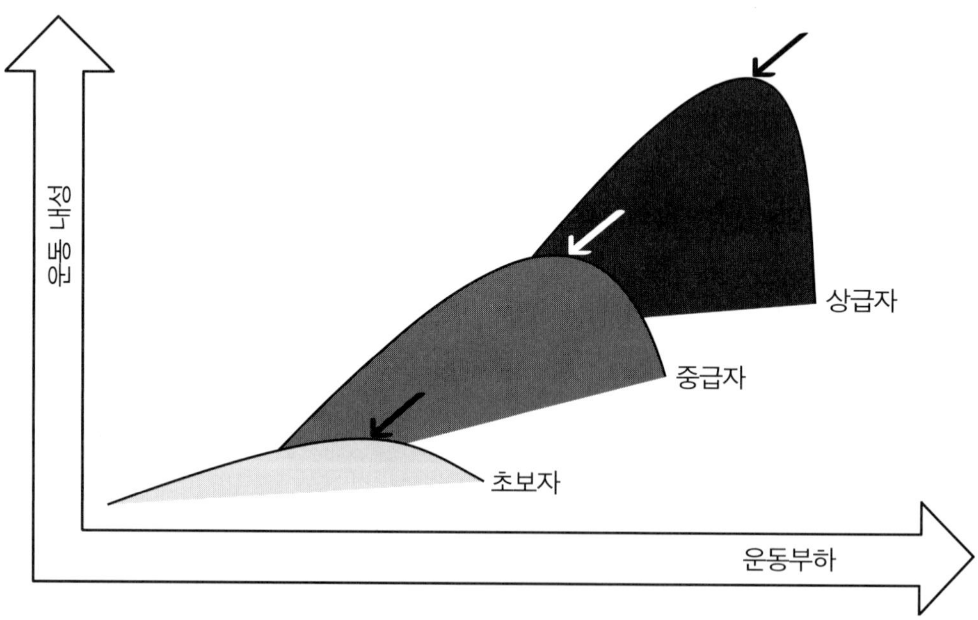

그림 2-3. 운동 부하와 운동 내성의 관계. 운동 내성에는 훈련의 종류를 막론하고 운동 내성, 수행능력의 손실, 오버트레이닝으로 이어지는 천장이 존재한다(작은 화살표). 여기에서 유의할 점은 (1) 훈련 커리어 내내 확연히 증가하는 운동 내성의 증가가 운동 부하의 점진적 증가에 기인한다는 점, (2) 오버트레이닝과 수행능력의 저하 정도는 훈련의 수준이 높아질수록 빠르고 급격하게 일어난다는 점이다(상급자일수록 정점을 찍고 나서 내려가는 기울기가 가파르다). 오버트레이닝은 어느 단계에서나 문제가 될 수 있지만, 상급자는 운동 내성을 넘어서고 나면 수행능력이 매우 빠른 속도로 저하되기 때문에 예방이 중요하다. 반대로 초보자와 중급자 단계에서는 운동 내성을 넘어선 이후의 수행능력 저하가 훨씬 느리게 일어나기 때문에 이를 놓치거나 오해할 수 있고, 따라서 오버트레이닝의 진단 자체가 문제가 될 수 있다.

는 이 둘의 간격이 외줄이라고 하기 민망할 정도로 넓고 평평하므로, 대강만 조율해도 큰 무리가 없다. 중급자로 넘어오면 간격이 좁아지기에 좀 더 복잡한 접근이 필요해진다. 상급자가 되면 이 간격은 거의 면도날만큼 좁아지며, 그 위에서 다치지 않고 균형을 잡으려면 모든 프로그램 변수를 세심하게 조율해야 한다.

오버트레이닝이란 무엇인가

스트렝스 훈련에서의 진전을 이해하려면 **과부하**overload의 개념을 이해해야 한다. 과부하는 생물학적 평형을 교란하고 적응을 촉발할 만큼 규모가 큰 운동을 가리킨다. 진전이 일어나려면 우리 몸의 생리적 체계가 혼란에 빠져야 하는데, 웨이트 트레이닝에서의 혼란은 고중량이나 고볼륨으로 만들 수 있고, 중급자와 상급자에서는 전보다 짧아진 세트간 휴식으로도 만들 수 있다. 훈련 중 전신에 가해지며 평형을 교란시킨 과부하를 가리켜 **과부하 사건**overload event이라고 한다. 초보자의 경우 워크아웃 하나하나가 과부하 사건을 이룬다. 중급자와 상급자의 경우 일주일 또는 그 이상의 훈련이 쌓여 과부하 사건을 이룬다.

하지만 과부하 사건 이후에 회복이 주어지지 않으면, 과부하는 진전으로 이어지지 않는다. 적절한 회복 없는 과부하는 오버트레이닝을 유도할 뿐이다. **단주기**마이크로사이클, microcycle라는 용어는 전통적으로 일주일짜리 훈련으로 정의되어 왔지만, 그보다는 과부하 사건을 겪고 회복되는 데까지 걸리는 시간으로 보는 편이 낫다. 훈련의 수준에 따라 단주기에 소요되는 시간은 달라질 수 있다. 초보자의 경우, 단주기는 두 워크아웃 간의 시간이다. 단주기는 상급자에 가까워질수록 점차 길어지다가 나중에는 용어 자체가 무의미해진다. 이때는 전통적으로 **중주기**메조사이클, mesocycle라 일컬어진 기간이 필요해질 수 있다. 이러한 용어에는 핵심이 없다 보니 우리가 쓰기에 그리 적절치 않아 보인다.

오버트레이닝은 어느 프로그램에서나 눈엣가시다. 훈련에의 욕구가 몸의 적응 능력을 넘어서는 순간, 훈련자는 그저 진전을 멈추는 정도로 끝나지 않고 실제로 퇴보할 위험에 놓인다. 우리 식으로 표현하자면, 오버트레이닝에 빠진 선수는 셀리에의 제3단계에 들어선 것이다. 훈련의 볼륨/강도와 회복 간에 생긴 불균형은 스트레스에서의 회복을 막고 초과회복 또한 일어나지 못하게 한다. 회복 능력은 줄었을 수도 있고 아닐 수도 있지만, 피로의 영향이 너무나 또렷한 나머지 금세 짓눌리므로, 결과적으로는 피로의 누적이 잠재적이고 지속적으로 이어진다. 이때의 수행능력은 최초의 과부하 시점보다 낮아져 있을 테고, 부하가 지속되는 동안은 계속 낮아져만 가다가, 결국은 이전 수준으로 훈련을 하거나 수행능력을 선보일 수 없게 될 것이다.

기존 연구에 따르면 운동 스트레스는 1) 피로fatigue, 2) 과이탈overreaching, 3) 과훈련오버트레이닝, overtraining이라는 세 가지 결과를 만들 수 있다. 이들 모두 수행능력의 감소와 연관되어 있지만, 실제로 훈련에 악영향을 끼치는 것은 하나뿐이다.

피로

생리학적으로 피로는 보통 '근육의 힘 생산 능력 저하'로 정의된다. 육체노동에서 오는 단순하고 일시적인 '노곤함'으로도 표현되는 이 현상은, 셀리에의 제1단계 진입에 필요한 스트레스에서 비롯된 것으로, 훈련의 필수요소이다. 초보자의 경우 기본적인 스트레스/회복 시나리오에서 피로는 48~72시간 안에 회복된다고 기대된다. 중급자에서는 한 주의 훈련이 제대로 완료될 때까지 피로가 남아 있을 것이다. 상급자에서는 피로가 남아 있는 상태에서도 온전한 회복이나 초과회복이 일어날 수 있으며, 여기에는 한 달 이상의 시간이 소요되기도 한다. 중급자와 상급자가 피로를 완전히 씻어내고 워크아웃을 시작하는 일은 있을 수도 없고 있어서도 안 된다. 만일 훈련자가 피로에서 늘 자유로운 상태라면, 운동 부하가 항상성을 교란하고 적응을 유도할 만큼 높지 않은 것이다.

과이탈

과이탈은 일련의 워크아웃이 만들어낸 누적 효과를 가리킨다. 단기간의 수행능력 저하, 피로한 느낌, 기분 저하, 통증, 수면장애를 비롯한 다양한 효과를 특징으로 하며, 회복에는 최대 2주까지 소요될 수 있다. 이 정도 수준의 항상성 교란에서는 단기간의 테스토스테론testosterone 감소와 코티솔cortisol 증가 같은 호르몬 변화가 수반되는데, 사실 이러한 변화는 바벨 훈련을 통해 얻을 수 있는 긍정적 전신 효과의 원인이기도 하다. 이 정의의 진짜 문제는 과이탈과 과훈련의 구분 기준을 오로지 기간으로만 잡았다는 점이다. 즉, 운동량 감소나 휴식을 통해 회복이 이루어지는 기간을 '과이탈'에서는 (비교적 자의적인 기준인) 2주로 잡고, 과훈련에서는 그 이상으로 잡고 있다.

이와 같은 과이탈의 정의에는 개개인의 훈련 수준과 그에 따른 회복 능력이 반영되어 있지 않다. 이는 기존 운동과학 연구가 지닌 전형적인 문제 가운데 하나이다. 제대로 설계된 초보자용 프로그램을 돌린 초보자라면 초과회복까지 48~72시간이 걸리기 때문에 과이탈을 겪지 않아야 한다. 초보자는 꾸준한 진전을 만들어내는 운동 부하의 점진적 증가에서 빠르게 회복되는 것이 특징이므로, 권장 범위를 훨씬 초과하는 부하를 쓰지 않는 이상 과이탈을 겪을 일도 없고 겪을 수도 없다. 단순 선형 진전의 후반부에 이르면 정체기를 맞이할 수도 있겠지만, 보통은 훈련 부하만 단기적으로 줄여도 평소의 회복 능력을 되찾을 수 있다. 중급자는 단기간 누적된 훈련 부하에 반응한다는 특성상 일주일이라는 훈련 기간 동안 회복될 수 있다. 상급자의 경우 항상성 교란이 오랫동안 누적되어야 하며, 초과회복이 이뤄지기까지 4주 이상이 걸릴 수 있다. 앞의 정의에서 언급된 2주보다는 긴 시간이지만, 상급자의 시간표라는 맥락에서 보면 지극히 정상이다. 그러니 '과이탈'이라는 용어는 스트렝스 훈련에서 쓸모가 없다.

'과이탈'이라는 용어가 부정적인 훈련 효과로 정의되는 바람에 놓치는 것도 있다. 항상성 교란에 필요한 스트레스를 만들어내려면, 우리는 반드시 '과이탈'에 들어서야 한다. 초과회복을 유도하기 위해 지금까지 적응해 온 최대 운동 부하를 의도적으로 넘어서야 한다는 말이다. 연관성과 실용성과 이해의 편의 측면에서 보면, '과이탈overreaching'이라는 용어 대신 숙련도와 관계없이 적응을 촉발하는 부하와 자극을 모두 아우르는 '과부하overload'를 쓰는 편이 나을 것이다. 셀리에의 이론을 실제에 적용하려면 어떠한 프로그램에서든 과부하 기간을 필수로 가져가야 한다. 이 기간은 해로운 것이 아니라 적응을 위한 것으로 받아들여져야 하며, 바람직한 효과를 내려면 훈련자의 수준에 맞춰야 한다. 부하가 너무 과하거나 회복이 불충분하면 상급자일수록 빠르게 오버트레이닝으로 치달을 수 있으므로, 과부하가 얼마나 필요한지 판단하려면 면밀한 관찰을 해야 한다.

과훈련(오버트레이닝)

오버트레이닝은 적절한 회복 없이 고볼륨/고강도 훈련을 과도하게 이어나간 결과, 신체가 훈련 스트레스에서 회복되고 이에 적응하는 능력이 소진되어 버리는 것을 가리킨다. 오버트레이닝을 진단할 때 가장 먼저 잡히는 징조는, 원래대로라면 회복이 이루어졌을 충분한 휴식을 취했음에도 수행능력이 나아지기는커녕 오히려 떨어지는 것이다. ACSMAmerican College of Sports Medicine, 미 스포츠의학회과 USOCU.S. Olympic Committee, 미 올림픽위원회에서는 오버트레이닝의 정의를 '회복에 2주 이상이 필요한 상태'로 받아들이고 있지만, 오버트레이닝은 훈련자의 수준에 따라 달라지는 상대적 개념이므로, 그 시작이나 끝을 확실하고 빠르게 정해주는 규칙은 있을 수 없다. 기간이 짧아도 오버트레이닝에 해당하는 증상은 생길 수 있다. 초보자에서도 오버트레이닝이 일어날 수 있는데, 비교할 만한 훈련 경험이 없고 수행능력의 수준이 전반적으로 낮다 보니, 수행능력이 얼마나 나빠졌는지 눈치채기 어려우므로 쉽게 진단하기 어려울 수 있다(그림 2-3 참조). 중급자의 오버트레이닝은 과이탈 때와 마찬가지로 ACSM/USOC에서 널리 받아들이고 있는 정의에 부합한다. 즉, 오버트레이닝에 빠진 중급자는 2주 안에 회복되지 않을 것이다. 그러나 훈련을 더 긴 기간으로 계획하는 상급자에게 이와 같은 정의를 적용하기는 어렵다. 또한 상급자는 훈련의 역사가 길다 보니, 수행능력의 저하를 알아채기 쉬워서 오버트레이닝을 진단하기가 쉽다.

훈련 수준과 관계없이 들어맞도록 오버트레이닝을 정의하려면, 각각의 수준에서 회복 시간이 더 잘 정량화quantify될 수 있어야 한다. 즉, **훈련 주기 하나 단위로 부하를 줄였는데도 수행능력의 회복이 이루어지지 않으면 오버트레이닝이 일어난 것으로 보아야 한다.** 이러한 주기의 길이는 선수의 수준에 따라 달라진다. 가령 48시간에 한 번씩 훈련하는 초보자가 직전 워크아웃에서 과도한 부하를 다룬 탓에 티가 날 정도로 나쁜 워크아웃을 선보였다면, 웜업 단계에서부터 눈에 띌 수밖에 없다. 근육통 때문에 가동범위는 줄었을 테고, 바벨의 속도도 확연히 느려졌을 테고, 세트마다 중량을 올릴 때 힘이 더 들었을 테다. 그런 상황이라면 코치는 워크아웃을 중단시키고 (가령 지난번 워크아웃에 다른 훈련자가 옆방에서 지도받는 동안 워크 세트를 추가로 다섯 세트 조졌다거나 하는 식으로) 문제가 무엇인지 파악한 다음, 48시간 뒤에 있을 다음 워크아웃까지 쉬라는 지시를 내리고 귀가시켜야 한다. 이 친구가 다음 워크아웃에 복귀하여 웜업을 하는 모양새를 보니, 이전 워크아웃에 끝냈어야 할 세트들을 완수할 수 있을 정도로 회복되어 있다. 오버트레이닝에 빠졌던 것은 맞지만 이제 회복된 것이다. 초보자였기 때문에 가능한 일이었으며, 정상 과부하에서의 회복과 오버트레이닝에서의 회복은 같은 기전을 공유하고 있으므로 시간도 맞게 떨어질 수 있었다.

그런데 4주짜리 주기로 훈련하는 상급자가 주기 도중에 예상치를 밑도는 수행능력의 저하를 보인다면, 이때는 오버트레이닝에 접어든 것일 수도 있고, 아니면 해당 주기에서의 회복 능력이 바닥난 것일 수도 있다. 이 경우 최대 4주까지 훈련 부하를 낮추어 회복을 촉진시킬 수도 있다. 반복적이고 극적인 부하의 저하가 같은 기간에 걸쳐 일어난다면, 초보자에서나 상급자에서나 즉각 오버트레이닝 진단을 내리고 항상성을 재정비해야 한다. 매우 긴 훈련 주기를 활용하는 상급 리프터에게는, 알아차리는 데만 몇 달이 걸리고 교정하려면 그보다 더 오랜 시간이 드는 프로그램상의 오류와 씨름할 시간이 없다.

오버트레이닝은 초보자와 상급자 사이의 근본적인 차이를 보여주는 또 다른 사례이기도 하다. 오버트레이닝에 빠졌을 때 치러야 할 대가는 상급자가 되어갈수록 혹독해진다. 초보자는 훈련 세션 한 번 빼먹어 봐야 조금 불편할 뿐이고 그마저도 며칠에 불과하기 때문에, 다음번 워크아웃을 빼면 후유증이 없다. 중급자는 원하는 스포츠를 고르는 시점까지 훈련을 지속하며 선수가 되어 가는 과정에 있지만, 상급자는 언제나 경기를 위해 훈련해 왔고, 그 자리에 이르는 동안 헤아릴 수 없는 시간과 돈과 땀을 훈련에 투자하였기에 잃을 것 또한 많을 수밖에 없다. 엘리트 선수는 다음 시합에서 보이는 경기력에 따라 지위와 돈과 명예는 물론 은퇴 이후의 커리어마저 갈린다. 커리어가 쌓이면 실패의 비용도 커지게 마련이다. 설령 그 실패가 잠깐에 그치는 것일지라도.

오버트레이닝을 염두에 두는 것이 중요할까? USOC/ACSM의 '오버트레이닝에 관한 합의 성명Consensus Statement on Overtraining'에 따르면, 지금 이 순간에도 전체 선수의 10~20%가 오버트레이닝으로 고통받고 있다. 대부분의 선수는 실제로 오버트레이닝에 빠질 만큼 고되게 훈련하지 않기에 이 주장은 아마 사실이 아닐 테고, USOC/ACSM 또한 이를 알고 있을 테지만, 만에 하나 저 주장이 사실이라 해도 문제다. 경기 당일에 자기 팀 선수 20%가 평소보다 실력이 떨어진다면 이를 감당할 수 있는 코치가 대체 몇이나 되겠나? 상당수의 팀원이 줄곧 오버트레이닝에 빠져 있었다면, 선수 개개인의 커리어뿐만 아니라 팀의 성공에도 심대한 파문이 일어났어야 했다. 오버트레이닝은 선수의 훈련, 정확히 말해 각 선수의 수준에 대한 올바른 평가를 기반으로 한 훈련에 있어 스트레스/회복/적응의 원리를 이해하고 적용하는 데에 실패하여 생겨난 직접적 결과이다.

초보자를 넘어선 단계에서는, 오버트레이닝을 진단할 징후라고 할 만한 녀석들은 죄다 심각한 것뿐이다. 수행능력의 현저한 저하, 수면장애, 만성 통증의 증가, 비정상적인 기분 변화, 심박수의 만성적 증가, 식욕 저하, 체중감소를 비롯한 다양한 신체적 · 정신적 장애가 여기 해당한다(사실 이러한 증상들은 스트레스가 풀리지 않고 쌓여서 발병하는 중증 우울증의 신체 증상과 동일하다). 그러나 똑같은 프로그램에서 똑같이 오버트레이닝에 빠졌다고 해서 모두가 똑같은 증상을 보이지는 않는다. 훈련자의 경기력과 안녕에 변화가 있는지 판단할 때 가장 중요한 것은, 앞에서와 마찬가지로 코치의 눈이다. 오버트레이닝에 오래 빠져 있을수록 회복에 드는 시간도 길어지기 때문에, 오버트레이닝이라는 판단이 섰다면 즉각적인 교정 조치가 있어야 한다. 경우에 따라서는 훈련자를 오버트레이닝에서 빼내는 시간이 훈련자가 오버트레이닝에 빠져 있던 시간의 두 배에 달할 수도 있다. 중증 오버트레이닝에 빠져 훈련을 모두 물거품으로 만들어야 했던 선수들의 이야기만 해도 사방에 괴담처럼 퍼져 있다. 상황이 이토록 심각한데 치료에 들이는 노력을 아껴서야 되겠는가.

회복에 영향을 미치는 요인들

오버트레이닝 문제는 운동과 회복의 비율과 관련하여 꽤나 좁은 관점에서만 다루어지곤 한다. 운동과 회복이 항상성 교란과 적응 촉발을 조절하는 요인임은 맞지만, 자세히 뜯어보면 회복에도 여러 요인이 얽혀 있고, 여기에 영향을 주는 것들은 그저 워크아웃과 워크아웃 사이의 시간 정도에 그치지 않는다. 쇠질 원리주의자들의 커뮤니티에서는 '오버트레이닝 따위는 없다! 악!' 하는 말이 유행처럼 퍼져 있다. 엄밀히 말하면 오버트레이닝이 존재하기는 하나, 이들은 회복에 영향을 미치는 다른 요인에 대한 경각심이 태도에 이미 녹아 있기 때문이 오버트레이닝을 예방할 수 있는 것이다. 회복 기간 중에 식이와 휴식의 세세한 부분에 집중하는 것이야말로 오버트레이닝 예방의 근본이다. 코치와 훈련자가 합심하여 최적의 회복을 촉진해야만 하는 이유를 이해하고 이를 적극적으로 시도하지 않는 이상, 최고의 결과를 내면서도 오버트레이닝을 예방하는 훈련법은 나올 수 없다.

운동/휴식 비율 이외에도 회복에 영향을 미치거나 영향을 미치는 요인들이 몇 가지 더 있다. 그중 가장 중요한 것은 잠과 식이(단백질, 칼로리, 물, 미량영양소의 적절한 섭취)이다. 문제는 이 각각의 요인들을 직접적으로 통제하는 것이 코치가 아니라 훈련자라는 점이다. 좋은 코치는 이러한 것들이 진전에 왜 중요한지 설명할 것이고, 시시때때로 그 중요성도 상기시켜 줄 텐데, 그러다 보면 우수한 선수일수록 평범한 선수가 갖추지 못하는 책임감을 소중히 여긴다는 사실을 알게 될 것이다. 온 우주의 기운을 모아 놓은 최고의 훈련 프로그램을 갖다 줘도, 선수가 안 쓰면 말짱 도루묵이다. 어떤 프로그램을 쓰건, 성공은 결국 선수에게 달려 있다.

수면

신체적인 부담과 스트레스가 늘어나는 기간인 만큼 딱 봐도 감이 와야 하지만, 수면의 중요성을 간과하는 코치와 선수는 생각보다 많다. 수면은 리프터에게 무엇보다도 중요하고, 때로는 우리가 통제할 수 있는 동화anabolism 촉진 요소 중 가장 중요한 녀석이 될 수도 있다. 다소 한정적이기는 하나, 이 주제를 다룬 과학 연구에서는 다음과 같은 관찰 결과가 확인되었다.

1. 회복 중의 불충분한 수면은 경기력 저하, 판단력 저하, 고강도 훈련에 대한 내성 저하로 이어진다.
2. 불충분한 수면은 기분 상태에 부정적인 영향을 미치고, 더 큰 주관적 피로감을 느끼게 하며, 우울증과 경도의 착란을 유발할 수 있다.
3. 불충분한 수면은 스트레스 적응에 필요한 생리적 기전을 저하시킬 수 있다.

잠을 자는 동안에는 다양한 생리적 변화가 일어나는데, 그 가운데 격한 신체활동에서의 회복에 가장 중요한 것은 아마도 호르몬 분비일 테다. 수면 주기 동안에는 동화(근육 합성) 호르몬의 농도가 높아지고, 이화(근육 분해) 호르몬의 농도와 활성도가 낮아진다. 테스토스테론 농도는 우리가 잠들 때 상승하기 시작하여, 첫 번째 REM 수면 시점에 최고조에 다다른 다음, 잠에서 깰 때까지 유지된다. 즉, 수면 패턴의 교란은 테스토스테론이 유발하는 회복에 제한을 걸 수도 있다는 뜻이다. 또 다른 동화 호르몬으로 소마토트로핀somatotropin이라고도 하는 인간성장호르몬human growth hormone이 있는데, 이 또한 수면 중에 특징적으로 분비되는 패턴을 보인다. 성장호르몬 농도는 깊게 잠든 직후부터 상승하기 시작하여 1.5~3.5시간까지 최고조로 유지된다. 성장호르몬의 주요 기능은 이화 호르몬catabolic hormone인 코티솔의 부정적인 효과를 완화하는 것이다. 수면 주기가 교란되거나 짧아지면, 이토록 중요한 동화 호르몬들의 이로운 효과도 줄어들 수밖에 없다.

그렇다면 잠은 얼마나 자야 할까? 한때 미군은 하룻밤 동안 깨지 않고 4시간을 연속해서 잘 수 있다면 생존과 기본 전투 기능의 유지가 가능하다고 믿었지만, 이제는 더 많은 시간이 필요하다고 보고 있으며, '지속 가능한 작전 대비태세'를 위해 1박당 7~8시간을 권고하고 있다. 건강하고 행복하려면 하루에 여덟 시간은 자야 한다고 엄마가 말하지 않았던가. 미국의 성인은 하루 평균 6~7시간 정도를 잔다. '평균적으로' 앉아서 사는 사람들이야 몸의 회복력에 딱히 큰 부담을 받지 않지만, 엄마는 안다. 평균 여덟 시간의 잠이 격렬한 훈련에서의 회복을 돕는다는 것을. 어쨌거나 우리 몸을 회복 상태로 이끄는 것이 수면의 목적 아니겠나. 오래 잘수록 회복의 질은 좋아지게 마련이다.

침대에 누워서 보내는 시간과 실제 수면 시간은 다르다. 베개를 뒤통수에 대자마자 곯아떨어지는 사람은 많지 않다. 밤 11시에 누워서 아침 7시에 일어나는 사람이 여덟 시간을 자지 못할 수도 있다는 말이다. 여덟 시간을 제대로 확보하려면 실제로 잠드는 시간을 감안하여 앞뒤로 약간의 여유를 두어야 한다.

단백질

선수에게 진짜로 필요한 단백질의 양은 얼마만큼일까? 최근 들어 스트렝스 훈련을 하는 선수의 단백질 요구량에 대한 연구가 점차 늘어나고 있다. 미국의 RDArecommended daily allowance, 일일 권장섭취량에 따르면 15세 이상의 남성과 여성은 0.8g/kg/일(매일 체중 1킬로그램당 0.8그램)의 단백질을 섭취해야 한다. RDA 값은 평균 인구집단의 요구량을 기반으로 하고 있는데, 미국의 평균 인구집단은 대부분의 시간을 앉아서 보낸다. 육체적인 스트레스와 적응의 정도를 체계적으로 늘리는 프로그램을 돌리는 사람의 단백질 필요량이 앉아서 사는 사람들의 권장섭취량과 같으리라 기대하는 것도 논리적이지 않은데, 최근의 연구에서는 그 앉아서 사는 사람들조차도 필요한 만큼의 단백질을 제대로 섭취하지 못하고 있다는 사실이 밝혀졌다. 종류와 상관없이 운동을 하면 근육의 대사율이 올라가고 근육 단백질의 분해와 순환이 촉진된다는 사실은 이미 잘 알려져 있다. 연구에 따르면 저항운동은 근단백합성을 촉진하는데, 이 효과는 운동을 한바탕 끝낸 다음에도 한참 유지되며, 상급자보다는 초보자에서 더 오래 지속된다.

근육이 새롭게 만들어지는 과정인 MPSmuscle protein synthesis, 근단백합성에는 식사를 통해 유입되는 단백질도 있어야 하지만, 이 과정에 추진력을 제공하는 탄수화물도 있어야 한다. 근육이 스트레스에서 회복되고 성장하려면, 효과적인 훈련 스트레스를 받았을 때 필연적으로 찾아오는 근육 단백질의 분해보다 MPS가 빠르게 일어나야 한다. 단백질 합성이 분해보다 많아지려면 합성 과정인 동화가 분해 과정인 이화보다 많아져야 한다. 손상된 조직의 유지 · 보수에는 여러 단백질이 관여하는데, 이들 단백질 합성에 필요한 영양소가 식사를 통해 충분히 공급되지 않으면 우리 몸은 저장된 단백질을 털어서 이를 벌충한다. 이렇게 털리는 단백질 창고가 바로 근육이다. 기아(飢餓)나 만성 스트레스 상황에서는 당연히 정상적인 과정이지만, 본질적으로는 기능을 유지하기 위해 언 발에 오줌 누는 것이나 다름없다. 단백질과 탄수화물을 충분히 섭취하지 않는 상황에서도 훈련 스트레스는 스트레스의 역할을 묵묵히 수행한다. 이때 단백질 섭취를 충분히 늘려야 새로운 단백질 합성에 필요한 건축 자재를 몸에 공급할 수 있는 것이다. 그렇게 하지 않으면 새로운 근육 단백질 합성이 일어나지 않으므로 훈련의 효과는 어디론가 사라진다. 바벨 밑에서 세월만 낭비한 것이다.

그래서 훈련을 감당하려면 단백질이 얼마나 필요할까? 권장량을 보면 연구마다 다른데, 최대 2.5g/kg/일(매일 체중 1kg당 2.5g)에 이르는 경우도 있다. 코치와 훈련자 중에는 계산을 싫어하거나 파운드를 킬로그램으로 바꾸는 것조차 어려워하는 분들이 계실 줄로 안다. 충분한 단백질을 편하게 섭취하는 방법 중에는 체중 1파운드당 1g의 단백질을 먹는 방법이 있다. 이 방식은 역도와 스트렝스 훈련 커뮤니티에서 시행착오를 통해 검증된 것으로, 체중 200파운드의 선수가 매일 다양한 음식을 통해 대강 200g 정도의 단백질을 먹으면 된다는 뜻이다. 이를 킬로그램으로 환산하면 2.2g/kg/일이 되는데, 1.2~1.8g/kg/일이라는 기존 권장량보다는 많지만, 그래도 가장 높은 권장량을 제시한 연구의 2.5g/kg/일보다는 낮으며, 목표를 이처럼 높게 잡아두면 조금 덜 먹더라도 완전한 회복을 충분히 유도할 수 있다. 이 계산법은 제지방량lean body mass에 대한 고려 없이 체성분이 '정상'일 것을 전제로 하고 있으므로, 체지방율이 높은 분들은 단백질 섭취 계획을 짤 때 이를 감안해야 한다.

이 계산법에는 저질 단백질의 효과나 기타 칼로리 공급원의 효과 또한 고려되어 있지 않다. 대두, 쌀, 마, 콩 등 이른바 '제3세계' 단백질로 불리는 비동물성 단백질에는 BCAAbranched-chain amino acids, 분지 아미노산에 속하는 류신leucine, 이소류신isoleucine, 발린valine의 함량이 낮으므로, 이러한 단백질에 의존하고 있다면 단백질 섭취량을 권장량 이상으로 높여야 한다. 근단백합성은 비(非)단백질 칼로리 과잉에도 의존적이므로, 저탄수 저지방 식사를 하고 있는 분이 MPS를 촉진하려면 단백질 섭취량을 훨씬 높여야 한다. 반대로 양질의 단백질을 양질의 탄수화물 · 지방과 함께 섭취하는 분은 총 단백질 섭취량을 낮추어야 할 수도 있다. 또한 사람은 나이가 들수록 단백질의 질에 민감해지므로, 고령의 리프터를 대상으로 한 프로그램을 짤 때는 단백질의 총량뿐만 아니라 질적 측면 또한 중요하게 고려해야 한다.

일부 보건의료 전문가들께서는 단백질을 '지나치게 많이' 섭취하면 배설 기능이 멀쩡한 정상 신장kidney에 해롭다는 못 배워먹은 권고를 하기도 하는데, 이러한 주장을 뒷받침할 근거는 없다. 사실 일일 섭취량 수준이라면, 신장 질환이 없는 사람들을 위험에 빠뜨리는 단백질 따위는 없다.

단백질 보충제는 충분한 단백질이 들어있으며, 이를 통해 식사를 통한 섭취량과 권장량 사이의 간극을 메울 수 있다는 점에서 유용하다. 단백질 쉐이크의 경우 만들기도 편하고 먹기도 편하므로 운동 후의 회복에 유용하다. 시중에서 구할 수 있는 고품질 유청단백질(웨이 프로틴) 보충제 중에는 BCAA 함량도 높고 쇠고기보다 생체이용률bioavailability이 나은 것들도 있다. 대두단백으로는 아무리 잘 만들어도 이런 제품을 능가할 수 없다. 하지만 우리가 꼭 BCAA 때문에 음식을 먹는 것은 아니잖은가. 쇠고기와 샐러드에는 고품질 유청단백질에 없는 여러 영양소가 들어있다. 훈련 식단에 보충제를 붙박이로 넣으려는 마음이 들 수도 있고, 어떤 상황에서는 그렇게 하는 것이 필요하기도 하지만, 보충제는 보충 역할을 할 때 가장 빛나는 법이다. 보충제를 많이 섭취해야만 하는 상황이라면, 평상시 식사의 질부터 점검하는 쪽이 현명하다.

칼로리

운동 중에 소모되는 칼로리는 대부분 몸에 이미 저장되어 있던 탄수화물과 지방에서 오므로, 운동이 끝나고 회복될 때는 훈련 중에 소모된 에너지를 보충하기 위해 에너지 요구량이 증가한다. 운동이 칼로리 수요를 만들어내는 이유는 두 가지이다. 1) 종류나 볼륨이나 강도와 상관없이 모든 운동은 몸에 저장된 에너지의 일부를 쪼개어 쓰기 때문에 한바탕 운동이 끝나면 이를 채워넣어야 하고, 2) 충분한 강도의 운동은 항상성과 근육의 구조적 통합성을 교란하기 때문에 복구와 회복을 촉진하려면 단백질뿐만 아니라 지방/탄수화물도 있어야 한다.

운동하는 동안 근육이 우선적으로 태우는 연료는 저장된 글리코겐glycogen이며, 지방은 저항 운동에서의 에너지 생성에 매우 작은 역할만을 한다. 근육 내에서 회복 과정이 진행되는 동안에도 탄수화물은 여전히 근육 합성 과정에 쓰이는 에너지원 중 가장 큰 비중을 차지한다. 지방은 우리가 쉬는 동안 MPS와 무관한 대사 과정에서 가장 중요한 에너지원이 된다. 칼로리와 단백질만 충분하다면 탄수화물과 지방이 어느 음식 출신인가는 딱히 중요치 않다. 지방은 탄수화물보다 분해와 활용에 더 오랜 시간이 걸리지만, 인체의 대사율은 운동이 끝나고도 오랜 시간 올라 있으므로 수 시간에 걸쳐 천천히 대사되는 고에너지 기질이 유리하다(참고로 지방은 같은 무게의 탄수화물보다 칼로리가 높다). 식단을 짤 때 칼로리와 단백질이 모두 적절하다고 치면, 비타민과 필수지방산과 섬유질의 권장량 또한 반드시 고려해야 한다. 식단의 질은 상황이 허락하는 한 최대로 높여야 한다.

여기서 중요한 사실이 하나 있다. 식단의 전체 칼로리는 훈련 당일에 쓴 전체 칼로리보다 많아야 한다. 이론적으로는 섭취량과 소비량을 딱 맞게 떨어뜨려도 항상성과 스트렝스를 유지할 수 있지만, 그렇게 하면 스트렝스 훈련의 목적인 최대 근력 향상과 근육량 증가는 이루지 못한다. 현실적으로는 진전을 유도하기 위해 상당량의 잉여 칼로리가 필요하기도 하고, 훈련 부하 · 수면 · 성별 · 식사 자체의 효과 · 나이 · 성장 상태처럼 전신에 영향을 미치는 무궁무진한 요인 때문에 일일 에너지 소비량을 정확히 계산하는 것 자체가 거의 불가능하다. 만일 우리가 운동과 일상생활에서 사용된 에너지 정도만 채워 놓는다면, 항상성의 회복과 근단백합성을 통한 적응을 촉발하는 과정에 필요한 추가 에너지를 공급할 수 없을 테다. 기존 연구에서는 스트렝스 향상을 위해 소비량보다 200~400칼로리 정도를 더 먹어치우라고 권고해 왔지만, 훈련에 진지하게 임하는 사람, 특히 근육으로 체중을 불리려는 저체중 남성에게는 아득히 모자라는 양이다. 우리 경험상 확실한 회복과 스트렝스 향상을 원하는 사람은 매일 최소한 1,000칼로리는 더 먹어야 한다. 근육을 불리는 것이 최우선 목표라면 날마다 최소한 2,000칼로리는 더 먹어야 하고, 대사 효율이 떨어지는 분들은 그보다도 많은 양을 먹어야 한다. 기본 칼로리 소비량을 계산하기가 거의 불가능하다는 사실을 감안할 때 이를 달성하려면, 고품질 단백질과 양질의 탄수화물과 식물성 · 동물성 지방으로 구성한 식단을 중심으로 최대한 많이 먹은 다음, 섭취 결과에 따라 양을 조절하는 방법을 택할 수 있다. 전유whole milk는 거대한 덩치를 갈망하는 젊은 리프터들의 식사에 오랜 세월 빠놓지 않고 등장해 왔다.

지방산

회복에 영향을 주는 또 다른 화합물로 EFAessential fatty acids, 필수지방산가 있다. 일부 커뮤니티에서는 식이 지방에 대한 편견이 여전히 유행하고 있지만, 지방은 효율적인 에너지원일 뿐만 아니라 필수영양소이기도 하다. 필수로 섭취해야 하는 탄수화물은 없어도 필수로 섭취해야 하는 지방은 있다는 뜻이다. 우리 몸은 섭취한 지방을 원료로 여러 필요한 지질lipid을 만들어낼 수 있으나, 오메가-3 지방산과 오메가-6 지방산만큼은 만들지 못한다. 이 두 가지 지질은 인체의 구조적 무결성 유지에 중요한 역할을 맡고, 면역기능과 시력에도 빠놓을 수 없을 뿐 아니라, 염증 과정을 조절하는 프로스타글란딘prostaglandin의 전구체인 아이코사노이드eicosanoid의 생산과도 연관되어 있다. 회복과 관련해서는 동화과정을 돕고 운동 후의 염증과 통증 관리를 보조하는 오메가-3 지방산이 더 중요한데, 일반적인 식사로는 충분히 섭취할 수 없을 때가 많다. 오메가-6 지방산의 경우, 비율을 잘못 맞추면 오히려 염증을 유도할 수도 있다.

오메가-3의 주요 공급원인 생선이 전통적으로 식탁에 잘 올라오지 않는 미국에서는 EFA 결핍증이 꽤나 흔하다. 만성 중증 결핍증은 성장 지연, 피부 건조, 설사, 상처 치유 저하, 감염 증가, 빈혈 등을 일으킨다. 무증상 결핍증에서는 관찰을 통해 쉬이 진단할 수 있는 증상이 나타나지 않을 수 있다. 초 저지방 식이를 하는 사람에서는 2~3주 안에 증상이 나타나는 급성 결핍증이 빠르게 진행되기도 한다.

오메가-3가 풍부한 기름 몇 방울만 먹어도 되고, 연어 같은 기름진 생선을 매일 넉넉히 먹어도 된다. 고함량 EFA가 고된 훈련에 득이 되는 만큼, 오메가-3 보충제를 먹는 것이 좋다고 느끼는 분들도 많다. 대구 간유(肝油)는 EFA 공급원인 동시에 비타민 A와 D의 풍부한 원천이다.

물

물은 격렬한 운동에서의 회복에 필수이다. 어쨌거나 인간의 몸에서 일어나는 거의 모든 생화학 반응은 물이 있어야 일어나므로. 탈수는 수행능력의 저하를 야기하고, 심한 탈수는 그 자체가 재앙이다. 대사 속도가 빨라지면 필요한 물의 양도 늘어난다. (ATP, PC, 글리코겐 등) 에너지 기질의 저장량이 늘어날 때도 세포내 수분 증가가 필요하다. 수분 공급이 잘 된 세포일수록 동화에 유리하다. 엄밀히 말해 세포, 그중에서도 핵이 여러 개인 근육세포에 탈수가 오면 단백질을 합성하는 속도는 수분 공급이 잘 되어 있을 때보다 훨씬 느려질 것이다. 크레아틴 보충제가 골격근 비대를 촉진하는 원리에는 세포 내 수분량 증가도 포함되어 있다. 그렇다면 회복을 촉진하고 오버트레이닝을 피하기 위해 마셔야 하는 물의 양은 대체 얼마나 될까?

의사도, 영양사도, 트레이너도, 코치도, 하다 못해 당신의 친구도 '하루 8잔'은 '꼭 마셔야 한다'고들 한다. 250ml짜리 컵으로 매일 8잔을 마시라는 소린데, 합치면 하루에 2리터 정도 된다. 시중에 팔리는 음료수는 355ml 캔이나 600ml 페트병으로 나오고, 레스토랑의 '스몰 사이즈' 음료는 대개 500ml 컵으로 나오므로, 우리에게 필요한 양이 일반적으로 구할 수 있는 '음료수' 8개와 꼭 맞지는 않음에 유의하자.

그런데 물을 정말로 이만큼이나 마셔야 할까? 8잔이라는 권장량은 사실 연구를 통해 얻어낸 과학적 근거로 나온 값이 아니라, 임상 전문가들이 주관적인 관점을 담아 1974년에 게재한 영양학 논문에 근거한 것으로, 임상의 원칙과 세간의 통념을 모두 물들여 왔다. 가벼운 운동을 하는 건강한 사람의 체내 수분 상태 유지에 필요한 일일 수분 필요량은 여러 연구에서 1.2~1.6리터 정도로 확인되는데, 이는 8잔 권고안의 2리터보다 적다. 물론 이러한 권고안도 다양한 환경 조건을 고려하여 적용해야 한다. 6월 플로리다*에 있는 사람과 10월 매니토바**에 있는 사람의 수분 필요량이 같을 수는 없지 않겠나. 현실적으로 보면 수분 섭취의 절대량 따위는 있을 수 없다. 생수 산업의 탄생과 함께 우리 몸의 체내 수분 조절 능력이 사라지지 않은 다음에야. 종일 물병을 들고 다니며 홀짝이는 풍습이 인간 사회에 등장한 것도 최근의 일이잖은가. 그러니 어지간한 상황에서라면 갈증이 났을 때 음료수를 알아서 챙겨 마시는 정도로도 건강과 기능을 유지하기에 충분할 테다. 하지만 격렬한 훈련에서 회복할 때도 똑같은 수분 섭취 방식을 활용할 수 있을까?

약간 활동적인 사람에게는 일 1.2~1.6리터가 필요한 것으로 알려져 있는데, 어떤 상황에서 그 이상이 필요할까? 체구가 크고 활동적인 사람은 활발한 대사를 하는 조직의 양이 많고, 늘어난 운동 부하만큼 칼로리 소비도 늘고, 열 분산의 효율이 떨어지는 특징이 있으므로, 이를 해결하려면 더 많은 수분 섭취가 있어야 한다. 수분 섭취에 모범답안은 없다. 경험상 소비열량 1,000칼로리당 1리터 정도면 좋은 것 같다. 즉, 하루에 5,000칼로리를 쓴다면 5리터(1.4갤런)의 수분이 필요하다는 뜻이다. 양이 꽤 많아 보일 수 있지만, 하루에도 몇 시간씩 극한의 활동성을 보여야 하는 선수들의 필요량을 고려하면 합리적인 수준이고, 훈련을 따뜻한 곳에서 한다면 이마저도 모자랄 수 있다. 단, 하루에 5리터 이상의 물은 그 자체만으로 양이 많기 때문에 섭취에 주의해야 한다. **과도한 수분 섭취는 매우 위험하고, 저나트륨혈증hyponatremia이 오면 죽을 수도 있긴 하지만,** 갈증을 해소하려고 물을 많이 마시는 정도로는 중독 수준에 다다르기도 어렵고, 우발적으로 그런 상황에 처하기도 어렵다. 그러나 주최측이 경유지마다 물을 비치해 둔 지구력 스포츠 대회에서, 열정은 넘치는데 경험은 모자란 참가자들이 '탈수에 당하기 싫으면 갈증이 없어도 물을 마시라'는 '전문가'들의 불필요한 조언을 부적절하게 따르다가 이런 사고를 당하곤 한다.

마지막으로, 수분 섭취에 어떤 음료를 골라야 하는지도 짚고 넘어가야 한다. 보건의료 종사자 중에는 물이나 몇몇 '천연' 음료로만 제대로 된 수분 섭취를 할 수 있다고 당당히 말하는 자들이 많다. 이들은 카페인, 알코올, 심지어는 설탕이 들어간 음료수마저도 수분 보충 음료에 넣지 않는다. "아니, 다이어트 콜라로 세차를 하지는 않으시잖아요? 그런데 그걸로 수분 보충을 하시겠다구요?" 하면서 말이다. 장에서 수분이 흡수되는 기전에 대한 이해가 없으니 이따위 가소로운 주장을 하는 것인데, 음식에 들어있는 양이 대사에 쓰이는 것보다 많으면 수분은 흡수된다. 최고의 수분 보충제는 어쨌거나 수분 그 자체인 물일 테고, 체내 수분 상태가 정상적인 상황에서 실질적인 흡수 속도를 고려한다면 물이 시판되는 음료수보다야 장에서 빠르게 흡수되겠지만, 물이 들어있는 음료수는 모두 수분 공급에 기여한다(아니, 애초에 물이 없는 음료수라는 게 있기나 한가?). 600ml

* 역주: 미국 남부의 주로, 남부는 열대기후이다.

** 역주: 캐나다 북부의 주로, 캐나다에서 가장 추운 지역 중 하나이다.

짜리 다이어트 콜라에 카페인과 합성감미료가 들어있다 해도 수분 공급은 된다. 고과당 옥수수 시럽 범벅인 600ml짜리 평범한 콜라 또한 카페인과 당분이 들어있긴 하지만 수분 공급은 된다. 알코올이 들어간 음료는 인류 역사 곳곳에서 상당히 효과적인 수분 공급제가 되어 왔다. 18세기 영국 해군이 물이나 라임 주스와 럼주를 4:1로 섞은 그로그grog 주를 마셨던 것처럼, 술은 별도의 처리를 하지 않은 물보다 안전했기에 선사시대부터 생존에 필요한 수분 공급용 음료로 널리 쓰여 왔다. 음료수와 맥주와 와인을 훈련용 식단에 꼭 넣자는 소리가 아니다. 현대적 생활양식의 실상이 어떤지, 그것이 회복에 어떤 영향을 줄지 생각해 보자는 말이다. 장점이나 단점을 잠시 접어두고 생각해 볼 때, 이런 음료들을 적당히 섭취하는 것은 실제로 수분 공급에 도움이 된다.

비타민과 미네랄

고강도 훈련을 하는 사람도 평범한 식사를 통해 건강한 삶에 필요한 비타민과 미네랄을 모두 섭취할 수 있다는 주장을 여기저기서 흔히 들을 수 있다. 그러나 결핍증이 나타나지 않는 한 비타민과 미네랄 수치를 검사받는 사람은 거의 없다. 따라서 운동을 하는 사람이든 안 하는 사람이든 간에, 자신에게 필요한 비타민과 미네랄의 충분한 섭취 여부를 확실히 아는 사람은 거의 없다.

미국 기준으로 비타민과 미네랄의 중증 결핍증 환자는 드물지만 있다. 경증 결핍증은 훨씬 흔한 편인데, 가령 미국 여성 대다수는 철과 칼슘의 지속적 결핍이 약간이기는 하나 확실히 있다. 칼슘은 신경 기능, 근육 생리, 성장, 수행능력에 어마어마한 영향을 미치고, 모자랄 경우 훈련에서의 회복을 저해할 수 있다. 철은 산소 운반과 대사 기능에 매우 중요한 역할을 한다. 경증의 철 결핍은 운동 후 신체의 회복 능력에 부정적 영향을 크게 미칠 수도 있다.

비타민과 미네랄은 체내 생화학반응의 매개체 역할을 한다. '미량영양소'라 불리는 이들의 필요량은 상대적으로 적은 편이고, 원래부터 다양한 음식에 다양한 농도로 들어 있다. (훈련을 포함한) 삶에 필요한 모든 비타민과 미네랄을 얻으려면 다양한 음식을 섭취해야 하는데, 평범한 미국 아이들은 그러지 않는다. 어린 선수에게 기본적으로 양질의 식사가 다양하게 제공되어야 한다는 사실을 부모들이 잘 알고 있었다면 이는 가십거리조차 되지 않았을 테지만, 편한 습관에 길들여진 우리 문화에서 사람들이 소비하는 음식과 그 종류는 대개 매우 제한적이고, 그마저도 보관과 준비의 편의성을 높이는 방향으로 가공된 녀석들이 많다. 그러한 가공 과정에서 비타민과 미네랄이 흔히 줄어들다 보니, 칼로리도 높고 단백질마저 풍부하다 해도 음식의 질은 나쁠 수밖에 없다.

그러다 보니 일반적인 선수의 식단은 결핍증이 현저히 나타날 정도까지는 아니라 해도, 격렬한 훈련에서의 회복을 돕는 데 필요한 영양소인 필수 비타민과 미네랄이 최적으로 들어있지 않을 가능성이 있다. 앉아서 살다시피 하는 보통 사람들을 대상으로 한 최근의 연구에서는 비타민 보충제가 수명에 아무런 영향도 미치지 않는다고 결론지었지만, 우리의 관심사는 장수가 아니라 수행능력이지 않은가. 어쨌거나 고된 훈련을 하는 선수에게 더 많은 칼로리와 물과 단백질이 필요한 것이 논리적으로 타당하다면, 비타민과 미네랄 섭취량도 따라서 많아져야 한다. 미국 사람들의 지역적 · 인종적 · 문화적 · 경제적 취향과 버릇의 다양성을 감안하면, 특수하고 비싼 실험실 검사가 아니고서야 코치나 선수가 자기 식판에 비타민과 미네랄이 얼마나 들어있는지 평가하기란 쉽지 않다. 그러나 다행히 그렇게까지 할 필요는 없다. 안전하고 효과적이고 경제적으로 훈련과 회복에 필요한 만큼을 확실히 보장하는 영양 보충제가 있으니까.

처음에는 싸고 편한 것이 가장 좋다. 어지간한 보충제에는 다 들어있는 비타민과 미네랄이 전부 들어있는 저렴한 비타민제는 동네 약국이나 인터넷에서도 쉽게 구할 수 있다. 돈을 더 쓰면 순도와 질과 흡수율이 높은 제품도 살 수 있다. 빌 스타Bill Starr는 그의 책 『강한 놈만 산다Strongest Shall Survive』에서 무턱대고 엄청 먹어대면 우리 몸은 안 쓰는 만큼을 배설한다는 발상의 '들이붓기법shovel method'을 추천한 적이 있다. 비타민 중독증은 고되게 훈련하는 선수들일수록 드물게 일어나는 만큼, 이 방식이 좋을 수 있다.

볼륨과 강도

셀리에의 이론을 접하고 이를 선수 훈련에 직접적으로 적용할 수 있음을 깨달았을 50년 전의 소련 생리학자들은, 늘어나는 운동량에 적응하는 인체의 능력을 활용해 다양한 훈련 방법을 선보였다. 그 뿌리에는 1960년대 소련의 레오니트 마트베예프Leonid Matveyev가 창시했다고 알려진, 이른바 **주기화**periodization가 있다(소련식 주기화의 발전된 버전은 1940~50년대 헝가리까지 그 연원을 거슬러 올라갈 수 있다). 1970년대에 주기화는 칼 밀러Carl Miller 덕분에 미국 역도계의 관심을 받으며 도입되었고, 1981년에는 마이크 스톤Mike Stone에 의해 스포츠 수행능력을 위한 웨이트 트레이닝의 가설적 모델로 자리매김한다. 이후 주기화는 스포츠 분야를 막론하고 성공적인 훈련 프로그램 설계의 핵심 도구가 되어 왔다.

수행능력 향상을 추구하는 훈련이라면 모름지기 우리 몸을 셀리에 스트레스 모델의 3단계(소진)로 몰아넣는 일 없이 1단계와 2단계로 끌고 가, 적응을 유도할 정도로 충분한 훈련 스트레스를 제공하는 것을 목표로 해야 한다. 제대로 설계된 프로그램은 훈련의 볼륨과 강도를 조절하여 신체에 가해지는 스트레스의 정도를 통제함으로써 긍정적인 결과를 얻어낸다. 따라서 볼륨과 강도를 정량화하는 방법이 중요해진다.

볼륨volume은 하나 또는 여러 워크아웃에서 들어 올린 중량(무게)의 총합이다.

반복수×중량 = 볼륨

아래의 표에서 스쿼트 워크아웃에서 볼륨 계산의 예시를 살펴볼 수 있다.

웜업 세트			워크 세트			
20	45	60	84	84	84	중량(kg)
5	5	5	5	5	5	반복수
100	225	300	420	420	420	세트당 볼륨
		625				웜업 세트 볼륨
					1260	워크 세트 볼륨
					1885	총 볼륨

이 훈련자는 하나의 운동에서 웜업을 포함하여 총 1885kg을 들어 올렸다. 해당 워크아웃 세션에 들어있는 각각의 운동마다 이 계산이 반복된다. 적용된 스트레스의 총 볼륨은 이런 식으로 정량화할 수 있다. 항상성

을 교란하고 제1단계를 개시하는 것은 워크 세트이지 웜업 세트가 아니기 때문에, 보통은 워크 세트의 볼륨만 떼어놓고 보는 편이 낫다. 그렇게 하면 표에 나와 있듯 계산된 볼륨의 양이 확연히 줄어든다. 훈련자의 웜업 세트 수가 과도하게 많다면, 웜업 세트가 훈련 볼륨에 미치는 영향을 고려해야 할 수도 있다.

강도Intensity는 하나 또는 여러 워크아웃에서 1RM*을 기준으로 훈련자가 들어 올린 중량의 평균치이다.

볼륨/반복수 = 평균 중량

평균 중량/1RM×100 = 강도(%)

앞의 표에 있는 예시로 보면, 평균 중량은 1885kg/30회, 즉 반복당 62.83kg이다. 만일 훈련자의 1RM이 103kg이라면, 강도는 62.83/103×100=61%이다. 과도한 볼륨의 웜업이 반복당 평균 중량과 평균 강도에 미치는 영향을 생각하면, 강도 계산에는 워크 세트만 넣는 것이 바람직하다. 위의 사례에서 워크 세트만 따로 떼어놓고 보면, 강도는 82%이다.

부연을 좀 하자. 강도는 1RM 대비 퍼센티지(%)로 간주된다. 1RM의 80% 강도는 1RM의 50% 강도보다 크다. 단순한 개념이지만, 과학과 의학과 대중은 '강도'에 관해 다른 관념을 가지고 있을 때가 많다. 때로 강도는 주어진 운동에서의 파워 생산 수준과 같은 것으로 취급되기도 한다. ("자, 이번 반복에 진짜 집중하고 강도 좀 올려봅시다!"처럼) 한 번의 반복에 들어가는 정신집중의 양으로 간주되는 경우도 있고, (보그 운동자각도Borg Rating of Perceived Exertion처럼) 운동 중에 느끼는 각자의 주관적인 인식으로 정의하려는 시도도 있어 왔다. 근육이 피로를 느끼면 운동 강도가 높다는 식으로 피로와 연관지어 설명하려는 시도도 있었다. 이 모든 개념은 연구를 통해 상세히 설명되어 왔고, 훈련 스트레스가 상당히 낮은 최대하 부하submaximal effort의 누적을 특징으로 하는 지구력 훈련에서는 잘 들어맞을 수도 있다. 그러나 과학자들과 의사들이 가장 중요하게 여기는 특성인 정량화를 할 수 없는 까닭에, 이들 개념은 스트렝스 훈련 전문가에게도 똑같이 쓸모가 없다. 1RM 기준 퍼센티지로 정의된 강도는 어쩌면 단순해 보일 수도 있지만, 그 단순함 자체가 바로 장점이다. 특히나 대규모 인원을 대상으로 프로그램을 짜 운동과 성장을 객관적으로 평가할 방법을 찾는 코치와 트레이너들에게는 가장 실용적이고 쓸모있는 방법이다.

각 운동의 1RM 기준 강도 범위는 다음과 같이 간단히 계산할 수 있다.

스쿼트 1RM(kg) = 100
95% = 100×0.95 = 95
90% = 100×0.90 = 90
85% = 100×0.85 = 85
80% = 100×0.80 = 80
75% = 100×0.75 = 75
70% = 100×0.70 = 70

* 역주: '1회 최대 반복', 즉 훈련자가 단 한 번 들어올릴 수 있는 중량의 최대치.

주기화에서 볼륨과 강도를 조절(하여 신체에 가해지는 스트레스의 정도를 조절)하는 방식은 전통적으로 훈련자의 수준에 따라 기간과 부하의 특성이 제가끔 다른 주기로 훈련을 쪼개 놓는 것이다.

오버트레이닝에 관한 연구를 받아들일 때는 이러한 연구가 대개 유산소 운동을 기반으로 이루어졌다는 점에 유의해야 한다. 역도 같은 무산소 훈련에서 유발되는 오버트레이닝은 이른바 LSDlong slow distance, 저속 장거리 운동으로 불리는 유산소 운동 자극에서 유발되는 오버트레이닝과 다른 특성을 지니고 있다. 이 두 부류의 운동에서는 볼륨과 강도가 다르게 정의되며, 이 차이는 오버트레이닝의 차이로 이어진다. 가령 현대식 로드 사이클 선수는 하루에도 몇 시간씩 자전거를 타면서 엄청난 양의 훈련 볼륨을 만들어낼 수 있다. 이 친구들은 훈련을 더 열심히 하고 싶을 때면 거리나 시간이나 훈련일수를 늘리면서 이른바 '정크 마일junk mile'*로 불리는 거리를 쌓아 나간다. 이들은 또한 VO_2max(최대산소섭취량) 대비 지속 가능한 비율로 자전거를 타는 경향도 있는데, 이를 로드 사이클의 강도 기준으로 삼는다면 매 훈련 세션은 이전 세션과 비슷하게 평준화된다. 최대 근수축 대비 30~40%에서 VO_2max가 발생한다는 사실을 놓고 보면, 코치 없이 혼자 훈련하는 평균적인 미국 사이클 선수의 훈련 프로그램에서 (절대 스트렝스 대비 퍼센티지가 기준인) 강도는 핵심 훈련 요소가 되지 못한다. 반면 로드 사이클에서 볼륨은 본질적으로 과부하가 걸리는 훈련 변수이기 때문에, 로드 사이클 선수들은 흔히 볼륨에서 오는 오버트레이닝으로 고통받는다. 그러나 사이클 선수의 '볼륨'과 리프터의 '볼륨'은 완전히 다르다. 사이클의 볼륨은 우리가 정의하였듯 강도 측면에서는 최대치를 훨씬 밑돌지만, 반복수 측면에서는 바벨 워크아웃의 수천 배에 이른다.

웨이트 트레이닝 프로그램은 훈련의 볼륨과 강도를 모두 조절하기 때문에, 훈련자가 겪는 오버트레이닝의 원인은 볼륨일 수도 있고 강도일 수도 있다. 프로그램 설계 스타일의 한쪽 극단에는 강도 유발성 오버트레이닝을 초래할 수 있는 '닥치고 고중량' 방식이 있고, 다른 한쪽에는 볼륨 유발성 오버트레이닝을 초래할 수 있는 '실패지점까지 조지기' 방식이 있다. 대부분의 프로그램에서는 강도와 볼륨 두 변수를 모두 조절하므로, 오버트레이닝은 두 가지 특성을 모두 가지고 있기 쉽다.

여기서 두 가지 저항 훈련 스트레스의 회복 속도를 이해하는 것이 중요하다. 훈련이 잘된 역도선수의 경우, 신경계 기능과 근신경계 연접부에 영향을 미치는 강도 유발성 오버트레이닝은, 근세포의 수축성분과 대사 시스템에 주로 영향을 미치는 볼륨 유발성 오버트레이닝보다 쉽게 회복된다. 스트렝스나 파워(순발력) 대회를 준비하며 기량을 올릴 때는 볼륨을 크게 줄인 채 거의 대회 직전까지 강도를 꾸준히 높일 수 있다. 반면 지구력 경기의 경우 고볼륨에서 회복될 때 드는 시간 때문에 경기력이 직접적인 영향을 받을 수 있으므로 웨이트 트레이닝의 볼륨과 강도를 몇 주 전에는 미리 줄여 놓아야 한다.

오버트레이닝을 치료하려면 기본적으로는 시간을 들여 운동량을 줄여야 한다. 원래대로라면 소중한 진전을 거두었을 시간이 오버트레이닝에의 대응에 소요되는 것이다. 운동량을 줄이면 진전은커녕 유지조차 어려워질 테고, 완전히 쉬어버리면 다소간의 디트레이닝detraining을 속절없이 겪어야 한다. 오버트레이닝의 대가가 이토록 혹독한 만큼, 예방이 우선이다. 선수와 스포츠에 알맞게 제대로 설계된 훈련 프로그램이 이 과정의 핵심이다. 제대로 실시된 단순 선형 진전의 초반에는 오버트레이닝에 시달리지 않고도 빠른 성취를 거둘 수 있지만, 수준이 높아질수록 더 복잡한 (주기화) 프로그램 설계가 필요해진다.

* 역주: 장거리 종목의 훈련에서 체계를 벗어나거나 목적 없이 소요되는 거리.

3

스트렝스: 수행능력의 근간

인간의 육체적 잠재력 향상을 논하려면 스트렝스 이야기부터 해야 한다. 외부 저항에 맞서 힘을 내는 능력은 환경과의 상호작용을 효과적으로 해내는 능력이나 다름없다. 이미 엄청나게 강해져 있지 않은 이상, 신체적 역량의 향상은 스트렝스의 향상을 불러온다. 엄청나게 강한 사람이라면 이미 그러한 과정을 겪어 왔을 텐데, 그런 경우라면 스트렝스가 왜 그토록 중요한지 알 테다. 아니면 유전적 자질 측면에서 다른 사람들보다 운이 좀 더 좋은 것일 수도 있고. 일단은 당신이 그렇게 강하지 않다 치고 몇 가지 이야기를 풀어 보겠다.

스트렝스

근육의 스트렝스(근력)는 외부 저항에 대항하여 근육이 힘을 내는 능력이다. 근육은 골격에 붙어 있으며, 골격은 이러한 근육의 수축력을 환경으로 전달하여 스트렝스를 만든다. 골격은 일종의 지레lever와 같아서, 우리가 근육을 써서 움직이려고 하는 물체에 근육의 수축력을 전달한다. 골격 지레 시스템을 총괄하는 근육 시스템이야말로 우리의 물리적 존재 자체요, 우리 몸이 존재하는 이유요, 우리 삶을 이루는 가장 원초적 요인인 것이다.

몸이 옮기는 물체와 몸은 결국 몸이 만들어낸 힘force의 결과로 움직이기 때문에 하나의 계system로 보아야 하고, 그러한 맥락에서 '외부 저항에 대항한다'는 조건이 중요해진다. 데드리프트를 할 때 우리는 지면에서부터 들어 올리는 바벨의 무게로 스트렝스를 측정하지만, 힘이라는 녀석은 원판을 걸어둔 바벨뿐만 아니라 (우리의 골격인) 지레 시스템에도 생성되고 적용된다. 가령 몸과 바벨을 움직이는 고관절과 다리 사이에서 힘을 전달할 수 있으려면 척주spinal column는 단단해져야 하는데, 그러려면 척추뼈끼리 균일한 관계를 이룰 수 있도록 척주를 이루는 뼈 마디마디에 힘이 들어가야 한다. 각각의 척추뼈를 제자리에 붙잡아둘 때 힘이 전혀 들지 않는다고 떠드는 사람이야 없겠지만, 이를 일일이 계산하는 것은 실질적으로 불가능하고 실용성도 없다. 우리가 외부 저항에 대항하여 생산된 힘이라는 조건을 두는 까닭은, 계산도 하고 의미도 찾기 위해서다.

광의(廣義)의 스트렝스는, 고중량 데드리프트에서 천천히 락아웃lockout을 향하는 것에서처럼, 소요 시간과 관계없이 중량을 움직이는 능력이다. 최대 스트렝스는 따라서 시간과 무관하게 주어진 거리만큼 중량을 움직임으로써 측정된다. 이름값을 못 하고는 있지만,* 파워리프팅powerlifting에서는 이러한 방식으로 스트렝스를 측정하며, 스쿼트, 벤치프레스, 데드리프트를 그 수단으로 활용하고 있다.

파워리프터는 무거운 중량을 상대적으로 느리게 움직인다. 중량이 커지면 속도는 느려지며, 선수의 스트렝스로 도저히 움직일 수 없을 정도로 중량이 커지면 속도는 0이 된다. 파워리프팅은 따라서 최대 스트렝스를 겨루는 스포츠이며, 고중량 리프팅 훈련은 스트렝스 훈련의 가장 원초적인 형태인 셈이다. 미식축구 라인맨이 상대편 선수와 몸싸움을 시작할 때 상대 선수의 체중을 밀어내는 행위는 스트렝스의 간접 적용 사례로 볼 수 있다. 몸싸움 도중 상대편에 대항한 힘 생산이 점점 커져가는 동안에도 움직임은 완전히 멈추어 있을 수 있다. 상대의 힘을 넘어서고 나면 동작 속도는 0에서 시작해 커질 테지만, 라인에서 출발할 때의 폭발적인 속도에 비하면 상대적으로 느리다. 상대 선수가 가하는 저항을 밀쳐내려면 역학적으로 더 나은 자세를 만들고 이를 굳히는 능력, 상대 선수보다 더 많은 힘을 만들어내는 능력, 즉 압도적인 스트렝스가 필요해진다.

스트렝스는 근육이 인체의 골격 요소에 힘을 가하는 세 가지 기본적인 방식을 통해 나타난다. 근육이 수축할 때 나오는 힘은 장력tension으로, 장력은 실이나 밧줄로 다른 물체를 '당길' 때 생기는 힘이며, 근수축에서는 근복muscle belly 안쪽을 짧아지게 하는 기계적 수축 성분들이 근육 양쪽에 작용하여 장력을 만들어낸다. 이러한 장력은 다음 중 하나에 해당한다.

동심성concentric, 구심성: 근력이 작용할 때 근복의 길이가 줄어듦.
편심성eccentric, 원심성: 근력이 작용할 때 근복의 길이가 늘어남.
등척성isometric: 근력이 작용할 때 근복의 길이가 그대로 유지됨.

동심성 수축은 이두 컬bicep curl 같은 동작을 통해 대중적으로 널리 알려져 있지만, 편심성 수축이나 등척성 수축은 듣도 보도 못한 사람이 많다. 인체의 동작 패턴은 근육의 이러한 세 가지 작용 형태가 복잡하게 상호작용하며 형성되며, 스트렝스는 이 세 가지 형태의 장력을 모두 사용해 표현되는 것이다.

스피드

스피드speed, 속력**는 물체가 공간에서 위치를 바꾸는 빠르기를 가리킨다. 동작의 방향까지 명시된 벡터vector량인 **속도**velocity의 스칼라scalar 버전이다.*** 몸이나 물체가 주어진 거리를 움직이는 데 드는 시간은 많은 스포츠에서 중요한 요소이다. 바벨 훈련에서는 바가 어느 방향으로 갈지 누구나 알고 있으므로, 우리는 속도와 속력을 엄격히 구별하지 않고 섞어서 쓴다. 스피드는 수많은 바벨 운동, 특히 역도와 그 변형 동작의 올바른 수행을 좌우한다. 즉, 바의 스피드는 스내치snatch와 클린clean과 저크jerk의 완수에 결정적인 역할을 한다. 세 가지 동작에서 바는 락아웃 자세에 얹힐 때까지 빠르게 움직여야 하는데, 그렇게 못하면 동작은 실패한다. 데드리프트의 성공적인 완수에는 스피드가 필수적이지 않지만, 상대 선수를 공에 맞히려면 스피드가 필요하다.

* 역주: 파워(순발력)는 스트렝스에 속도 성분이 들어간 값으로, 마크 리피토는 『스타팅 스트렝스: 바벨 훈련의 첫걸음』에서도 '파워리프팅' 대신에 '스트렝스리프팅'으로 이름을 바꿔야 한다는 주장을 편 바 있다.

** 역주: 물리학에서는 'speed'를 '속력'으로 옮기나, 체육학에서는 관습적으로 '스피드'로 옮겨 왔으므로 이를 그대로 채택한다. 본문에서는 맥락에 맞게 분리하여 옮겼으나 원어가 같다는 점에 유의하여 읽기 바란다.

*** 역주: 물리학, 특히 역학에서 방향이 주어진 물리량은 벡터, 그렇지 않은 물리량은 스칼라라고 한다.

일단 동작이 개시되고 나면 물체의 속도는 점차 느려지는 경향이 있는데, 여기에 맞서 속도의 유지를 위해 힘을 지속적이고 빠르게 전달하려면 스트렝스가 필요하다.

파워

파워power, 순발력* 생산은 수많은 스포츠에서 핵심적인 역할을 한다. 순발력은 힘을 빠르게 내는 능력이자 스트렝스를 빠르게 선보이는 능력이다. 폭발적인 힘이 곧 순발력인 것이다. 파워는 단위 시간당 수행한 일의 양인데, 여기서는 매우 짧은 시간만을 다룬다. 일work은 물체에 가해진 힘과 그 힘으로 이동한 거리의 곱인데, 흔히 쓰이는 단위로는 J(줄)이 있으며, 1줄은 1N(뉴턴)의 무게를 1미터 옮길 때 필요한 에너지를 가리킨다.** 따라서 파워의 기본 단위인 1W(와트)는 초당 1N로 물체를 움직이는 일이 행해지고 있음을 가리킨다. 근육에서 나오는 힘이 아주 커서 무거운 물체를 아주 빠르게 움직인다면 파워 생산이 큰 것인데, 지금까지 기록된 파워 출력 중 최고치는 스내치의 세컨드 풀second-pull중에 나왔다. 이 값은 대개 힘판force plate, 지면반력기로 측정되며, 힘 생산의 빠르기로 받아들일 수 있다.

한편 훈련 중인 선수가 지난주보다 5층 계단을 더 빠르게 올라갔다면, 이 사람은 자기 몸의 질량을 계단 5층의 거리에 걸쳐 더 빠르게 움직인 셈이다. 30회 풀업 3세트와 400미터 달리기를 지난달보다 빠르게 마쳤다면, 이 사람은 자기 몸의 질량을 짧은 시간 동안 더 빠르게 움직인 셈이다. 이들 사례는 일 생산의 빠르기와 관련된 것으로, 동작 자체의 힘 생산 빠르기를 높이지 않고 일에 해당하는 요소 간의 짬만 줄여도 향상을 맛볼 수 있다. 개별 동작의 강도 증가 없이 빈도만 늘려서 운동량의 밀도를 높인 것이다. 힘 생산 속도와 일 생산 속도의 향상에 요구되는 대사적 적응은 서로 다른데, 둘 사이에 겹치는 부분은 있을 수도 있고 없을 수도 있다. 앞서 말했듯, 순발력(파워)은 높은 수준의 힘을 빠르게 만들어내는 능력이다. 뛰어난 라인맨은 매우 빠르게 라인을 벗어나 자신의 체중에 가속을 붙여 상대 선수를 향해 나아간 다음, 앞으로 돌진하려는 상대의 추진력을 완전히 봉쇄하고 그를 자리에서 밀어내려는 과정을 시작한다. 이 선수의 경기력을 결정하는 것은 다름 아닌 이 선수의 순발력이다. 즉, 자신의 질량에 빠른 속도를 붙여 만든 모멘텀momentum***과 상대를 향해 빠르게 힘을 내는 능력이 경기력을 결정하는 것이다.

가속도acceleration는 순발력의 부속품이다. 가속도는 시간에 따른 속도의 변화로, 물체의 속도가 늘어나거나 줄어드는(음의 가속도 또는 **감속**deceleration) 정도를 가리킨다. 가속도는 바닥에 놓인 바를 들어 올릴 때 생겨나며, 높이가 높아지며 속력이 붙을 때 증가한다. 클린과 스내치를 할 때 풀pull이 끝나고 랙 자세로 바를 받을 때까지 리프터는 바에 힘을 가하지 못하는데, 그동안에도 바가 위로 움직이게 하려면 (바의 질량과 속도를 곱한 값인) **모멘텀**이 어느 정도 있어야 한다. 리프터의 두 발이 지면과 떨어지며 랙 자세로 향하는 순간, 바의 속도는 모멘텀을 통해 높은 위치까지 다다를 수 있을 정도로 빨라야 한다. 그래야 바의 속도가 0이 되어 다시 떨어지기 전에 우리가 그 밑으로 들어갈 수 있으므로. 가속도는 이러한 최고 속도를 만들어내는 녀석으로, 여기에는 짧은 시간 동안 높은 수준의 힘을 만들어내는 능력, 바로 순발력이 필요하다. 따라서 바를 가속하는 능력은

* 역주: 물리학에서는 'power'를 '일률'로 옮기나 체육학에서는 '순발력'으로 옮긴다. 본문에서는 맥락에 맞게 '일률', '순발력', '파워'로 나누어 옮겼으나 원어가 같다는 점에 유의하여 읽기 바란다.

** 역주: 원문에서는 풋파운드(foot-pound)를 썼으나 한국에서는 SI 단위계를 사용하므로 여기에 맞게 옮겼다.

*** 역주: 물체의 질량(m)과 속도(v)의 곱으로 정의되는 물리량. 물리학에서는 '운동량'으로 옮겨지나 본문에서는 오해를 막기 위해 '모멘텀'으로 옮긴다.

순발력과 같고, 클린과 스내치에서의 향상은 순발력의 향상과 같다.

순발력은 어떤 스포츠에서든 수행능력에 직접적인 영향을 미친다. 초보자든 상급자든, 테니스 선수든 골프 선수든 간에, 선수라면 누구든 파워 출력을 높이는 훈련 프로그램을 써야 한다. 다른 조건이 모두 같다면 순발력이 높은 선수가 낮은 선수를 언제나 이길 테니.

파워(일률, P)를 계산할 때는 물체에 들어간 힘(F)을 물체가 이동한 거리(d)와 곱하여 동작에 소요된 시간(t)으로 나누는데, 이를 수식으로 표현하면 다음과 같다.

$$F \times d/t = P$$

위의 수식에서 분모인 t의 값이 줄어들 때 P값은 어떻게 변할까? 같은 무게의 바를 빠르게 움직일수록 해당 동작의 파워 출력은 커진다. 그러나 스피드를 높이지 않아도 물체의 무게 증가에 비례해 F값이 커지면 파워는 커진다. 물체가 움직이는 거리를 늘려도 파워는 따라서 커질 테지만, 폭발적인 운동이라는 맥락을 고려해보면 d값의 증가는 동작의 본질을 바꿔놓을 수밖에 없다. 우리의 관심사는 클린에서 바의 궤적을 더 길게 하거나 반복적인 동작 여러 개를 합치는 것이 아니라, 단 한 번의 클린을 더 빠르게 하거나 고중량으로 쳐내는 것이지 않은가.

데드리프트와 클린에서의 파워 출력은 간단한 계산으로 비교할 수 있다.

아래와 같은 아주 강한 공격형 라인맨이 있다고 해 보자.

체중 = 140kg
데드리프트 개인 최고기록(1RM) = 300kg
바닥에서 락아웃까지의 거리 = 0.65m
바닥에서 락아웃까지 걸린 시간 = 4.0s(초)

이 친구의 데드리프트 출력을 계산하기 위해 먼저 일의 양을 구하면 다음과 같다. (힘×중력가속도×거리)

$$일 = 300kg \times 9.8m/s^2 \times 0.65m = 1911N \cdot m$$

다음으로 일률(파워)을 계산해 보자(일/시간).

$$일률 = 1911N \cdot m/4.0s = 477.75W$$

이렇게 구한 일률의 값을 체중(kg)으로 나눈 상대 파워 출력(일률/체중)의 형태로 만들어 놓으면 사람들 간의 비교가 가능해진다.

$$상대\ 파워 = 477.75W/140kg = 3.41W/kg$$

이렇게 구한 상대 파워는 선수의 몸무게에 맞게 조정된 값이다.

이제 파워클린을 활용한 (지면에서부터 어깨 높이까지의) 파워 생성량을 계산해 보자.

체중 = 140kg
파워클린 개인 최고기록(1RM) = 150kg
바닥에서 락아웃까지의 거리 = 1.27m
바닥에서 락아웃까지 걸린 시간 = 0.6s(초)

이때 행해진 일의 양은 다음과 같다(힘×중력가속도×거리).

$$일 = 150kg \times 9.8m/s^2 \times 1.27m = 1866.9N \cdot m$$

생산된 총 일률(파워)은 다음과 같다. (일/시간)

$$일률 = 1866.9N \cdot m/0.6s = 3111.5W$$

상대 파워 출력은 다음과 같다(일률/체중).

$$상대\ 파워 = 3111.5W/140kg = 22.2W/kg$$

두 운동에서의 가장 큰 차이는 바벨을 움직이는 데 걸리는 시간이다. 각각의 운동에서 행해진 일은 데드리프트에서 1911N·m, 파워클린에서 1867N·m으로 사실상 같지만, 파워클린은 더 빠르기 때문에 중량은 데드리프트의 절반밖에 안 되고 거리는 단지 두 배에 불과함에도 6배 이상의 파워를 생성해낼 수 있는 것이다(그림 3-1).

여기서 기억해야 할 간단한 규칙이 있다. 데드리프트를 300kg 치는 사람은 150kg 치는 사람보다 예외 없이 파워클린 중량이 더 크다. 데드리프트의 중요성을 무시한 채 클린을 지도하는 자신의 모습에 취한 상급자 코치들은 이 사실을 종종 간과한다. 순발력은 스트렝스에 의존하고, 초보자의 스트렝스는 빠르게 커지므로, 초보 리프터는 단순히 스트렝스를 키우려 했을 뿐인데 순발력까지 향상시킨다. 경험 없는 꼬마가 데드리프트 중량을 높이면 단거리 달리기에서 동작에 시간을 쏟을 때보다 생산적으로 완주 시간을 단축시킬 수 있다. 휴지기에 있는 다수의 운동단위motor unit를 빠르게 동원하여 수축시키는 폭발적 동작의 생리적 여력은 (불행히도) 20~25% 이상이 유전적으로 이미 결정되어 있는데, 이것만 보아도 유전적으로 결정된 한계가 적은 스트렝스의 향상이 얼마나 중요한지 알 수 있을 것이다. 스트렝스는 순발력보다 훈련하기에 좋고, 수년에 걸쳐 매우 높은 수준까지 다다를 수 있으므로, 순발력이 필요한 선수들에게 스트렝스 계발은 더더욱 중요하다.

역도선수들이 스테로이드를 투여하는 것은 그 때문이다. 스테로이드가 기술을 좋게 해 주지는 않지만 스트렝스는 키워주는데, 그렇게 늘어난 스트렝스는 늘어난 순발력으로 나타난다. 약을 꽂은 선수들이 확실히 강하다는 관찰 결과가 있었기에 스테로이드를 맞은 선수가 '내추럴' 리프터들을 이길 때마다 세상이 비난하는 것이다. 야구 선수들은 스테로이드를 꽂음으로써 자신의 커리어에 치명상을 입히느니, 차라리 바벨 기반의 스트렝스 훈련 프로그램을 돌리는 게 훨씬 나을 것이다. 후자는 어쨌거나 불법도 아니잖은가.

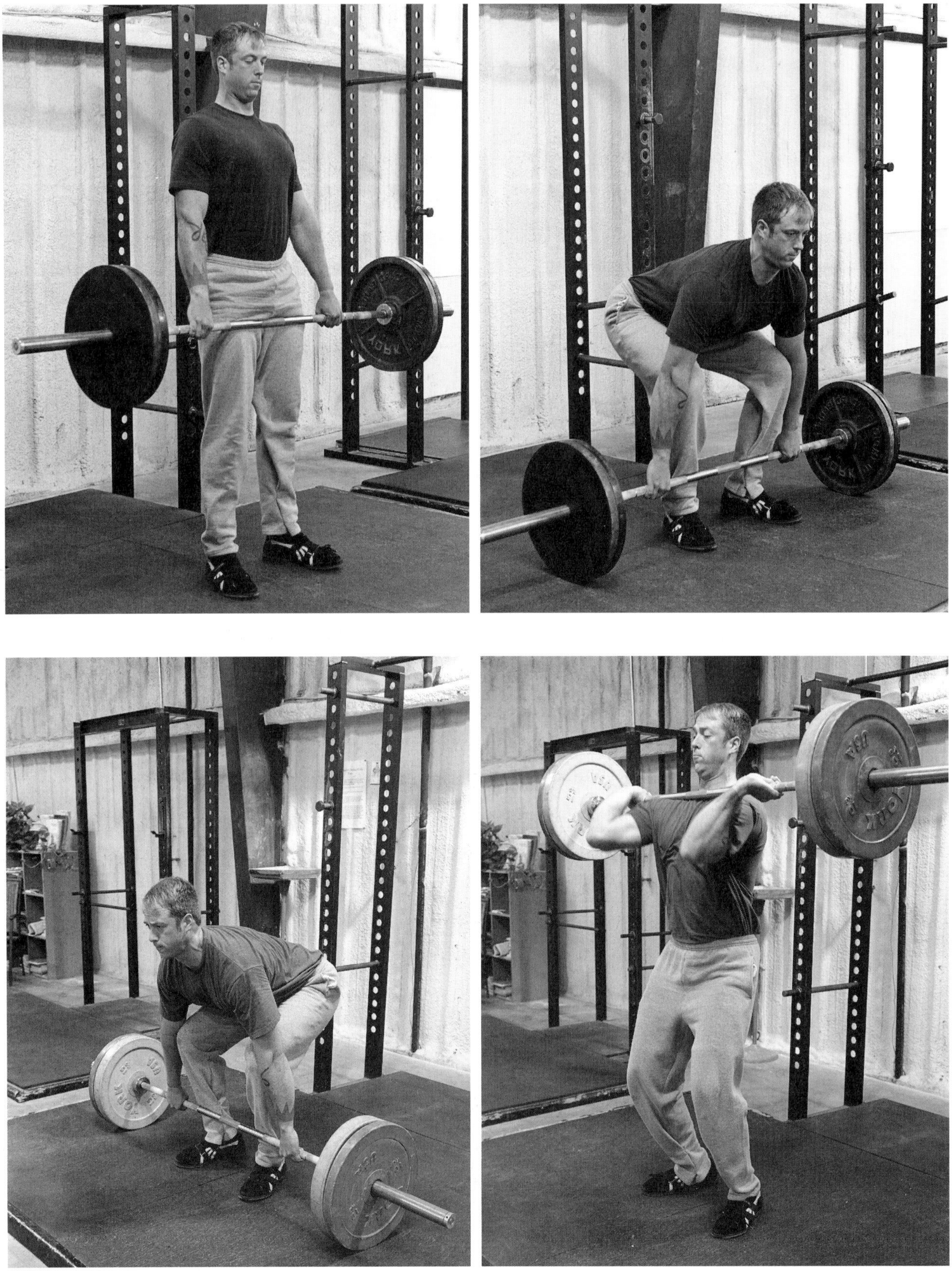

그림 3-1. 데드리프트와 파워클린의 비교. (위) 데드리프트에서는 무거운 바벨을 짧은 거리에 걸쳐 느리게 움직이지만, (아래) 파워클린에서는 가벼운 바벨을 긴 거리에 걸쳐 빠르게 움직인다. 파워클린에서 파워가 훨씬 크게 생성된다.

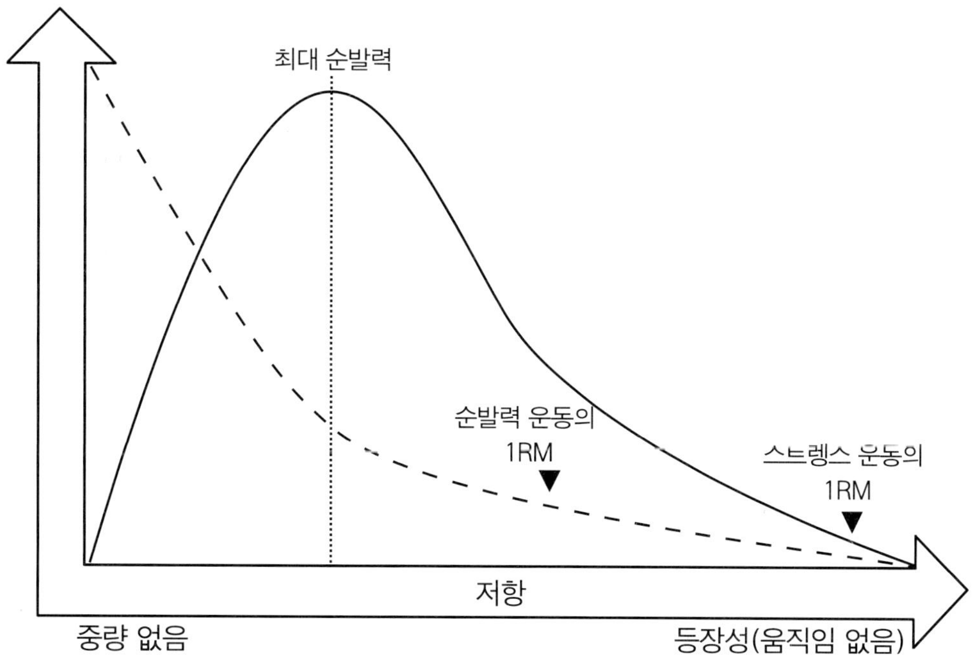

그림 3-2. 속도-순발력 그래프. 점선은 속도를, 실선은 파워 출력을 가리킨다. 최대 파워는 최대 등장성 힘의 약 30%와 최대 동작 속도의 30%에 해당하는 지점에서 나온다. 운동의 종류에 따라 달라질 수 있지만, 이는 1RM의 50~80%에 해당한다.

그런데 빠른 힘 생성에 특화된 운동으로 순발력을 키울 수 있다는 사실을 감안하면, 순발력 훈련에는 인상(스내치)·용상(클린 앤드 저크)과 그 변형 동작처럼 고중량을 빠르게 움직이는 운동이 있어야 한다. 클린과 스내치는 천천히 할 수 있는 동작이 아니다. 클린을 느리게 하면 실패할 뿐이고, 스내치를 느리게 하면 스내치 하이풀snatch hi-pull이 될 뿐이다. 바를 어깨나 머리 위의 랙 자세로 받을 때는, 리프터가 의식적으로 바를 빠르게 잡아당기려 할 때보다 더 많은 가속이 일어난다. 경험 많은 리프터라면 제대로 된 클린과 일부러 랙을 하지 않는 클린 하이풀의 차이에서 보이는 이 현상이 참으로 익숙할 것이다. 당기는 동작의 순발력 훈련으로 다이내믹 에포트dynamic effort법의 데드리프트를 쓰려고 한다면 이 내용을 반드시 숙지하고 있어야 한다. 랙 자세로 들어가는 클린은 랙 자세로 갈 만큼의 가속을 받았을 것이며, PR로 쳐낸 클린에서는 최대로 가속을 붙였을 것이다. 그러나 빠르게 해낸 데드리프트에서는 가속을 최대로 붙였는지 알 길이 없다. 클린은 랙 자세로 받거나 못 받거나로 갈리지만, 빠르게 하는 데드리프트에서는 '실패'를 할 턱이 없으니 모를 수밖에 없다.

클린에서 랙 자세로 향하는 동작 패턴 안에 랙 자세를 만들 만큼의 폭발력이 들어있듯, 클린과 스내치는 태생적으로 의식할 필요조차 없는 폭발성을 가지고 있다는 점에서, 순발력을 훈련하는 최고의 수단이다. 이토록 소중한 두 바벨 운동이 특성상 처음부터 바벨을 사용한다는 사실은 더욱 중요하다. 체육관에 소형 원판이 있다면 그 한도 내에서 중량을 점차로 늘려나갈 수 있다는 뜻이기 때문이다. 클린을 하는 선수를 보면 우리는 이 사람의 순발력이 얼마나 되는지 정확히 판별할 수 있고, 필요한 만큼 많게도 적게도 중량을 늘릴 수 있다. 폭발력 또한 따로 훈련될 수 있음을 감안한다면, 중량을 미세하게 올려 나갈 수 있는 역도성 동작은 코치의 순발력 지도 레퍼토리에서 단연 최고가 될 것이다.

근육량

근육의 크기는 일반적으로 스트렝스와 연관되어 있다. 한눈에도 강해 보이는 자들을 우리는 살면서 한 번은 본 적이 있다. 근육을 당당히 뽐내고 다니는 자들을 보며 받은 인상에는 근육의 단면적이 커질수록 절대 스트렝스가 커진다는 진실이 숨어있다. 웨이트 트레이닝을 했을 때 근육이 커지는 것은 피할 수 없다. 수많은 남자들이 웨이트 트레이닝을 시작하는 이유가 여기에 있다. 훈련의 목적이 스트렝스건 순발력이건 근육량이건 간에 이러한 성장은 일어나게 마련이다.

대회에 출전하는 상급자 보디빌더는 12회씩 5세트에 세트간 휴식을 최소로 줄인 고립운동을 하면 해당 운동을 통해 훈련하는 근육군(群)의 근비대를 최적으로 일으킬 수 있음을 안다. 이에 관한 생리학적 이유는 뒤에서 설명하기로 하자. 어쨌거나 보디빌딩의 워크아웃은 동작 패턴이 아니라 개별 근육군을 훈련하는 방식으로 짜여 있다. 대부분의 보디빌더가 근육군을 따로 나누어 훈련하다 보니 전신 동작 패턴에 관한 이들의 협응능력은 훈련되지 않고, 따라서 개별 근육군의 스트렝스를 일시에 끌어다 쓸 수 있는 잠재력은 미답 상태로 남아 있게 된다. 그러한 까닭에 스트렝스 컨디셔닝 프로그램을 고립 근육군 운동 기반으로 하면, 핵심 바벨 운동의 동작 패턴을 기반으로 했을 때보다 실전 스트렝스를 만들어내는 효과가 훨씬 적을 수밖에 없다. 고반복 저강도의 고립 근육군 훈련은 해당 고립 근육군의 근비대를 유발하지만, 협응 상태에 있는 스트렝스와 순발력에 적응을 유도하려면 더 나은 협응 상태의 스트렝스와 순발력을 요구하는 동작이 있어야 하며, 나아가 협응된 하나의 시스템으로서 기능하는 몸뚱아리가 있어야 한다. 대학과 프로 수준을 포함한 수많은 스트렝스 컨디셔닝 코치들이 이러한 사실을 모르고 있으니 유감스럽기 짝이 없다.

큰 덩치가 유리한 스포츠 종목의 선수들에게는 스트렝스 훈련의 근비대 효과가 중요한 관심사이다. 예컨대 150kg짜리 라인맨들과 120kg짜리 수비수들이 흔한 오늘날의 미식축구는 예전의 미식축구와 아예 다른 경기가 되어 버렸다. 고중량 던지기 종목 선수나 스트롱맨strongman 선수들의 덩치도 둘째가라면 서럽다. 보통은 강할수록 덩치가 큰 만큼, 스트렝스 종목 선수들의 덩치가 큰 것은 당연하다. 몸싸움이 있는 팀 스포츠에서는 무거운 선수일수록 밀쳐내기 어려우므로, 럭비나 농구는 말할 것도 없고, 축구처럼 전통적으로 지구력 스포츠였던 종목에서조차 큰 덩치가 유용하다.

근육이 크면 주요 관절 주변의 레버리지 효율도 좋아진다. 무릎, 팔꿈치, 고관절, 어깨는 가동하는 근육이 클수록 관절을 가로지르는 근육의 각도로 인해 지레의 원리에 따라 움직이는 관절의 기계적 효율이 높아지기 때문에 더 잘 움직일 수 있게 된다. 즉, 뼈에 붙은 힘줄(건)의 각도가 가파를수록 효율은 높아진다. 따라서 거대한 사두근은 단면적 관점에서의 스트렝스도 좋고 무릎을 펼 때의 상대적 효율 또한 높기 때문에 작은 사두근보다 잘 움직인다.

스트렝스 훈련의 경우, 고립운동의 효율은 전신을 한 번에 쓰는 운동보다 낮다. 근비대 훈련에서도 사정은 마찬가지다. 내분비계는 스트레스에 대해 용량 의존적 방식으로 반응하는데, (이른바 '구조적structural' 운동이라고도 하는) 대규모 다관절 바벨 운동은 소규모 단관절 고립운동과 비교했을 때 강도와 반복수를 똑같이 가져가도 동화 호르몬 자극 효과가 크다. 약을 꽂지 않고 하는 훈련에서는 스쿼트나 벤치프레스처럼 전신적이고 협응을 요하는 운동이 레그 익스텐션이나 펙 덱 같은 고립운동보다 근비대에 효과적이다.

훈련의 특수성

세간에는 스포츠에서 스트렝스와 순발력 훈련이 반드시 해당 스포츠의 대사적 수요와 최대한 닮아 있어야 한다는 통념이 있다. 즉 ATP-PC냐 해당이냐 산화냐 하는 에너지 시스템(4장 참조), 해당 스포츠에서 주로 쓰이는 근육군, 힘 생성, 동작 속도, 가동범위, 근수축 빈도의 관점에서 특수성이 요구된다는 것이다. 그러나 훈련 프로그램에서 고려해야 하는 다른 것들과 마찬가지로, 여기에는 훈련의 숙련도에 대한 이해와 더불어 스트렝스가 스포츠에 어떠한 기여를 하는가에 대한 이해 또한 뒤따라야 한다. 가령 역도선수들이 할 법할 훈련은 마라톤을 비롯한 장거리 지구력 스포츠에서 별 도움이 안 될 수 있다. 지구력 종목의 선수들이 수행능력을 높이려면 산화적 대사능력에서의 적응이 필요한데, 고강도 저볼륨의 웨이트 트레이닝에서는 그러한 적응이 아주 조금만 일어난다. 어쨌거나 바벨을 천 이상 저강도 고빈복을 조져도 산화적 대사능력이 계발되지는 않다 보니, 반복수를 높여 봐야 스트렝스 훈련이 지구력 훈련으로 탈바꿈하지는 않는다.

지구력 종목의 선수들은 스트렝스 계발 관점에서 보면 대다수가 초보자인 관계로 전형적인 초보자 프로그램을 통해 얻은 스트렝스로 득을 볼 수 있고, 스트렝스가 커지면 경기 중 반복되는 저강도 동작을 유지할 때 필요한 절대 스트렝스가 전체 스트렝스에서 차지하는 퍼센티지는 줄어든다. 그러나 거의 무산소 대사만으로 경기를 치러내야 할 뿐만 아니라 엄청난 폭발력과 순발력을 필요로 하는 상급 단거리 달리기 선수는, 고강도 스트렝스 · 순발력 훈련을 통해 직접적인 효험을 볼 수 있다. 코치라면 자기 종목에서 운동이 길 때는 얼마나 길고 짧을 때는 얼마나 짧은지, 그 사이에서 강도는 어떻게 달라지는지, 회복 시간은 어떤지, 평균 경기 시간과 평균 휴식 시간은 어떻게 되는지 등을 통해 어떠한 대사적 수요가 생겨나는지 잘 알고 있어야 한다. 충분한 스트렝스가 없으면 선수가 지닌 다른 속성의 계발에 제한이 걸린다는 점을 감안하면, 스트렝스의 단순한 향상이 어떠한 효과를 가져오는지에 대해서도 알고 있어야 한다.

어쨌거나 훈련의 특수성이라는 개념에는 한계가 있다. 스트렝스는 아주 일반적으로 얻고 쓰는 특성으로, 시간이 흐름에 따라 조금씩 더 무거운 중량을 들어 올리는 과정을 통해 계발된다. 스트렝스의 계발은 여러 개의 관절과 근육을 써서 무거운 중량을 긴 가동범위에 걸쳐 움직이는 운동을 함으로써 이루어진다. 스쿼트 · 프레스 · 데드리프트 · 벤치프레스 같은 기초 스트렝스 운동과 클린 · 스내치 같은 순발력 운동은 선수의 훈련 숙련도에 상관없이 실질적으로 유용하게 쓰이는 스트렝스 컨디셔닝 프로그램의 기초를 형성하는데, 이는 이 운동들에 딱히 특수성이랄 것이 없기 때문이다. 이 운동들은 어떠한 종목에나 적용할 수 있을 유용한 스트렝스와 순발력을 계발한다. 스포츠 연습에는 운동 패턴과 대사경로가 포함되는데, 앞서 언급한 운동에서 얻은 일반적인 스트렝스는 이 과정에서 스포츠 활동에 꼭 맞게 떨어지는 방식으로 적용된다. 즉, 웨이트 룸에서는 각 스포츠의 동작 패턴이나 대사적 요구를 그대로 모방하는 행위가 필요하지도 않고 바람직하지도 않다.

많은 물리치료사들이 훈련 특수성 개념을 잘못 받아들이고 있는 것은 이들이 스트렝스에 어떤 가치가 있는지, 선수들이 어떤 과정을 통해 이를 얻는지를 오해하고 있기 때문이다. 개인적으로는 예전에 어떤 물리치료사가 소프트볼 투수에게 3파운드짜리 덤벨로 팔꿈치를 굽힌 채 컬을 하는 속도로 원 암 덤벨 스윙one-arm dumbbell swing을 처방한 것을 본 적이 있다. 덤벨이 소프트볼용 공보다 무거우니 아마 투구 동작이 강화된다고 생각했을 것이다. 스트렝스와 순발력 훈련에 스포츠별 특성을 살리려는 시도를 하다가 동작 패턴 관점에서나 대사경로 관점에서나 너무 지엽적으로 가버린 나머지, 스트렝스와 순발력의 향상을 둘 다 망치는 임상가들이 너무나도 많다.

요컨대 스트렝스를 얻는 최고의 방법은 스트렝스를 키워주는 운동, 즉 지면에 균형을 잡고 서서 긴 가동범위에 걸쳐 많은 양의 근육을 사용함으로써 고중량을 다루게끔 하는, 그리하여 공간 안에서 몸과 바벨의 위치를 조절하고 바벨의 균형을 잡으면서 엄청난 양의 힘 생산 능력을 계발하는 기본 바벨 운동을 하는 것이다. 특정 스포츠에서 볼 수 있는 자세와 동작 패턴을 그대로 따라하면서 중량만 더 얹는 행위는 효율적인 스트렝스 계발로 이어지지도 않고 이어질 수도 없다. 그러한 자세가 스트렝스를 경기 현장에서 드러내줄 수는 있지만 스트렝스 계발에는 최적이 아니기 때문이다. 고중량을 최적으로 다룰 수 있도록 고안된 자세는 바벨 운동에서나 볼 수 있다. 게다가 평소보다 중량을 많이 얹어서 시행하는 던지기/스윙/밀기는 평소보다 느리고 부정확해지기 때문에, 저런 식으로 중량을 얹으면 해당 스포츠 기술의 시행에 오히려 해가 된다.

운동 특수성motor specificity은 스포츠 활동과 스트렝스 훈련에서 쓰이는 움직임의 동작 패턴 간에 얼마만큼의 유사성이 있는가를 가리키는 말이다. 가령 투포환의 경우, 겉보기에는 프레스와 인클라인 프레스와 벤치프레스 정도가 비슷할 테고, 가장 비슷한 것을 꼽으라면 포환을 휘두르다 손에서 놓는 시점에서의 각도가 가장 비슷한 인클라인 프레스를 고를지도 모른다. 인클라인 프레스가 중요한 운동이라고 여기는 코치와 선수는 많지만, 프레스와 벤치프레스는 각기 수직 방향과 수평 방향으로 힘을 만들어내는 능력을 계발하고, 이는 인클라인에서 훈련되는 영역과 완전히 겹친다. 셋 중 가장 무거운 중량을 다루는 벤치프레스는 절대 스트렝스 계발에 가장 효과적이며, 운동 내내 전신을 능동적 요소로 활용하며 지면에 붙여 놓는 프레스는 셋 중 유일하게 던지기에 중요한 특성을 지녔다고 할 수 있다. 셋 다 좋은 운동이지만, 코치는 선수의 필요에 따라 어떤 운동을 더 강조할지 결정해야만 한다.

사이클 선수와 스쿼트의 관계도 살펴보자. 사이클 선수는 90도 이상으로 무릎을 굽힐 일이 전혀 없고, 따라서 슬관절 굴곡(무릎 굽힘)에만 국한하여 특수성을 따지고 들자면, 사이클 수행능력에는 수평 높이보다 높은 스쿼트가 좋고 풀 스쿼트full squat는 아니라는 결론이 나온다. 이는 사실 사이클뿐만 아니라 수많은 스포츠에서 수많은 코치와 트레이너들이 믿고 자기 선수들에게 따르라고 권하는 주장이기도 하다. 운동과 스포츠 기술 사이의 관계에 대한 오해가 이러한 문제를 만든다. 자세히 들여다보면 부분 스쿼트는 강력한 햄스트링 수축을 만들어내지 못한다. 부분 스쿼트를 하는 사이클 선수는 무릎 주변으로 균형 잡힌 스트렝스를 계발하지 못하고 있을 뿐만 아니라, 페달을 올바르게 스트로크했을 때 고관절 신전(엉덩관절 폄)에 쓰이는 근육을 무시하고 있는 셈이기도 하다.

보다 일반적인 층위에서 분석을 해 보면, 특수성 측면에서는 부분 스쿼트가 더 비슷해 보일지 몰라도, 활동의 적합성 측면에서는 일반적인 풀 스쿼트가 더 좋다. 이는 스포츠를 위한 스트렝스 컨디셔닝의 이해에 있어 기본 중의 기본이다. 풀 스쿼트가 부분 스쿼트보다 스트렝스를 효과적이고도 효율적으로 계발해주기 때문에, 사이클을 비롯해 스트렝스가 주 요소인 모든 스포츠에서는 풀 스쿼트가 더 알맞다. **스포츠에서와 스쿼트 간의 동작 패턴에 보이는 유사성에는 아무런 관련이 없다. 스트렝스를 향상시키는 기능만이 스쿼트를 프로그램에 넣을지 말지를 결정하는 기준이어야 한다.** 경기 기술의 기량은 경기장에서 키우는 게 맞지만, 스트렝스는 웨이트 룸에서 스트렝스 향상이라는 목적에 가장 부합하는 운동을 함으로써 계발되어야 하며, 스쿼트는 그 가운데 가장 중요한 스트렝스 운동이다.

최근에는 이른바 '기능성 트레이닝 전문가'들 사이에서 몸의 한쪽(편측)을 중점적으로 쓰는 스포츠에서의 훈련에 편측성unilateral 운동을 시키는 것이 인기였다. 이는 훈련 특수성의 개념을 과도하게 적용하려는 또 다른 시도일 뿐이며, 스트렝스의 계발과 적용을 뿌리 깊게 오해한 것에 지나지 않는다. 스플릿 스쿼트처럼 런지에서 유래한 운동, 불안정한 요소를 지지기반으로 활용하는 운동, 가벼운 중량을 쓰는 동측ipsilateral 운동과 대측contralateral 운동, 부분 편측성 수축과 '코어' 고립 시도를 특징으로 하며 정량화가 불가능한 운동들에는 하나

같이 공통점이 있으니, 바로 바벨 운동처럼 효과적으로 스트렝스를 계발하는 데에 쓰일 수 없다는 것이다. 기본 바벨 운동처럼 고중량을 얹을 수 없기 때문이다. 훈련을 한 번도 해 보지 않은 사람이 가벼운 중량을 쓸 경우 고작 몇 주 이후에는 스트렝스의 향상이 일어나지 않으며, 데드리프트와 프레스와 스쿼트에서 어떻게든 들어 올리는 중량을 런지와 밸런스 운동에서는 쓸 수가 없다. 데드리프트를 250kg으로 치는 선수는 100kg으로 치는 선수보다 강력한 '코어'를 가지고 있는데, 이는 데드리프트 중량을 높이는 과정에서 데드리프트에 쓰이는 모든 근육들이 데드리프트를 통해 강해졌기 때문이다. 가만히 자신에게 물어보자. 5RM짜리 데드리프트가 당신을 강하게 만들까, 아니면 보수 볼에서 하는 한 다리 한 손 케틀벨 데드리프트가 당신을 강하게 만들까? 답은 자명하지 않은가.

대사 특수성metabolic specificity은 스포츠 수행능력에 연료로 쓰이는 에너지 기질과 훈련 활동에 연료로 쓰이는 에너지 기질 간에 얼마만큼의 유사성이 있는가를 가리키는 말로, 기본 스트렝스를 이미 계발해 놓은 중급자와 상급자에게 더 중요한 고려사항이다. 가령 투포환의 경우 걸리는 시간이 1초 남짓인데, 이때 손끝에서 발끝까지의 모든 근육을 사용하면서 쓰는 연료는 근육 안에 저장되어 있던 ATP로, 근피로와는 전혀 상관이 없다. 즉 선수가 기술을 연습할 때처럼, 찰나의 순간 협응이 잘 된 방식으로 빠르게 힘을 만들어내는 것이다. 투포환에 특화된 스트렝스 · 순발력 훈련에서는 동작 패턴이 투포환과 전혀 딴판이라 해도 저장된 ATP를 투포환에 알맞은 속도로 활용할 테고, 손끝부터 발끝까지 전신의 모든 근육을 쓸 테고, 힘을 빠르게 만들어낼 테다. 전력을 다해 한 번의 반복을 해내는 역도성 운동이 여기에 해당할 것이고, 빠른 힘 생산 요소 없이 탄수화물이나 지방 대사를 중심으로 하는 중거리 달리기나 100회짜리 푸시업/싯업/풀업 같은 녀석들은 그렇지 않을 것이다. 대사적 대비는 목적에 맞아야 하고 훈련의 대상이 되는 활동에 특화되어 있어야 하는 반면, 동작 패턴 자체는 일반적으로 웨이트 룸에서 훈련training을 통해 얻는 스트렝스를 활용하여 실전에서 특수하게 연습practice 해야 한다.

지속적인 동작이 필요한 스포츠에서는 고반복 훈련이 더 적합해 보일 수 있으나, 그렇게 하면 스트렝스는 계발되기 어렵고, 스트렝스가 그리 강하지 않으면 활동의 제한 요인은 스트렝스가 된다. 고반복 운동에는 필연적으로 가벼운 중량의 활용이 있어야 하는데, 가벼운 중량을 들 때는 많은 힘 생산이 필요치 않으므로 결국 가벼운 중량으로는 힘 생산을 늘리는 적응을 유도할 수 없다. 어쩌면 너무나 어이없을 정도로 단순해서 복잡하게 분석할 필요도 없을 것이다. 스트렝스는 고중량을 치면서 계발되지만, 20회씩 칠 수 있는 중량은 고중량이 아니다. 프로그램 설계에서 특수성을 따지려면 선수에게 가장 근간이 되는 특성인 스트렝스를 최적으로 얻을 수 있는 방법이 무엇인지, 숙련도에 따라 선수가 무엇을 필요로 하는지 고려해야 한다.

특수성의 정도는 상황에 따라 다르다. 가령 푸시업 50회, 보디빌딩 스타일로 하는 경량 벤치프레스 12~15회, 고중량 벤치프레스 3회를 놓고 보자. 투포환 선수의 경우 푸시업은 이 선수의 대사적 특수성에 부합하지 않으므로 60초 이상 걸릴 수 있고, 15회짜리 벤치프레스는 고중량 벤치프레스보다 특수성이 떨어질 것이다. 운동과 휴식의 비율 또한 이러한 대사적 맥락을 반영해야 한다. 6~8초 동안 격렬한 활동을 한 뒤 45초 동안 매우 낮은 강도의 활동과 휴식을 이어가는 미식축구가 아주 좋은 예다. 웨이트 룸이나 트랙 훈련에서 운동과 휴식을 비슷한 간격으로 잡으면 실전에 맞게 선수를 준비시킬 수 있는데, 이때 바벨 워크아웃에서 쓰는 긴 휴식시간은 최대 스트렝스 계발에도 더 좋을 뿐 아니라 경기력에도 도움이 된다. 코치가 선수들의 경기력을 보강하려면 최적의 운동-휴식 비율에 대한 판단을 내릴 수 있어야 하는데, 이때 선수 개개인에 맞는 판단이 필요한 경우가 많다.

훈련 경험이 없는 사람은 수행능력의 궁극적 잠재력에서 한참 멀리 떨어져 있기 때문에, 초보자는 훈련에 요구되는 특수성이랄 만한 것이 거의 없다. 이 단계의 훈련자는 어떤 종류의 운동을 하든 수행능력이 향상되는데, 점진적 과부하로 잘 설계된 바벨 훈련이 있다면 매우 짧은 시간 동안 괄목할 만한 수행능력의 향상을 이룩할 것이다. 반면 엘리트 선수는 스트렝스와 스포츠 수행능력에 있어서 신체적 잠재력의 한계에 거의 다다라 있으므로 자기 스포츠에 고도로 특화된 훈련을 받아야 한다. 연습은 스포츠 활동에서의 전문성 유지에 직접적으로 기여한다는 점에서 필요하지만, 그것이 전부는 아니다(그림 3-3). 특수성만을 극한으로 끌어올려 오로지 스포츠 활동에만 매진하는 것은 대부분의 선수에게 충분치 못하다. 다른 경쟁자들이 너나 할 것 없이 웨이트 룸에서 피나게 훈련하고 있다면 더더욱. (일반 대중에게는 불행히도 흔해빠진 것처럼 보여도) 티끌만큼에 불과한 유전적으로 축복받은 인원을 제외하면 경기 기술 자체는 반복되는 스포츠 활동의 연습을 통해 계발되지만, 그러한 기술을 높은 수준으로 선보이려면 훈련을 통해 영향을 가장 많이 받는 다른 신체적 속성의 향상이 요구된다. 바로 스트렝스처럼. 지속적으로 적응을 유발하려면 훈련 스트레스의 성격이 한결같아야 하는 만큼, 훈련이 100%의 특수성에 다다르는 일이 있어서는 안 된다.

역도의 용상만 해도 그렇다. 해당 운동을 단순히 반복하다 보면 어느 순간에는 적응이 더 이상 일어나지 않게 된다. 기술적 수행능력이 최대로 무르익고 난 다음에는 최대치의 용상 중량으로 줄곧 운동을 반복해 봐야 항상성을 충분히 교란하지 못할 것이다. 최대 중량의 용상에서 진전이 일어나지 않는 것은 기법, 심리적 요인, 순발력, 스트렝스 같은 여러 요인들이 발목을 잡기 때문이다. 그중 다른 운동에 가장 쉽게 영향을 미치는 것이 바로 스트렝스이다. 특수성이 다소 낮아도 과부하를 걸 수 있는 운동이 가장 높은 수준의 훈련 특수성을 요구하는 엘리트 선수에게까지 필요한 것은 이 때문이다. 앉고 당기고 미는 온갖 보편 스트렝스 운동은 과부하를 만들어내기도 하지만, 용상에 필요한 힘 생산이라는 관점에서 보면 매우 특화되어 있다. 스쿼트와 데드리프트 중량을 높여서 얻어낸 스트렝스를 용상에 그대로 써먹을 수 있으므로.

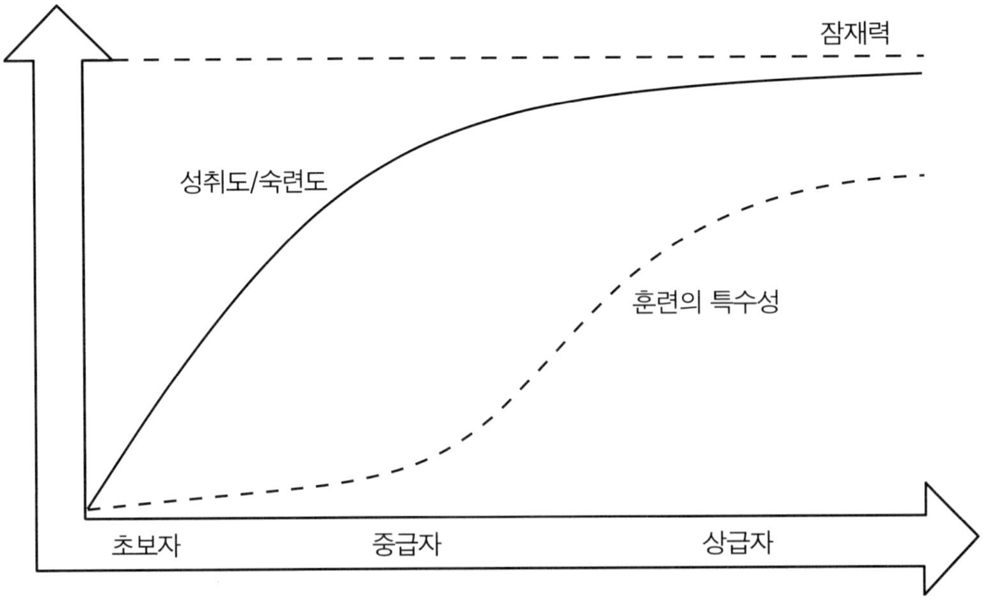

그림 3-3. 훈련의 특수성은 수행능력의 숙련도와 함수 관계를 이룬다. 훈련자가 수행능력의 목표를 쟁취해 나가며 잠재력의 한계치에 가까워질수록, 훈련 자극은 해당 목표의 물리적 특성과 최대한 유사해져야 한다. 초보자는 일반적인 훈련만으로도 상당한 진전을 거둘 수 있지만, 상급자는 특수성이 강하므로 생산성 저하를 감내하고서라도 특화된 방법을 써야만 한다.

4

적응의 생리학

근수축: 움직임의 근원을 찾아서

수행능력의 향상을 위해 훈련하는 방법을 이해하려면, 먼저 우리 몸이 실제로 어떻게 움직이는가를 이해해야 한다. 근육은 움직임의 생리적 기본 단위이다. 근육의 구조는 기능을 지배하고, 훈련은 구조와 기능을 모두 변화시킨다. 효과적인 프로그램을 설계하려면 근육뿐만 아니라 경기력 극대화를 위한 훈련과 관련된 생리학적 기본 원리를 잘 아는 것이 필수적이다.

근육의 구조

근육계muscular system에서 구조적으로 가장 큰 단위는 근육 그 자체로, 여기에는 건tendon, 힘줄이라고 하는 결합조직connective tissue이 최소 2개 이상 있어 근육과 뼈대(골격)를 연결한다. 근육이 수축하면 뼈대와의 부착부인 이 지점에 장력이 형성된다. 근육의 길이는 전체의 몇 퍼센트밖에 줄어들지 못하는 한계를 가지고 있는데, 장력은 골격계를 지렛대처럼 활용함으로써 그 길이를 몇 배로 증폭한다. 우리 몸은 근골격계의 역학적 이점을 활용하여 빨리 달리고, 멀리 던지고, 고중량을 폭발적으로 들어 올리면서 환경과 상호작용한다.

각각의 근육은 근막fascia이라고 하는 얇은 막 형태의 결합조직으로 구분되어 있다. 하나의 근육은 수십 수백만 개의 근세포muscle cell, 즉 근섬유muscle fiber가 가지런히 뭉쳐진 덩어리이다. 이들 근세포는 다발bundle 형태로 정렬되어 있으며, 다발과 다발은 결합조직을 경계로 나뉜다. 이러한 다발을 이루는 근세포는 수축성분이 들어있는 근원섬유myofibril 수백 개로 구성되어 있다. 이들 구조물은 기본 수축 단위인 근절sarcomere의 반복적 배열로 이루어져 있다. 근절을 이루고 있는 것은 단백질 가닥인데, 이들의 상호작용을 통해 근섬유 전체의 총 길이는 짧아진다(수축). 근육 하나에 들어있는 이들 근섬유가 모두 함께 수축하면 움직임을 일으킬 만큼 높은 수준의 수축력이 생성된다. 근세포에는 또한 일반적인 대사 기능에 필요한 세포막, (근육에서는 '근형질sarcoplasm'이라고 하는) 세포질, 핵, 미토콘드리아, 리보솜, 소포체 등 근육의 기능에 중요한 역할을 하는 동시에 훈련에 적응까지 하는 세포소기관organelle들도 들어있다.

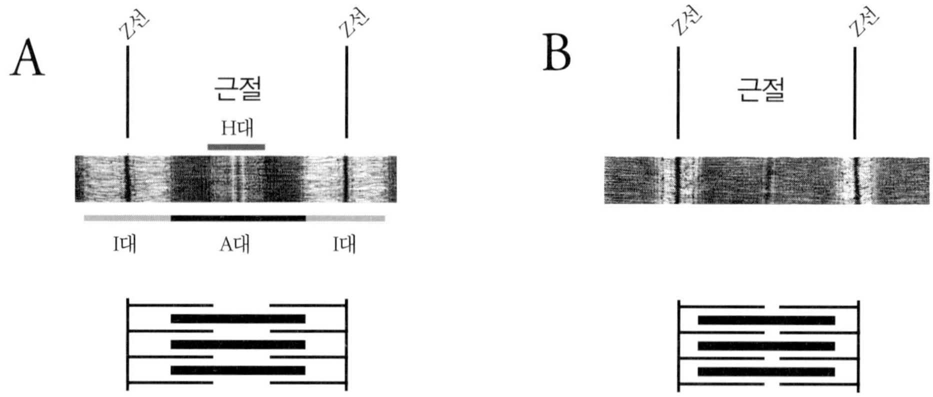

그림 4-1. 근절의 구조(A). Z선은 여러 개씩 길게 반복되어 근섬유를 이루고 있는 근절들 사이의 경계선 역할을 한다. 이완된 근절을 보면, 액틴으로 이루어진 가는 필라멘트와 미오신으로 이루어진 굵은 필라멘트가 부분적으로 중첩되어 전자현미경으로 또렷이 구분되는 I대와 A대를 형성한다. 헉슬리의 근활주 이론에서는 ATP의 소비가 액틴과 미오신의 일시적 상호작용을 유발하여 굵은 필라멘트와 가는 필라멘트가 서로를 잡아당기게 함으로써 근절의 양 끝에 있는 Z선이 서로를 향해 움직이게끔 한다(B).

근세포 안의 근원섬유에는 각 근절의 구조적 배열이 만들어낸 특징적인 줄무늬 모양이 있다. 액틴actin과 미오신myosin은 수축을 만들어내는 핵심 단백질로, 가는 미세섬유와 굵은 미세섬유가 켜켜이 층을 이루는 패턴으로 정렬되어 있다(그림 4-1). 가는 미세섬유인 액틴에는 여러 단백질이 연관되어 있는데, 그 중 트로포닌troponin과 트로포미오신tropomyosin은 근수축 조절 기전의 핵심을 맡고 있다. 중요한 내용이기는 하나, 자세한 내용은 이 책의 범주를 넘어서므로 다루지 않는다.

근섬유에는 몇 가지 유형이 있다. 각 유형은 보통 '빠른 연축' 근섬유(속근)와 '느린 연축' 근섬유(지근)로 불리는데, 이러한 분류 방식으로는 각 유형 간에 실질적으로 얼마만큼의 차이가 있는지 알기 어렵다. 그보다는 지방산 대사/베타 산화beta-oxidation와 해당glycolysis 대사처럼 대사적 활동에 연료를 공급하는 주된 방법이 무엇인가로 분류하는 방식이 낫다. 해부학적 특성과 대사적 특성을 아우르는 각 근섬유의 유형별 특성을 표 4-1에 정리해 두었다. 여기에 나열한 특성을 통해 이들 근섬유가 다양한 비율로 분포된 근육이 어떻게 움직이고 어떻게 훈련에 반응하는지 알 수 있다. 웨이트 트레이닝은 근육의 구조와 대사를 극적으로 바꿀 수 있으며, 나아가 기능까지도 변모시킬 수 있다.

근육의 기능

근육은 여러 기능적 단위로 구성되어 있으며, 그중 가장 큰 것은 근육 덩어리 자체이다. 근육이 수축할 때는 양 끝에 붙어 있는 뼈가 서로를 향해 당겨지며, 이를 통해 그 사이에 놓인 관절에 움직임이 생겨난다. 우리의 궁극적 목표는 이렇듯 큰 규모로 움직이는 능력을 향상시키는 것이지만, 훈련을 통한 실질적 적응이 일어나는 곳은 근육 조직을 이루고 있는 소규모의 구성요소들이다.

(보통 '수축성 단백질'이라고 하는) 근원섬유의 단백질인 액틴과 미오신은 근수축의 주인공이다. 액틴과 미오신이 서로를 붙잡게 되면 (근원섬유를 포함하고 있는 세포와) 근원섬유의 말단을 중심선 쪽으로 잡아당기는 미오신 분자의 모양에 변화가 일어난다. 이때 상호작용하는 단위의 수가 적절하다면 근육 전체를 짧아지게끔 하는 힘이 생겨나지만, 짧아지는 정도는 근절 자체의 구조 때문에 전체 길이 기준으로 보면 (25% 남짓으로) 제

한된다. 이를 보완하기 위해 관절과 근육 부착점 사이의 거리는 뼈 전체의 길이에 비하면 매우 짧으며, 이러한 길이의 차이가 지렛대에서와 같은 효과를 만들어내므로, 근육의 짧은 길이 변화는 관절을 중심으로 한 큰 반경의 움직임으로 증폭된다.

미오신의 배치를 바꿀 때 필요한 에너지는 다양한 대사경로에서 나온 고에너지 산물인 ATPadenosine triphosphate, 아데노신삼인산에서 온다. ATP는 생명을 주관하는 물질로, 인체의 모든 세포에서 거의 모든 화학 에너지를 전달한다. 요컨대 ATP는 근육 조직의 기본 기능, 즉 화학 에너지를 운동 에너지로 전환하는 기능의 핵심으로, 생화학에서 그 무엇보다도 중요하다.

근육 하나가 잠재적으로 낼 수 있는 힘의 양은 일반적으로 단면적에 비례한다고 알려져 있다. 즉, 근육의 둘레가 클수록 더 많은 힘을 만들어낼 수 있다는 뜻이다. 이는 모든 근섬유가 기본적으로 근복의 한쪽 끝에서 시작해 반대쪽으로 뻗어 있기 때문인데, 근섬유 속 수축성 미세섬유가 많아지면 이를 뭉쳐놓은 근섬유의 직경도 커진다. 다른 조건이 전부 같다면, 근육을 강하게 만드는 유일한 방법은 더 많은 수축성 단백질이 들어갈 수 있도록 근육의 크기를 키우는 것이다. 그러나 모든 조건이 전부 같기란 어렵고, 그 조건 중에는 근육의 효과적인 기능과 연관된 요소들도 몇 가지 있게 마련이다. 근육의 기능과 직접 연관된 요소로 우선 꼽을 수 있는 것은 ATP의 저장량과 근육 안에서 ATP가 활용되고 재생되는 기전의 효율이다. ATP의 농도가 낮거나 이를 합성하고 활용하는 능력이 떨어지면 근육의 기능은 나빠지는데, 훈련은 ATP를 저장하고 합성하는 능력의 개선을 유도한다.

앞에서도 이야기했듯 근섬유에는 여러 유형이 있으며, 이들 근섬유는 대사적으로 각기 ATP의 활용과 연관된 여러 가지 특성을 지니고 있다. I형 근섬유는 느린 산화 섬유, 또는 '느린 연축' 섬유라고도 하는데, 이 말에는 I형 근섬유가 유산소 또는 산소 의존적 대사에 주로 기대고 있으며, 여기에 연관된 대사경로가 산소 비의존적 과정보다 더 많은 시간을 잡아먹는다는 뜻이 들어있다. I형 근섬유는 직경이 작고 힘도 적게 내는 데다 다른 유형의 근섬유보다 근비대의 상한선도 낮다. 하지만 이들은 피로저항력이 극도로 강한데, 이는 사실상 무한히 쓸 수 있는 에너지 기질인 지방산fatty acid을 활용하는 효소를 우선적으로 쓰고 있기 때문이다. 지방

특성	I형	IIa형	IIb형
수축 속도	느림	빠름	매우 빠름
섬유 직경	작음	중간	큼
운동뉴런 크기	작음	큼	매우 큼
피로저항력	높음	중간	낮음
활동영역	유산소	긴 무산소	짧은 무산소
힘/순발력 용량	낮음	높음	매우 높음
미토콘드리아 밀도	높음	높음	낮음
모세혈관 밀도	높음	중간	낮음
유산소 용량	높음	중간	낮음
무산소 용량	낮음	중간	높음
주 에너지원	중성지방	PC, 글리코겐	PC, 글리코겐

표 4-1. 근섬유의 유형과 특성. I형 ('느린 연축') 섬유는 화학적 · 구조적 · 기능적으로 II형 ('빠른 연축') 섬유에 속하는 빠른 산화 섬유(IIa)나 빠른 해당 섬유(IIb)와 구별된다. 근섬유 분류에는 다른 방식도 흔히 쓰이지만, 스트렝스와 순발력의 적응을 놓고 이야기할 때는 위의 표가 가장 잘 먹힌다.

산을 분해하는 효소가 제 기능을 하려면 먼저 산소가 있어야 한다. 서기, 앉기, 걷기와 같이 낮은 강도의 지속적 수축이 일어나는 상황에서라면 언제나 쓰이는 I형 근섬유는, 가장 먼저 동원되어 마지막까지 쓰이게 된다.

I형 근섬유와 달리 II형 근섬유는 포도당을 분해하는 해당glycolysis, 당분해 과정을 통해 에너지 생산의 상당 부분을 얻으므로, I형 근섬유보다 산소의존도가 훨씬 낮다. IIb형 근섬유는 빠른 해당 섬유 또는 '빠른 연축' 섬유라고들 하는데, 이 말에는 IIb형 근섬유가 산소 없이도 포도당을 분해하여 ATP를 만드는 해당 과정을 중점적으로 활용하고 있다는 뜻과 함께, 세포 안에서 이 과정이 빠르게 일어나고 있다는 뜻이 같이 들어 있다. IIa형 근섬유는 I형과 IIb형 근섬유의 중간 형태이다. 이 섬유는 훈련 자극에 따라 목적에 맞는 쪽으로 기울어질 수 있다. IIa와 IIb형 근섬유는 I형 근섬유보다 굵고, 근비대의 상한선도 높고, ATP 대사 속도도 빠르지만, 피로 저항력은 낮다. 그러나 훈련을 통해 이 모든 근섬유의 활동 방식을 바꿀 수 있다. 스트렝스 훈련은 근섬유를 굵게 하여 더 많은 수축력을 만들어내는 적응을 유도하고, 지구력 훈련은 낮은 강도에서의 피로저항력을 높이는 산화적 대사 기전의 효율을 높이는 적응을 유도한다. 힘 생산 능력을 높이는 훈련과 피로저항력을 높이는 훈련을 한꺼번에 받는 섬유는, 이 두 가지 훈련을 따로따로 받는 섬유보다 각 특성에서의 성장 정도가 낮을 수밖에 없다.

에너지 대사: 근육은 어떤 연료를 어떻게 쓰는가

에너지원

근수축을 비롯해 거의 모든 세포내 활동에는 ATP라는 연료가 쓰인다. 우리 몸은 음식을 소화해 ATP를 만든다. 우리가 먹는 탄수화물과 지방과 단백질은 전부 ATP의 원료로 쓰일 수 있다. (순발력과 관련된 활동을 주도하는 것은 IIb형 근섬유이며, 이때 선택적으로 쓰이는 것은 적절한 양으로 공급된 탄수화물뿐이다. 이러한 활동의 에너지 공급에서 지방과 단백질의 중요도는 낮다.) 이 소중한 분자는 우리 몸에서 음식이 소화된 다음에 일어나는 일련의 생화학적 사건을 거치며 생성된다. 좀 더 자세히 설명하면 ATP는 크게 1) 크레아틴인산phosphocreatine을 통해 이미 저장되어 있던 ATP를 재생하거나 재활용하는 방식, 2) 산소에 의존하지 않는 포도당 대사를 거치는 방식(해당과정), 3) 지방산이나 해당과정의 최종 산물을 활용하는 산소 의존적 대사를 거치는 방식(산화적 인산화oxidative phosphorylation)으로 만들어진다. ATP 생성 기전을 논할 때 관습적으로 앞의 두 가지는 '무산소anaerobic', 마지막 하나는 '유산소aerobic'로 불려 왔다. 서로 구별되는 이들 경로를 통해 ATP는 다른 속도로 공급되고 있으며, 특정 상황에서 생기는 ATP의 수요에 각기 큰 비율로 기여하고 있다.

에너지 활용

근수축 과정에 활용되는 에너지원은 언제나 저장된 ATP이다. 근육이 수축하는 동안 ATP는 세 개의 인산기 중 하나를 잃고 ADPadenosine diphosphate, 아데노신이인산가 된다. 분자 안에 저장된 에너지를 방출하여 근수축에 쓰는 것이다. 저장된 ATP는 불과 몇 초 안에 고갈되는데, 이때 ADP는 크레아틴인산(이하 PC) 분자에서 나온 고에너지 인산 이온을 받아 빠르게 ATP로 재활용된다. 요컨대 PC는 ATP의 보조배터리인 셈이다.

단거리 달리기나 웨이트 트레이닝처럼 강도가 높고 (10~12초 이하로) 시간이 짧은 운동에 연료로 쓰이는 ATP는, 이러한 두 가지 기전을 통해 소모되고 재합성된다. 만일 운동 시간이 길어져서 저장형 ATP로는 감당이 어려워질 경우, 방금 살펴본 재충전 수단에서 ATP를 끌어온다. 이처럼 다소 길어진 운동에 쓰이는 연료는 1) 운동 시간이 수 분 정도에 그치면 해당과정에서 나오는 ATP를 쓰고, 2) 운동 시간이 아주 길어지면 지방산과 해당과정의 산물을 산화시켜 나오는 ATP를 쓴다. 그러나 근수축 동안에 쓰이는 모든 ATP는 저장형 ATP 풀에서 나오며, 나머지 과정들은 이 풀을 보충하는 역할을 할 뿐이다.

근육 안에 저장된 에너지원으로는 여러 개의 포도당 분자가 긴 분지로 이어져 있는 저장형 포도당인 글리코겐glycogen이 있다. 중거리 달리기나 고반복 웨이트 트레이닝처럼 수십 초에서 수 분에 이르는 길이의 고강도 운동에는 글리코겐 분자를 분해하여 포도당으로 만드는, 이른바 당원분해glycogenolysis 과정이 필요하다. 그 결과물로 나온 각각의 포도당 분자들은 해당과정으로 유입되어 더 작게 분해된다. 이 과정에서 여러 단계

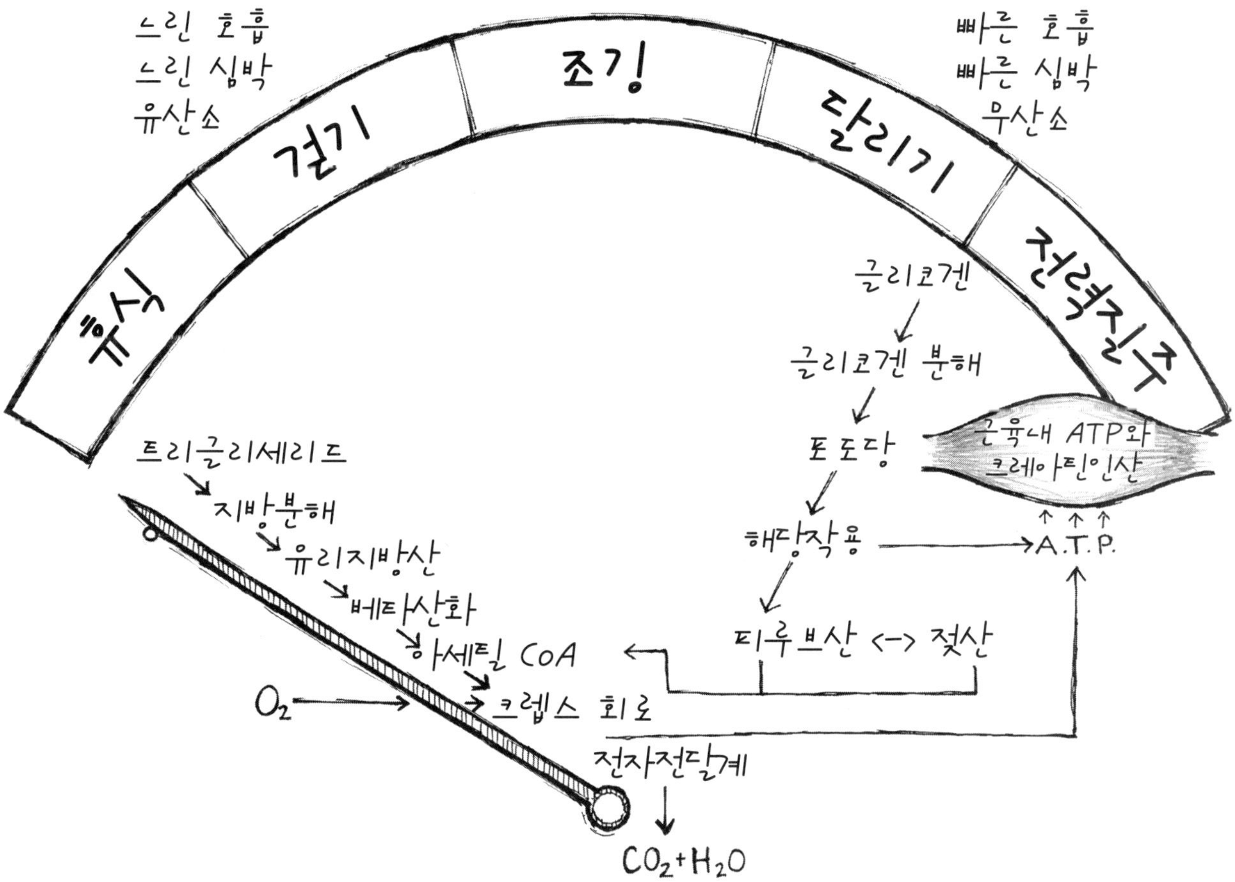

그림 4-2. 대사 속도계. 운동의 강도와 시간은 우리 몸이 해당 활동에 우선적으로 사용하는 대사 경로에 직접적인 영향을 미친다. 휴식에서부터 최대 출력에 이르는 우리의 모든 활동은 그림과 같은 연속선상에 놓여 있다. 모든 활동은 근육에 이미 저장된 ATP를 연료로 쓰고, 모든 생화학적 활동은 이를 채우기 위해 이루어진다. 저강도 운동은 우리 몸이 호기성(유산소) 경로를 활용하고 지방산을 기질로 쓸 수 있게 만드는 심폐전달능력과 근육의 산소섭취량에 좌우된다. 이러한 호기성 과정은 근육세포 안의 미토콘드리아 내에서 일어난다. 활동 수준과 에너지 요구량이 많아지다 보면 ATP의 소모량이 늘어나다가 산화적 대사능력의 공급량을 초과한다. 웨이트 트레이닝을 비롯한 고강도 훈련은 위 연속선상의 혐기성(무산소) 대사 쪽에 위치하는데, 이는 기질을 사용할 때 산소 분자가 사용되지 않았음을 뜻한다. 위 그림에서 화살표로 연결된 항목들은 각기 다른 운동에서 쓰이는 대사 경로와 에너지 기질간의 관계를 나타낸다. 1RM에 해당하는 순간 최대출력을 이용하는 경우를 제외하면 어떠한 활동도 한 가지 대사경로만을 사용하지는 않는다. 그러니 이 속도계의 눈금은 점진적인 활동 강도의 상승을 나타낸다고 이해하기 바란다(『스타팅 스트렝스: 바벨 훈련의 첫걸음』에서 인용).

를 거치며 ATP가 생성되고, 이렇게 해당과정을 통해 생성된 ATP는 지속적인 고강도 운동에 연료로 쓰인다.

해당 과정에서는 ATP뿐만 아니라 피루브산pyruvate과 젖산lactate도 최종 산물로 생성된다. 이들 포도당 분해 산물은 나중에 산화적 대사를 통한 ATP 생산에 쓰일 수 있다. 젖산은 세포 밖으로 나갈 수 있는데, 다른 세포에게 붙잡혀 산화적 대사의 연료로 쓰일 수도 있고, 아니면 간이나 신장에서 새로운 포도당을 만드는 전구체로 쓰일 수도 있다. 에너지 수요가 매우 높은 상황에서는 방출량이 흡수량을 초과하는 만큼 혈중 젖산 농도가 높아진다.

스트렝스와 순발력 훈련을 하는 사람들에게는 산화적 대사를 통한 ATP 생성의 중요성이 상대적으로 떨어진다. 조깅이나 걷기나 장거리 사이클 같은 수 분~수 시간짜리 저강도 반복성 운동은 지방산이나 해당과정의 최종 산물이 크렙스 회로Krebs cycle와 전자전달계electron transport chain를 순서대로 거치며 처리되는 과정에 의존한다. 지방산은 베타 산화beta-oxidation라는 과정을 거치며 아세틸-CoAacetyl coenzyme A, 아세틸 조효소 A로 쪼개진 다음 크렙스 회로로 들어간다. 피루브산과 젖산도 아세틸-CoA로 전환된 다음 같은 운명을 맞이한다. 베타 산화와 산화적 인산화는 모두 미토콘드리아mitochondria라는 세포소기관 안에서 일어난다. 많은 양의 ATP가 이러한 산화적 대사를 통해 만들어지는데, 이 과정에는 산소가 필요하다.

하지만 쇠질은 한 세트에 기껏해야 1분도 채 걸리지 않고, 강도는 매우 높고, ATP를 많이 소모하기 때문에, 이러한 유형의 훈련에서는 산화적 대사를 생각할 필요가 없다. (모든 ATP 생성 과정이 항상 작동하고 있는 만큼) 산화적 대사도 작동이야 되고 있겠지만, 더 오랜 시간에 걸쳐 더 느리게 ATP를 생성해내기 때문에 고중량 세트의 실질적 수행에 미치는 영향은 아주 미미하다. 그림 4-2를 통해 에너지론에 관한 기본 개요를 살펴보자.

훈련이 만들어낸 근육의 적응

스트렝스 훈련은 근육의 구조와 기능에 수많은 변화를 가져온다. 프로그램도 잘 짜고 운동도 제대로 실시한다면, 운동 유발성 변화는 스트렝스와 순발력의 향상으로 이어진다. 만일 워크아웃 계획을 형편없게 짰거나 제대로 따르지 않았다면 진전이 일어나지 않을 수도 있고, 때로는 수행능력이 나빠질 수도 있다. 세트당 반복수가 서로 다른 훈련 프로그램에서 각기 어떠한 반응이 일어나는지 그림 4-3에 수록해 두었다.

훈련 프로그램에 쓰이는 여러 가지 반복수의 효과와 관련하여 실전 경험을 지지하는 사람들의 의견은, 부적절한 연구마저도 교수님들이 분석했으니 충분하다고 받아들이는 사람들의 의견과 갈린다. 여러 연구들을 살피다 보면 모든 반복수가 스트렝스, 순발력, 근육량, 지구력에서 똑같은 결과를 낸다는 주장이 많다. 즉, 한 세트를 3RM으로 하나 20RM으로 하나 똑같은 결과가 나온다는 식인데, 이 주장은 경기력을 끌어올리려고 선수들을 매일같이 훈련시키는 실무자의 관찰과 정면으로 배치된다. 그러한 연구들을 보면 달리기와 사이클에 그토록 열성적으로 적용한 기본 원리인 대사적 특수성이 쏙 빠져 있다. 40미터 전력질주는 800미터 달리기와 완전히 다르다. 1.5km 달리기는 마라톤 풀코스와 다르고, 1km 전력질주는 100K 로드 레이스와 다르다. 이들 각각의 종목에는 저마다의 특수성이 요구되며, 이 달리기들이 전부 같은 결과를 낼 것이라 주장하는 운동 생리학자는 단 한 명도 없을 것이다. ATP-PC 대사 스펙트럼의 끝에 있는 몇 초짜리 3RM 스쿼트가 해당과정 스펙트럼의 중간에 딱 들어맞는 60~120초짜리 20RM 스쿼트와 같은 효과를 낸다는 소리는, 선수 훈련에 티끌만큼의 관심이라도 있는 사람이라면 차마 못 할 소리다. 그림 4-3에 제시된 반복수의 타당성을 뒷받침하고

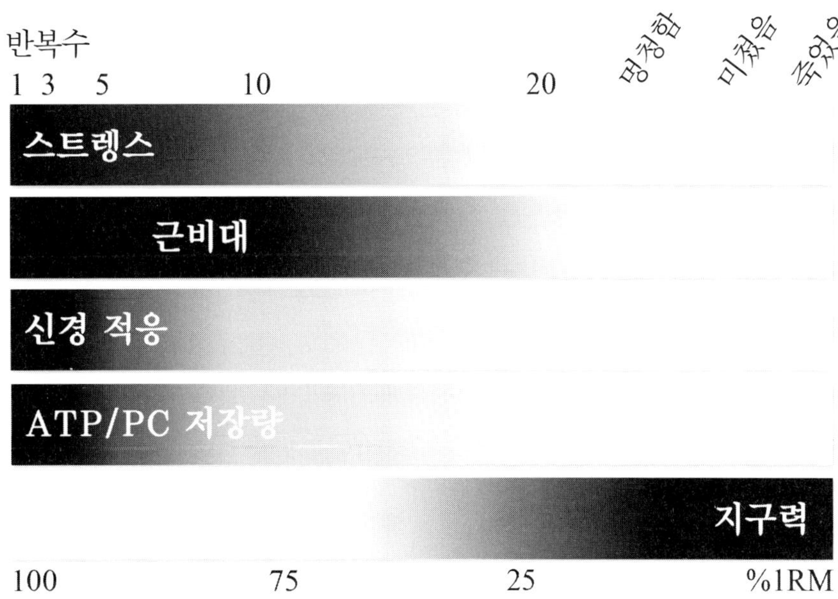

그림 4-3. 반복수에 따른 비교. 반복수에 따라 해부 · 생리학적 적응이 다르게 나타난다.

이 개념의 생리학적 기초와 직결된 기초 분야의 연구만 이미 수십년 치가 쌓여 있다. 여기에 이 자료를 뒷받침하는 한 세기 분량의 실전 기록을 얹으면 더할 나위가 없다. 이러한 정보를 제대로 적용하지 못하면 훈련 시간은 낭비되고 프로그램은 효과 없이 설계된다.

웨이트 트레이닝을 통해 얻을 수 있는 결과 중 가장 연관성이 높은 것을 꼽자면 근육 크기의 증가일 것이다. 근비대hypertrophy라고 하는 이 현상은 단백질 합성이 늘고 분해가 줄어서 근세포 안에 쌓인 단백질이 늘어난 결과 근육 전체의 크기가 커지는 것을 가리킨다. 이론적으로 보면 근비대에도 두 가지 기본 유형이 있다. 근원섬유 비대myofibrillar hypertrophy에서는 세포 안에 이미 존재하는 액틴과 미오신을 비롯한 연관 단백질이 늘어난다. 세포 안의 수축성 요소가 늘어난다는 말은 액틴과 미오신의 상호작용이 늘어난다는 뜻이며, 힘 생산이 더 많아진다는 뜻이기도 하다. 이 유형의 근비대는 전형적으로 저반복 고강도 훈련에서 일어난다. 다른 유형인 근형질 비대sarcoplasmic hypertrophy에 비하면 근육은 적게 붙지만, 근육의 단위면적당 힘 생산 증가폭은 더 크다. 근형질 비대에서는 세포질과 대사 기질의 축적이 근원섬유 비대에서보다 많이 일어난다. 저강도 고볼륨 훈련을 통해서도 근원섬유의 확연한 비대를 유발할 수 있지만, 고강도 저볼륨 훈련만은 못하다. 초보자의 경우 두 가지 비대가 동시에 일어나는데, 이는 근육이 적응을 거치지 않아서 하나의 스트레스가 두 가지 적응을 동시에 일으키기 때문이다.

보디빌딩 유형의 훈련에서는 근육에 저장된 대사 기질을 감소(시켰다가 점차 증가)시키는 초 고볼륨 저강도의 반복수/세트수 설정을 활용한다. 글리코겐과 (크레아틴 보충제의 효과 뒤에 감춰진 기전인) 고에너지 인산이 세포 안에 들어오려면 물도 따라서 들어와야 한다. 여기에 지방 방울이나 추가 활성과 연관된 효소의 미세한 축적과 함께 수축성 단백질의 적당한 증가가 더해지면서 세포의 부피가 커진다. 그러나 이러한 유형의 훈련에서는 힘 생산과 관련된 요소의 개입이 잘 일어나지 않으며, 이는 근육량이 적은 일부 선수가 보디빌딩 훈런으로 만들어진 근육질 덩치보다 힘을 더 잘 쓰는 이유를 설명해주는 원리가 되기도 한다.

ATP 생산을 유도하는 효소의 농도 또한 훈련을 통해 높아진다. 1970년대에 몇몇 연구자들은 앞서 언급한 세 가지 ATP 경로를 촉매하는 효소 농도의 증가를 제각기 증명했다. 그 중 가장 관심을 끄는 발견은 웨이트 트레이닝을 통해 ADP와 PC로부터 ATP를 재합성하는 효소와 해당과정을 담당하는 효소의 농도가 늘어날 수 있다는 것이었다. 효소 농도의 증가 정도는 훈련의 기간, 빈도, 강도 등과 연관되어 있다. 효소 농도의 증가를 유도하는 프로그램은 ATP를 더 효율적으로 생산하고 활용하게 함으로써 수행능력을 높인다.

세포 안에 저장된 에너지 또한 웨이트 트레이닝을 통해 늘어난다. ATP와 PC의 저장량은 장기적인 훈련 프로그램을 통해 약 20%까지 늘어나는데, 이는 근수축에 즉각적으로 쓸 수 있는 에너지가 많아진다는 뜻이다. ATP와 PC의 저장량 증가는 파워 출력의 증가와 연관되어 있다. 빠른 에너지 공급과 근비대에 기여하는 글리코겐의 저장량 또한 장기적인 훈련을 통해 늘어난다.

파워 출력, 절대 스트렝스, 힘 생산 속도 등 수축력과 관련된 측정값은 훈련을 통해 분명히 향상된다. ATP 활용 속도가 근섬유의 유형에 따라 다르다는 점을 감안하면, 이러한 변화는 근육을 이루고 있는 섬유의 유형별 구성에 웨이트 트레이닝이 미친 영향과 관련이 있을 가능성이 크다. 수십 년 전만 해도 근육을 이루는 근섬유의 유형은 바뀌지 않는다고 알려져 있었지만, 최근 연구에 따르면 여러 운동에 대한 반응으로 근섬유 유형이 실제로 바뀐다는 것이 확인되었다. 게다가 섬유 유형 자체가 바뀌지 않는다 해도 스트렝스 훈련을 거치면 느린 연축 섬유도 빠른 연축의 특성을 가질 수 있게 된다. 4~6주에 걸친 저항 훈련은 느린 연축 섬유의 개수를 줄이는 것으로 나타났다. 여기서 재미있는 사실 하나는, 근육 내의 ATP와 PC 농도가 근섬유의 조성과 연관되어 있다는 점이다. 즉, 근육 내 ATP와 PC의 고갈이 오랫동안 지속되면 빠른 연축 섬유가 느린 연축 섬유로 전환될 수도 있다는 뜻이다. 이 말은 곧 고중량 웨이트 트레이닝과 연관된 ATP-PC의 저장량 증가가 반대의 흐름, 즉 빠른 연축 섬유로의 전환을 가져올 가능성이 있다는 뜻이기도 하다.

신경계: 근육의 자극에서 움직임까지

구조와 기능

근섬유가 수축의 기본 단위이기는 하나, 신경계와의 복잡다단한 연결이 없다면 협응된 움직임은 일어나지 않는다. 중추신경계central nervous system는 운동 뉴런motor neuron을 통해 근섬유와 연결되어 있다. 이들 운동 뉴런은 크기도 제가끔 다르고, 근섬유의 유형이나 근육의 기능에 따라 지배하는 근섬유의 개수도 다르다. 느린 연축 섬유는 작은 운동 뉴런이 지배하고, 빠른 연축 섬유는 큰 운동 뉴런이 지배한다. 전도의 속도나 규모 면에서 볼 때 I형 섬유를 지배하는 운동 뉴런은 음료용 빨대로, II형 섬유를 지배하는 운동 뉴런은 소방호스로 생각하면 된다.

뉴런 한 개의 지배를 받는 섬유의 개수는 근육의 종류나 기능에 따라 달라진다. 허벅지의 대퇴직근rectus femoris처럼 큰 규모의 움식임을 담당하는 대근육은 운동 뉴런과 근섬유의 비ratio가 낮게 잡혀 있는데, 이 경우 하나의 운동 뉴런이 대단히 많은 근섬유를 지배하며, 경우에 따라 운동 뉴런 하나가 최대 1,000개의 근섬유를 지배하기도 한다(1:1,000). 눈 주변의 근육처럼 섬세한 운동을 담당하는 근육의 경우, 뉴런 대 섬유의 비가 거의 1:10 정도로 높을 때도 있다. **운동단위**motor unit는 하나의 운동 뉴런과 이 뉴런이 지배하는 모든 근섬유를 묶어서 가리키는 용어이며, **근신경계**neuromuscular system는 기능적으로 통합된 신경과 근육을 묶어 가리키는 용어이다. 근섬유의 '발화'(신경 자극을 받고 수축하는 것)는 개별적으로 일어나지 않고 운동단위라는 군집 안에서만 일어나기 때문에, 운동단위는 근신경계를 이루는 기능적 기본 단위가 된다. 동원recruitment은 근육이 수축하는 동안 근육 안에서 활성화되어 힘을 만들어내는 운동단위의 수로 정의되는데, 고중량을 빠르게 다루는 훈련을 하다 보면 동원 능력이 향상된다. 동원된 운동단위의 비율이 높아지면 이 근육이 만들어내는 힘은 커질 테고, 짧은 시간 동안 동원되는 운동단위의 수가 많아지면 결국 순발력 생산이 늘어날 것이다. 운동단위를 수축에 더 많이, 더 빠르게 동원하는 능력은 효과적인 스트렝스 훈련이 갖춰야 할 덕목이다. 근신경계의 개선은 근육량이 늘지 않음에도 스트렝스와 순발력이 향상되는 주 원인인데, 물론 보통은 근비대가 스트렝스의 향상을 가져오지만 훈련 스트레스에 대한 적응은 근비대뿐만 아니라 근신경계의 효율 향상까지 포함한다. 초보자들이 훈련을 시작하자마자 몸집과 스트렝스가 동시에 좋아지는 이유가 여기에 있다.

하나의 운동 뉴런이 지배하는 근섬유의 개수는 하나의 운동단위가 근수축 과정에서 만들어내는 힘의 최대치를 결정한다. 즉, 하나의 운동단위에 더 많은 근섬유가 포함되어 있을수록 힘은 더 많이 생산된다. 활성화된 운동 뉴런은 자신이 지배하고 있는 모든 섬유에 자극을 보내 수축을 일으킨다. 근육 하나가 만들어내는 힘의 양은 동원되는 운동단위의 개수에 따라 달라질 텐데, 만일 (훈련에서 계획적으로 1RM을 시도했다거나 하는 식으로) 어떤 근육 안의 운동단위가 전부 동시에 동원된다면 최대치의 힘이 나오게 된다.

운동단위는 수축이 일어날 때 필요한 자극의 역치threshold에 따라 제가끔 특정한 순서대로 동원된다. 운동의 강도와 관계없이 가장 처음 동원되는 운동단위는 역치가 낮은(저역치) 느린 연축 운동단위이다. 이들 운동단위는 앉거나 설 때의 정상적인 자세 유지와 연관되어 있으며, 우리가 누워서 쉴 때를 빼면 늘 발화한다. 걸을 때는 몸이 앞으로 나아가는 동안에도 자세를 유지해야 하므로 저역치 운동단위의 동원이 늘어난다. 따라서 종아리 근육이나 척추기립근처럼 자세나 걷기와 관련된 근육에는 느린 연축 섬유의 비율이 높다고 예측할 수 있으며, 실제로도 그렇다. 저강도 유산소 형태의 운동을 하는 동안에는 느린 연축 운동단위가 우선적으로 동원되지만, 강도가 올라감에 따라 역치가 높은(고역치) 빠른 연축 운동단위가 수축에 동원되기 시작한다. 고강도에서도 저역치 섬유의 동원은 지속되지만, 생산되는 힘의 총량을 놓고 보면 고역치 섬유가 압도적일 만큼의 기여도를 보이게 된다. 훈련의 목표를 높은 파워 출력으로 잡고 있다면, 고역치의 빠른 연축 운동단위를 동원하는 능력을 향상시킬 수 있도록 프로그램을 설계해야만 한다.

신경 적응

우리의 육신이 가진 비극적인 문제 중 하나는 신경계가 벽창호처럼 군다는 점이다. 다치거나 병든 뒤 회복될 때도 그렇고, 운동 경기나 힘겨운 삶에서 생겨난 스트레스에 적응할 때도 마찬가지다. 우리는 태어날 때부터 신경계의 효율을 높이는 능력에 제한이 걸려 있었다. 가령 SVJstanding vertical jump, 제자리높이뛰기는 근신경계의 효율을 측정하는 기준이지만, 진단적으로나 가치가 있을 뿐 훈련을 해서 딱히 좋아지는 것은 아니며, 따라서 유전적으로 얼마만큼의 폭발력이 잠재되어 있는가를 측정할 때나 좋다. 사실 SVJ를 훈련한다는 발상은 SVJ를 왜 측정 도구로 쓰고 있는지를 몰라서 생겨난다. 남성의 경우 SVJ의 평균치는 22인치(55cm) 정도지만, 괴물 수준으로 하는 사람은 36인치(90cm)에 이르기도 한다. SVJ가 10인치(25cm)인 사람은 훈련을 얼마나 열심히 하든 간에 SVJ 기록을 25% 이상 높일 수 없을 것이다. 신경이 우리 몸에서 가장 전문화된 조직인 탓에 근신경계의 효율을 제어하는 신경에 그리 수월하거나 빠른 적응이 일어나지 않기 때문이다. 여기에다가 근섬유의 조성, 부위별 길이에 따라 달라지는 인체 지레의 배열, 키, 성별 등 폭발력을 결정하는 여러 유전적 요인들을 더하면, 스포츠 수행능력의 정점에 있는 사람들은 대개 유전적으로 축복받았음이 확실해진다.

그러나 개개인의 근신경계 효율은 기술적 경쟁력을 높이고 운동단위의 동원을 늘림으로써 여전히 어느 정도까지는 높아질 수 있으므로, 이런 부분에 대한 훈련은 수행능력 차원에서 이루어져야 한다. 기술과 신경 기능이 정체기에 들어서도 근육의 성장은 오랫동안 지속되므로, 스트렝스와 순발력은 수행능력이 향상될수록 신경 기능보다는 근육량 증가와 더 많은 연관을 가지게 될 것이다. 초보자든 엘리트 선수든 간에, 훈련의 우선 목표는 근육의 운동단위를 완전하고 조직적이고 효과적으로 동원하는 것이어야 한다.

호르몬: 생리적 적응의 매개체

호르몬은 분비선gland에서 나오는 화합물로, 이들은 개별 세포 수준에서부터 장기와 전신에 이르는 대부분의 생리적 기능을 조절한다. 분비된 호르몬은 전신에 퍼지는데, 이들 호르몬의 기능은 해당 호르몬에 민감한 수용체receptor를 가지고 있는 조직에 의해 발현된다. 우리 몸은 호르몬계hormonal system를 통해 스트레스에 대처하는 한편 미래의 스트레스 노출에 대한 적응을 촉진하므로, 각각의 호르몬계는 외부 스트레스에 대응하는 능력을 갖추고 있다. 그러다 보니 호르몬계는 셀리에 이론에서 일어나는 적응 과정에서 중추적인 기전을 담당한다. 각각의 호르몬은 특정 표적 조직에 대해 하나 이상의 특수한 효과를 지니고 있다(표 4-2). 운동 잡지를 보면 호르몬이 무엇인지, 어떻게 하면 운동과 식이와 보충제를 가지고 이 호르몬을 조절해서 더 크고 강한 몸을, 더 우람하고 근육질인 몸을, 더 거대하고 강력한 몸을 만들 수 있는지 떠드는 광고와 기사가 넘쳐난다. 뭐, 예상했겠지만 그중에 맞는 소리는 하나도 없다.

호르몬	기능과 특성
테스토스테론	근성장과 남성성 발달 촉진, 동화, 대사율 증가
코티솔	스트레스시 분비 증가, 이화, 만성적 증가시 수행능력 저하와 연관
성장호르몬	조직의 발달과 비대, 결합조직 통합성 유지
인슐린	세포로의 포도당 유입 촉진, 동화
글루카곤	혈류로의 포도당 이동 촉진, 이화
IGF-1	성장인자 활동 매개, 동화
에피네프린	글리코겐 사용 촉진, 근육 혈류 증가, 심근 수축력 증가

표 4-2. 훈련에 영향을 주는 여러 가지 호르몬.

호르몬의 기능

호르몬은 기본적으로 두 가지 방식으로 생리적 사건에 영향을 미친다. 먼저, 호르몬은 특정 물질의 합성 속도를 바꿀 수 있다. 수축성 단백질의 합성 증가나 효소의 생산 증가를 그 예로 들 수 있다. 다음으로, 호르몬은 세포막의 투과도permeability를 변화시킨다. 세포막은 선택성이 있는 장벽으로, 어떤 분자는 세포 안으로 들어오게 하면서 다른 분자는 못 들어오게 막을 수 있다. 호르몬으로 인한 막 투과도의 변화는 세포의 기능에 여러 영향을 미치는데, 세포 바깥의 물질이 대개 세포 내부 환경 조절에 필요하다는 점을 감안하면, 이러한 영향은 전부 중요하다고 할 수 있다.

(워크아웃의 빈도, 워크아웃의 시간, 운동의 종류, 세트수, 반복수, 휴식 기간을 비롯한) 훈련 프로그램의 구성도 호르몬 생산에 영향을 미친다. 효과적인 프로그램 설계란, 이러한 변화에 대한 우리 몸의 내재적 호르몬 반응을 이용하는 것이라 할 수 있다.

호르몬과 적응

운동생리학 분야에서는 호르몬 관련 연구가 상당히 많이 이루어졌다. 운동은 일반적으로 수많은 호르몬에 영향을 미치지만, 웨이트 트레이닝과 관련하여 근육의 구조과 기능에 직접적인 영향력을 행사하는 호르몬은 다음과 같다.

테스토스테론testosterone: 테스토스테론은 (단백질 합성이나 조직 생장을 포함한) 동화 기능으로 잘 알려진 호르몬으로, 지난 수 년 동안 과학적으로나 대중적으로나 화제의 중심에 놓여 있었다. 테스토스테론은 근신경계 효율, 뼈 생장, 대사 속도, 글리코겐 저장, 적혈구 생성, 무기질 균형과도 연관되어 있다. 테스토스테론의 상승은 좋은 효과를 가져오지만, 운동이나 훈련이 테스토스테론 생산의 증가를 이끌어낸다는 실험적 근거는 제한적이다.

웨이트 트레이닝을 비롯한 짧은 기간의 고강도 운동을 바탕으로 한 연구들을 보면 워크아웃 동안 테스토스테론 농도가 올라간다는 결과도 있고, 내려간다는 결과도 있고, 아예 변하지 않는다는 결과도 있다. 연구 간에 일관성이나 명확한 패턴이 이토록 없는 까닭은, 어쩌면 저항훈련의 특성이 상대적으로 복잡하기 때문일 수 있다. 연구마다 볼륨, 부하, 강도, 휴식시간, 운동에 쓰이는 근육의 총량과 같은 변수의 차이가 컸다. 이들 각각의 요인은 다른 요인과 맞물려 운동 스트레스의 성질에 영향을 주고, 그로 인해 일어나는 반응의 성질에도 영향을 준다. 테스토스테론의 정상 일주기 변동은 연구 설계과 해석을 더 까다롭게 하는데, 특히나 분석 시간대를 제대로 고르지 않은 경우에는 테스토스테론의 변화량을 유도하고 관찰하고 해석하기가 더욱 어렵다.

코티솔cortisol: 테스토스테론과 달리 코티솔은 전체적으로 이화 작용을 한다. 코티솔은 손상된 조직을 분해하여 배설 경로 방향으로 유도하는 항염증작용을 함으로써 새로운 조직이 합성될 공간을 만든다. 코티솔은 이화 호르몬으로서 동화 호르몬인 테스토스테론, 성장호르몬, IGF-1 및 그 동형단백질인 MGF와는 반대 효과를 낸다. 코티솔은 또한 단백질 복제를 담당하는 세포소기관에 간섭하여 단백질 합성을 억제하는데, 이는 아마도 지금 막 합성된 조직을 부수지 않기 위함인 것으로 보인다. 코티솔은 고된 워크아웃에서 오는 육체적 스트레스뿐만 아니라, 인간관계의 문제, 수면장애나 불면증, 질병의 경과에 따른 정신적 문제, 사랑하는 사람과의 작별처럼 우리 정신에 영향을 미치는 수많은 요인뿐만 아니라, 실직이나 일정 변경이나 휴가 같은 일상의 사소한 교란에서 비롯되는 정신적 스트레스에도 반응하여 분비된다.

스트레스가 몸에 가해지면 그 정도와 무관하게 코티솔의 생성량은 증가한다. 코티솔은 손상된 조직을 제거하는 역할을 맡고 있는데, 이는 적응을 유도할 만큼 심한 스트레스를 주는 훈련에서 정상적으로 일어나는 결과이기도 하다. 코티솔이 정상적으로 분비될 때는 단백질 분해, 단백질의 탄수화물 전환, 지방 활용의 증가를 통한 포도당 보존 등이 촉진된다. 그러나 코티솔이 너무 많이 분비되면 고혈당과 면역기능 저하가 유발되고 피곤한 느낌이 생겨나는데, 이는 극도의 오버트레이닝과 종종 엮이는 임상적 우울 증상의 발현 기전 중 하나일 수도 있다.

여기서는 적응을 일으킬 정도로 고된 훈련이 코티솔의 수치를 높인다는 사실을 이해하는 것이 중요하다. 항상성을 교란할 만큼의 훈련 스트레스를 가리켜 과부하 사건overload event이라 하는데, 이러한 과부하 사건은 훈련자의 수준이나 상황과 관계없이 언제나 코티솔 농도를 높이며, 이렇게 올라간 코티솔은 과부하 사건을 일으킨 워크아웃이 끝나면 제자리로 돌아간다. 초보자의 코티솔 농도는 단순한 초보자용 워크아웃(6장 참조)을 할 때마다 과부하 사건 수준으로 올라갔다가 다음 워크아웃 전까지 제자리로 돌아간다. 중급자의 코티솔은 고볼륨을 치는 월요일에 가장 많이 올라가고, 고강도를 치는 금요일에도 조금 올라가지만(7장 참조), 이러한 워크아웃으로 항상성의 동요가 일어나고 몇 시간이 지나면 코티솔 농도는 다시 제자리를 찾는다. 상급자의 경우 과부하 사건이 될 만큼의 스트레스를 만들어내려면 몇 주에 걸친 훈련 볼륨의 누적이 필요할 수도 있다(8장 참조). 세 가지 경우에서 코티솔의 상승은 모두 항상성을 교란하고 적응을 촉발할 만큼의 스트레스가 알맞게 주어졌는가를 판단하는 지표 역할을 한다.

운동으로 유발된 코티솔 농도 상승이 일시적이라는 점을 생각해 보면, 만성적인 코티솔 농도 상승은 워크아웃의 중첩으로 인해 코티솔이 제자리로 돌아갈 만큼의 시간을 주지 않아서 생겨난 결과일 수 있다. 이러한 만성 코티솔 상승이 경기에 대한 걱정이나 실패에 대한 불안감 같은 부정적 심리 요인과 뒤섞이게 되면, 언제라도 오버트레이닝의 원흉이 될 수 있다.

성장호르몬growth hormone: 성장호르몬(이하 GH)은 (스테로이드와 달리 아미노산으로 이루어진) 펩타이드 호르몬으로 여러 생리적 효과를 가지고 있는데, 뼈와 연골의 생장을 촉진하고, 세포 복제를 늘리고, 세포 내 단백질 침착을 증가시키기도 하며, 면역체계를 자극하고, 간에서의 당신생gluconeogenesis을 촉진하고, 지방 활용 대사를 유도한다. 그러다 보니 GH는 금식이나 만성 칼로리 부족 상황에서 상승한다. GH의 동화 기능은 성장기의 아동 · 청소년에서 발현되는 것으로 보이며, 성인에서는 주로 결합조직의 통합성 유지를 담당한다. 다관절 운동을 포함한 고볼륨 훈련 후에는 GH의 농도가 8~10배까지 높아진다. 손상된 결합조직의 수복을 맡고 있는 만큼, 이렇게 상승한 GH는 고된 훈련에서의 회복을 전체적으로 돕는다.

훈련 스트레스가 GH 분비에 어떠한 영향을 주는지는 확실치 않다. GH가 금식이나 낮은 혈당치와 맺는 관계 때문에 기존 분석에서 인과관계와 상관관계의 혼동이 빚어졌을지도 모르는 일이다. 우리 몸이 칼로리 결핍이라는 환경적 스트레스에 놓였을 때 GH가 증가한다는 것만큼은 확실하지만(고된 워크아웃의 급성기 효과를 생각하면 쉽다), 이렇게 올라간 GH는 성인에서 성장을 촉진하기보다 기질의 사용과 관련 있을 가능성이 크다. GH는 성인에서 제지방량을 높이는 것으로 보고되지 않았으며, 이는 GH의 과다 분비로 인해 뼈와 내장이 커지는 질병인 말단비대증acromegaly으로 고통받는 성인의 근육량이 정상치보다 많지 않다는 사실과 들어맞는다.

인슐린insulin: 동화 기능이 매우 강한 펩타이드 호르몬인 인슐린은 세포막 투과도를 조절하고 포도당을 비롯한 여러 기질들이 세포 안으로 원활히 수송될 수 있게 한다. 훈련이 끝나고 온전한 회복 과정이 일어나려면 고갈된 포도당과 아미노산이 재충전되어야 하는데, 이 기능은 그런 점에서 회복에 필수적이다. 동물 실험에서는 인슐린 없이도 근비대가 진행될 수 있음이 확인되었으며, 이 결과를 통해 다른 기전들이 작동하고 있음을 알 수 있기는 하나, 인슐린이 가장 강력하고 풍부하고 쉽게 조절할 수 있는 동화 호르몬이라는 사실은 달라지지 않는다.

IGF-1insulin-like growth factor: IGF-1은 인슐린과 비슷한 배열의 펩타이드 호르몬으로, 아이와 성인 모두에서 강한 동화 반응을 이끌어낸다. IGF-1은 GH에 대한 반응으로 간에서 분비되는데, GH의 농도가 낮거나 단백질과 칼로리 섭취가 부족한 경우 분비가 억제될 수 있다. IGF-1은 세포 생장과 DNA 합성을 강력하게 조절하는 분자로 우리 몸의 거의 모든 세포에 영향을 미치는데, 이는 주로 그 대사 산물인 MGFmechano-growth factor의 작용을 통해 이루어진다. MGF는 IGF-1의 대표적인 변이체로 고중량 훈련 이후에 혈류에서 발견되며, 골격근 비대를 촉진하는 효과가 있는데, 이는 아마도 근세포의 핵 증식에 영향을 미치기 때문으로 추정된다.

에피네프린epinephrine**/노르에피네프린**norepinephrine: 에피네프린과 노르에피네프린은 카테콜아민catecholamine으로, 신경전달물질로나 호르몬으로나 인간의 생리 전반에 광범위한 영향력을 지니고 있으며, 사람이라면 누구나 익숙한 '싸움-도망fight-or-flight' 반응에 큰 지분을 차지하고 있다. 에피네프린(아드레날린adrenaline, 이하 EPI)과 노르에피네프린(노르아드레날린noradrenaline, 이하 NE)은 신장 위에 붙어 있는 부신adrenal gland에서 생성되고 혈류로 직접 분비되어 내분비 호르몬처럼 작용한다. 신경전달물질로 쓰이는 경우, NE는 교감신경 말단에서 분비된다. 다른 효과도 물론 많지만, 교감신경계의 직접 자극과 EPI/NE의 혈류 방출이 동시에 일어나면 심박출량이 늘어나고 글리코겐 분해가 촉진된다. 강도 높은 훈련이 한창 진행되는 동안 EPI의 농도는 10배 이상까지도 높아질 수 있으며, 근육으로의 혈류를 급속히 늘리고 (글리코겐/포도당/ATP 등의) 빠른 에너지원을 공급함으로써 우리 몸이 갑작스러운 운동의 시작에 대처할 수 있게 한다. 이 반응은 일시적으로, 운동으로 유발된 상승분은 운동을 끝낸 지 6분 안에 정상치로 돌아온다.

요점은 우리 몸이 훈련 스트레스에 대하여 특정한 순서의 호르몬 반응을 일으킨다는 것이다. 이들 반응은 셀리에의 이론에서 예측할 수 있듯, 인체의 일반적인 스트레스-반응/적응 기전에서 나온 것이다. 만일 코치가 적절한 훈련 프로그램을 설계하고 선수가 이를 제대로 이행하면서 충분한 휴식을 취하고 양질의 영양을 섭취한다면, 우리 몸은 훈련에 최적으로 반응할 것이다. 그렇게 일어난 수행능력의 향상에 큰 비중을 차지하는 것이 바로 호르몬 기전이다. 호르몬의 단기적 반응이나 호르몬이 매개하는 장기적 적응을 유도하고 활용하는 훈련 방식을 써 보려는 코치도 있다. 그러나 아주 일부를 제외하면 대부분의 코치는 이번에도 늘 그랬듯 감에 의존할 수밖에 없다. 혈액검사만 해도 평범한 코치가 흔히 실시하거나 써먹을 만한 도구는 아니다. 결국 코치는 호르몬 반응이 만들어내는 바람직한 결과와 바람직하지 못한 결과에 대한 지식을 바탕으로, 자기 선수들이 보이는 증상과 징후가 이러한 결과와 어떠한 연관을 맺는지 면밀히 관찰하는 수밖에 없다. 선수라면 어느 정도씩은 스트레스에 다르게 반응할 테고, 나이와 성별과 회복 수준의 차이는 이러한 호르몬 반응에 큰 차이를 만들어낼 테다. 수행능력의 향상에 필요한 호르몬 변화를 이끌어내는 맞춤형 훈련 프로그램을 디자인하려면, 코치는 본질적으로 똘똘한 추정을 내릴 수 있어야 한다.

심혈관계에 관하여

고중량을 칠 때는 심혈관계에 스트레스를 가하는 여러 사건이 발생한다. 수축하는 근육이 혈관을 압박하여 혈류에 대한 저항을 높이는 것도 여기에 해당한다. 이러한 저항의 상승은 혈압을 극적으로 끌어올린다. 경우에 따라서는 혈압이 정상치의 4배까지 치솟는다는 보고도 있다. 이렇게 올라간 압력 때문에 어마어마한 부하를 받게 된 심장은 이를 보상하려고 더 세차게 뛰는 와중에도 근육을 비롯한 몸 구석구석에 계속 피를 보내야 한다.

웨이트 트레이닝을 오랫동안 하면 심장은 이러한 스트레스에 적응하여 좌심실 벽의 근육이 두꺼워진다. 이렇게 두꺼워진 심장근은 운동 중에 혈압이 일시적으로 상승하더라도 심장이 혈액을 효율적으로 전달할 수 있게 한다.

심폐 적응

심폐 적응cardiorespiratory adaptation은 종종 유산소 적응이나 지구력 적응과 혼동되곤 한다. 유산소/지구력 적응은 산소 의존적 대사의 효율과 직결되어 있는데, 지구력 훈련이 심폐 적응을 유도할 수는 있겠지만, 그 양상은 스트렝스 훈련에서 일어나는 적응과 같지 않다. 구체적으로 말하면, 심폐 적응은 산소를 머금은 혈액을 운동 중인 근육에 효율적으로 전달하는 능력에 영향을 미친다. 유산소/지구력 적응은 지속적인 저강도 운동에서의 산소 의존적 ATP 생성 기전에 영향을 미친다. 최대산소섭취량(VO_2max)은 이 능력을 측정하는 데 쓰인다. 유산소 대사의 효율이 높아져 봐야 스트렝스나 순발력에 직접적으로든 간접적으로든 도움이 되지는 않는다. 유산소 훈련이 실제로는 최대 스트렝스와 순발력의 향상과 발현을 방해한다는 연구 결과가 많지만, 유산소 운동이 대세인 학술 프로그램의 틀 안에서 성장해 온 운동 과학자들은, 그럼에도 불구하고 모든 선수에게 유산소 훈련이 필요하다고 떠들어댈 것이다.

이러한 주장을 평가할 때 유의할 것이 네 가지 있다. 먼저, 심폐의 '건강'은 주로 보건 문제로, 일반 대중을 대상으로 한 의료계의 관심사이지만, 현직으로 뛰는 선수들은 심장마비 예방에 관심을 가져야 하는 인구집단과 무관하다. (까놓고 말해 엘리트 선수들의 관심사는 건강이 아니라 승리일 뿐이다.) 고혈압과 심혈관질환은 경기력에 확실히 해롭고, 심폐 용량cardiorespiratory capacity이 평균 이하인 사람은 이들 질환을 앓게 될 가능성이 크지만, 현직 선수들은 이미 이러한 사람들과 다른 세계에 있다. 있지도 않은 문제를 해결하려고 '유산소' 훈련을 할 시간에, 차라리 기술 연마를 하거나 완전한 회복에 전념하거나 하다 못해 취미 생활을 하는 편이 훨씬 나을 것이다.

둘째, 세트나 워크아웃 사이의 회복, 운동 중인 근육으로의 산소와 영양 공급, 적절한 회복을 위한 빠른 노폐물 제거의 효율 등은 심폐 용량의 정도에 따라 달라지지만, 스트렝스 훈련은 그 자체만으로도 (특화된 스트레스를 가함으로써) 트레드밀 없이도 이러한 적응에 필요한 기전을 제공한다. 그리고 사실 무산소 훈련만으로도 유산소 용량이 평균 이상으로 발달된다는 사실이 확인되었는데, 이를 통해 스트레스/회복/적응의 패러다임을 재차 확인할 수 있다. 운동 자체에서 오는 스트레스만으로도 스트렝스와 순발력에 필요한 적응을 일으키기에는 충분하며, 스트렝스와 순발력 프로그램을 돌리는 선수도 유산소 훈련을 해야 한다는 주장은 헛소리나 다름없다.

셋째, 설령 VO_2max의 향상을 바란다 해도, LSD 유형의 지구력 훈련으로는 필요한 만큼의 강도를 효율적으로 달성할 수 없다. 많은 양의 근육을 최대 가동범위로 쓰는 운동을 고강도 해당glycolytic 유형이 되도록 몇 분간 집중적으로 돌리면, 산소포화도가 현저히 저하되고 그에 따라 심박수·호흡수가 급격히 올라가는데, 이러한 운동은 산소포화도의 저하를 일으키지 않는 저강도 LSD 운동보다 VO_2max의 향상을 더 잘 유발하는 것으로 밝혀진 바 있다.

마지막으로, 스트렝스와 순발력 종목 선수들에게 도입한 지구력 훈련에 관한 연구에 따르면, 지구력 운동은 이러한 선수들의 성장과 관련된 모든 특성을 확실히 저해한다. 유산소와 무산소를 같이 하거나 시간차를 거의 두지 않고 시행할 경우, 유산소 훈련은 무산소 능력의 향상을 낮추는 경향이 나타난다. 뿐만 아니라, 둘을 한 번에 시행할 경우 유산소 능력의 향상과 무산소 능력의 향상 모두 상당히 둔화된다. 두 적응은 같은 대사적 자원을 놓고 경쟁하기에, 둘을 동시에 높은 수준으로 훈련할 수는 없다. 지구력 종목의 선수들을 대상으로 한 스트렝스 훈련의 경우, 앞에서도 이야기했듯 약한 선수들에게는 상당한 효용이 있다. 그러나 그 역은 성립하지 않는다. 이 사실은 지구력 훈련 프로그램이 제자리높이뛰기 기록을 크게 낮춘다는 것이 밝혀진 1980년대부터 잘 알려져 있었으며, 설계가 잘 된 관련 주제의 여러 연구에서는 지구력 훈련이 순발력 생성을 감소시킨다는 결론이 일관되게 나왔다. 장기연구와 단기연구를 막론하고. 무산소와 유산소/지구력 훈련을 섞어서 해야 하는 스포츠 종목의 경우, 선수가 지구력 워크아웃의 부정적 영향을 조금이나마 덜어내려면 두 훈련의 간격을 적어도 한 시간은 벌려야 한다. 경험상 선수나 코치가 원해서 저볼륨 저강도의 유산소 훈련을 넣는 것까지는 말릴 수 없지만, 그렇게 해 봐야 스트렝스 훈련이나 시간 관리의 효율이 높아지지는 않는다. 천부적인 재능을 지닌 선수들이 자신의 스포츠 종목에서는 필요하지도 생산적이지도 않은 지구력 훈련의 틈바구니에서 지난 수십 년 동안 눈부신 성과를 내긴 했지만, 이를 지구력 훈련 덕분이라고 해서는 안 된다.

심폐 용량과 유산소 용량의 차이는 반드시 알아 두어야 한다. 20RM짜리 스쿼트 한 세트를 해 본 사람이라면 누구나 여기에 심폐 요소가 있음을 알 것이다. 이처럼 높은 수준의 해당성glycolytic 강도로 실시하는 운동에서 비롯된 산소포화도의 저하는, 전통적인 저강도 ('카디오cardio' 식) 유산소 훈련보다 산소 전달과 활용의 항상성을 더 잘 교란한다. VO_2max가 전통적인 웨이트 트레이닝 프로그램에서는 중등도로 향상되고 고강도 해당성 운동에서는 큰 폭으로 향상되는 이유가 아마 여기에 있을 것이다. 그러니, 숨을 잘 쉬고 싶다면 훈련 동안 격하게 숨 쉬어 보자.

신체적 잠재력

'유전학genetics'이라는 용어는 스포츠 분야에서 매우 두루뭉술하게 쓰이고 있다. 유전적 잠재력genetic potential은 '스포츠에서 우위를 차지하는 데 필요한 활성 유전형의 보유 여부' 정도로 정의하면 적당할 테다. 쉽게 말하면 '이 선수가 자기 스포츠에 알맞은 유전자들을 활성 상태로 얼마나 많이 가지고 있는가?'일 텐데, 이 질문은 '생명체가 환경 속에서 성장하는 것은 유전형에 어떠한 영향을 미칠까?'로도 이어질 수 있다.

유전적 자질은 경기력과 강한 상관관계를 가진다. 모든 인간은 같은 유전자 풀genetic pool 안에 있지만, 유전자의 보유와 발현이라는 관점에서 보면 개인차는 어마어마하게 크다. 이러한 편차는 잠재적 수행능력의 차이로 이어진다. 여기서 'DNA → RNA → 단백질 → 기능'이라는 규칙이 튀어나온다. 좋든 싫든 받아들이자. 현실 세계에서 유전적 잠재력이 육체적 잠재력에 그토록 중요하다고 하는 것은, 이것이 개개인의 수행능력에 영향을 미치기 때문이다.

유전형genotype은 생명체가 지닌 유전적 자질로, 부호화*되지 않으면 존재할 수 없다는 관점에서 볼 때, 궁극적으로는 환경 속에서 살아가는 생명체의 물리적 형상인 표현형phenotype의 한계를 조절한다. 가지고 있는 유전자가 전부 발현된다는 뜻이 아니라, 없는 유전자는 발현될 수조차 없다는 뜻이다. 유전형질genetic trait의 발현 여부는 유전형이 결정하지만, 생명체의 발달 과정 중에는 환경 상황도 여기에 관여한다. 예컨대 제자리높이뛰기 38인치(95cm)의 유전형질을 물려받았지만 어렸을 때 소아마비에 걸리는 경우가 그렇다. 이 비극적인 상황에서 유전형은 표현형으로 발현되지 못한다. 적토마 같은 유전적 자질을 물려받았으나 평생 마구간에만 묶여 살 수도 있다는 말이다. 평균 이상의 유전형이 궁극적으로 표현형이 되려면, 환경이 유전형의 발현을 용인하고 또 선호해야 한다.

적토마 같은 사람도 있겠지만 반대로 당나귀 같은 유전적 자질을 물려받은 사람도 있을 것이다. 당나귀는 잘생긴 데다 성격도 좋은 멋진 동물이고, 개중에는 준수한 녀석들도 더러 있지만, 밥을 먹이든 훈련을 시키든 겁을 주든 하다못해 꼬드기든 간에, 당나귀가 빨라지지는 않는다(말과 당나귀의 사육법은 다른 책에서 이야기하자). 폭발적 순발력의 유전적 역량을 확인하는 기준 검사인 제자리높이뛰기의 경우, 21~30세 남성 평균치는 약 22인치(55cm)이다. 바꿔 말하면, 인구집단의 절반은 이보다 낮게 뛴다는 뜻이고, 그중 일부는 이보다 훨씬 낮게 뛴다는 뜻이다. 7인치 밖에 못 뛰는 21~30세 남성이 좋은 골프 선수는 될 수도 있겠지만, 순발력이 절실한 종목에서는 절대 두각을 나타낼 수 없다.

하지만 모든 선수가 순발력 종목에서만 뛰지는 않는다. 엘리트 역도선수가 그렇듯, 엘리트 마라톤 선수 또한 육체적 잠재력의 일부에만 의존한다. 근섬유의 유형별 분포, 키, VO_2max, 고통을 참고 오랜 시간 반복적인 동작을 해내는 능력에 관한 심리적 선호, 체중은 낮게 유지하되 회복에는 충분할 만큼만 먹는 능력은 (당연히 전부는 아니지만 어쨌든) 성공적인 마라톤 선수로서 갖추어야 할 유전형이자 최적의 표현형이라 할 수 있다. 스트렝스만 해도 시간만 들이면 아주 높은 수준까지 계발할 수 있기 때문에, 우수한 파워리프팅 선수 중에는 폭발력이 딱히 좋지 않은 사람도 많다. 신체적 잠재력에는 여러 종류가 있고, 이들은 여러 스포츠에 각기 다른 방식으로 필요하다.

따라서 한 사람의 신체적 잠재력의 한계치는 유전적 자질뿐만 아니라 그 발현을 최적화하는 선수 자신의 능력에 의해서도 결정된다. 이러한 발현은 최대 효율을 낼 수 있는 모든 조건이 갖추어져야 비로소 일어난다. 스트렝스, 컨디셔닝, 스포츠 전문성, 완벽한 식사와 휴식과 회복이 이루어지는 최적의 회복 환경 등을 올바르게 지도하는 것도 이러한 조건에 포함되어 있으며, 나날의 일과에는 이러한 최적의 조건을 방해할 만한 변수도 없어야 한다.

탁월한 유전적 특성을 지닌 선수가 성공에 대한 동기도 강하고, 최적의 지도도 받고, 회복도 잘 해 나가고, 훈련에도 잘 반응하고, 기대 이상으로 성장하는 일도 더러 있지만, 이는 예외일 뿐이다. 평범한 코치도 이런 예외적인 친구들을 만나면 뛰어난 코치처럼 보일 수 있다. 하지만 대다수의 코치와 트레이너는 온갖 유형의 선수를 마주쳐야 한다. 이들이 유전적으로 축복받았든 아니든, 각자의 환경을 통제할 주도권을 갖고 있든 아니든, 나아가 각자의 육체적 잠재력을 통제할 수 있든 없든 간에. 재능 있는 선수를 한 트럭씩 지도할 수 있는 특권은 각 스포츠의 가장 높은 곳에서 일하는 코치들에게만 주어질 뿐이고, 대다수의 코치는 평범한 선수를 다루는 법을 배워야만 한다. 그런 선수들이 흔한 팀과 평범한 고객의 대부분을 차지할 테니까. 그러다가 우

* 역주: 유전적 부호화. 유전물질인 DNA에서는 A, G, C, T 네 가지 염기가 세 개씩 짝을 지어 하나의 코돈(codon)을 형성하는데, 이렇게 부호화된 코돈이 RNA를 거쳐 단백질의 번역 과정에서 아미노산의 배열을 결정한다.

연히도 괴물 유전자를 타고난 선수를 맞이할 기회가 주어진다면 기꺼이 즐길 줄도 알아야 한다.

코치는 선수의 '유전적 잠재력'을 바꿀 수 없지만, 선수의 잠재력을 제대로 평가하고 제대로 인식한 다음, 선수 각각의 유전적 자질과 환경 상황을 활용하여 육체적 잠재력의 발현을 최적으로 끌어내는 프로그램을 만들어낼 수는 있다. 잠재력을 올바르게 발굴하여 제대로 훈련한 선수는 더 빠르게 성장할 것이며, 궁극적으로 더 높은 수준의 경기력에 다다를 것이다. 훈련에 대한 반응은 누구에게나 똑같은 기전으로 일어난다. 다른 것이라고는 진전의 속도와 성취의 폭 정도일 테다. 훈련과 지도에 관한 '유용한 일반화'를 정의할 수 있는 이유가 여기에 있다. 하지만 이 말은 동시에 선수 개개인에게 맞춤형 훈련이 필요하다는 것을, 그러려면 선수의 강점과 약점과 그들이 지닌 신체적 잠재력의 특성을 반드시 알아야 한다는 것을 뜻하기도 한다.

뛰어난 신체적 잠재력을 지녀서 언제나 쉬운 성공을 맛본 탓에 훈련을 최적으로 받지 못하는 사람을 우리는 흔하게 볼 수 있다. 때로는 이런 축복받은 유전지 때문에 게을러지는 선수도 있는데, 그렇게 재능만 믿으며 건방지고 부적절하게 훈련에 임하던 선수가 재능은 모자라지만 지도를 제대로 받고 성공에 대한 열망도 강한 선수에게 패배하는 일도 왕왕 있다.

스포츠에 대한 대비가 얼마나 잘 되어있는가로 인간의 상태를 설명하는 경우도 있다. 사람은 움직이도록 만들어졌다. 우리는 격렬한 신체활동이 매일같이 필요한 상황에서 적응해 왔으며, 그토록 힘들게 얻은 유전형은 신체적 잠재력이 낮은 사람에게도 여전히 남아 오늘날까지 이어지고 있다. 그러나 앉아서 사는 현대적 생활양식은 이제 신체적 수행능력과 관련된 유전자를 불활성화시키기에 이르렀다. 한때 생존에 그토록 중요했던, 지금도 올바르고 건강한 유전형의 발현에 필수적인 유전자를. 이들 유전자는 없어지지 않고 그 자리에 남아 있지만, 이들의 활성이 필요한 생리적 적응을 일으킬 만큼의 스트레스를 받고 있지 않기 때문에 아무 것도 하지 않고 있다. 앉아서 사는 사람의 심장과 폐와 근육과 뼈와 신경과 뇌는 모두 진화를 통해 얻어낸 최신의 기능보다 한참 낮은 수준에서 작동하고 있는 셈이다.

디트레이닝

스트렝스 훈련 프로그램을 중단하면 스트렝스는 퇴보한다. 스트렝스 적응은 지구력 적응보다 오래 지속되며, 스트렝스는 VO_2max보다 느리게 줄어드는데, 이는 두 가지 적응의 성질이 다르기 때문이다. 스트렝스 적응에는 근육과 근신경계와 골격 구조의 변화가 수반된다. 이러한 변화에는 시간이 들고, 이를 되돌리는 데에도 마찬가지로 시간이 든다. 사실 효율적으로 설계된 바벨 훈련 프로그램을 통해 이미 스트렝스를 얻어낸 사람이 훈련에 복귀하면, 디트레이닝detraining 기간이 얼마나 길든 간에 운동을 처음 시작했을 때보다 언제나 더 빠르고 강력하게 반응한다.

이와 달리 지구력 적응은 빠르게 다가와서 빠르게 사라지는, 잠깐의 바람 같은 것이다. 5km 달리기를 4~5일 간격으로 해 본 사람은 둘째 날이 첫째 날보다 한결 쉽다는 것을 안다. VO_2max에 의존하는 활동에 대한 적응이 세포가 이미 가지고 있는 대사 기관 안에서 일어나기 때문이다. 즉, 지난번보다 빠르고 멀리 뛰려면 새로운 조직을 만들 필요 없이, 이미 가지고 있는 화학물질을 '조정'하기만 하면 된다.

지구력은 산소와 기질을 근육에 효과적으로 전달하는 능력, 근육에서 산소와 기질을 효율적으로 사용하는 능력, 노폐물을 배출하는 능력에 달려 있다. 엘리트 장거리 선수들에서는 시간 경과에 따라 심혈관계의 구조적인 변화가 일어나고, 동시에 경기력과 무관한 근육 조직의 소실이나 미토콘드리아의 개수 증가 같은 조직학적 변화도 일어난다. 하지만 좀 더 보편적인 성과를 거두려는 평범한 선수라면, 다른 능력에서 크나큰 손실을 겪지 않아도 지구력을 향상시킬 수 있다. 가령 매주 2회씩 5km 달리기 같은 일반적 목표에 대한 지구력 적응은 매우 짧은 기간 안에 얻고 유지할 수 있다. 이러한 적응에 필요한 것은 광범위한 구조 개편이 아니다. 이미 가지고 있는 것을 쓰기만 하면 될 뿐.

이러한 두 적응의 차이는 스포츠에 국한되지 않은 상황에서의 신체적 수행능력이라는 관점에서 매우 중요해진다. 가령 전장에 배치된 군인은 자신의 신체적 대비태세에 따라 생사가 갈릴 수 있다. 스트렝스는 8km를 30분 안에 달리는 능력보다 보편적으로 가치 있다고 알려져 왔는데, 이는 이 글을 쓰는 현재 우리 전투병들이 기계화되었기 때문이다. 기계가 있기에 이들은 전투 현장까지 걷거나 뛰지 않아도 된다. 최소한의 지구력이 필요한 상황에 처했다 쳐도(실제로 이렇게 주장하는 치들이 더러 있다), 지구력은 배치 전 몇 주 정도면 만들 수 있다. 전투 대비태세 관점에서 지구력보다 중요하고 훨씬 값진 스트렝스 적응은 얻기까지 수개월에서 수년까지도 걸리지만, 부득이하게 디트레이닝에 직면한다 해도 전장에서 도망치려고 이리저리 뛰어다니지 않는 이상 어차피 써먹지도 않을 능력인 지구력보다는 훨씬 오래 간다. 지구력 중심의 전투 대비태세에 대한 고집은, 머지않아 재평가되어야 마땅한 불행하고도 시대착오적인 발상이다.

훈련자가 힘을 만들어내는 능력은 마지막 과부하/초과회복 사건 이후에 천천히 감소한다. 리프터가 훈련을 오래 했을수록 완전한 디트레이닝에 다다르기까지 걸리는 시간은 길어지지만, 훈련을 멈추면 누구라도 스트렝스의 손실을 경험한다. 이러한 스트렝스 손실은 우리가 알고 있는 스트레스/적응 반응과 맥락이 완전히 같다. 이 경우 스트레스 요인은 활동 부족이며, 이어지는 적응은 디트레이닝이다.

만일 선수가 몇 달씩 훈련을 멈춘 뒤에 다시 훈련을 시작하고자 한다면, 멈추었을 때보다 한 단계 낮은 수준에서 시작해야 한다(6~8장 참조). 예컨대 6개월간 훈련을 멈춘 중급자의 경우 초보자 프로그램으로 다시 시작해야 한다. 이 프로그램을 지속하다가, 이전 수준으로 스트렝스가 회복된 다음에야 중단 직전까지 돌렸던 프로그램에 복귀하는 것이다. 이른바 '근육 기억muscle memory'이라고 싸잡아 가리키는 현상 덕택에, 이 과정은 생전 처음 했을 때보다 훨씬 빠르게 일어난다. 근신경계의 꾸준한 적응과 근세포핵의 개수 증가가 이 재건 과정을 빨리 일어나게끔 한다. 운동을 쉬면서 고갈된 글리코겐과 세포질이 다시 채워지면서 근육의 크기는 예전으로 돌아간다. 바꾸어 말해, 이전의 훈련을 통해 예전부터 만들어져 있던 대사 기관과 고갈되었지만 빠르게 충전될 수 있는 기질의 존재가 한때 얻었던 근육의 크기와 기능을 처음보다 짧은 시간 동안 다시 얻게 하는 요인으로 작용하는 것이다.

운동에서 손을 오래 놓고 있었으면 다른 방식이 필요해진다. 만일 상급자나 엘리트 선수가 '은퇴'하고 나서 한두 해 지난 다음 다시 훈련을 시작하여 경기를 뛰려 한다면, 중급자 프로그램으로 한 단계만 낮출 것이 아니라, 초보자 프로그램의 여러 버전 중 하나를 골라 시작하는 편이 낫다. 이 선수는 자신의 신체적 잠재력의 한계와 이전에 달성한 신체적 역량에서부터 너무 멀리 미끄러져 내려왔으므로, 잃었던 경기력을 빠르고 안전하게 회복하려면 잠깐이나마 단순 진전의 기간을 거치는 것이 최선일 테다. 단순 선형 진전에서 성과를 거두다가 정체기가 찾아오면, 그때 중급자 프로그램으로 잠시 갈아타 효용을 누리다가, 다시금 정체기를 맞고 코치가 보기에 준비가 됐다 싶으면 그제야 다시금 상급자 프로그램 구성으로 갈아타는 것이다. 개개인의 특성이나 스포츠의 종류나 손 놓고 있던 기간에 따라 이 전체 과정은 3개월에서 1년까지 걸릴 수도 있지만, 아예 아무것도 할 줄 몰랐던 시절부터 들여야 했던 시간에 비하면 이 과정에 드는 시간은 찰나에 불과할 것이다.

쉬었다가 복귀한 선수들은 훈련을 재개할 때 쉰 기간이 짧다 해도 주의해야 한다. 열정은 유익하나 탐욕은 위험하므로. 당신이 훈련에 돌아와서 우리도 기쁘지만, 지금 당신의 몸은 망가져 있다는 사실을 떠올려야 하고, 심하게 다치고 싶지 않으면 명심해야 할 사항도 있다. 고작 중급자 수준의 훈련만 받은 선수조차도 훈련 경험이 없는 사람에 비하면 근신경계의 효율이 엄청나게 높아져 있고, 근육이 아직 격하게 쓰일 준비가 안 된 상태에서도 운동단위는 여전히 높은 비율로 동원될 수 있다. 즉, 선수의 근신경계 때문에 근육은 자기 능력보다 많은 힘을 낼 수 있다. 알아듣기 쉽게 말하자면, 처음 몇 번의 워크아웃을 제한 없이 했다가는 아주 심한 근육통에 시달릴 것이라는 소리다. 이 사실을 무시하다가 큰 코 다치는 코치와 선수가 많다. 극도의 근육통에서만 그치면 차라리 다행이다. 자칫하다가는 몸의 기능을 잃거나, 영구적인 장애를 입거나, 심지어는 (기계적 · 물리적 · 화학적 손상으로 파괴된 근육의 산물이 혈류에 누적되어 급성 신부전으로 이어지기도 하는) 횡문근융해증 rhabdomyolysis까지도 충분히 겪을 수 있다. 그러니 코치와 훈련자들은 공백기를 거치고 훈련에 복귀했을 때 한계까지 밀어붙이겠다는 충동을 어누를 줄 알아야 한다. 앞서 권고한 단순 진전이 일어나는 동안, 우리는 한동안의 디트레이닝 기간에도 버텨준 신경 기능에 발맞추어 근육 안의 기계적 · 대사적 적응을 빠른 속도로 재개발할 것이다. 물론 여기에도 시간은 들지만, 참는 자에게 복이 있는 법이다.

5
훈련을 시작하기 전에

스트렝스 훈련 프로그램은 스포츠 종목, 목표, 선수, 코치에 따라 상당히 달라질 수 있다. 하지만 여기에는 스트렝스 훈련의 종류와 관계없이 기본적인 도구 몇 가지만 쓰인다. 이들 도구는 강해지는 과정에서 무엇이 먹히고 무엇이 안 먹히는지를 연구해 온 수백만 명의 명석한 친구들이 지난 백여 년간 경험을 통해 계발한 것이기도 하다.

반복수

체계를 갖춘 훈련 프로그램에서는 '최대 반복수repetition maximum'(이하 RM)이나 개인 기록personal record(이하 PR)이라는 개념을 쓴다. 이는 한 사람이 특정 반복수에서 들어 올릴 수 있는 최대 중량을 가리킨다.

1RM: 한 번 들어 올릴 수 있는 최대 중량
10RM: 한 세트 내에서 열 번 들어 올릴 수 있는 최대 중량

1RM이 최대치로 정의되다 보니, 1RM보다 가벼운 중량으로 시행하는 RM 테스트는 정의상 모두 최대하(최대치 미만의) 중량submaximal weight이다. 5RM은 1RM의 85~90% 중량이며, 따라서 최대하 중량이다. 5회로 할 수 있는 최대 중량이라는 점으로 보면 상대적으로 매우 고중량이지만, 1RM에 비하면 여전히 최대하 중량이다.

모든 훈련 목표에 다 들어맞는 반복수 따위는 없다(그림 5-1). 세트당 반복수가 중요한 것은 **반복수의 차이가 적응의 차이를 만들어내기 때문이다.** 이 사실은 운동 프로그램 설계에서 이루 말할 수 없을 정도로 중요하지만, 이와 관련한 배경 지식이 없는 사람들은 그 가치를 모를 때가 많고, 지식이 있는 사람들도 때로는 틀리게 이해하곤 한다.

스트렝스는 힘을 생산하는 능력이다. 높은 힘 생산에는 고중량이 필요하고, 최대 힘 생산에는 1RM의 중

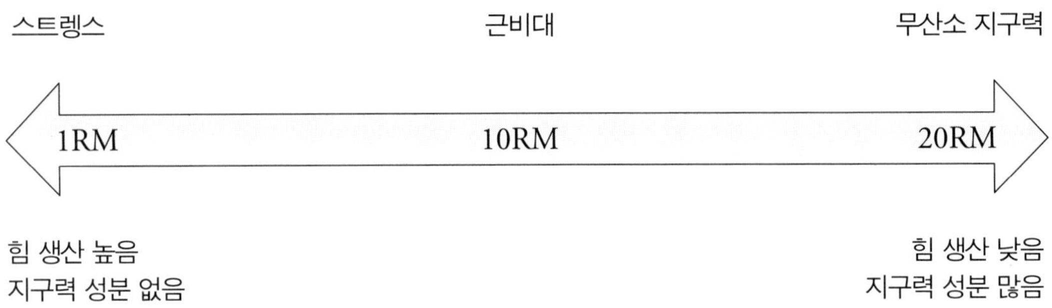

그림 5-1. 반복수별 특성. 반복수가 다르면 훈련의 효과가 달라지므로, 목표에 알맞은 반복수를 선정하는 것이 중요하다.

량이 필요하다. 따라서 1RM의 90~100% 부하를 쓰는 반복수 1~3회짜리 세트를 활용하면 최대 힘 생산을 낼 수 있고, 스트렝스를 최대로 만들 수 있다. 사실 근수축에 최대한 100%에 가까운 운동단위 동원을 만들어낼 요량이라면, 다른 방법으로는 그만큼의 운동단위 동원을 확보할 수 없으니 1RM을 쳐야 한다.

근비대 훈련은 전통적으로 (8~12회 이상의) 높은 반복수와 (1RM 기준 65~80%의) 가벼운 중량으로 세트간 휴식을 제한하여 이른바 '펌핑'이라고 하는 혈관 폐색과 피로 상태에서 후속 세트를 진행하는 방식으로 이루어져 왔다. 세트가 길어지면 충혈된 근육이 근육에 피를 실어나르는 혈관을 짓눌러(폐색) 분해 산물이 즉각적으로 제거되지 않는데, 이러한 잔류 효과로 인해 폐색 구역 일대의 성장인자와 회복인자의 신호전달이 증가한다.

그러나 훈련자가 가장 빠른 근비대를 경험하는 시절은 5회짜리 세트로 이루어진 초보자용 선형 진전을 쓰고 있을 때다. 이때는 스트렝스도 가장 빠르게 얻을 수 있지만, 근육도 가장 빠르게 얻을 수 있다. 강한 근육은 큰 근육이라는 말이 있다. 스트렝스는 근복의 단면적에 비례하는데, 더 많은 수축력을 만들려면 근원섬유가 늘어야 하며, 근육은 그 과정에서 커진다. 12회짜리 세트는 이 목표를 달성하는 데 5회짜리 세트만큼 빠르지도 효과적이지도 않으며, 이 흔해빠진 상황에 한해서만큼은 5회짜리 3세트가 상급자 보디빌더들의 루틴보다 근비대에 더 잘 듣는다. 차차 알아볼 테지만, 세트당 5회라는 반복수는 매우 쓸모가 많다.

최대한 빠르게 최대의 힘을 선보이는 능력인 순발력을 계발할 때는, (1~3회의) 낮은 반복수를 써서 최대 속도로 1RM 기준 50~75%의 중량을 친다. 각각의 반복을 최대 속도로 수행하면 '최대한 많은 운동단위를 빠르게 근수축에 동원한다'는 순발력의 구성요소를 계발할 수 있다. 순발력의 또 다른 구성요소인 힘 생산량은 고중량을 치면서 계발된다. 가속이 핵심인 운동에 얹은 스트렝스가 순발력으로 나타나기 때문이다. 동작 패턴에 태생적으로 가속이 들어있는 클린이나 스내치는 순발력 계발에 가장 좋은 운동이다. '다이내믹 에포트' 스타일의 데드리프트처럼 훈련자의 의지로 가속을 하는 동작은, 클린에서와 달리 동작의 완수에 가속이 필연적이지 않으므로 순발력 향상의 효율이 떨어진다.

대개는 1RM의 50~75% 범위에 해당하는 중량으로 순발력 향상을 극대화할 수 있는데, 데드리프트 1RM을 기준으로 저 비율에 해당하는 중량으로 클린을 할 수 있는 사람이 많은 것은 결코 우연이 아니다. 이 정도 중량이면 가속을 붙일 때 많은 힘을 들여야 할 정도로는 무겁지만, 동시에 적당히 가벼워서 순발력 생산에 필요한 만큼 빠른 속도를 만들어낼 수 있다.

미식축구, 농구, 축구, 하키처럼 긴 경기 시간 동안 고강도의 폭발적 활동이 쌓이는 순발력 스포츠에서 지구력은 한바탕의 무산소 활동을 연속으로 여러 번 만들어내는 능력을 가리키는데, 이는 '지구력'이라는 용어를 저강도 장거리로 받아들이는 세간의 인식과 배치된다. 이러한 유형의 무산소 지구력은 스트렝스에 의존적이고, 이미 스트렝스가 잘 갖춰진 선수라면 해당 스포츠의 대사적 수요를 모방하는 저반복 세트의 개수를 늘림으로써 만반의 준비를 갖출 수 있다. '지구력'이 무엇을 가리키는지 오해한 탓에, 경기에 필요한 지구력을 저강도 지구력으로 착각하여 세트당 반복수를 늘리는 것이다. 똑같은 거리를 뛰어도 20미터씩 40번 단거리 전력질주를 하는 것과 800미터를 비교적 느린 페이스로 한 번에 뛰는 것은 다르지 않은가.

지구력이 대개 LSD/유산소 운동과 연관이 있기는 하지만, 지구력에도 종류가 있다. LSD는 그중 하나에 불과하며, 지구력이 가리킬 수 있는 것은 한둘이 아니다. 30초에서 수 분까지 이어지는 고강도 활동에서 오는 근육의 고통을 견디는 능력인 국소 근지구력local muscular endurance은 웨이트 트레이닝을 통해 매우 효과적으로 향상될 수 있다. 여기에는 고반복 세트가 필요하다. 이때 지구력 선수의 절대 스트렝스가 향상되면 최대하 수축에 필요한 상대적 활동량의 크기가 감소하므로, 피로에 이르기까지의 시간이 상당히 효과적으로 연장될 수 있다. 15회 이상의 고반복 세트는 피로 상태에서의 수축 능력과 고통 내성을 향상시키려는 선수가 효과적으로 쓸 수 있으며, 세트당 5회짜리 고중량 세트는 절대 스트렝스 향상을 위해 격일로 실시할 수 있다. 두 가지 반복수 모두 산화적 대사 측면에서는 직접적인 향상을 가져오지 않지만, 유산소 지구력에서는 실질 수행능력을 향상시킨다.

반복수를 20회 이상으로 두면 근지구력은 확연히 향상되지만, 저중량을 쓸 수밖에 없으므로 스트렝스의 향상이 미미하게 일어난다. 순발력이나 스트렝스 향상을 최우선 목표로 둔 선수라면 당연히 걸러야 한다. 오랜 시간 반복적으로 순발력을 내야 하는 선수라면, 일단은 순발력 생성 훈련을 먼저 받아야 한다. 고반복 세트로는 그 목적을 달성할 수 없다. 저반복으로 여러 세트를 치면 경기에 쓰이는 순발력과 스트렝스를 알맞은 대사적 맥락에서 모두 훈련할 수 있다는 장점이 있다.

세트당 5회의 반복수가 스트렝스 훈련에 가장 유용하다는 것은 지난 수십 년에 걸쳐 증명되어 왔다. 스트렝스 코치가 초보자부터 월드 클래스 상급자까지 5회짜리 세트로 훈련시키는 데에는 다 이유가 있다. 5RM은 효과적인 스트렝스 자극이 될 만큼 고중량이면서도 1RM에 근접한 중량에서 입을 수 있는 부상의 가능성이 없다. 5RM에서는 더 많은 반복수에 걸쳐 기술 연습을 할 수 있으므로, 일반적인 훈련 목적으로는 1RM으로 여러 세트를 연달아 하는 것보다 낫다. 5RM에서는 세트 도중에 코치가 리프터와 효과적으로 의견을 교환할 수 있고, 리프터는 틀린 부분을 바로잡고 이를 자신의 동작 패턴에 녹일 수 있으므로, 결과적으로는 기법상의 진전이 실시간으로 일어난다. 5RM으로 3~5세트를 연달아 실시했을 때 쌓이는 볼륨과 운동 부하는 지구력과 근비대 자극이 되기에 충분하다. 5회짜리 세트로 바벨 훈련 커리어를 채워 나가는 선수와 리프터가 많은 것도 다 이러한 이유 덕분이다.

세트수

수많은 운동 관련 자격 기관에서는 대부분 건강상의 목표와 무관하게 운동마다 1~3세트(반복수 묶음)를 권고한다. 운동으로서는 맞는 접근이지만, 훈련으로서는 아니다. 운동을 아예 안 하는 것보다는 나으니 받아들일 수야 있고, 운동을 해 본 적 없는 사람이라면 진전도 일어날 테지만, 정해진 결과를 만들어내고 확실한 훈련 목표를 성취하기 위해 설계된 세트수를 활용한다면 결과는 더 좋을 것이다. 반복수 8~12회짜리 1~3세트는 평범한 헬스클럽 회원의 운동 목표를 달성하기에는 충분할 수 있고, 바벨 훈련 워크아웃 이후의 보조 운동에도 적합할 수 있지만, 스트렝스와 순발력을 키우려는 선수에게는 알맞지 않다.

세트수는 훈련의 다른 요소들이 그렇듯 반드시 바람직한 대사 효과를 적응으로 만들어낼 수 있어야 한다. 스트레스는 누진적이기 때문에, 여러 세트로 만들어내야 하는 스트레스를 한 세트로는 만들어낼 수 없다. 한 세트만으로도 충분히 적응이 일어났다면, 훈련을 아주 오래 쉬었거나 제대로 하지 않은 것이다. 훈련 볼륨에 적응하는 능력 또한 생리적으로 적응이 이루어지는 요소이기 때문이다. 선수가 진전을 거듭하며 숙련도를 높이다 보면 항상성 교란에 더 많은 스트레스가 필요해진다. 제아무리 고되고 길고 무거워 봐야, 이미 어느 정도의 적응을 마친 선수의 스트렝스 적응을 유발할 만큼의 스트레스는 한 세트만으로 만들 수 없다. 초보자 단계를 지나 진전을 해 나가다 보면, 한 워크아웃의 여러 세트로는 모자라 여러 번의 워크아웃에 걸쳐 스트레스를 쌓아올려야 할 정도로 선수의 적응 능력이 향상된다. 훈련 복잡성에는 이 사실이 반영되어야 하며, 여기에는 실패지점까지 한 세트로 조지기나 20회로 한 세트 조지기 따위의 '1세트 훈련법'보다 복잡한 프로그램이 필요하다.

체육관에서 알차게 시간을 쓰려면 여러 세트를 쓰는 것이 가장 좋다. 스포츠 경기력의 향상에 필수적인 기본 운동은 꼭 여러 세트로 해야 한다. 훈련자의 수준에 따라 다르겠지만, 초보자는 최소 3세트, 상급자는 최대 12세트까지도 쳐낼 수 있다. 앞에서도 이야기했듯, 미식축구나 복싱처럼 경기 스트레스 속에서 오랜 시간을 보내야 하는 스포츠에 필요한 지구력에 초점을 맞추어 세트수를 쌓아 올릴 수도 있다.

세트수를 따질 때는 웜업 세트warm-up sets, 고중량 세트 이전의 경량 준비 세트, 해당 워크아웃에서 달성하고자 하는 훈련 목표인 워크 세트work sets, 본세트를 구분해야 한다. 웜업 세트는 다가올 운동에 맞게 조직과 운동신경로motor pathway를 준비시켜 놓는다. 따라서 피로를 발생시키거나 워크 세트에 방해가 되어서는 안 된다. 이들의 목적은 워크 세트를 수월하게 하는 것이지, 그 자체에 있지 않다. 제대로 계획한 웜업 세트는, 이어지는 워크 세트가 없으면 그 자체만으로는 적응을 일으킬 수 없을 만큼 항상 가벼워야 하므로 운동으로 간주할 필요가 없다.

워크 세트는 해당 워크아웃에서 훈련 효과를 만들어내는 고중량 세트로, 여기서 생겨나는 스트레스가 적응을 일으킨다. 워크 세트는 (다 끝낼 때까지 세트마다 2.5kg~5kg씩 중량을 올리는) 프로그레시브progressive, 점증 방식으로 할 수도 있고, 세트마다 똑같은 중량을 쓰는 '어크로스across, 횡단' 방식으로 할 수도 있다. 능력에 확신이 없는 선수가 자신의 역량을 파악하려면 프로그레시브 방식을 쓰는 것이 좋다. 가령 쉬거나 다치거나 아파서 훈련에 빠졌다가 복귀하는 상황이라면 워크 세트 강도에서 프로그레시브 방식을 조금 써 보아야 할 수도 있다. 5회짜리 스쿼트를 130kg, 135kg, 140kg, 145kg, 150kg로 돌리는 것이 프로그레시브 세트라면, 145×5×5(145kg 바벨로만 5회씩 5세트)로 돌리는 것은 어크로스 세트이다. 어크로스 세트에서는 워크 세트 내내 선택한 중량을 반복해서 치기 때문에, 훈련자의 능력이 허락하는 한도 안에서 더 높은 평균 중량을 가져갈 수 있으므로 총 누적 볼륨의 질적 수준을 높일 수 있다.

세트간 휴식

세트 사이의 짬은 워크아웃 설정에서 중요한 변수이다. 일부 협회에서는 세트간 휴식rest between sets으로 30초~2분을 권고하는데, 훈련의 최우선 목표가 스트렝스 향상이라면 2분 이상의 휴식은 그냥 괜찮은 정도가 아니라 절실하기까지 하다. 무산소 운동에서의 부분적 회복은 빠르게 일어나지만, 완전한 회복은 세트의 강도, 리프터의 피로도나 영양상태나 연령, 시설의 온도, 부상 상태 같은 여러 개인적 요인에 따라 수 분 안에도 다 일어나지 않을 수 있다. 스트렝스나 순발력 종목의 엘리트 선수들은 중량에 따라 10분 이상의 세트간 휴식을 가져갈 때도 많다. 반대로 근비대가 유일한 관심사라면 세트간 휴식을 45초 이하로 잡을 수도 있다. 만일 훈련의 목표가 근지구력과 컨디셔닝이라면, 여러 운동으로 이루어진 세트 사이에서 휴식시간을 최소로 가져가야 한다.

휴식의 배치도 중요하다. 웜업 세트는 워크 세트를 위한 준비 운동이라는 점을 명심하고 있어야 한다. 가장 가벼운 중량으로 하는 웜업은 피로를 유발할 만큼 무겁지 않아야 하며, 여기에는 다음 세트를 위해 바벨에 원판을 끼울 때 드는 짬 이상의 휴식이 필요치 않다. 웜업 세트의 중량이 늘어나면 휴식 시간도 조금씩 늘려야 한다. 웜업은 워크 세트를 방해해서는 안 된다는 사실을 명심하자. 가령 3세트의 고중량 어크로스 세트를 앞두고 워크 세트에서 2kg 빠진 중량으로 최대한 빠르게 15세트를 돌려 놓고 웜업 세트라 우긴다면, 웜업에서 만들어진 피로가 워크 세트를 저해할 수밖에 없으니 생산적인 훈련은 당연히 이루어질 수가 없다.

워크아웃 빈도

ACSM에서는 '근육 건강muscular fitness'을 개선하려면 수 2일의 훈련을 해야 한다고 권고한다. 다른 운동단체에서도 주 3일의 일정을 제안하는데, 대다수의 엘리트 역도선수는 일주일에 6일의 훈련을, 그것도 하루에 워크아웃을 몇 개씩 넣어서 소화한다. 왜 이다지도 차이가 날까? 먼저, ACSM의 지침은 앉아서 사는, 운동에 한 번도 적응해 본 적이 없는 미국의 일반 대중을 대상으로 한 권고일 뿐, 수년 동안 훈련해 온 선수들을 대상으로 한 것이 아니다. 훈련에 임하는 선수는 일반 대중을 위한 운동 권고안을 무시하는 쪽이 현명하다. 또한, 교과서에 적힌 권고안에는 개개인의 능력, 훈련의 숙련도, 훈련 목표, 잦은 훈련으로부터의 회복에 영향을 미칠 수 있는 여러 요인에 대한 차이가 반영되어 있지 않다. 마지막으로, 엘리트 선수들은 훈련에 고도로 적응되어 있는데, 이들의 항상성을 교란하여 다음 단계의 적응을 촉진하려면 초보자나 중급자보다 훨씬 많은 훈련 부하가 필요하고, 훈련자는 이를 견뎌낼 수 있어야 한다. 이 정도 수준의 훈련 스트레스는 주 3회로 줄 수 없고, 일주일 전체에 걸쳐 고르게 주어야 한다. 이렇게 되면 주 3회 이상의 워크아웃이 필요해지고, 더러는 하루에도 여러 번의 워크아웃이 필요해질 수 있다. 자세한 내용은 뒤에서 다시 살펴보자.

주간 워크아웃 횟수가 너무 적으면 몸에 적절한 스트레스를 줄 수 없으므로 긍정적인 적응이 일어나지 않을 것이다. 취미로 쇠질을 하거나 보디빌딩을 하는 이들은 훈련을 짤 때 흔히 '분할' 루틴을 쓴다. 날마다 몸의 부위나 '근육군'을 하나씩 조지면서 전신을 조지는 방식이다. 가령 '가슴'을 일주일에 한 번만 훈련한다면, 훈련이 일주일에 몇 번 있건 간에 '가슴'은 과부하가 걸릴 만큼의 운동 부하를 받지 못하므로 최적의 적응은 일어나지 않는다. 같은 맥락에서, 벤치프레스가 가장 인기 있는 가슴 운동이기 때문에 '가슴'에는 대개 삼두가 개입되는데, '어깨' 하는 날에 미는 운동을 넣고, '팔' 하는 날도 따로 있고, '등'이랍시고 랫풀다운lat pulldown이나 친업으로 광배를 조지기까지 한다면, 삼두는 일주일에 네 번 이상의 워크아웃에 시달릴 수도 있다. 훈련을 형편없이 짜면 이처럼 모자란 빈도와 넘치는 빈도가 공존할 수도 있다.

스트렝스 훈련의 빈도가 높아져도 훈련으로 인한 부상의 빈도는 확연히 늘어나지 않으나, 주 5회 이상의 유산소 워크아웃에서는 부상이 꽤 자주 일어난다는 점도 짚고 넘어가야 한다. 짧은 가동범위의 반복 동작을 수천 번 똑같이 실시하는 이러한 형태의 유산소 운동 프로그램은, 웨이트 트레이닝과 근본부터 다르다. 쇠질의 빈도를 아무리 높여도 사정은 달라지지 않는다. 결과적으로, 반복 사용으로 인한 부상의 빈도는 스트렝스 훈련보다 지구력 훈련에서 높아질 수밖에 없다.

운동 선택

어떠한 운동을 조합해 쓸 것인가는 짧게는 하나의 워크아웃, 길게는 장기 훈련 프로그램에서의 진전에 직접적인 영향을 미친다. 훈련 목표에 직접 적용되는 운동을 고르는 것이 가장 중요하다. 스트렝스는 딱히 강하지 않은 선수의 수행능력을 가장 효과적으로 향상시키므로, 초보자의 주된 관심사는 스트렝스가 되는 것이 마땅하다. 스트렝스는 어떠한 종목에서든 수행능력에 보편적으로 적용되며, 스트렝스의 향상 또한 어떠한 스포츠에나 보편적인 방식으로 적용되므로, 초보자는 운동을 딱히 특화시키지 않아도 된다.

스트렝스와 이에 수반되는 순발력은 특성상 아주 보편적인 몇 가지 운동만으로도 계발된다. 이처럼 스트렝스와 파워를 꽃피워주는 운동이 바로 스쿼트squat, 프레스press, 데드리프트deadlift, 벤치프레스bench press, 파워클린power clean, 파워스내치power snatch이다. 스트렝스와 순발력은 경기에서 쓰이는 기술skill의 연습을 통해 각각의 스포츠에 적용되기 때문에, 향상된 스트렝스와 순발력은 스포츠의 특수성과 상관없이 이를 필요로 하는 모든 스포츠에 적용된다. 스트렝스를 가장 효과적으로 얻으려면 이들 운동처럼 가장 효율적으로 스트렝스를 키워 주는 운동을 해야 한다. 스트렝스 계발의 효과를 2순위로 내려놓고 싶지 않다면, 스트렝스 운동이 스포츠 동작과 얼마나 닮아있는가를 따져서는 안 된다.

이 말은 스트렝스와 순발력의 본질을 관통한다. 즉, 스트렝스와 순발력은 스트렝스와 순발력을 최대로 키워주는 방식을 통해 얻을 수 있지, 경기장에서 스트렝스와 순발력이 적용될 것처럼 보이는 방식으로는 얻을 수 없다. 보편성이 극도로 강한 스트렝스와 순발력은 스트렝스와 순발력을 훈련training함으로써 계발되고, 이렇게 얻은 스트렝스와 순발력은 연습practice을 거쳐야만 스포츠에 알맞게 적용된다. 가령 스쿼트는 보편 스트렝스를 만들기에 가장 좋은 운동이다. 우리가 근육을 최대로 동원해 가장 긴 ROMrange of motion, 가동범위에 걸쳐 스쿼트를 하는 까닭은, 이렇게 해야 가장 강한 스쿼트를 만들 수 있기 때문에, 그리하여 가장 많은 스트렝스를 얻을 수 있기 때문이다. 우리가 미식축구에서 볼 수 있는 스탠스나 자세로 스쿼트를 하지 않는 까닭은, 그렇게 하면 스쿼트의 효율이 떨어지고, 나아가 가장 많은 스트렝스를 만들어내는 스쿼트의 권능에 금이 가기 때문이다. 여기 최대 ROM이 나오는 스탠스로 서서 최대 ROM으로 250kg의 스쿼트를 치는 라인맨과, 킥오프 때와 비슷한 스탠스로 300kg의 쿼터 스쿼트를 치는 라인맨이 있다고 치자. 누가 더 쓸모 있을까? 중요한 질문이고, 보기에 따라서는 정답이 확실치 않을 수 있으니 신중히 답해 보자. (힌트: 250kg으로 풀 스쿼트를 치는 사람이 쿼터 스쿼트 이하의 깊이에서는 얼마쯤 칠 수 있을까?)

스포츠 경기력 향상을 목적으로 한 효과적 운동 프로그램에는 스쿼트, 프레스, 데드리프트, 벤치프레스, 클린이나 파워클린, 저크, 스내치나 파워스내치, 친업이나 풀업 등 비교적 가짓수가 적은 운동이 거의 예외 없이 들어있다. 선수의 훈련 수준이 어떻든 간에, 스트렝스와 순발력을 효과적으로 계발하는 과정에서 다른 운동이 필요할 일은 없다. 초보자와 상급자가 같은 운동을 하는 것은, 그 운동에서의 동작 패턴이 강화되어야 스트렝스와 순발력의 향상이 일어나기 때문이다. 초보자와 상급자의 차이는 운동 종목의 차이에 있는 것이 아니라 부하와 강도와 빈도와 휴식의 차이에 있다.

이것이야말로 스트렝스 컨디셔닝의 핵심이다. '펑서널 트레이닝(기능성 훈련)' 커뮤니티에서 흔히들 내세우는 것과 달리, 스트렝스와 순발력 훈련에서 조작해야 할 변인은 훈련에 쓰이는 운동의 종류나 가짓수가 아니라, 부하와 강도와 빈도와 휴식이다. 스트렝스 훈련의 목적은 스트렝스를 키우는 것이고, 순발력 훈련의 목적은 순발력을 높이는 것이다. 이 목적을 최고 효율로 달성하려면, 7~8개의 운동과 그 변형 동작을 기반으로 강도와 볼륨을 시간에 따라 늘리는 프로그램을 돌리면 된다. 운동이 30개씩 있으면 한 운동을 제대로 강화할 만큼 여러 번 하기도 벅차지만, 스트레스를 만들 때 필요한 근육과 근신경계의 자원이 고갈되는 것이 더 큰 문제이다. 그런 식으로는 앞서 말한 목적을 달성할 수 없다. 스트렝스와 순발력을 원하는 선수에게 딱 맞는 운동은 얼마 되지도 않고, 훈련해야 할 것도 이들뿐이다. 나머지는 전부 운동에 불과할 뿐.

알맞은 리프팅을 골랐으면 이번에는 해당 리프팅(이나 해당 유형의 리프팅)을 일주일에 몇 번이나 할지 정해야 한다. 이는 리프터의 숙련도에 좌우된다. 초보자는 주 3회로 워크아웃마다 스쿼트, 프레스/벤치프레스, 데드리프트/파워클린을 실시하되, 주 1회 정도는 친업도 병행한다. 초보자는 이보다 자주 훈련해 봐야 실익이 없다. 자세한 내용은 제6장에서 다루도록 한다.

초보자 구간을 마무리하고 스트렝스의 기반이 확실히 잡힌 다음에는 생각할 거리가 늘어난다. 이쯤 오면 훈련자는 자기 훈련이 나아갈 방향을 생각하고 있을 것이다. 역도를 할지, 파워리프팅을 할지, 아니면 스트렝스와 순발력이 필요한 다른 스포츠에서 뛸지를 결정한다는 것은, 훈련을 계속 해 나갈 이유를 찾는 일과도 같다. 자기가 선택한 훈련이 어떤 방향으로 흘러가는가에 따라 어떻게 훈련할지가 정해진다. 가령 역도선수들은 절대 스트렝스를 만드는 동작에 비하면 피로도가 낮지만 기술적으로는 까다로운 동작을 연습해야 하고, 그 와중에 스트렝스도 같이 키워야 하므로, 훈련 빈도가 파워리프터보다 높은 주 5~6회에 이른다. 파워리프터는 주 3~4회 정도로 훈련을 하고, 필드 스포츠 선수들은 팀 활동으로 정해진 연습 일정에 맞게 스트렝스 훈련을 끼워넣어야 한다.

상급자가 될수록 훈련 빈도는 늘어나는 것이 보통이지만, 언제나 그렇지만은 않다. 수년에 이르는 경험과 자잘한 부상과 어마어마한 스트렝스를 지닌 최상급 파워리프터들은 쇠질을 주 2회만 해도 충분하다고 생각할 수 있다. 물론 꾸준한 적응을 일으키려고 20대 후반까지 자주 훈련하는 상급 경쟁자들이 널려 있는 대부분의 스포츠에서는 아마 저런 모습을 보기 힘들 테지만.

워크아웃은 3~5가지 운동으로 짜여 있어야 하는데, 기본 운동에 중심을 두어야 하고, 보조 운동이 있다면 워크아웃의 막바지에 해야 한다. 이보다 운동 가짓수를 늘릴 필요는 거의 없지만, 어쩌다 상황이 그렇게 돼서 6가지 운동을 해야 한다면, 한 세션에 전부 몰아서 하기보다는 워크아웃을 두 번으로 쪼개어 실시하는 편이 더 효과적이다. 체육관에서 종일 시간을 보낼 호사를 누리는 코치와 선수는 거의 없으니, 만일 6가지 운동을 해야 하는데 이를 한 워크아웃 안에 꼭 끝내야 한다면, 한 운동의 워크 세트 중간에 다음 운동의 웜업을 한다든가 하는 식으로 효율을 높이는 방법을 강구해 보자. 그마저도 싫으면 프로그램을 갈아치우든가.

운동 변형

각자의 워크아웃, 훈련 주기, 숙련도 등의 수준에 따라 훈련 프로그램에 포함된 운동 그 자체나 운동의 가짓수에 변화를 주는 것은 정상이다. 초보자의 워크아웃은 짧고, 기본에 충실하고, 강도가 높고, 진전이 빠를수록 효과적이다. 운동은 프로그램에 정해진 목표를 가장 효율적인 방법으로 달성할 수 있도록 고른다. 요컨대 동작을 할 수 없을 정도로 다치지 않은 이상, 스쿼트와 데드리프트와 프레스와 벤치프레스와 파워클린을 반드시 포함해야 한다. 다시 한 번 말해두는데, 훈련될 수 있는 동작을 쓰면 생산적인 훈련이 촉진된다고는 하나, 모든 운동이 여기에 해당되지는 않는다.

이유는 간명하다. 스쿼트, 프레스, 데드리프트, 벤치프레스, 역도성 리프팅에서는 전신을 한 번에 쓰기 때문에 극적인 스트레스를 만들어낼 만큼 큰 중량을 다룰 수 있으므로, 결과적으로 적응이 일어난다. 몸을 부위별로 쪼개 따로따로 쓰는 운동에서는 이러한 변화를 일으킬 만큼의 스트레스를 만들 수 없다. 한 번에 한 조각씩 들어가는 스트레스를 모조리 합쳐 봐야 전신에 한 번에 들어가는 스트레스에는 못 미친다. 우리 몸이 따로가 아니라 하나로 움직이도록 진화한 것 또한 선택 과정을 통해 유전형과 표현형이 누적된 결과물이지 않은가.

'시너지synergy'라는 용어는 집합을 이루고 있는 여러 요소가 함께 만들어내는 협응의 결과가 각 요소의 개별적 활동을 합친 것보다 큰 상호작용을 가리킨다. 지레와 구동계로 이루어진 복잡계의 일부로서 해부학적으로나 생체역학적으로나 미리 정해진 역할을 수행하는 각 부위의 통합적 활동이야말로 시너지의 정의, 나아가 협응coordination의 정의에 꼭 들어맞는다. 근골격계의 각 부위는 다른 부위와 협응 관계를 이루며 움직이는 일이 많으며, 따라서 이들을 고립시켜 따로 쓰는 방식으로는 정상 기능을 흉내낼 수 없다.

따라서 스트렝스 훈련을 위한 효과적 프로그램 설계의 기본은 협응을 통해 많은 양의 근육을 써먹는 다관절 바벨 운동의 활용이다. 이들 운동은 그저 인간의 정상 동작 패턴에 점진적으로 중량이 늘어나는 바벨을 부하로 쓴 것에 불과하다. 중량이 늘어나면 동작을 제대로 수행하는 것도 점차 중요해진다. 따라서 코치가 동작의 기술을 효과적으로 가르치면 선수가 이를 잘 익힐 수 있으므로 스트렝스 훈련의 효과는 높아진다. 훈련자가 초보자 단계를 지나 중급자 단계로 넘어가다 보면 프로그램에 들어가는 운동의 가짓수는 늘어난다. 스트렝스와 동작의 숙련도가 늘어서 동작 패턴의 범주를 늘려도 이를 잘 견딜 수 있고, 여기에서 직접적인 효용을 얻을 수 있기 때문이다.

하지만 효과적인 스트렝스 훈련 프로그램에서는 다양성과 재미만을 위해 여러 가지 운동을 쓰지 않는다. 효과적인 스트렝스 훈련에서 조작하는 변인은 항상 부하, 볼륨, 강도, 휴식이어야 한다. 다양성 자체를 위한 다양성은 운동에나 해당될 뿐, 훈련과는 무관하다. 스트렝스 훈련에서의 진전은 힘 생산의 점진적 증가를 뜻하는데, 그러려면 점진적 증가가 가능한 운동을 활용해야 한다. 스쿼트, 프레스, 데드리프트, 벤치프레스, 역도성 동작 같은 기본 운동은 몇 년 동안 점진적으로 고중량을 치는 데에 쓰일 수 있지만, 보조 운동은 그렇지 못하다.

프로그램에 부적절한 다양성이 생기게 하는 주범은 대개 보조 운동이다. 보조 운동은 근육을 적게 쓰거나 운동 사슬kinetic chain을 짧게 쓰는 운동일 수도 있고, 연원이 된 운동보다 중량을 비효율적으로 치거나 부분 ROM을 통해 더 많은 중량을 치는 식의 변형동작일 수도 있다. 『스타팅 스트렝스: 바벨 훈련의 첫걸음』에는 이들을 랙 풀, 스티프 레그드 데드리프트(SLDL), 루마니안 데드리프트(RDL), 클로즈 그립 벤치프레스, 로우 박스 스쿼트처럼 원래 동작의 변형인 보조 운동assistance exercise과, 친업이나 백 익스텐션처럼 기본 운동에서 쓰이지 않는 근육군을 쓰는 부가 운동ancillary exercise으로 분류해 두었다. 보조 운동은 기본 운동에서 특정 부분의 ROM에 약점이 있을 때 매우 효과적으로 쓰일 수 있다.

랙 풀, 부분 벤치프레스, 랙 안에서의 프레스 락아웃처럼, 근본이 되는 운동의 부분 ROM만 써서 고중량을 치는 부분 동작은 원래 운동에 발맞추어 향상될 수 있고, 훈련을 통해 진전을 유발하는 데 쓰일 수도 있다. 하지만 전체 ROM을 쓰지 않기 때문에, 근본이 되는 운동을 완전히 대체할 목적보다는 상급 훈련자의 기본 운동에 꾸준한 진전이 일어나게 할 목적으로 쓰인다.

예외가 있다면 아마 어느 웨이트 룸에서나 흔히 신경 쓰이게 하는 부분 스쿼트일 것이다. 하프 스쿼트에서는 ROM이 짧아서 훨씬 많은 중량을 다룰 수 있지만, 내전근과 외회전근과 햄스트링 전체를 비롯해 후면사슬posterior chain을 이루는 근육들이 수축하려면 해부학적으로 전체 ROM을 써야 하는데, 부분 스쿼트에서는 무릎을 앞으로 보내고 등을 수직으로 세우는 기법이 쓰이다 보니 ROM 하단부에 개입하는 후면사슬 근육이 동원되지 못한다. 박스 위에서 잠깐 멈추는 수평 아래 깊이의 스쿼트는 상급자에게 유용한 변형동작이지만, 부분 스쿼트는 어떤 식으로든 훈련에 들어가서는 안 된다. 전체 ROM으로 스쿼트 250kg을 치는 라인맨이 쿼터 스쿼트으로 300kg을 치는 라인맨보다 항상 강하다는 사실을 잊지 말자.

초보자는 가급적 오랫동안 기본 운동에서 진전을 거두되, 기본 운동에서의 진전이 점차 어려워지는 단계가 오면 이들 보조 운동을 넣음으로써 다양성을 높일 수 있다. 하지만 초보자가 기본 운동을 섣불리 보조 운동으로 대체하는 짓은 스트렝스 프로그램을 정체기로 빠뜨리는 가장 빠르고 쉬운 길임을 명심하자.

스트렝스와 순발력의 장기적 진전을 일으킬 능력이 없는 보조 운동은 더 성가시다. 프리처 컬이나 레그 익스텐션처럼 단일 근육군을 고립하여 쓰는 동작은 레버 암lever arm, 지렛대의 길이를 변화시킴으로써 고립하여 가동하는 관절에 저항을 만들어내는데, **스포츠 현장에서 하나의 근육이나 근육군이 고립되어 쓰이는 일은 없으며**, 스트렝스나 근신경계 기능의 관점에서 보면 고립식 훈련은 헛짓거리다. 이와 달리 기본 바벨 운동에서는 부하가 몸의 균형점인 발의 중앙에서 시작되는 수직선을 따라서만 움직이고, 벤치프레스에 한해 견갑골scapula 위에서만 움직인다. 이 균형 잡힌 동작 패턴은 인간이 무거운 물체를 다룰 때 흔히 쓰인다. 몸 바깥의 물체를 다룰 때 모멘트 암을 길게 둔 관절 하나에 맡기기보다는 균형점에 가까이 두는 편이 더 안전하기 때문이다.

게다가 모든 기본 바벨 운동은 1RM으로 평가할 수 있다. 1RM 테스트를 꼭 해야 한다는 뜻이 아니라, 할 수도 있다는 말이다. 워크아웃마다 5회짜리 워크 세트의 중량을 높이고 있는 초보자의 1RM 추정값은 워크아웃마다 달라질 테고, 매주 중량이 높아지는 중급자 또한 사정은 다르지 않다. 그러나 보조 운동은 1RM으로 하기에 효과적이지 않다. 프리처 컬이나 덤벨 플라이, 하다못해 RDL을 1RM 중량으로 한다고 상상해보면(해볼 테면 실제로도 해 보시라. 제대로 될지는 모르겠지만), 무슨 말인지 알 수 있을 것이다.

결국 운동의 가짓수는 프로그램의 목적을 달성시켜줄 능력이 있는 운동이라는 범주 안에서만 늘릴 수 있다. 언젠가 상급자 단계에 다다를 선수는, 후기 초보자 단계나 중급자 단계를 거치는 동안 자신이 훈련하고 참가할 스포츠를 정함으로써 어떤 길로 나아갈지 확실히 정해 두어야 한다. 이 단계에 이르면 수많은 결정을 내려야 한다. 자신의 강점과 약점이 무엇인지, 잘하는 것과 좋아하는 것이 무엇인지, 시간과 돈은 얼마나 쓸 수 있는지, 가족과 친구들이 우호적인지 아닌지도 알아야 한다. 훈련을 하고 이를 스포츠에 적용하면서 수많은 시행착오를 겪는 것도 이 과정에 포함된다. 여기에 필요한 운동의 다양성은 초보자가 필요로 하거나 감당할 수 있는 범주를 크게 넘어선다. 중급자의 기술은 스트렝스와 순발력과 회복능력만큼 빠르게 향상된다. 배우는 능력이 정점에 다다르면 이제는 새로운 동작 패턴과 새로운 스트레스 유형을 통해 실익을 극대화할 수 있다. 이쯤 되면 역도성 동작을 프로그램에 꼬박꼬박 넣을 수도 있다. 효과적인 훈련용 운동의 조건에도 맞고, 기술을 연마시켜줄 수도 있고, 더 큰 힘과 순발력을 효율적으로 활용하여 정해진 공간 안에서 효과적으로 바벨을 움직이는 능력의 한계에 도전할 수도 있으니 말이다. 역도뿐 아니라 어떤 스포츠에서도 이 내용을 명심해야 한다.

상급자는 중급자가 배우고 있는 것들을 이미 알고 있으며, 하나의 스포츠에 특화된 커리어를 계발해 왔을 것이다. 이 정도 단계에 오면 무엇이 성공과 직결되는지도 정확히 알고, 잘 가꾸어 놓은 자신의 스트레스/적응 기전을 어떻게 조절하는지도 알기 때문에, 운동의 가짓수는 오히려 줄어든다. 엘리트 선수는 자기 잠재력의 한계를 향해 나아가는 오랜 여정 끝에 완성형에 근접한, 자기 스포츠 분야의 전문가이다. 이 단계에 다다르면 근육과 근신경계와 심리적 능력은 이미 고도로 적응해 있을 것이며, 엘리트 선수는 이 능력들의 주요 측면을 계발하는 데 특화된 4~5가지 운동만 가지고 고도의 개인화된 프로그램을 짜 놓았을 것이다.

상급자에게 스트렝스 훈련을 위한 프로그램은 스포츠의 대사적 수요에 맞는 방향으로 더 특화되기도 한다. 대다수 스포츠의 대다수 선수는 중급자 수준을 넘어선 훈련 복잡성이 필요치 않을 것이다. 과부하 사건이 주 단위로 일어나는 중급자의 잠재력을 모두 끌어내기에는 스트렝스 훈련에 들이는 시간이 충분치 않기 때문이다. 파워리프팅이나 역도 대회에 출전하는 선수 정도는 돼야 상급자에 들어간다. 그러나 스트롱맨, 육상 던지기 종목, 하이랜드 게임, 미식축구 등에 출전하는 선수들은 그간 받은 웨이트 트레이닝의 성격에 따라 상급자 단계의 프로그램이 필요해질 수도 있다. 짧고 폭발적인 전신의 고출력 파워가 요구되는 스포츠라면, 훈련 프로그램을 통해 필드에서든 웨이트 룸에서든 이러한 적응을 만들어낼 수 있어야 한다. 몇 초간 지속되는 폭발적 출력이 다소 긴 시간 동안 수차례 반복되는 스포츠라면, 스트렝스 프로그램이나 연습에 쓰이는 운동은 여기에 필요한 ATP-PC 시스템의 한계치를 집중 공략하는 것이어야 한다. 무산소 역치에 근접한 강도의 근지구력이 꽤 긴 시간 동안 필요한 스포츠라면, 프로그램은 통제와 설계가 가능한 방식으로 이러한 스트레스를 만들어낼 수 있어야 한다. 이처럼 정교한 준비를 시작하기 전에 충분히 갖추어야 하는 것이 바로 스트렝스이다.

이와 같은 특성화 프로그램은, 운동의 다양성 측면에서나 대사적 특수성 측면에서나 초보자 구간을 한참 지나쳐 이미 매우 큰 스트렝스를 가지고 있지 않은 이상 완전히 무의미하다. 여기서 '스트렝스가 매우 크다'의 뜻은 선수에 따라 다를 수 있다. 체중 130kg짜리 라인맨은 스쿼트를 270×5 정도는 쳐야 '스트렝스가 매우 크다'고 할 수 있는 반면, 60kg짜리 마라토너는 스쿼트를 85×5로 쳐도 '스트렝스가 매우 크다'고 할 수 있다. 순발력을 비롯한 거의 모든 것의 기반에 스트렝스가 있음을 명심하자. 스쿼트를 100×5 밖에 못 치는 상황에서도 '미식축구 특화' 프로그램에 혹할 수는 있지만, 특화된 프로그램에 섣불리 다가갔다가 버려지는 시간의 대가는 실전에서 뼈아프게 치러야 한다. 스쿼트 100×5짜리 라인맨은 아무리 준비를 철저히 해도 스쿼트 270×5짜리 라인맨에게 매 순간 내동댕이쳐질 수밖에 없다. 스트렝스를 강하게 만드는 것만이 순발력 스포츠에 대한 최선의 대비책임을 기억하자. 우리가 할 수 있는 가장 중요한 일은 결국은 강해지는 것이니까.

프로그램에 새로운 운동을 끼워 넣을 때는 새롭다는 것 이외의 목적이 있어야 한다. 가령 역도선수의 경우 합리적인 변형 스쿼트를 꼽자면 수평 이하의 정지 스쿼트와 프론트 스쿼트 정도가 될 것이다. 레그프레스는 기능적인 동작이 아니기 때문에, 즉 레그프레스에서 사용하는 근신경계의 적응이 다른 운동에도 똑같이 쓰이지 않기 때문에 합리적이지 않다. 앞에서도 말했지만, 그렇다고 해서 어떤 운동이 스포츠에서 쓰이는 동작 패턴과 똑같아야 한다는 뜻은 아니다. 다만 사이클이나 수영이 전력질주에 대한 기능성 운동이 아니듯, 적응이 활용되려면 상황이 같아야 한다. 레그프레스는 두 발로 뛰는 스포츠에 생체역학적으로 특화되어 있지 않다. '기능성'이 있다고 간주되는 주요 스트렝스 운동은 하다가 넘어질 수도 있다는 특징과 그 때문에 넘어지지 않으려고 한다는 특징을 모두 가지고 있다. 동작에 녹아 있는 이러한 균형 요소가 고중량을 칠 수 있다는 사실과 결부되어야만 비로소 기능성의 필수 조건을 만족하는 운동이 되는 것이다.

만일 중급자가 ('중 요일medium day'이나 '약 요일light day'의) 워크아웃을 주간 훈련 일정에 추가로 넣고 싶어 한다거나, 고중량 밀기 운동을 주 2회로 돌리고 셋째 요일에 변형 운동을 넣고 싶어 한다면, 변형 워크아웃에는 근본이 되는 운동에서 그립이나 스탠스를 다르게 한 동작을 넣는 것이 적절하다. 기본 동작과 약간 다른 방식으로 같은 목표를 달성하는 대체 운동을 신중히 고름으로써 워크아웃의 질을 높게 유지하는 것, 그것이야말로 진정한 '변형'이다. 때로는 기본 자세에서 강도만 80%로 낮추는 방법도 있는데, 이렇게 하면 기법은 기법대로 강화하면서 능동적 회복active recovery까지 이룰 수 있으므로 본래의 목적을 달성할 수 있다.

초보자는 주 3회의 훈련일마다 고중량을 쳐야 한다. 그래야 선형 진전linear progression이 이루어진다. 중급자가 되면 변형이 점차 필요해지고, 약 요일과 중 요일이 한 주 일정의 일부가 된다. 새로운 운동은 근신경계에 익숙지 않아서 낮은 강도로도 유익한 적응을 만들어낼 수 있으므로, 처음 넣을 때는 약 요일과 중 요일에 넣어야 한다. 이와 같은 방식을 통해 약 요일에서는 앞선 고강도 워크아웃에서의 회복을 지속하면서도 확연한 훈련 자극을 만들어낼 수 있다.

새로 들인 운동의 중량은 종류를 막론하고 초보자에게서 보이는 일반적인 반응과 비슷하게 빨리 올라간다. 근신경계 효율과 운동 협응에서의 적응이 이러한 초기 진전을 일으키는 주 원인이다. 새로운 운동을 추가할 때는 운동 패턴의 효율이 높아질 때까지 시간을 두고 기다릴 줄도 알아야 하고, 처음 몇 번의 워크아웃 동안은 고중량의 유혹이 아무리 들어도 참을 수 있어야 한다. 그렇게 욕심을 부리다 다친 사람이 세상 천지에 널려 있으니.

운동 순서

워크아웃의 순서를 짤 때는 가장 중요한 운동이 처음에 오게 해야 한다. 생초보rank novice 훈련에서 최우선 관심사는 기본 스트렝스인데, 이 말은 곧 스쿼트가 가장 처음에 와야 한다는 뜻이다. 두 가지 스트렝스 운동에 쓰이는 근육군이 겹치거나 똑같다면, 어느 정도 회복이 일어날 수 있게끔 둘 사이에 다른 근육을 쓰는 운동을 넣는 것이 좋다. 벤치프레스나 프레스는 보통 스쿼트와 데드리프트 사이에 들어가는데, 그렇게 하면 두 가지 하체 운동 사이에 약간의 짬이 생기기 때문에 최고의 수행능력을 얻어낼 수 있다. 파워클린의 경우, 초보자는 동작에 아직 익숙하지 않아서 약간의 피로만으로도 부정적인 영향이 생길 수 있으므로, 파워클린은 스쿼트를 끝내고 벤치나 프레스로 약간의 짬을 둔 다음에 실시한다. 기본 운동을 끝내고 나면 보조 운동을 해도 되지만, 생초보는 보조 운동이 필요치 않고 중급자 이상부터는 보조 운동이 훈련 프로그램에 큰 영향을 미치지 않으므로, 어디까지나 시간과 에너지에 여유가 있는 상급 초보자에게만 한정될 테다.

훈련자의 수준이 높아질수록 까다로운 일이 생기기도 한다. 가령 역도나 던지기 종목처럼 순발력이 훈련의 최우선 목표인 선수라면, 목표에 맞는 운동들을 앞에 실시하고 스쿼트를 뒤로 미루어야 한다. 일반적으로 빠른 동작일수록 자세를 조절할 수 있는 시간이 줄어들기 때문에 정교하게 실시해야 하며, 정교하게 실시해야 할수록 피로의 간섭 없이 해내는 것이 중요해진다. 중급자와 상급자는 스내치, 클린, 저크와 관련 운동을 워크아웃 초반에 끝내고, 스트렝스에 초점이 맞춰진 느린 운동을 나중에 해야 한다.

피로는 운동단위 동원 패턴의 정밀도를 낮추고, 동작과 기술에 직접적인 영향을 미친다. 기술이 많이 들어가는 동작은 피로 때문에 힘 생산의 효율이 낮아지지 않도록 워크아웃 초반에 실시한다. 가령 스내치에서는

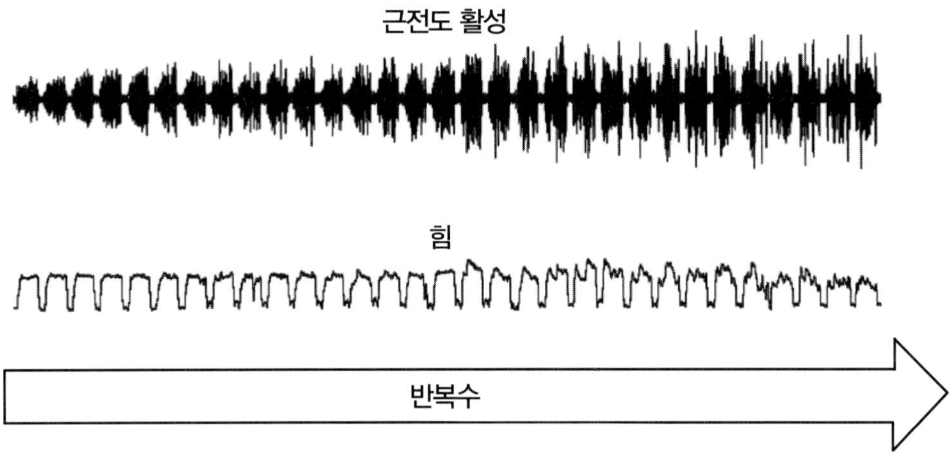

그림 5-2. 고반복 세트에서 근전도(EMG)와 힘 생산을 기록하면 이와 같다. 완수한 반복수가 늘어날 때마다 근육이 피로해지고, 피로로 인해 운동 제어가 어그러짐을 확인할 수 있다. 근전도 기록에서 진폭이 흐트러지는 것이 근거이다. 이 효과는 이 자료에서 볼 수 있는 것처럼 단 한 세트에서도 유발될 수 있고, 여러 세트를 반복한 결과 유발될 수도 있다.

풀pull 과정에서 바를 가속하면서 최대한 수직 궤적을 만드는 것이 중요한데, 피로 때문에 스트렝스와 순발력이 깎여나가면 스트렝스를 올바른 방향으로 적용하는 능력에 문제가 생기기 때문에 기술적인 부분은 허술해질 수밖에 없다. 제대로 된 기술은 알맞은 위치와 타이밍에 맞춰 바에 최대의 파워를 전달하는 능력에 달려 있는데, 이 모두가 최대의 힘을 생산하는 능력에 영향을 받고, 이 능력은 다시 피로에 아주 큰 영향을 받는다(그림 5-2).

동작의 속도

일반 대중은 말할 것도 없거니와, 수많은 트레이너와 코치, 나아가 일부 운동 과학자들마저도 쇠질은 느린 동작으로 해야 한다고 믿는다. 효율적인 파워 생산의 특성, 운동의 물리학적 성질, 웨이트 룸에서의 안전에 대해 잘못 이해한 나머지 이렇게 온통 느린 동작만 써대는 것이다.

여기에는 반복을 느리게 할수록 (근육이 얼마나 오랫동안 수축하고 있는가를 가리키는) 'TUTtime under tension, 긴장유지시간'가 늘어나고, 따라서 근육이 하는 일의 총량이 늘어나므로 근육이 더 많이 발달한다는 발상이 있다. 이를 이해하려면 생리학적으로 파워 생산이 어떻게 일어나는지를 알아야 한다.

파워는 스트렝스를 빠르게 시연하는 능력으로, 저항에 대해 폭발력을 내는 능력이다(제3장 참조). 파워 생산은 많은 양의 힘을 만들어낼 수 있게끔 운동단위를 최대한 빠르게 많이 동원하는 능력에 달려있다. 파워를 높이려면 다수의 운동단위를 효율적이고도 빠르게 한 번에 동원하는 능력이 향상되어야 한다.

한 번에 쓰는 운동단위의 개수가 더 많아진다는 말은 실질적으로 운동에 쓰이는 근육 조직의 양이 늘어난다는 말이니, 근육량을 늘리고 싶은 사람에게는 더 중요하게 다가올 테다. 힘 생산을 높여 더 많은 파워를 만들어내는 과정에서 (힘 생산의 극대화를 위해 최고 수준의 자극으로만 동원되는) '고(高)역치high-threshold' 운동단위가 더 많이 동원될수록 근육 내의 근섬유가 운동에 더 많이 동원된다. 이 과정에서 쓰인 다량의 ATP는 활발한 대사적 회복 과정을 통해 보충되어야 한다. 여러 연구에 따르면 TUT를 길게 잡고 천천히 시행한 반복에 실제로 필요한 대사적 일의 양은, 더 많은 수의 운동단위가 한꺼번에 발화하면서 가동되는 빠른 동작의 반복에 필요한 것보다 적다. 느린 동작에서 동원되는 것은 저(低)역치 운동단위뿐이고, 느린 속도의 운동에서 피로해지는 것 또한 저역치 운동단위뿐이기 때문이다.

수많은 퍼스널 트레이너가 양질의 자극이라 믿는 '불타는' 느낌이 수축을 유지하거나 (8~12회 이상의) 고반복을 칠 때 생겨나는 운동단위의 피로로 생겨나는 것은 맞다. 그러나 사실은 느린 속도로 움직일 때보다 빠른 속도로 움직일 때 더 많은 운동단위가 동원되고 더 많은 근육이 쓰인다. 근육량 관점에서 보나 순발력 훈련 관점에서 보나, 빠른 속도의 운동이 낫다는 뜻이다.

머신 운동에 대한 상업적 강조에는 운동생리학과 무관한 것들이 얽혀 있기에, 웨이트 트레이닝에 관해 수많은 오해를 불러올 소지가 있다. 운동용 머신은 설계 문제로 인해 일반적으로 사용상 한계가 있을 수밖에 없는데, 그중 하나가 바로 겹겹이 쌓인 중량판을 떨어뜨렸을 때 깨질 수 있다는 점이다. 유니버설Universal 사(社)와 노틸러스Nautilus 사의 머신이 출시된 이래 웨이트 트레이닝에서 최적의 결과를 얻으려면 (올릴 때 둘 세고 내릴 때 넷 세는 식의) 느린 속도로 해야 한다는 교리가 생겨난 것은 이 한계 때문이다. 그렇게 하면 소음도 동네 목욕탕 수준으로 줄어든다. 피트니스 클럽 관리 측면에서야 좋겠지만, 스트렝스 훈련용으로는 효과적이지 않나. 실상 머신의 수명을 늘리고 사업 환경을 고요하게 만들려는 클럽 관리에의 열망이 이러한 통념을 만들어낸 것이다.

동작 속도에 관해 이야기하다 보면, '운전할 때 빠르면 위험하다'는 식으로 꼭 안전 이야기를 끌고 나온다. '빨리 가려다 골로 간다'는 식으로 말이다. 그러나 운전에서 실제로 문제를 일으키는 것은 사람이지 차가 아니다. 운동도 다르지 않다. 바벨 운동 경험이 많은 사람일수록 빠른 속도에서도 효율적이고 안전하게 운동할 수 있다. 빠른 속도로 하는 스쿼드도 초보자에게는 위험하지만 상급자에게는 매우 생산적인 순발력 운동이 된다. 기법을 제대로 갖추고 있다면 어떠한 다관절 운동도 파워 생산을 향상시키는 방향으로 써먹을 수 있다. 안전을 만드는 것은 속도가 아니라 제대로 된 기법이라는 말이다. 순발력을 훈련하려면 빠른 속도의 운동이 필요한데, 이 말에는 순발력 훈련 자체가 위험하지는 않다는 뜻이 담겨 있다. 그랬다면 순발력 훈련을 하는 선수들 전부 부상에 시달리지 않았겠나. 속도나 중량과 상관없이, 정말로 위험한 것은 나쁜 기법이다. 기법이 좋아야 안전해진다. 웨이트 룸에서는 이 말을 꼭 명심하자.

올바른 동작 속도는 각 운동의 동작 패턴과 그 운동이 의도한 효과에 따라 결정되는 것이지, 강도나 안전성에 대한 자의적 판단으로 결정되는 것이 아니다. 역도성 동작과 그 변형 동작은 느리게 시행할 수가 없다. 즉, 느린 클린은 클린이 아니다. 바를 캐치하기 전에 스탠스를 바꾸려면 바벨을 오랫동안 위로 움직이게 할 만큼의 모멘텀을 만들어내야 하는데, 이를 만들어내는 풀 중간 단계의 가속 없이는 클린을 할 수가 없다. 그에 반해 빠르거나 정확하거나 둘 중 하나만 택해야 하는 단관절 운동도 더러 있다. 스트릭트 바벨 컬strict barbell curl을 전체 가동범위에 걸쳐 빠르게 할 수 없는 것처럼. 사실, 느린 속도로 해야 하는 운동일수록 스포츠 훈련용으로서의 가치가 떨어진다고 볼 수도 있다. 게다가 중량이 1RM에 가까워질수록 동작은 느려진다. 운동의 특성과 상관없이 어떤 운동에서나 그렇다. 스내치만 해도 상단에서 랙 자세로 받으려면 어쨌거나 가속은 해야 하지만, 무거운 바벨은 가벼운 바벨보다 바닥에서 느리게 올라간다. 절대 스트렝스가 상한선인 동작에서는 진짜 1RM에서 속도가 0으로 수렴할 테고, 그 속도는 폭발적 동작의 1RM에서보다 항상 느릴 수밖에 없을 것이다. 동작 속도에 영향을 미치는 요인은 많고, 뭐가 제일 낫다고 싸잡아서 말하는 주장은 대부분 들을 가치가 없지만, 그럼에도 불구하고 스포츠용 스트렝스 훈련에 유용한 운동만큼은 언제나 빠를수록 좋다는 사실만큼은 받아들여야 한다.

웜업

웜업warm-up은 훈련의 필수 요소이지만, 신경질적으로 팔을 허우적거리며 체육관을 이리저리 폴짝거리다가 몸을 사방으로 뒤틀며 본인의 유연성을 자랑한 끝에 지쳐 나동그라질 필요까지는 없다. 다시 말하지만 웜업은 워크아웃에 맞게 해야 한다. 하려는 워크아웃이 웨이트 트레이닝이라면, 웜업은 웨이트 트레이닝에 맞게 몸을 준비시키는 것이어야 한다. 근육과 근신경계 모두 이 준비의 대상이다. 웜업은 근육과 주변 조직의 온도를 올려 유연성을 높이고 부상 위험을 줄이며 근육의 수축 능력을 향상시켜주는 동시에, 동작 패턴을 연습시켜줌으로써 워크 세트 중량에서 익숙하고 편안하고 자동적인 움직임이 나올 수 있게 한다.

콘셉트2Concept2 로잉머신이 가장 좋지만, 운동용 자전거도 좋으니 간단히 3~5분 정도 타는 것으로 시작하자. 트레드밀 걷기나 일립티컬 머신 같은 다른 유산소 운동은 가동범위도 적절치 않고 근육도 적게 쓰는 만큼 효과가 떨어진다. 강도를 조금씩 올리며 3~5분을 타면 체온은 올라가고 몸은 운동할 준비를 갖춘다. 그러면 바로 첫 번째 바벨 운동으로 넘어간다. 빈 바로 전체 가동범위를 써서 해당 운동을 실시하되, 이때 가동범위가 전부 풀릴 때까지 웜업을 한다(부상이 있는 선수나 여기저기 삐걱거리는 어르신들은 5세트까지도 할 수 있다). 그런 다음 중량을 고르게 올리며 3~5세트를 실시하여 워크 세트 중량을 다룰 준비를 마친다. 워크 세트가 끝나고 나면, 유산소 운동 부분만 빼고 이 과정을 워크아웃 내의 모든 운동에 똑같이 실시한다.

초보자는 2~3주쯤 지난 다음에는 워크 세트에 힘을 더 쓸 수 있도록 웜업 세트당 반복수를 2회, 경우에 따라 1회로까지 줄일 수 있다. 하지만 처음 몇 번의 워크아웃 동안에는 운동 경로motor pathway 연습이 필요한 만큼, 기술이 어느 정도 좋아질 때까지는 반복수를 꽉 채워서 올라가도록 하자.

선수는 웜업의 제 역할이 워크 세트를 준비시키는 것임을, 워크 세트를 방해하는 것이어서는 안 된다는 사실을 이해하고 있어야 한다. 마지막 웜업 세트가 워크 세트의 중량과 너무 근접했다든가 하는 식으로 너무 무거웠다면, 웜업을 넘어선 피로가 생겨날 것이다. 웜업은 워크 세트를 준비시킬 때에나 가치가 있다. 웜업 세트만으로는 스트렝스가 생겨나지 않는다. 가령 벤치프레스 워크 세트가 135×5×3이라면 웜업 세트를 133×5로 가져가서는 안 된다. 135kg이 적응을 일으킬 만큼의 고중량이라면, 133kg의 웜업 세트는 고중량 세트를 한 번 친 것과 다름없으므로 워크 세트 15회를 모두 성공시킬 가능성을 낮출 것이다. 그 와중에 135×5×3의 15회 반복을 전부 잘 쳐낼 수 있었다면 이에 대한 적응이 모두 일어났거나 135kg이 충분치 않은 것이니, 133×5는 스트렝스의 향상을 일으키지 못한다.

스트레칭

유연성flexibility은 전통적으로 관절의 완전한 가동범위 확보로 정의되어 왔다. 그러나 이보다는, '휴지기 길이 이상에서 관절 가동범위에 영향을 미침으로써 관절의 움직임을 제한하는 근육의 능력'이라고 표현하는 쪽이 아마 더 나을 테다. 유연성의 중요한 특징 중의 하나가 바로 근육을 이완시키는 능력인데, 그 궁극적인 모습은 전신마취에서 볼 수 있다. 스트레칭은 근육의 신장 능력 향상을 통해 유연성을 높이는 행위로, 관절 자체의 결합조직에 뭔가가 일어나는 것으로 받아들이면 안 된다. 스트레칭은 전통적으로 훈련이나 경기 전에 하는 준비 의식(儀式) 정도로 받아들여져 왔다. 운동 전에 스트레칭을 하면 관절이 완전한 가동범위로 움직이므로 경기력이 높아지고 부상률이 줄어든다고 생각했기 때문이다. 어떻게 해야 효율적으로 스트레칭을 할 수 있는가에 관한 책과 포스터에 돈이 어마어마하게 들어갔고, 운동 전문가들 사이에서는 운동 전에 반드시 스트레칭을 해야 한다는 주장이 거의 진리처럼 여겨지게 되었다.

그런데, 과학과 의학 분야의 논문들을 살피다 보면 그림이 좀 이상하게 나온다. 믿었던 것과 달리, 이제까지 나온 대다수 자료에서 훈련 전 스트레칭은 부상 빈도를 줄이지도 유연성을 효과적으로 개선하지도 못한다는 결과가 나온 것이다. 또 다른 연구에서는 DOMSdelayed-onset muscle soreness, 지연성 근육통가 생긴 다음에 스트레칭을 해도 근육통이 사라지지 않는다는 사실이 확인되었으며, 과도한 스트레칭이 오히려 근육통을 살 유발한다는 사실도 확인되었다. DOMS는 일종의 염증 과정인데, 세상 어떤 스트레칭도 염증을 줄여주지는 못한다. 뿐만 아니라 제자리높이뛰기와 제자리멀리뛰기broad jump 수행능력과 관련된 연구들을 보면 경기 전 스트레칭은 파워 출력을 실질적으로 감소시키며, 다른 연구에서는 역도를 비롯한 폭발적 활동에서도 마찬가지 결과가 나온다는 것이 확인되었다.

훈련 전 스트레칭이 유연성을 높여주지 않는다면, 대체 무엇이 높여준다는 말인가? 정답은 바로 적절한 웜업이다. 인간의 몸은 부하를 얹고 최대 가동범위에 걸쳐 움직임으로써 뻣뻣해져 있는 길항근에 실질적인 스트레칭 자극을 제공한다. (주동근agonist muscle은 관절의 움직임을 만들어내는 근육이고, 길항근antagonist muscle은 그 움직임에 감속을 일으키거나 저항하는 움직임을 만들어내는 근육이다.) 여러 연구에서는 완전한 가동범위로 실시한 웨이트 트레이닝이 유연성을 향상시킨다는 사실도 확인되었으며, 고관절과 무릎의 유연성이 약 40% 이상 좋아진다고 알려져 있다. 올바른 자세에는 관절의 완전한 가동범위가 필요한데, 올바른 자세가 계속 유지되면 우리 몸은 중량 덕분에 매 반복마다 하단(이나 상단)에서 올바르게 늘어난 자세를 취하게 되므로, 바벨을 움직일 때마다 매번 길항근을 스트레칭 자극에 노출시키게 된다.

그러려면 당연히 좋은 자세와 좋은 지도가 필요하다. 중량을 얹었을 때 완전한 가동범위에 다다르기가 더 쉽다는 점에서 보면, 중량을 얹고 하는 매 반복은 제대로만 하면 중량물 없이 하는 전통적인 스트레칭보다 낫다. 특히나 햄스트링에 있어서는 더더욱 중요한 이야기인데, 부하가 있어야 요추 만곡lumbar curvature의 올바른 유지에 필요한 척주기립근의 수축을 일으켜 등의 모양새를 제대로 만들 수 있고, 이러한 요추의 신전extension, 폄이 있어야 비로소 햄스트링을 완전히 신장stretch, 늘임할 수 있기 때문이다. 등 하부를 둥글게 말고 햄스트링 스트레칭을 하는 이들도 많지만, 그렇게 해서는 효과적인 스트레칭이 되지 않는다.

전통적인 스트레칭이 정 하고 싶다면, 근육도 따뜻해져 있고 운동에도 방해가 되지 않는 워크아웃 말미에 해야 한다. 현재 쓰이고 있는 스트레칭 방식에는 여러 가지가 있으나, 전체 ROM을 쓰는 스트렝스 훈련에 수반되는 동적 유연성을 넘어서 참으로 필요한 스트레칭은 바로 정적 스트레칭static stretching이다. 약간의 불편함이 느껴지는 정도까지 관절을 움직인 다음, 이 자세를 30초 이상 유지한다. 최대 효용을 누리려면 2~3회 반복한다. 문제가 있는 부위는 워크아웃 때마다 스트레칭을 실시한다(특히 햄스트링에는 젊은이든 늙은이든 많은 관심을 주어야 한다). 수행능력 향상에 걸림돌이 될 정도로 유연성이 처참하게 떨어진다면, ROM 회복을 위해 ARTActive Release Therapy, 능동이완치료나 근막이완술myofascial release을 할 줄 아는 경험 많은 치료사를 찾는 것이 지름길이다. 팽팽해진 근복의 근막 요소fascial component에 도수치료를 하면 문제의 원흉을 즉각적으로 처치할 수 있고, 한 번만 치료받아도 혼자 수 개월간 스트레칭을 하는 것보다 큰 개선이 일어날 수 있다.

어르신 중에는 (대개 어깨 관절) 관절낭 안쪽의 뼈에 변화가 와 있는 분이 많다. 만일 스트레칭과 마사지가 ROM 개선에 즉각적인 효과를 보이지 않으면, 아마 교정이 아예 안 되는 상황일지도 모른다. 이럴 때는 어떻게 할지 현명하게 결정해야 한다. 열정만 앞세워 고칠 수 없는 것을 무턱대고 고치겠다고 나섰다가 관절염으로 고통 받는 어깨를 영영 망가뜨릴 수 있다.

그러나 무엇보다도 중요한 질문은 '선수에게 얼마만큼의 유연성이 필요한가?'일 것이다. 훈련과 경기 도중에 취하는 모든 자세에서 중량을 얹었을 때나 기술을 시연할 때 완전한 가동범위가 나온다면, 유연성이 충분하다고 할 수 있다. 완전한 가동범위로 훈련을 하고 스포츠 기술도 제대로 연습하다 보면, 한때 필요해서 만들어야 했던 유연성은 어느 새 유지의 단계로 내려와 있을 것이다. 그보다 큰 유연성을 얻으려 해 봐야 시간낭비일 뿐이다.

훈련일지

훈련에 진지하게 임하는 사람이라면 바벨과 함께 보낸 세월을 기록하는 훈련일지를 가지고 있어야 한다. 훈련일지는 정체기, 오버트레이닝, 새로 추가한 운동의 효과, 훈련 프로그램의 전반적인 효과를 판별하게 하는 자료의 보고(寶庫)이다. 예상과 달리 반응이 일어나지 않을 때, 통제하기 힘든 개인적인 생활 요인 때문에 회복이 안 될 때, 목표 변경 등의 이유로 프로그램에 대규모의 변화를 주어야 할 때도 일지는 필요하다. 일지에는 훈련의 동향과 함께 일정을 잘 지켰는지도 기록해야 한다. 일정을 잘 지키는 것이야말로 진전에 분명한 영향력을 행사하므로. 그날 워크아웃에 대한 개인적 감상, 새로 발견한 유용한 큐cue, 나중에 써먹을지도 모를 온갖 주관적 정보도 다 적는다. 수면과 식이를 비롯하여 회복과 연관된 여러 정보도 써넣을 수 있다. 일지는 훈련자와 코치 모두에게 선택이 아닌 필수이다.

워크아웃을 기록할 때 가장 좋은 방법은 위에서 아래로 열을 맞추어 쓰는 것인데, 세로로 된 열 하나에 워크아웃 전체가 들어갈 만큼 글씨를 작게 쓰면 한 페이지에 적어도 4~5개의 워크아웃은 기록할 수 있다. 이렇게 하면 노트를 펼쳤을 때 양 페이지에 최대 3주치의 훈련 자료가 보일 테니, 시간에 따른 경향성을 파악하기도 쉬워진다.

그런 관계로 노트는 질이 좋은 것을 써야 한다. 적어도 1년은 쓸 수 있어야 하니 제본이 제대로 된 노트를 쓰도록 하자. 비싼 것을 쓰라는 소리는 아니지만, 적어도 나선 스프링 노트보다는 나아야 한다. 제본을 나선 스프링으로 해 놓은 노트는 종이가 쉽게 찢어지므로 오래 쓸 수 없다. 훈련일지로 가장 좋은 것은 속지가 상대적으로 무난한 회계장부용 노트이지만, 사방에서 구할 수 있는 연습장도 그런대로 쓸 만하다.

6
초보자

초보자용 프로그램 설계는 코치가 맡을 임무 중에서도 가장 중요하고, 선수가 받을 임무 중에서도 가장 중요하나. 평생 가지고 갈 올바른 훈련 습관도, 장기적인 진전도, 다른 방식으로는 얻어낼 수 없는 선수로서의 성취도, 제대로만 하면 이 단계에서 모두 만들 수 있다. 훈련자의 반응과 자잘한 사항에 관한 관심을 이 단계에서 충분히 쏟지 않으면, 나중에는 돌이킬 수조차 없을 대가를 치러야 할 수도 있다.

초보자는 누워있는 것보다 힘들기만 하면 사실상 어떤 활동에서나 긍정적인 결과를 얻는다. 이 중요하고도 중요한 맥락에서 보면 초보자를 훈련시키는 것은 쉽다. 그러다 보니 자기가 하는 훈련 체계의 질에 대해 그릇된 인상을 갖게 된 사람이 많다. 싱글 세트니 멀티 세트니 고볼륨이니 고강도니 슈퍼슬로우니 슈퍼세트니 자이언트 세트니 하는 식의 훈련 프로그램 비스무레한 녀석들이 초보 훈련자에게 만들어내는 결과는, 프로그램이 없는 것보다야 나은 정도이다. '초보자 효과novice effect'라고 알려진 이 현상은 초보자 집단을 훈련시킬 때 반드시 염두에 두어야 한다.

스트렝스 컨디셔닝 전문가라는 학자들과 코치들 사이에 생겨난 혼란의 골은 이 단순한 원칙을 몰라서 더욱 깊어져 왔고, 그렇게 팔려나간 수백만 개의 운동 프로그램과 운동기구는 고이 접힌 채 침대 밑에 자리만 차지하고 있게 되었다. 올바른 훈련법이 하나만 있다고 믿는 코치도 많고, 선수를 포함한 전체 인구집단의 대표로 훈련 경험이 없는 18세 남성을 뽑아놓은 연구를 맹신하는 학자도 많다. 아직 스트렝스가 없는 사람이 이미 스트렝스가 있는 사람보다 빠른 속도로 강해지는 것은 자명한 사실이다. 이미 어느 정도 완성된 재능 있는 선수들만 지도하는 대학의 스트렝스 컨디셔닝 코치나 일반 대중에게 '운동'만을 가르치는 퍼스널 트레이너들은 초보자 효과를 모를 수도 있다. 둘 다 진전에는 관심도 없고 어떻게 해야 진전이 일어나는지도 모르다 보니, 초보자에서 상급자까지의 진전 과정을 본 적이 없을 수밖에 없다. 대학 코치는 세상 사람들이 전부 '상급자'라고 생각할 테고(상급자 말고는 지도할 일도 없었을 테니), 퍼스널 트레이너는 자기가 하고 있는 짓이 훈련과 어떻게 다른지조차 모를 테다.

웨이트 트레이닝에 관한 대다수의 연구는 대학의 웨이트 트레이닝 수업에서 쉽게 찾을 수 있는 사람들, 그러니까 훈련 경험도 없고 체력도 떨어지는데 연구에 참여해서 가산점을 받으려는 젊은이들을 피험자로 쓴다. 강골도 아니고 경험도 없는 이들은 신체적 잠재력의 한계치에서 말 그대로 한참 떨어져 있다. 나이 든 성인, 중년 여성, 대규모 간호사 집단, 산책이 취미인 30대를 비롯해, 일정 기간 쇠질을 해 본 적도, 어지간한 단체에서 훈련을 받은 적도 없이 상대적으로 앉아서만 살다시피 하는 사람들을 데리고는 바벨 훈련 프로그램을 통해 효율적으로 강해지는 과정을 알아낼 수 없지만, 우습게도 이런 사람들이 가장 흔히 연구에 동원된다. 전부 생짜 초보들인 이 피험자들은, 웨이트 트레이닝의 종류와 관계없이 일단 쇠질을 몇 번 하고 나면 스트렝스가 크게 늘어난다. 그렇게 나온 논문에서 결과랍시고 내놓는 것이 고작 '거의 모든 훈련 프로그램에서 몇 주만에 스트렝스의 향상이 유의미하게 관찰되었다' 수준이다. 그림 6-1을 보면 초보자의 수행능력 곡선이 가파른 상승세를 그리고 있음을 확인할 수 있다. 이전에 적응을 거치지 않은 생명체에게 적응을 일으키기는 꽤나 쉽다.

연구계획자의 훈련 경험 여부에 따라 이러한 인구집단을 대상으로 한 연구가 적절하게 이루어지는 일도 없지는 않다. 그러나 상당수는 그렇지 않고, 납득이 잘 안 될 수도 있겠지만 운동생리학 분야에는 웨이트 룸에서 실전 경험을 쌓지 않은 연구자가 넘쳐난다. 러닝이나 사이클에 매진하는 이 사람들이 운동생리학 연구실의 조교로 일하면서 맡은 업무는 (경험이 쥐뿔도 없는) 학생들을 지도하는 것인데, 스트렝스 훈련에 관한 실전 경험이 전무하다 보니 양질의 지도가 이루어질 수가 없다. 이런 자들이 설계한 연구를 보면 경험 많은 코치가 기괴하다고 받아들일 만큼 비현실적이고 실용성 없는 방법이 쓰일 때도 많다.

하지만 가장 큰 문제는 따로 있다. 생짜 초보자들을 대상으로 형편없이 설계한 연구에서 얻은 자료가, 초보자와 메달리스트와 건강한 사람과 환자와 젊은이와 늙은이를 가리지 않고 모든 인구집단에 유효한 것처럼 일반화된다는 것이다. '부적절하다' 정도로 얘기하기에는 너무나도 큰 문제이다. 특수인구집단special population

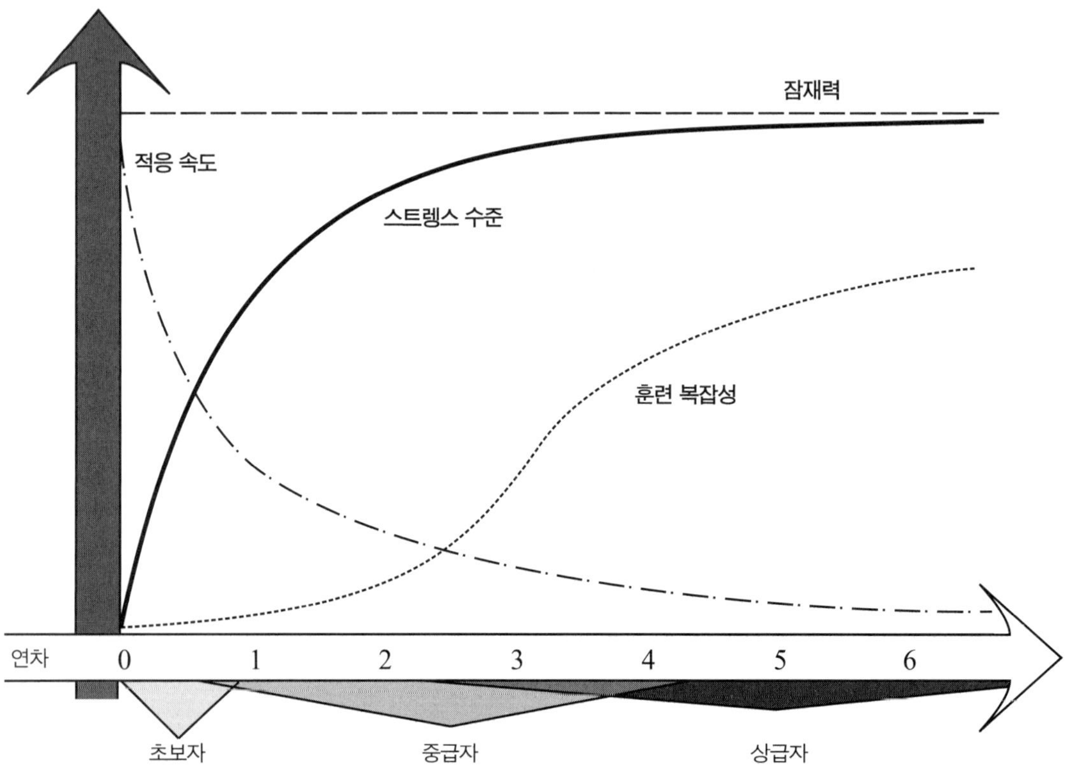

그림 6-1. 시간에 따른 수행능력 향상과 훈련 복잡성의 일반적 관계. 초보자 구간의 가파른 기울기를 눈여겨보자.

은 집단마다 특성에 아주 큰 차이가 있으므로, 어떤 특수 인구집단을 대상으로 한 연구 결과는 그 집단에만 적용된다. 인구집단이 달라지면 특성이 달라지고 결과가 달라지기 때문에, 연구 결과를 다른 인구집단에 적용하면 안 된다. 훈련 프로그램도 마찬가지다. 선수의 적응 수준에 맞추어 스포츠 종목에 알맞은 적응을 만들어낼 수 있게끔 설계해야 하는 것이다.

그렇게 하려면 훈련의 수준에 따른 적응과 진전의 차이가 실제로 존재한다는 사실을 연구자들이 확실히 알고 있어야 하나, 그런 사람은 손에 꼽는다. 훈련의 본질은 스트레스/회복/적응 주기의 올바른 적용이고, 이러한 주기를 적용한 개개인의 생리적 특성에 따라 결과는 확연히 달라진다. 적응이 계속되는 한, 개개인의 특성이 바뀌면 스트레스도 바뀌어야 한다. 초보자도 초보자 프로그램에서 적응을 마치고 나면 중급자로 넘어갈 테고, 언젠가는 상급자로 넘어갈 수도 있다. 대상 인구집단이 환자라면 각자가 앓는 병의 성격에 따라 반응이 달라질 것이다. 연로하신 분들은 스트레스에 낮은 효율로 적응할 테고, 아동과 청소년은 특정 스트레스에 한해 높은 효율로 적응할 테다. 남성과 여성의 반응은 다르게 나타날 것이고, 의지 넘치는 선수들은 평범한 사람들보다 빠른 진전을 보일 것이다. 각각의 인구집단은 생애주기와 훈련 수준에 따라 다른 훈련을 받아야 한다. 모든 인구집단에 통하는 단 하나의 프로그램이라니, 얼마나 터무니없는가.

그렇게 보면 모든 초보자가 어떤 스트레스에든 적응이라는 형태로 반응한다는 우리의 주장이 확실히 모순적으로 보일 수도 있다. 적응 경험이 없는 훈련자에게는 어떠한 스트레스든 적응을 일으키는 데 쓰일 수 있지만, 빠르게 적응하는 초보 훈련자의 능력을 최적으로 끌어내는 프로그램은 그렇지 않은 프로그램보다 낫다. 적응의 지속에 필요한 스트레스는 초보자가 스트레스에 적응해 나가며 신체적 잠재력의 한계에 가까이 다가갈수록 개개인의 수준에 맞게 점차 특화되어야 한다.

초보자 프로그램의 기본

'초보자 효과'가 어디에서나 먹히는 탓에, 세상에는 진전이 간신히라도 일어나게 하는 초심자용 훈련 프로그램이 세상에 널린 코치 머릿수만큼이나 많다. 이들이 결과를 만들어낼 수 있었던 것은, 초보자가 24~72시간이라는 짧은 시간 동안 과부하 사건에 빠르게 적응하기 때문이다(그림 6-2). 이 말은 곧 초보자용 훈련 프로그램이 어떤 지점에서 과부하를 제공하는 한 수행능력의 향상이 뒤따른다는 뜻이기도 하다.

즉, 초보자에게 적용할 때는 사실상 거의 모든 프로그램 모델이 셀리에의 보편 적응 증후군 이론의 맥락에 들어맞는다는 뜻이다. 일어난 적응이 티끌 같으니 스트레스를 눈곱만큼만 주어도 적응이 생겨나는 것이다.

그렇다면 무엇이 문제라는 말인가? 다들 맞는 소리를 하고 있다면 그냥 훈련만 하면 되는 것 아닌가? 뭐, 다들 맞는 소리를 하고는 있지만, 남들보다 훨씬 더 맞는 소리를 하는 사람도 있고, 우연히 맞는 소리를 지껄이는 사람도 있는 법이다. '더 맞다'는 말은 훈련을 받는 선수의 최적 회복 속도에 맞게 훈련 프로그램이 최적화되었다는 뜻이다. 초보자의 스트렝스 향상에 가장 효과적이고 효율적인 프로그램이 되려면 초보자가 과부하 사건에서 회복되는 족족 훈련 부하가 점진적으로 늘어야 한다. 경험적으로 증명된 그 간격이 바로 48~72시간인 것이다.

대부분은 이 결론에 직관적으로 다다른다. 세상 곳곳의 체육관에는 혼자 훈련을 하면서 지난번, 그러니까 이틀쯤 전보다 중량을 더 칠 수 있게 되었음을 깨닫는 초짜들이 널려 있다. 자기보다 더 박식한 것 같은 사람이 그러지 말라고 하지 않는 이상, 대개는 그런 상황에서 중량을 올린다. 다들 중량이나 반복수를 높여서 자신

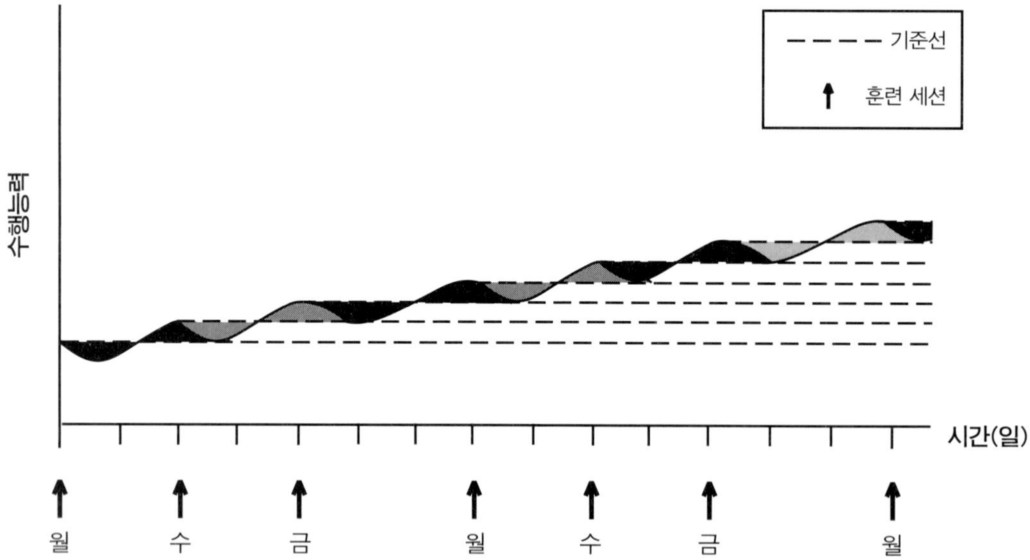

그림 6-2. 초보자의 스트레스/회복/적응 주기. 각 훈련 세션은 48-72시간 안에 회복되고 적응할 수 있을 만큼의 스트레스를 가리킨다. 효과적인 훈련에서는 이처럼 빠른 성장 능력을 이용하기 위해 매 훈련 세션마다 과부하 사건을 적용하는 선형 진전을 활용한다.

을 시험해보고 싶어들 하지 않는가. 그렇게 우리는 진전이 일어나면 만족감과 성취감을 얻고, 진전이 멈추면 그때서야 비로소 쇠질의 좌절감을 맛본다. 수많은 약골들을 눈 깜짝할 새 강한 몸으로 키워낸, 그토록 효과가 좋은 단순 진전simple progression의 문은 누구에게나 열려 있다.

단순 진전을 최대 효율로 활용하려면, 매번 올리는 중량의 폭을 제대로 잡아야 하며, 이렇게 중량을 올리는 타이밍과 이전 세션에서의 회복이 이루어지는 타이밍을 맞추어야 한다. 열정 넘치는 훈련자 중에는 절제를 못 하거나 경험으로 눙치려 드는 이들도 있는데, 프로그램에 절제력을 심어주는 코치의 역할이 여기에서 중요해진다.

초보 훈련자는 흔해빠진 운동과학 연구자나 스트렝스 코치가 생각하는 것보다 빠르게 스트레스에 적응한다. 그림 6-2에서도 볼 수 있듯, 한 세션이 끝나고 다음 세션을 시작하기까지는 48~72시간 정도를 두는 것이 가장 좋다. 월요일에 훈련했으면 화요일에는 쉬고 수요일이나 목요일의 같은 시간에 훈련하는 것이다. 목표는 최대한 빨리 적응을 유도하는 것이다. 생초보의 경우 일반적으로 회복에 48~72시간 정도가 걸릴 것으로 예상할 수 있는데, 이는 곧 주 3회의 워크아웃이 최적의 결과를 만들어낸다는 뜻이기도 하다.

성공적이고 생산적인 훈련은 모름지기 몸에 내재된 스트레스 적응 능력에 의존한다. 훈련을 받는 사람에게 초보자용 훈련은 난생처음 접하는 계획적이고 논리적이고 진전성을 갖춘 운동, 처음 마주하는 진정 고된 운동일 수 있다. 이토록 엄격한 방식의 훈련이 꼭 즐거울 필요는 없고, 집중을 잘 못 하는 사람에게는 어쩌면 지루하고 반복적이기만 한 행위로 받아들여질 수도 있지만, 이러한 훈련을 통해 만들어지는 결과는 동기로 무장한 사람들이 업계 포상이나 보람으로 여기는 대단한 것이 되기도 한다. 예측과 유도를 할 수 있는 결과가 나오게끔 논리적인 방식으로 고된 운동을 하는 이런 유형의 프로그램에서는, 처음부터 한계를 시험하려는 인간의 욕망을 이용한다. 이 단계에서 선수가 보이는 (여러 가지 색다른) 반응을 통해 다음 단계로 나아갈 능력이 되는지를 판별하는 것이다.

당연한 말이지만 초보자에게는 웨이트 트레이닝 경험이 (거의) 없다. 헬스장에 등록한 적이 있다거나, 주민센터에서 머신을 써본 적이 있다거나, 괜찮은 체육관에서 플라스틱 덤벨을 몇 번 써 본 적이 있다거나 따위는 쳐 주지 않는다. 초보자는 프로그램의 핵심인 기본 바벨 운동을 할 만한 동작의 숙련도가 갖춰져 있지 않기에, 운동을 올바르고 안전하게 하는 법부터 배워야 한다. 초보자는 전신적인 운동 스트레스를 겪어본 적도 없고, 전신의 적응을 유발하는 운동의 요구에 대응하는 능력 또한 갖추고 있지 않다. 처음에는 스쿼트, 데드리프트, 프레스, 벤치프레스와 파워클린까지만 배우고, 파워스내치는 기술과 능력이 되면 나중에 배우게 될 것이다.

활동적인 사람이나 스포츠를 오래 즐긴 사람은 바벨 운동도 처음부터 잘할 수 있지 않을까 하는 마음이 들 수 있다. 그러나 전에 어떤 운동을 했든 중량을 쳐 본 적이 없으면 초보자이며, 프로그램도 여기에 맞춰서 설계되어야 한다. 오랫동안 쇠질을 해 왔지만 선형 진전 프로그램을 한 번도 해본 적 없는 사람이 선형 프로그램에 맞춰 반응하고 있다면, 이 사람도 초보자이다. 매 워크아웃에서 늘어나는 중량은 수학적으로 가장 빠른 속도의 진전을 유도하기 때문에 초보자 단계에서의 진전은 누구에게서나 빨리 일어나며, 결과적으로는 훈련 시간을 가장 효율적으로 쓸 수 있게 해 준다. 그러나 같은 훈련자가 워크 세트의 중량을 더 낮은 빈도로 올리는 프로그램을 돌린다면, 이토록 빠른 초기의 향상은 일어나지 않을 것이다. 못 배워먹은 코치 중에는 중량을 주 단위, 심지어는 월 단위로 올리라고 권고하는 자들이 많은데, 그나마도 프로그램에 중량을 올리라고 되어 있으면 양반이다. 건강한 훈련자든 컨디션이 저하된 훈련자는 매 48~72시간마다 점진적으로 늘려나가는 부하를 견뎌낼 수 있으며, 잘 짜인 프로그램의 목표는 이처럼 빠른 초반의 진전이어야 한다.

이미 강한 초보자에게는 두 가지 중요한 특징이 있다. 첫째, 강한 훈련자는 형편없는 사람과 비교했을 때 초보자 구간의 초반 두어 주 동안 올려나가는 중량의 폭이 클 수 있다. 둘째, 그 결과 초기 진전이 빠르게 일어나므로 중급 유형의 훈련 프로그램이 필요해질 때까지 드는 시간이 짧아질 수 있다. 다른 스포츠에서 어느 정도의 컨디셔닝을 이룩한 사람은, 바벨 훈련에 적응하지 않은 상태라 해도 컨디셔닝이 전혀 이루어지지 않은 사람에 비하면 자신의 신체적 잠재력에 가까워져 있을 테니 갈 길이 짧을 수밖에 없다.

기본 프로그램의 다양한 변수

초보자의 제일(第一) 목표는 쓸모 있는 전신의 기본 스트렝스 계발이어야 한다. 이 단계에서 스트렝스 계발과 무관한 목표는 아무리 단기에 그쳐도 세우지 말아야 한다. 스포츠 경기력도 전반적인 체력도 화려한 몸매도, 결국은 기본 스트렝스가 있어야 얻을 수 있다. 스트렝스는 다른 모든 신체적 능력의 뿌리인 동시에, 훈련자가 가장 염두에 두어야 하는 것이기도 하다.

운동의 종류

초보자 프로그램의 중심에는 초보 훈련자의 스트렝스 기반을 다져 주는 '거물급' 운동만 들어간다. 스쿼트, 프레스, 벤치프레스, 데드리프트가 여기에 해당된다. (훈련자의 초기 스트렝스와 적성에 따라 시간은 달라질 수 있지만) 몇 주쯤 훈련하고 나면 프로그램에 파워클린을 추가할 수 있다. 파워클린은 대부분의 스포츠에서 중심을 잡아 주는 운동으로 간주되지만, 그럴싸한 자세로 하려면 기본적인 스트렝스와 운동 숙련도를 갖추고 있어야 하므로, 초심자용 프로그램에는 들어가지 않는다. 앞서 말한 네 가지 운동은 남자와 여자를 막론하고 강한 이들이 스트렝스의 저점을 끌어올리기 위해 지난 수십 년 동안 활용해 왔으며, 이들을 대신할 운동은 어디에도 없다. 이들을 하나로 뭉치면 스포츠와 일상에 쓰이는 패턴과 똑같으면서도 전신에 스트레스를 가하는 동작의 종합선물세트가 된다. 프로그램이 성공적이려면, 이 과정에 연루된 사람들이 이들 운동을 제대로 가르치고 배울 수 있어야 한다.

기본 운동을 완전히 익히고 나면, 프로그램의 몇 없는 구멍까지 메워줄 수 있는 가장 값진 보조 운동이자 다관절 운동인 친업을 프로그램에 추가할 수 있다. 손을 회외supine, 언더그립하여 실시하는 턱걸이인 친업은, 스포츠와 노동에서 팔과 손으로 물건을 쥐고 당기는 동작과 유사한 방식으로 팔 전체와 등 상부의 근육을 쓰는 상체의 주요 보조 운동이다. 친업은 또한 기본 스트렝스를 측정하는 매우 좋은 지표이기도 한데, 친업 스트렝스는 미는 운동의 스트렝스와 밀접하게 연관되어 있고, 약했던 친업 스트렝스의 향상이 미는 동작의 스트렝스 향상으로 이어질 것이므로, 친업을 여러 개씩 못하면 늘려나갈 수 있어야 한다. 외모에 관심이 많은 평범한 남성도 만족시킬 수 있을 정도의 팔 운동과 광배 운동까지 되기에, 친업은 초보자 프로그램에 가장 먼저 들어가고 가장 중요하게 들어가는 보조 운동으로 간주된다.

학교 체육 교사나 학교 스포츠 코치처럼 한 번에 많은 인원의 초보자를 지도해야 하는 코치는 딱 네 가지 기본 운동만 쓰는 방안도 고려해보아야 한다. 파워클린은 시간과 경험과 장비의 제한 때문에 몇몇 프로그램에서는 제대로 쓰이지 못할 수도 있으므로.

복근만 따로 하는 운동은 보조 운동 가운데 가장 중요도가 낮을 것이다. 등 하부는 복근에 의해 앞쪽에서 지지를 받는데, 스쿼트와 데드리프트와 프레스와 친업만으로도 복근에 충분한 운동 효과를 낼 수 있으므로 보통은 프로그램에 복근만 따로 쓰는 운동을 넣을 필요가 없다. 전세계 수많은 체육관에서 복근에 허비되어 온 시간이 얼마나 많은가. 스쿼트를 할 때나 데드리프트를 할 때나 고중량 프레스를 할 때나 이미 복근을 쓰고 있지 않은가. 자의식에 사로잡혀 스트렝스를 망치고 싶지 않다면, 복근 운동에 들일 시간은 고중량에서의 회복에 들이는 것이 낫다.

그럼에도 복근 운동이 어느 정도 필요하다고 판단했다면, 반드시 제대로 해야 한다. '제대로 하라'는 말은, 저중량 고반복 지구력 스타일이 아니라 스트렝스 스타일로 복근을 쓰라는 뜻이다. 요컨대 프로그램의 목적에 맞지 않게 정량화가 안 되는 부분 ROM만 쓰면서, 척추 지지라는 실제 역할과 동떨어진 방식으로 근육에 부적절한 스트레스를 주는 '크런치' 따위의 운동을 하느니, 웨이티드 싯업weighted sit-up, 중량 싯업이나 그 비슷한 운동을 하는 것이 낫다.

반복수와 세트수

그림 4-3을 보면 반복수와 강도의 변화에 따라 생리적 반응이 어떻게 달라지는지 확인할 수 있다. 가장 적은 반복수에서는 절대 스트렝스를, 약간 높은 반복수에서는 근육량을, (20회 이상의) 고반복에서는 해당 부위의 근육과 전신의 지구력을 얻을 수 있다. 초보자에게는 무산소 영역의 중간 정도에 해당하는 반복수인 세트당 5회가 가장 좋다. 세트당 5회는 앞의 도표 기준으로 스트렝스 향상의 한계선에 근접해 있으므로, 초보자의 최우선 목표인 스트렝스를 큰 폭으로 향상시켜 준다. 세트당 5회는 점차 힘들어져 가는 운동을 견디는 능력도 키워 주고, 근육량을 늘릴 만큼의 근비대 효과도 제공한다. 이러한 여러 적응이 하나로 모여 진전의 발판

을 이룬다. 요컨대 세트당 5회는 근육이나 근신경계가 세트 말미에 지쳐서 기술적인 부분이 망가질 일이 없게 하면서도, 스트렝스 향상을 비롯한 여러 종류의 진전을 효과적으로 자극하므로 초보자에게 딱 맞다.

5장에서도 이야기했듯, 어크로스 방식으로 세트를 진행하면 몇 가지 장점이 있다. 적응에 필요한 스트레스를 만들어내기 위해 쌓아야 하는 총 중량은 워크 세트를 1세트만 할 때보다 어크로스 세트 식으로 진행할 때 훨씬 많이 쌓인다. 총 반복수가 많다 보니 코치가 훈련자의 자세를 관찰하고 분석하기에도 편하고, 교정의 효과가 다음 세트에 나타나는지 확인하기도 좋다. 기법상의 큼직큼직한 문제들이야 동작에 익숙한 사람이라면 누구나 바로 알아챌 수 있지만, 미세하거나 간헐적인 자세 문제를 진단하려면 더 많은 반복수가 필요하다. 어크로스 세트를 통해 그럴 기회를 얻는 것이다.

보조 운동을 프로그램에 완전히 녹이고 나면 반복수를 높여야 한다. 가령 친업은 중량을 얹기 전까지는 최대 15회까지 할 수 있는데, 원한다면 중량을 얹어서 세트당 5회짜리 어크로스 세트로 바꾸어도 된다.

운동이 태어나서 처음인 사람도 있을 테고, 이제 막 훈련 2개월차에 접어든 사람도 있을 테고, 이전 워크아웃에서 온 근육통에 시달리는 사람도 있을 테고, 물 만난 고기처럼 쌩쌩한 사람도 있을 테고, 자세가 완벽한 사람도 있을 테고, 기술이 모자라 연습이 더 필요한 사람도 있을 테니, 세트수는 각자의 상황에 따라 다르게 잡는다. 기본 운동을 할 때와 보조 운동을 할 때가 다르고, 그리 고되지 않은 프레스를 할 때와 5회짜리 1세트만으로도 아찔한 고중량 데드리프트를 할 때가 다르듯, 세트수는 어떤 운동을 하는지에 따라서도 달라질 수 있다. 원칙적으로는 개개인의 상황에 맞게 매번 결정을 내려야 하지만, 통용되는 지침을 세우는 것도 가능은 하다. 원칙적으로 초보자의 스쿼트, 벤치프레스, 프레스 워크 세트는 어크로스로 3세트(같은 중량으로 3세트) 실시하되, 일부 특수한 상황에서는 5세트까지 늘리거나 1세트까지 줄여야 할 수도 있다.

운동별 세트수를 따질 때는 웜업 세트와 워크 세트를 모두 더한다. 웜업 세트는 필요한 만큼 실시하되, 근육통이 심할수록, 유연성이 없을수록, 늙었을수록 더 많이 실시하고, 이전의 운동을 통해 몸이 데워졌을수록 덜 실시한다. 웜업 세트는 총 반복수(와 총 운동량)에 합산되는데, 중량을 극도로 낮추어 12세트씩이나 웜업을 한 다음 어크로스 방식으로 3세트의 워크 세트를 돌리는 일도 흔치는 않지만 일어나곤 한다. 웜업이 모자라서 저반복 세트를 추가로 돌리는 한이 있더라도, 웜업에서의 세트당 볼륨은 최소한으로만 가져가야 한다. 2~3주 이상의 경험이 쌓인 훈련자는 원칙적으로 워크 세트에 가까워질수록 웜업 세트의 볼륨을 세트당 1~2회로 줄여나가야 한다.

	스쿼트	벤치프레스	데드리프트
웜업 세트	20×5×2	20×5	60×5
	35×5(×1)	30×5	75×2
	45×3	40×2	90×5
	55×2	50×1	
	65×1	57.5×5×3	
워크 세트	75×5×3		

비고: 이 책에서는 훈련 부하를 표기할 때 '중량×반복수×세트수'의 형식을 따른다. 가령 20×5×2는 20kg×5회×2세트이다. 별도의 표기가 없는 한 중량은 kg이다. 중량이 따로 명시되지 않은 경우에는 '세트수×반복수'의 형식을 따른다. 가령 3×10은 '3세트를 각 10회씩'을 가리킨다.

훈련 일정

초보자의 경우, 새로운 훈련 부하에 대한 적응이 48시간에서 72시간 사이에 일어난다. 훈련 세션을 주 3회로 잡으면 세션간 간격은 평일에 48시간, 주말에 72시간이 된다. 이제 막 시작하는 대부분의 초보자들은 훈련 일정을 자신의 생활에 맞추는 것이 가장 중요한데, 일정을 주 3회로 잡으면 대부분은 업무 일정에 맞출 수 있다.

주 3회 프로그램에서는 보통 훈련 요일을 월요일, 수요일, 금요일로 잡는다. 사실 세상 어느 체육관을 가나 월요일과 수요일이 제일 바쁘고, 특히나 월요일은 금요일에 운동을 빼먹고 스스로에게 속죄하려고 찾아오는 사람이 많아서 '속죄의 날'이라고까지 한다. 그러니 다니는 시설의 상황에 맞게 화/목/토나 일/화/목 일정을 택해도 무방하다.

훈련자는 일정의 유연성이나 회복 능력이나 개인적 선호에 따라 워크아웃마다의 간격을 48시간으로 고정하여 주마다 훈련 요일이 바뀌는 격일 일정을 택해도 된다. 단, 이 일정에서는 이전의 워크아웃에서 회복이 불완전하게 이루어졌을 때 유용하게 써먹을 수 있는 72시간의 긴 휴식이 주어지지 않는다.

운동 부하

이전의 훈련 이력이나 체력 수준이나 다른 운동에서 보였던 소질이나 본인의 고집이 어떻든 간에, 새로운 운동을 배우는 초보자는 빈 바로 시작해야 한다. 이때 훈련자에 따라 20kg의 표준 바보다 가벼운 바를 써야 할 수도 있다. 초보자는 '일단은 배우고 중량은 나중에'라는 규칙을 지켜야 한다. 바에 원판을 얹을 기회는 나중에 얼마든지 있다. 지금은 고중량에 대한 부담 없이 동작 패턴을 배우는 것이 먼저다. 고중량과 바른 자세는 늘 양립하기 어려운데, 지금 시점에서는 바른 자세가 훨씬 중요하다.

첫 번째 워크아웃을 진행하는 동안 훈련자는 중량을 늘려도 괜찮은 수준이 될 때까지 동작을 익히면서 많은 시간을 보낼 텐데, 이 과정에서는 바벨에 원판을 끼우기 전에 동작 패턴을 제대로 확보하는 것이 중요하다. 이 과정에 세트가 세 개 필요할지 워크아웃이 세 번 필요할지는 코치와 훈련자의 역량에 따라 달라진다. 서두르지는 말자. 조바심을 부려서 될 일이 아니다. 몸무게 65kg의 훈련자가 첫 워크아웃에서 빈 바로 5회씩 3세트를 한 다음, 30×5, 40×5, 50×5를 거쳐 60×5×3에 이르는 동안 자세도 잘 유지하고 워크 세트도 아주 조금만 느려지는 정도였다면, 첫날치고는 매우 잘한 것이다. 이 정도면 항상성을 교란하고 셀리에의 1단계 반응을 일으키기에 충분하다.

훈련자는 평소보다 많은 양의 운동을 했으므로 훈련 첫날에 중량을 더 얹는 것은 무의미하다. 만일 이 훈련자가 익숙하지 않은 운동을 전체 가동범위로 했다면, 새로운 가동범위의 편심성 구간에서는 약간의 근육통이 생길 수 있다. 첫 워크아웃에서 근육통이 약간 생길 수는 있지만, 일상생활을 크게 방해할 정도가 되어서는 안 된다. 첫 워크아웃을 한 다음날 침대에서 일어날 수조차 없으면 두 번째 워크아웃에서도 같은 결과가 나오리라는 생각이 들 텐데, 그러면 누구든 의욕을 잃고 이룬 것 없이 운동을 그만둘 수밖에 없다. 운동 전문가라면 우연찮게 이런 상황을 마주할 수도 있겠지만, 의도적으로 이런 상황이 일어나게 해서는 안 된다.

첫 워크아웃에서 훈련자의 출발점을 잘 잡아 놓았다면, 이후의 워크아웃에서는 모든 운동의 워크 세트 중량을 점진적으로 늘려야 한다. 워크아웃을 거듭할 때마다 매번 늘려나가야 한다는 말이다. 중량은 진전 과정에서 스트레스 증가를 위해 조절하는 유일한 변수이다. 앞서도 이야기했듯 반복수는 반복수가 만들어내는 생리적 효과 때문에 고정되어 있어야 하며, 운동 부하를 5회로 잡아 놨으면 이를 전부 해낼 수 있어야 하므로 휴식은 줄이면 안 된다. 워크 세트에서 중량을 얼마나 늘릴지는 운동의 종류와 훈련자의 능력에 따라 정한다.

일반적으로 운동에 쓰이는 근육의 수가 적을수록 해당 운동에서의 스트렝스 향상에 더 오랜 시간이 든다. 데드리프트나 스쿼트처럼 대근육을 많이 쓰는 운동에서는 벤치프레스 같은 상체운동에서보다 스트렝스를 빠르게 얻는다는 말이다. 근육을 많이 쓰지만 운동 사슬이 너무 길어서 각 구성요소 간의 기계적 효율성을 제어하는 능력이 관건인 프레스, 클린, 스내치 같은 운동에서도 스트렝스 향상은 느리게 일어난다. 친업을 비롯해 관절을 하나만 쓰는 보조 운동은 진전을 월 단위로나 기대할 만큼 스트렝스 향상이 아주 느리게 일어난다.

사람마다 성별, 몸집, 나이, 숙련도, 운동 능력, 운동 동기가 다르므로, 진전 또한 다른 속도로 일어난다. 셀리에의 이론을 통해 예측할 수 있듯, 외부 스트레스에 잘 적응할수록 진전이 빠르게 일어난다. 몸에 부하를 받고 회복되는 과정에서 호르몬, 식이, 휴식, 동기부여 상황이 최적화된 (말하자면 배불리 먹는 스포츠 팀의 젊은 남자 같은) 사람일수록 강도 높은 훈련을 받았을 때 빠르게 성장할 수 있을 것이다. 그렇지 않은 사람일수록 진전은 느리게 일어날 텐데, 상대 수행능력relative performance이야 비벼볼 만하겠지만 절대 수행능력absolute performance은 느린 진전에 상응하는 느린 수준으로 얻어질 것이다.

체중 65~90kg의 젊은 남자는 워크아웃마다 데드리프트는 7.5kg, 스쿼트는 5kg씩 중량을 늘릴 수 있을 것이다. 그렇게 꾸준히 늘려나가다 보면 2~3주 뒤에는 중량을 올리는 속도를 절반으로 줄여야 할 테다. 벤치프레스와 프레스와 클린은 처음 몇 번의 워크아웃에서는 2.5~5kg씩 올려 나갈 수 있겠지만, 2~3주가 지난 다음에는 워크아웃당 1.0~2.5kg씩으로 줄어들 것이다. 젊은 여자의 경우, 스쿼트나 데드리프트의 진전 속도는 남자와 비슷할 테지만 (5~7.5kg가 아니라 2.5~5kg로) 체중에 맞게 조정해야 하는데, 프레스와 벤치프레스와 클린과 스내치와 보조 운동에서는 진전이 훨씬 더디게 일어날 것이다. 한동안은 진전이 일어날 테니 이를 극대화할 전략도 써야 할 테고, 진전이 느려질 때쯤에는 정체기의 시작을 늦출 수 있는 전략도 써야 할 테다. 어떤 전략인지는 뒤에서 자세히 이야기하자.

매 워크아웃마다 스트렝스의 향상이 이루어지게 하는 선형 진전을 가능한 오랫동안 유지하면 조보자의 훈련 시간을 가장 효율적으로 활용할 수 있다. 중량 상승분이 아주 작아도 효과는 달라지지 않는다. 프레스가 매주 1kg씩 는다고 치면 1년에 52kg 아닌가. 거둘 수만 있다면 상당히 큰 폭이다. 워크 세트를 진행하거나 완수하기 어려워지거나 반복에 실패하는 일이 많아지는 식으로 진전이 점차 느려질 때는 중량 상승 폭을 줄여야 한다. 중량을 조금씩만 올려도 선형 진전은 유지될 수 있으므로, 프로그램을 전면적으로 갈아엎을 때가 찾아오기 전까지는 최대한의 진전을 쌓아나갈 수 있다. 처음에야 상승 폭을 줄이는 일이 시간 낭비 같아 보일 수 있겠지만, 어차피 나중에는 그마저도 아쉬워진다.

진전을 지속하려면 중량을 조금씩만 올려야 하고, 중량을 조금씩만 올리려면 소형 원판이 있어야 한다. 이처럼 아주 현실적인 문제를 이해하는 것이야말로 바벨 운동의 수행능력을 지속적으로 향상시키는 과정의 기본이라고 할 수 있다.

훈련을 진행해 나가다 보면 앞에서 상당한 분량을 할애해 설명했듯 훈련 스트레스에 적응하는 속도가 느려진다. 예전에는 세트당 반복수 5회 기준 5kg씩 늘려도 할만했는데 나중에는 2.5kg 늘리는 것조차 버거워지는 것이다. 이러다 보니 1.25kg짜리 표준 원판을 쓰면 세트당 반복수를 4회로 줄이는 것이 불가피해진다. 훈련에서 특정한 반복수를 쓰는 데에는 다 이유가 있고, 우리가 5회를 고집하는 것은 세트당 반복수가 5회일 때 생겨나는 생리적 효과가 있어서다. 그러다 보니 반복수는 그대로 가져가면서 중량을 늘리는 방법이 필요해지는데, 주어진 시간 동안 적응을 일으키려면 중량 상승분을 어느 정도는 적게 가져갈 수밖에 없다. 프로그램을 제대로 따라온 초보자라면 언젠가는 2.5kg씩 오르는 중량을 감당할 수 없는 순간을 맞이해야 한다.

하지만 운동에 따라서는 한 번에 0.5~1kg씩 늘리면서 강해져 나갈 수 있다. 클린이나 스내치처럼 기술과 순발력에 의존하는 운동은 물론이거니와, 프레스나 벤치프레스나 친업처럼 작은 근육군을 쓰는 운동에서도 진전을 매끄럽게 유지해 나가려면 중량 증가 폭을 줄이는 것만이 유일한 해결책이다. 중량을 1kg씩 높이고 싶다면 0.5kg짜리 원판이 두 개 있어야 한다.

작은 원판은 여러 회사에서 제작한다. 단위는 킬로그램(kg)으로도 나오고 파운드(lbs)로도 나온다. 2인치(5cm)짜리 와셔를 가지고 본드나 테이프나 용접을 통해 다양한 중량의 소형 원판을 직접 만들 수도 있다. 아니면 1.25kg짜리 원판을 공장에 가져가서 깎아내는 것도 방법이다. 어떤 방식으로 하든 중량은 0.25kg, 0.5kg, 0.75kg으로 맞추자.

소형 원판이 나머지 장비와 어떤 관계를 맺는지 이해하는 것도 중요하다. 표준 '올림픽용' 원판은 주물(鑄物)로 제작되고, 주물은 태생적으로 정확성이 떨어진다. 오차범위까지 미세하게 갈아낸 초고품질의 원판도 중량이 완전히 딱 맞아떨어지지는 않는다. 바에도 약간의 오차가 있고, 바에 여러 개씩 끼우는 원판에도 각각의 오차가 있어서, 바벨의 총 무게로 알고 있는 중량이 실제 중량과 다를 수 있다.

웜업이나 백오프 세트처럼 이전 워크아웃을 기준으로 정밀하게 중량을 올려야 하는 상황이 아니라면 이 사실은 중요하지 않다. 하지만 78kg인 줄 알았던 바벨이 사실은 79kg이라면 처음부터 목표를 놓친 것이나 다름없다. 중량이 소수점 몇 자리까지 딱 맞는 원판은 있을 수도 없고 필요하지도 않지만, 소형 원판으로 올리려 마음먹었던 중량의 폭이 실제 중량 증가분과 일치하려면, 큰 원판은 지난번에 썼던 것으로 가져와야 할 테다. 어쨌거나 관건은 오늘 들어 올린 중량이 지난번에 들었던 중량보다 정확히 얼마만큼 늘었는가일 테니. 상업 체육관이나 학교 체력단련장에서 훈련한다면 바와 원판에 알아볼 수 있게끔 숫자나 표식을 남기고, 개인용 소형 원판도 사서 들고 다니자. 이렇게 하면 중량을 필요한 만큼 정확히 올릴 수 있고, 중량이 매번 칼 같이 올라가므로, 진전이 더 확실히 이루어진다.

스타팅 스트렝스 모델

『스타팅 스트렝스: 바벨 훈련의 첫걸음』에 간략히 소개했듯, 초보자는 3~4가지 기본 전신운동으로 시작한다. 먼저 웜업을 끝낸 다음, 이전 워크아웃에서의 수행능력에 따라 중량을 잡고 워크 세트를 3세트 실시한다(데드리프트 제외). 예정된 중량으로 정해진 세트와 반복을 완료했다면, 다음 워크아웃 때는 부하를 늘린다. 이 방식은 매우 단순할 뿐만 아니라 대부분의 평범한 초보자에게 상당 기간 효과를 보인다. 휴식과 영양이 적절하다면 근육과 스트렝스를 얻지 못하는 것이 더 이상한 상황이니, 워크아웃을 바꿀 생각이 든다면 먼저 휴식과 영양이 제대로 이루어지고 있는지 확인해 보아야 한다. 사실 이 프로그램은 너무 예상에 맞게 굴러가므로, 진전을 거두지 못하는 초보자는 프로그램을 제대로 따르지 않고 있을 가능성이 크다.

다음의 워크아웃은 가장 간단한 것으로 생초보용이다. 첫 몇 주의 워크아웃 동안은 이 짧은 프로그램을 따른다.

A	B
스쿼트(SQ)	스쿼트(SQ)
프레스(PR)	벤치프레스(BP)
데드리프트(DL)	데드리프트(DL)

첫 두어 주 동안 월요일-수요일-금요일 일정으로 A와 B를 번갈아 실시하다 보면, 데드리프트가 더는 낯설지 않게 될 테고, 그렇게 데드리프트 중량을 빠르게 늘리다 보면 언젠가 스쿼트 중량을 저만치 앞지를 테다. 그 시점에 아래와 같이 파워클린을 넣는다.

A	B
스쿼트(SQ)	스쿼트(SQ)
프레스(PR)	벤치프레스(BP)
데드리프트(DL)	파워클린(PC)

이 프로그램을 한동안 돌리고 나서는, 친업과 함께 백 익스텐션이나 GHRglute/ham raise, 글루트 햄 레이즈를 추가해 매 워크아웃마다 있던 당기기 운동의 부담을 덜어낸다. 이렇게 하면 아래와 같이 조금은 복잡해 보이는 프로그램이 나온다.

A	B
스쿼트(SQ)	스쿼트(SQ)
프레스(PR)	벤치프레스(BP)
데드리프트(DL)/파워클린(PC)	백 익스텐션(BE)
	친업(CU)

이 프로그램의 워크아웃 A에서는 데드리프트와 파워클린을 번갈아 실시한다. 2주치를 놓고 보면 아래와 같다.

주차	월요일	수요일	금요일
1	스쿼트(SQ) 프레스(PR) 데드리프트(DL)	스쿼트(SQ) 벤치프레스(BP) 백 익스텐션(BE) 친업(CU)	스쿼트(SQ) 프레스(PR) 파워클린(PC)
2	스쿼트(SQ) 벤치프레스(BP) 백 익스텐션(BE) 친업(CU)	스쿼트(SQ) 프레스(PR) 데드리프트(DL)	스쿼트(SQ) 벤치프레스(BP) 백 익스텐션(BE) 친업(CU)

스쿼트, 벤치프레스, 프레스는 5회씩 3세트로 한다. 자세히 보면 알겠지만, 벤치프레스와 프레스는 모든 프로그램에서 번갈아 실시한다. 워크아웃 4번에 1번꼴로 돌아오는 데드리프트는 고중량을 다루기 때문에 매우 고될 것이므로, 5회씩 1세트만 한다. 데드리프트와 번갈아 하는 파워클린은 3회씩 5세트의 어크로스 세트로 실시한다. 스쿼트는 매 워크아웃마다 빼먹지 않고 실시한다. 가동범위가 길어서 데드리프트보다 중량도 가볍고, 하단에서 필연적으로 생기는 신장 반사stretch reflex 덕분에 피로도 덜하기 때문이다. 중량을 걸지 않고 하는 (맨몸) 친업에서는 이두가 개입될 수 있게 회외 그립(언더그립)을 잡고, 실패할 때까지 반복하는 방식으로

3세트를 실시한다. (생초보가 그럴 일은 없겠지만) 세트당 15회 이상의 반복을 채울 수 있으면 중량을 얹는다. 중량이 늘어나는데도 친업 개수가 그대로 유지된다면 실제로는 스트렝스가 향상되고 있는 것이다.

이 정도면 초보자가 선택할 수 있는 운동과 주간 계획으로는 합리적이다. 중량을 꾸준히 올리고, 휴식과 적절한 영양을 공급하고, 회복력에 영향을 미칠 수 있는 다른 활동을 멈추는 데 세심한 주의를 기울인다면, 스트렝스가 급격히 증가하는 이 중요한 기간을 몇 달까지도 끌고 갈 수 있다.

제대로 시행한 초보자의 선형 진전

아래의 표는 전(前) 미식축구 대학 1부리그 선수 출신 35세 남성의 실제 사례를 바탕으로 구성된 프로그램의 예시이다.

주차	월요일	수요일	금요일
1	SQ 55×5×3 PR 40×5×3 DL 80×5	SQ 60×5×3 BP 65×5×3 DL 90×5	SQ 65×5×3 PR 42.5×5×3 DL 100×5
2	SQ 70×5×3 BP 70×5×3 DL 105×5	SQ 75×5×3 PR 45×5×3 DL 110×5	SQ 80×5×3 BP 75×5×3 DL 115×5
3	SQ 85×5×3 PR 47.5×5×3 DL 120×5	SQ 90×5×3 BP 80×5×3 PC 50×3×5	SQ 92.5×5×3 PR 50×5×3 DL 125×5
4	SQ 95×5×3 BP 82.5×3 PC 55×3×5	SQ 97.5×5×3 PR 52.5×5×3 DL 130×5	SQ 100×5×3 BP 85×5×3 PC 60×3×5
5	SQ 102.5×5×3 PR 55×5×3 DL 135×5	SQ 105×5×3 BP 87.5×5×3 PC 62.5×3×5	SQ 107.5×5×3 PR 57.5×5×3 DL 140×5
6	SQ 110×5×3 BP 90×5×3 PC 65×3×5	SQ 112.5×5×3 PR 60×5×3 DL 145×5	SQ 115×5×3 BP 92.5×5×3 PC 67.5×3×5
7	SQ 117.5×5×3 PR 62.5×5×3 DL 150×5	SQ 120×5×3 BP 92.5×5×3 PC 70×3×5	SQ 122.5×5×3 PR 65×5×3 DL 155×5
8	SQ 125×5×3 BP 95×5×3 PC 72.5×3×5	SQ 97.5×5×3 PR 67×5×3 DL 160×5	SQ 127.5×5×3 BP 97.5×5×3 PC 75×3×5

주차	월요일	수요일	금요일
9	SQ 130×5×3 PR 68×5×3 DL 165×5	SQ 102.5×5×3 BP 100×5×3 PC 77.5×3×5	SQ 132.5×5×3 PR 69×5×3 DL 167.5×5
10	SQ 135×5×3 BP 102.5×5×3 PC 80×3×5	SQ 105×5×3 PR 70×5×3 DL 170×5	SQ 137.5×5×3 BP 105×5×3 PC 82.5×3×5
11	SQ 140×5×3 PR 71×5×3 DL 172.5×5	SQ 110×5×3 BP 107.5×5×3 PC 85×3×5	SQ 142.5×5×3 PR 72×5×3 DL 175×5
12	SQ 145×5×3 BP 110×5×3 PC 87.5×3×5	SQ 115×5×3 PR 73×5×3 DL 177.5×5	SQ 147.5×5×3 BP 112.5×5×3 PC 90×3×5
13	SQ 150×5×3 PR 74×5×3 DL 180×5	SQ 120×5×3 BP 115×5×3 CU BW×11,8,7	SQ 152.5×5×3 PR 75×5×3 PC 92.5×3×5
14	SQ 150×5×3 BP 117.5×5×3 CU BW×12,9,6	SQ 125×5×3 PR 76×5×3 DL 182.5×5	SQ 152.5×5×3 BP 120×5×3 CU BW×12,9,7
15	SQ 155×5×3 PR 77×5×3 PC 95×3×5	SQ 130×5×3 BP 122.5×5×3 CU BW×12,10,7	SQ 157.5×5×3 PR 78×5×3 DL 185×5
16	SQ 160×5 (150×5×2) BP 125×5×3 CU BW×13,8,8	SQ 135×5×3 PR 79×5×3 PC 97.5×3×5	SQ 162.5×5 (152.5×5×2) BP 127.5×5×3 CU BW×13,9,7
17	SQ 165×5 (155×5×2) PR 80×5×3 DL 187.5×5	SQ 140×5×3 BP 130×5×3 CU BW×14,9,6	SQ 167.5×5 (157.5×5×2) PR 81×5×3 PC 100×3×5
18	SQ 170×5 BP 132.5×5×3 CU BW×14,11,7	SQ 145×5×3 PR 82×5×3 DL 190×5	SQ 125×5×3 ('약' 요일) BP 135×5×3 CU BW×15,11,7

* 시작 체중 80kg(마른 비만), 최종 체중 100kg(늘씬한 근육질)
* SQ=스쿼트, PR=프레스, DL=데드리프트, BP=벤치프레스, PC=파워클린, CU=친업, BW=맨몸(체중)

우수한 전직 선수가 돌려서 그런지, 이 표에서 볼 수 있는 선형 진전은 거의 완벽에 가깝다. 이 표는 보통 사람이 이토록 빠르고 꾸준한 진전을 보여야 한다는 기준으로 넣어놓은 것이 아니라, 계획을 잘 세워서 보수적인 페이스로 열심히 하면 어디까지 갈 수 있는지 보여줄 요량으로 넣어두었다. 이 사람은 대학부 선수였고, 비록 마지막으로 운동을 해본 지도 거의 10년은 지났지만, 어쨌거나 스쿼트와 벤치프레스와 파워클린을 해본 적은 있다. 모든 운동의 시작점을 아주 보수적으로 잡은 덕택에 몸을 무겁게 하는 DOMS를 피할 수 있었고, 또 그 덕택에 18주 동안 중량 재설정이나 마이크로로딩microloading* 없이 꾸준한 진전을 이루었다. 폭발력과 순발력에 유리한 유전적 특성 덕분에 파워클린에서도 매우 좋은 성과를 거둘 수 있었다.

상급 초보자

백오프 구간

진전은 언젠가 멈출 수밖에 없다. 여기에는 1) 부득이하게 체육관에 나가지 못한 경우, 2) 시킨 것을 다 잘하고 있는데도 진전이 일어나지 않는 경우, 3) 너무 빠르게 성장하려 욕심을 내거나 회복에 영향을 미치는 생활상의 요소로 인해 진전의 둔화나 퇴보가 일어나는 경우의 세 가지 시나리오가 있다. 셋 중 어디에 해당하든 간에, 단순 선형 진전을 활용하는 초보자의 능력을 복구하고 훈련의 첫 단계에서 거둘 수 있는 진전을 남김없이 가져가고 싶다면 무엇이든 해야 한다.

워크아웃을 빼먹었을 때: 불행한 일이지만, 훈련 계획이 앞서 예시로 제공한 프로그램처럼 항상 매끄럽게 굴러가지만은 않는다. 살다 보면 이런저런 일들이 생길 때도 있고, 나나 주변 사람들이 아플 때도 있고, 예정에 없던 여행을 떠나야 할 때도 있는 법이다. 그러다 보면 체육관에서 보내야 할 귀중한 시간을 내어줘야 한다. 훈련 세션을 빼먹었을 때는 다른 부정적 효과가 흔히 동반되는데, 가령 아파서 빠졌다면 체중 감소와 영양 불균형이 뒤따를 것이고, 여행을 다녀왔다면 식사를 걸렀을 수도 있고, 일정이 바뀐 상황이라면 육체적으로나 정신적으로나 스트레스를 받았을 수도 있다.

(훈련 세션을 한두 번 거르는 정도로) 체육관을 빼먹은 나날이 매우 짧다면 보완 계획을 세울 필요가 없다. 사실 선형 진전의 막바지에 이르러 치가 떨릴 정도로 고된 훈련에 임하는 선수들은 워크아웃을 한 번 건너뛰어 회복 요일을 하루 더 가져감으로써 수행능력을 약간 높이기도 한다. 하지만 일주일 이상 체육관에 나타나지 않으면 보통은 디트레이닝 효과에 노출될 수밖에 없고, 이런 선수들이 훈련 프로그램에 복귀하려면 중량을 반드시 다시 잡아야 한다.

간편하게는 세트와 반복수를 포함하여 그냥 2주 전으로 거슬러 올라가는 방법이 있다. 이 방식은 잘 먹히긴 하지만, 필요한 것보다 과하게 역행할 때가 많다. 만일 훈련을 1주 이상 빼먹었다면, 쉬기 직전 했던 마지막 워크아웃에서 10% 이내로만 중량을 낮추고 다시 시작하는 방안도 좋다. 많이 아파서 쉬었다거나 가족의 사망처럼 정신적으로 피폐해지는 일을 겪었다거나 하면 중량 감소 비율을 최대 20%까지 높여도 된다.

기준을 이렇게 세우고 살펴보면, 스쿼트를 145×5×3까지 높여놓고 그만둔 사람은 130×5×3으로 프로

* 역주: 중량을 미세하게 올리는 것

그램에 복귀할 수 있다. 정황상 이 사람은 130kg에서 145kg까지 가는 동안 중량을 2.5kg씩 올렸을 테다. 웬만해서는 처음보다 두 번째 진전이 빠르게 일어나는 만큼, 이번에는 아마 워크아웃마다 5kg씩 올릴 수도 있을 테다. 경우에 따라 이 사람은 130kg이 정말 가볍다고 느낄 수도 있는데, 이 경우 145kg으로 돌아가기 전에 135kg이나 140kg 정도로 워크아웃을 한 번만 더 해도 충분할 수 있다. 보통은 프로그램을 멈추기 전 마지막 워크아웃에서 쳤던 중량을 다시 한번 쳐 보는 것도 괜찮다. 그렇게 하면 리프터와 코치가 스트렝스 수준을 정확히 파악할 수 있다.

중량 재설정은 다음과 같이 할 수 있다.

주차	월	수	금
휴가 전 마지막 주	140×5×3	142.5×5×3	145×5×3
휴가 후 복귀 1주차	130×5×3	135×5×3	140×5×3
휴가 후 복귀 2주차	145×5×3(기존 PR)	147.5×5×3	150×5×3

위 사례의 주인공은 상당히 빠르고 매끄럽게 원래의 자리로 돌아왔고, 휴가에서 복귀한 지 1주 반 만에 새로운 PR을 세울 수 있었다. 이 훈련자는 아마 쉬는 동안 특별히 정신적 · 육체적 스트레스를 받지 않으며 잘 먹고 잘 잤을 것이다.

다음 사례의 주인공도 체육관을 빼먹었지만, 이번에는 휴가 때문이 아니다. 이 사람은 독감을 심하게 앓는 바람에 체육관에 열흘이나 나오지 못했다. 이 사람은 훈련에 복귀하려고 마지막 중량에서 20% 정도를 낮추어 프로그램을 다시 시작했다. 앓는 동안 제대로 자지도 먹지도 못했을 테니 디트레이닝 효과는 훨씬 심각했을 데다.

주차	월	수	금
와병 전 마지막 주	140×5×3	142.5×5×3	145×5×3
와병 후 복귀 1주차	워크아웃 없음	110×5×3(약 24% 감소)	120×5×3(약 17% 감소)
와병 후 복귀 2주차	130×5×3(약 10% 감소)	135×5×3	137.5×5×3
와병 후 복귀 3주차	140×5×3	142.5×5×3	145×5×3

이 사례 속 리프터는 쉬기 직전 중량에서 24%를 덜어낸 중량으로 복귀 후 첫 번째 워크아웃을 실시했으며, 그 다음에는 17%, 그 다음에는 10%씩만 덜어냈다. 그 뒤로는 워크아웃마다 5kg씩 늘릴 수 있었지만, 기존 PR에 다다르기 전에 그 폭을 2.5kg으로 낮추어야 했다. 이렇게 중량 증가 속도가 느려진 것은 기존 워크 세트 PR인 145kg을 찍고 나서 너무 오랜 시간이 지나기도 했고, 병 때문에 프로그램을 재시작하는 지점이 한참 낮아지기도 해서이다.

여성도 중량을 다시 잡을 때는 같은 패턴을 따르지만, 감소 폭을 적게 잡는다는 차이가 있다. 가령 프레스에서 마이크로로딩으로 1kg씩 올려 나가던 여성은 프로그램을 다시 시작할 때 중량을 10% 정도만 낮추어도 되고, PR 중량까지는 1kg가 아니라 1.5~2.5kg씩 올려 나갈 수 있다.

진짜 정체기를 맞았을 때: 두 번째 시나리오에는 진전의 모든 원칙을 올바르게 지키고, 회복과 수면과 영양에 적절히 신경을 쓰고, 모든 운동에서 올바른 기법을 준수한다는 것이 전제로 깔려 있다. 계획의 전 부분을 완벽하게 시행하는 초보자가 과장 좀 보태서 손에 꼽을 정도로 적기 때문이다. 하지만 설명은 해야 하니 세세한 부분은 대강 넘어가자. 여기에서는 벤치프레스를 놓고 설명할 텐데, 간명하게 보아야 하니 번갈아 실시하는 프레스 워크아웃의 효과는 무시하고 진행하겠다(실제 상황에서는 당연히 계산에 넣어야 한다).

만일 훈련자가 단순 진전 프로그램을 제대로 따르고, 욕심도 부리지 않고, 잘 먹고 잘 쉬기만 하면, 한동안은 워크아웃마다 바벨의 중량을 높일 수 있을 것이다. 벤치프레스 워크아웃의 경우, 처음에는 중량이 2.5kg씩 오르겠지만 나중에는 그 폭이 0.5~1.5kg으로 줄어들 테다. 어느 시점에 다다르면 중량을 높였을 때 (보통은 마지막 세트의) 반복에 실패하고, 다음 워크아웃이 되어서야 같은 중량으로 5회씩 3세트를 완수하게 된다. 그러다가 나중에는 두세 번의 워크아웃 내내 워크 세트의 마지막 반복에 연달아 실패하기 시작할 것이다.

워크아웃을 뜯어고치는 방법은 많지만, 제대로 된 방법은 두 가지 요건을 만족해야 한다. 첫째, 선형 진전을 최대한 빠르게 회복시킬 가능성이 커야 한다. 둘째, 힘들게 얻어낸 진전에 손실이 생기지 않아야 하므로, 훈련자의 최근 5RM에 가까운 중량을 다룰 수 있어야 한다. 변화가 필요한 상황이라 해도 프로그램의 본질은 가급적 건드리지 않아야 하며, 훈련 중량을 약간 낮추어 이전 달처럼 느리고 꾸준한 진전이 즉시 재개되도록 해야 한다.

고된 훈련을 마치고 숨 돌릴 짬이 조금 더 주어지면 수행능력은 향상된다. 전반적인 신체 능력이 예상 밖의 극적인 향상을 이루어서가 아니라, 자신의 능력을 더 잘 선보일 수 있게 되어서 그렇다. 다시 말해, 실제로 강해진 것이 아니라 그냥 덜 피곤해서 그런 것이다. 경기나 테스트 과정을 대비할 때의 '피킹peaking'*도 원리는 같다. 막바지에 이르러 스트렝스가 극적으로 증가하는 것이 아니라, 훈련 프로그램을 통해 쌓아 올린 스트렝스를 선보이는 능력이 좋아진 것이다. 이 시나리오에서는 바로 이런 것이 필요하다. 이 단계에 들어선 훈련자는 절대 통과할 수 없는 '벽'에 가로막힌 것이 아니므로, 여기에서 빠져나와 다시 진전일로에 올라서기까지 큰 부담을 지지 않아도 된다. 휴식 시간을 조금 더 잡으면 어쨌거나 다루는 중량을 조금씩 올려 나갈 수 있을 것이며, 점진적 과부하를 통한 스트렝스의 향상 또한 거기서부터 다시 시작될 수 있을 것이다.

자, 이제 어떤 훈련자가 아래와 같은 초보자용 기본 A/B 루틴을 돌리고 있다고 가정해 보자.

A	B
SQ 3×5	SQ 3×5
BP 3×5	PR 3×5
DL 3×5	PC 3×5

깔끔한 설명을 위해 여기에서는 이 가상의 훈련자가 다섯 가지 리프팅에서 전부 정체기를 맞이했다고 가정하겠다. 순전히 가상의 시나리오라는 점을 꼭 이해하기 바란다. 다섯 운동이 동시에 정체기에 들어서는 것은 정말로, 정말로 드무니까.

* 역주: 최고의 경기 성과를 내기 위해 경기 수주~수개월 전부터 각 종목에 특화된 훈련을 실시하는 것으로, 피킹의 마지막 단계에는 '테이퍼링(tapering, 점감법)'이라고 하는 훈련량 감소가 들어간다.

중량 재설정은 다음과 같이 할 수 있다. 아래의 예시를 통해 5주 동안 훈련자가 정체기에 빠지고, 재설정을 거치고, 끝내 새 PR을 세우는 과정을 확인해 보자.

주차	월요일	수요일	금요일
1	SQ 110×5×3 BP 75×5×3 DL 135×5	SQ 112.5×5×3 PR 50×5×3 PC 65×3×5	SQ 115×4,3,3 BP 76×4,4,3 DL 135×3
2	SQ 115×4,3,3 PR 51×4,3,3 PC 66×3,3,2,2,2	SQ 105×5×3 BP 70×5×3 DL 122.5×5	SQ 107.5×5×3 PR 45×5×3 PC 66×3,3,3,2,2
3	SQ 110×5×3 BP 72.5×5×3 DL 127.5×5	SQ 112.5×5×3 PR 47.5×5×3 PC 60×3×5	SQ 115×5×3 BP 75×5×3 DL 132.5×5
4	SQ 117.5×5×3 PR 50×5×3 PC 62.5×3×5	SQ 120×5×3 BP 76×5×3 DL 135×5	SQ 122.5×5×3 PR 51×5×3 PC 65×3×5
5	SQ 125×5×3 BP 77×5×3 DL 137.5×5	SQ 127.5×5×3 PR 52×5×3 PC 66×3×5	SQ 130×5×3 BP 78×5×3 DL 140×5

잠깐이나마 훈련 부하를 줄이고 회복과 휴식의 짬을 더 줌으로써 생겨나는 유사 '피킹' 효과 덕분에, 선수는 이전에 성공적으로 들었던 중량보다 조금 더 무거운 중량을 들 수 있게 되었으며, 이처럼 더 무거운 중량을 드는 행위 덕분에 진전은 향후 몇 주간 더 지속될 것이다.

조바심과 욕심을 냈을 때: 세 번째 시나리오에서는 느리고 꾸준히 중량이 올라가는 것을 참지 못해서 정체가 발생했다. 다른 시나리오와 달리 여기에서는 훈련자가 실제로 퇴보를 조금(보다는 많이) 겪어야 한다. 피로의 누적도 확연히 나타나므로 백오프도 더 크게 가져가야 한다.

너무 공격적으로 굴다가 회복 결핍의 늪에 스스로를 빠뜨린 훈련자의 사례를 아래에서 확인해 보자. 이 사례에서 훈련자는 5회씩 3세트를 다 채우지 못하고 있는 상황에서도 중량을 계속해서 올려 나가는 어마어마한 실수를 저지르고 있다. 이 시나리오에서는 대개 실수를 알아차리기까지 오랜 시간이 걸리기 때문에, 그만큼 오랜 시간을 들여야 빠져나올 수 있다.

주차	월요일	수요일	금요일
1	SQ 110×5×3 BP 75×5×3 DL 135×5	SQ 112.5×5×3 PR 50×5×3 PC 65×3×5	SQ 115×4,3,3 BP 76×5,3,3 DL 137.5×3
2	SQ 115×5,3,2 PR 51×4,3,3 PC 66×3,3,2,2,2	SQ 117.5×3,2,2 BP 77×3,2,2 DL 140×1	SQ 117.5×2 PR 52×3,2,1 PC 67×2,2,1,1,1
3	SQ 102.5×5 BP 62.5×5 DL 125×5	SQ 107.5×5 PR 42.5×5 PC 60×3	SQ 107.5×5×3 BP 65×5 DL 130×5
4	SQ 110×5×3 PR 45×5 PC 60×3×5	SQ 112.5×5×3 BP 67.5×5×3 DL 135×5	SQ 115×5×3 PR 45×5×3 PC 62.5×3×5
5	SQ 117.5×5×3 BP 70×5×3 DL 137.5×5	SQ 120×5×3 PR 47.5×5×3 PC 65×3×5	SQ 122.5×5×3 BP 72.5×5×3 DL 140×5
6	SQ 125×5×3 PR 50×5×3 PC 61×3×5	SQ 127.5×5×3 BP 75×5×3 DL 142.5×5	SQ 130×5×3 PR 51×5×3 PC 62×3×5
7	SQ 132.5×5×3 BP 76×5×3 DL 145×5	SQ 135×5×3 PR 52×5×3 PC 63×3×5	SQ 137.5×5×3 BP 77×5×3 DL 147.5×5

백오프 워크아웃에서는 가급적 절대적인 필요량 이상으로 강도를 떨어뜨리면 안 된다. 백오프 구간을 최대한 짧게 가져가면서도 오랜 시간을 들이지 않고 새 PR을 세우려면 이 개념을 잘 받아들여야 한다. 다시 말하지만, 초보자 훈련의 특징은 (매 워크아웃마다 바벨의 중량을 꾸준히 높여 나가는) 선형 진전으로, 진전이 멈추지 않게 하려면 모든 노력을 총동원해야 한다.

동작 패턴 안에서 스트렝스를 효율적으로 발휘할 수 있으려면 모든 근육이 한 번에 쓰일 수 있게끔 운동단위를 발화해야 하는데, 볼륨을 낮추면서 강도를 상대적으로 높게 가져가는 이유는 이러한 근신경계 효율을 유지하기 위해서이다. 근육의 기본 스트렝스는 훈련을 줄여도 상대적으로 균일하게 유지되지만, 근신경계 효율은 훈련에 단기간의 변화만 일어나도 훨씬 큰 영향을 받는다. 우리가 강도를 상대적으로 높게 유지하고 볼륨을 과감히 줄이는 이유는, 고강도 저볼륨에서는 근신경 효율을 유지하고 계발할 수 있지만, 고볼륨 저강도에서는 그렇지 않기 때문이다(케틀벨 훈련을 비롯한 고반복 저중량 컨디셔닝이 스트렝스의 확연한 향상을 가져오지 않는 것도 이 때문이다). 볼륨은 과감히 줄이되 중량은 10% 이내로만 줄이면 근신경계의 높은 대비태세도 유지되고, 회복도 조금 더 이뤄질 수 있다. 그렇게 함으로써 백오프 구간이 끝난 뒤에도 높은 수준의 수행능력이 유지될 것이다.

같은 훈련 강도를 그대로 가져다 쓰는 것이 한 번은 통할 수 있고, 어쩌면 두 번까지도 통할 수는 있다. 그러나 훈련이 올바른 점진적 프로그램의 맥락과 적절한 회복의 틀 안에서 진행되고 있다면, 훈련 강도를 두 번 이상 재탕하는 것은 대개 쓸모가 없다. 세 번을 물려야 한다면 그때는 좀 더 복잡한 프로그램이 필요한 것이다. 그러나 만일 휴식 부족, 영양 부족, 무리한 중량 욕심 등의 이유로 첫 번째와 두 번째 시도에서의 진전이 갑자기 멈추었다면, 백오프 구간을 한 번 더 가져감으로써 문제를 타개할 수 있다. 두 번째 백오프를 끝내고 나면, 초보 리프터가 지닌 빠른 선형 진전의 잠재력을 최대한 끌어낼 수 있도록 훈련 방식을 다르게 해볼 필요도 있다.

지금까지 살펴본 백오프 방식은 초보자부터 상급자까지 써먹을 수 있는 매우 중요한 도구이다. 사람마다 반복수와 세트와 피로도가 다르다 보니 '이상적인' 방식도 사람마다 다를 테지만, 기본 개념은 단순하다. 즉, 쉴 때는 쉬되 디트레이닝에 빠지면 안 된다. 피곤할수록, 수행능력이 많이 떨어질수록, 정체기에 들어선 지 오래됐을수록, 지금까지 얻은 것이 많을수록, 오랜 세월 훈련을 했을수록, 백오프 구간은 더 길게 잡아야 할 것이다. 3개월 훈련하고 단순한 정체기에 들어선 초보자는 퇴보 걱정 없이 단기간의 백오프를 두고 부하를 적당히 낮추기만 하면 되겠지만, 7년을 훈련하고 매우 고된 훈련 주기의 끝에 단단한 벽을 마주한 상급자는 지난 두세 번의 워크아웃 동안 쌓인 피로 때문에 퇴보가 일어났을 테니, 백오프도 더 길게 가져가고 중량도 더 가볍게 잡아야 할 테다.

상급 초보자용 프로그램

프로그램에 줄 수 있는 변화 중에는 백오프 구간이 필요한 상급 초보자에게 맞는 것들이 몇 가지 있다. 스쿼트의 경우 주 3회가 아니라 주 2회만 중량을 올리고, 월요일 워크 세트 중량의 60~80%에 해당하는 경량 스쿼트를 프로그램에 도입할 수 있다. 이 방식이라면 중량이 낮아지는 만큼 강도의 관점에서 숨 돌릴 틈이 생기고, 선형 진전도 유지할 수 있다. 그렇게 짠 프로그램은 다음과 같다.

주차	월요일	수요일	금요일
1	SQ BP BE CU	SQ(Lt.) PR DL	SQ BP BE CU
2	SQ PR PC	SQ(Lt.) BP BE CU	SQ PR DL

데드리프트는 이전처럼 5회 1세트만 실시한다. 데드리프트만큼 과용하기 쉬운 운동이 세상에 또 없다. 데드리프트가 기본 스트렝스에 중요하기는 하나, 다루는 중량도 크고 여기에서 생겨나는 스트레스의 양도 크기

때문에, 세트수가 너무 많으면 회복이 어려워진다. 친업은 분명 개수가 늘었을 텐데, 체중은 늘어도 개수만큼은 유지되어야 한다. 만일 친업에서 3세트 모두 10개 이상을 계속 찍고 있다면, 워크아웃 두 번에 한 번은 중량을 걸고 해야 한다. 중량을 걸 때는 사슬 달린 벨트를 써도 좋고 덤벨을 양발에 끼우고 해도 되는데, 이때 5~7회 사이에 실패하게 되는 중량을 걸어야 한다. 이렇게 하면 맨몸 친업 개수를 늘릴 수 있고, 밀기 운동에 쓰이는 팔과 어깨의 스트렝스도 늘릴 수 있다.

초보자 진전의 막바지에 이르면 훈련자는 스쿼트, 벤치프레스, 프레스에서 5회씩 3세트를 그대로 끌고 나가기 힘겨워질 것이다. 효율이 아주 좋다면야 치가 떨리는 첫 세트의 5회 반복도 수월히 해낼 수 있겠지만, 그러고 나면 몸이 남아나지 않아서 두 번째 세트와 세 번째 세트에서는 세트당 2~3회 밖에 못 할 가능성이 크다. 이때는 중량을 조금이나마 더 높이고 다소간의 선형 진전을 몇 주 더 끌고 가게 하는 방법을 쓸 수 있다. 이 시점에서도 초보자는 여전히 거의 매 워크아웃마다 중량을 높일 수 있다. 그저 3×5(5회씩 3세트)의 볼륨에서만 중량을 높이지 못하고 있을 뿐.

여기에서 가장 먼저 선택할 수 있는 옵션은 볼륨을 한 세트로만 줄이고, 중간에 낀 경량 스쿼트 요일을 그대로 둔 채, 도전을 멈추지 않고 매 세션마다 새로운 5RM을 찍어 보는 것이다. 5RM을 새로 찍은 다음에는 중량을 5~10% 낮춘 5회짜리 백오프 세트를 실시하는 것도 좋다. 이 방법을 쓰면 3×5의 볼륨 자체는 그대로 유지되지만, 그 볼륨이 5RM 1세트와 백오프 2세트로 쪼개진다. 정리하면 다음과 같다.

월요일	수요일	금요일
SQ 170×5, 160×5×2	SQ 125×5×3	SQ 172.5×5, 162.5×5×2
BP 120×5, 115×5×2	PR 77×5, 75×5×2	BP 122×5, 117×5×2
DL 188×5	CU 3×10	PC 102×3×2, 97×3×3

두 번째 옵션은 3×5를 그냥 3×3으로 줄이는 것이다. 비록 세트당 5회에서 3회가 되기는 하나, 이렇게 테이퍼링*을 약간 주면 선형 진전을 몇 주는 더 끌고 갈 수 있다. 어느 옵션을 택하든 간에 중량은 늘어난다. 파워클린에서는 훈련 볼륨을 줄이는 것이 유리하다. 표준 5×3에서 클린이 정체된 사람은, 이러한 테이퍼링 구간에 들어섰을 때 50% 덜어낸 4×2를 돌리면 잘 먹힐 것이다.

어느 방법을 쓰든 간에, 후기 초보자 단계에서는 훈련 빈도를 줄이는 것이 유리하다. 빈도 감소는 어쩌면 그 무엇보다도 강력한 조정이 될 수도 있다. 월-수-금 일정으로 훈련해오던 사람이 '하루 하고 이틀 쉬는' 일정으로 빈도를 줄이면 초보자형 진전을 한동안 더 지속할 수 있다. 이 일정에서 훈련자는 월요일, 목요일, 일요일 식으로 훈련을 하게 된다. 일정에 경량 스쿼트가 들어가 있다면, 스쿼트 워크아웃에서 한 번 걸러 한 번은 경량 스쿼트를 넣는다. 이렇게 하면 중간에 경량 스쿼트가 있으므로 고중량 스쿼트 워크아웃은 6일에 한 번만 실시하게 된다.

* 역주: 피킹 과정의 마지막 단계에서 훈련량을 줄이는 것.

3×3법과 빈도 감소법을 같이 사용한 경우

표준 초보자 프로그램 마지막 주차

월요일	수요일	금요일
SQ 172×5×3	SQ 126×5×3	SQ 174×5×3
BP 130×5×3	PR 78×5×3	BP 132×5×3
DL 190×4	CU BW×10×3	PC 94×3×5

초보자 테이퍼링 1주차

월요일	목요일	일요일	
SQ 176×3×3	SQ 128×3×3	SQ 178×3×3	
PR 80×3×3	BP 134×3×3	PR 82×3×3	
CU BW×10×3	PC 96×2×4	CU BW×10×3	
수요일	**토요일**	**화요일**	**금요일**
SQ 130×3×3	SQ 180×3×3	SQ 132×3×3	SQ 182×3×3
BP 136×3×3	PR 84×3×3	BP 138×3×3	PR 86×3×3
DL 192×3~5	CU BW×10×3	PC 98×2×4	CU BW×10×3

* 편의상 모든 운동에서 중량은 2kg씩 늘어나는 것으로 한다.

이렇게 테이퍼링을 하면 좀 더 오랫동안 바벨의 중량을 높여 나갈 수 있다.

1세트 5RM/2세트 백오프를 빈도 감소법과 같이 사용한 경우

이 사례에서는 1세트를 5RM으로 하고 나머지 2세트를 5% 낮춘 백오프로 굴리는 방법과 함께, 앞에서 본 빈도 감소 모델을 같이 쓰고 있다.

월요일	목요일	일요일	
SQ 176×5, 166×5×2	SQ 128×5×2	SQ 178×5, 168×5	
PR 80×5, 75×5×2	BP 134×5, 127×5×2	PR 82×5, 77×5×2	
CU BW×10×3	PC 96×2×4	CU BW×10×3	
수요일	**토요일**	**화요일**	**금요일**
SQ 130×5×2	SQ 180×5, 170×5×2	SQ 132×5×2	SQ 182×5, 172×5×2
BP 136×5, 129×5×2	PR 84×5, 79×5×2	BP 138×5, 131×5×2	PR 86×5, 81×5×3
DL 192×3~5	CU BW×10×3	PC 98×2×4	CU BW×10×3

* 편의상 모든 운동에서 중량은 2kg씩 늘어나는 것으로 한다.

3×3법이나 백오프법을 모든 리프팅에 적용할 필요는 없다. 경험적으로 스쿼트에서는 백오프법이 더 잘 먹혔고, 벤치프레스와 프레스에서는 3×3법이 더 잘 먹혔다. 아울러, 이 두 방법을 적용할 때 빈도 감소법을 같이 적용하지는 않아도 된다. 다만 빈도를 줄이면 3×5 볼륨에서의 진전이 몇 주 더 유지될 수 있고, 이를 3×3이나 1×5/2×5로 바꿈으로써 또 몇 주 더 유지할 수 있다.

여기까지가 첫 3~9개월에 걸친 초보자 훈련법의 개론이다. 3세트의 워크 세트로 시작해 중량을 꾸준히 늘려나가다 보면 정체기가 찾아올 테고, 정체기에서 빠져나가기 위해 중량을 10% 내려도 보고 운동을 약간씩 바꾸어도 보면서 진전을 거듭해 나가다가 또 다른 정체기를 맞이하게 될 텐데, 그러다 언젠가는 운동의 총량이 너무 커져서 워크아웃과 워크아웃 사이에서 일어나는 회복으로는 항상성의 교란을 감당할 수 없는 순간이 찾아올 것이다. 더 정교한 프로그램이 필요한 순간이 찾아온 것이다. 초보자 수준의 훈련은 처음 몇 달에만 가능한 워크아웃마다의 진전을 핵심으로 한다. 그동안 훈련자는 빠른 진전을 거두었을 것이며, 선형 진전의 궤도에 올라탄 적이 없다면 짧은 시간 동안 무척 강해졌을 것이다.

3개월에서 9개월 정도가 되면, 변형 프로그램을 통해 이어 왔던 선형 진전에도 끝이 찾아온다. 그날이 오면 하나의 훈련 주기는 초보자 구간의 특징인 워크아웃 간격이 아니라 일주일 간격으로 재편되어야 할 테다. 중급자로 거듭나는 것이다.

특수인구집단과 초보자 프로그램

저체중 남성

저체중 훈련자에서 전반적인 진전과 중량 증가는 운동을 즐겨 하는 사람, 심지어는 과체중인 사람보다 훨씬 느리게 일어난다. 체중이 나가야 중량도 잘 치는 법인데, 깡마른(데다 키까지 큰) 사람은 역학적으로 매우 불리할 수밖에 없다. 이런 사람들은 살을 붙이기도 전인 프로그램 극초반부터 프레스와 벤치프레스와 파워클린에 마이크로로딩을 도입해야 할 것이다. 마이크로로딩은 불필요하게 쓰면 시간낭비이지만 선형 진전을 유도하는 한 그 자체만으로는 문제 될 것이 없고, 빼빼한 친구들은 진전이 느려야 많이 먹고 빨리 커야겠다는 동기를 갖는다.

고칼로리 식단은 저체중 훈련자에게 근육을 붙여 주는 비장의 무기이기도 하지만, 때 이른 정체와 섣부른 마이크로로딩을 막는 역할도 한다. 너무 깡마른 친구들이야 지방이 붙는지조차 알기 어렵지만, 근육량의 증가는 일반적으로 체지방의 증가를 동반한다. 그러다 보니 '강해지려면 살을 찌워야 한다'는 오해가 생겨나는 것이다. 몸무게를 70kg에서 100kg으로 올리다 보면 '식스팩'이 없어지는 건 너무나도 당연하지만, 그렇다고 해서 질펀한 살덩어리가 될 필요는 없다. '많이' 먹으라 했지, 나쁜 것을 먹으라는 말은 한 적이 없다. 체성분body composition은 대개 섭취하는 음식의 질에 달려 있지 않던가.

근육량을 늘릴 목적이라면 치즈 피자보다 스테이크와 구운 감자가 낫다. 형형색색의 어린이용 시리얼은 계란 6개를 곁들인 오트밀 한 사발과 같을 수가 없다. 간식도 사정은 다르지 않아서, 크래커와 사탕보다는 과일과 견과류를 고를 줄 알아야 한다. 초보자들의 오랜 친구, 전유(全乳)전지유, whole milk*도 잊으면 안 된다.

하루치 식사는 다음과 같이 짤 수 있다.

아침 식사(07:00)	• 계란 여러 개, 블루베리를 넣은 오트밀 한 사발 • 우유 450~700ml
오전 간식(10:00)	• 바나나와 단백질 파우더 한 스쿱을 섞은 우유 450~700ml
점심 식사(13:00)	• 양상추/토마토/양파를 넣은 칠면조 치즈 샌드위치 • 우유 450~700ml
훈련(14:30)	
훈련 직후(16:00)	• 왁시 메이즈(찰옥수수 전분)나 말토덱스트린 50g과 단백질 파우더 한 스쿱을 섞은 우유 450~700ml
저녁 식사(18~19:00)	• 쇠고기나 생선구이 • 야채구이(많이) • 우유 450~700ml
잠자기 전(22:00)	• 단백질 파우더 한 스쿱을 넣은 우유 450~700ml

위의 식단에서 우유를 한 번에 600ml 정도 마신다고 치면 여섯 번이니 대강 4리터가 된다.[**] 이 정도면 앉은 자리에서 터무니없이 들이킬 필요 없이 하루에 4리터를 편하게 나눠 마실 수 있다. 만일 이렇게 했는데도 체중이 늘지 않으면 저녁식사 때 탄수화물을 더 넣는 형태로 칼로리를 추가할 수 있다. 단백질 쉐이크에 올리브유나 땅콩 버터 같은 재료를 넣으면 지방의 칼로리를 '쥐도 새도 모르게' 올릴 수 있다. 이렇게 하면 단단한 음식을 꾸역꾸역 소화시키지 않고도 칼로리 섭취를 크게 늘릴 수 있다. 살이 너무하다 싶을 정도로 안 붙는 사람은 이 식단에 더해 매주 최소 1~2번은 초 고열량 식사를 하는 방법도 고려해 보아야 한다. 더블 쿼터파운드 버거에 라지 사이즈 감자튀김과 밀크 쉐이크를 세트로 시키면 주간 전체 칼로리 섭취량을 크게 늘릴 수 있다. 이러한 방식은 보통 40세 이하의 젊은이들에게 잘 먹힌다. 나이가 많을수록 이렇게 많은 칼로리를 생산적으로 처리하는 효율이 낮아진다. (맥도날드나 피자처럼) 열량이 매우 높은 음식은 대개 마지막 끼니로 미뤄두어야 한다. 꼭두새벽부터 고칼로리 음식을 잔뜩 먹으면 종일 식욕이 떨어져서 그날 계획한 끼니를 처리하기가 어려워진다.

저체중 훈련자는 파워클린을 일찍 시작하는 대신 데드리프트를 훈련 프로그램에 최대한 오래 놔두는 것도 좋다. 스쿼트도 그렇지만 데드리프트 또한 다른 운동보다 근육을 붙이는 효과가 뛰어나기 때문이다. 회복력이 받쳐주는 선에서 가급적 오랫동안 주 3회의 데드리프트를 이어 나가도록 하자.

과체중 훈련자

초보자용 스트렝스 프로그램을 시작하려는 비만인의 발목을 잡는 문제가 몇 가지 있다. 첫째, 여러 이유로 인해 프로그램 초기에 스쿼트의 진전이 느리게 일어날 수 있다. 과체중 훈련자는 이미 몸이 무겁기 때문에

* 역주: 지방을 제거하지 않은 우유. 시중에서 일반적으로 구할 수 있는 우유로, 이후 단락에서 별도의 언급이 없는 이상 '우유'는 모두 전유를 가리킨다.

** 역주: 원문에는 1갤런(약 3.8리터)으로 표기되어 있다. 실제로 시도할 분은 참고하기 바란다.

생초보에게는 맨몸 풀 스쿼트full squat조차 상당한 저항이 될 수 있다. 훈련자 입장에서는 중량을 조금만 늘려도 난이도가 급격히 뛸 테고, 몸이 너무 무거운 일부 초보자는 풀 스쿼트 깊이의 맨몸 스쿼트를 단 한 개도 못 할 수 있다. 훈련자가 고령일수록, 또 훈련자가 여성일수록 이럴 가능성은 커진다. 이런 훈련자가 선형 진전을 써먹으려면 식단을 타이트하게 조절하면서 다른 리프팅은 그대로 둔 채 스쿼트 대신 레그프레스leg press 머신을 활용하는 것이 가장 좋다.

둘째, 비만한 훈련자는 몸을 이루는 각 부위의 특성상 역학적으로 좋은 스쿼트 자세가 나오지 않을 수 있다. 고도 비만인은 가동범위의 제한이 자주 관찰되는데, 체중을 줄이지 않으면 스쿼트의 역학적 이슈가 내내 문제가 될 수 있다. 데드리프트와 파워클린에서도 사정은 다르지 않다. 옆구리와 허벅지와 가슴께의 과도한 체지방은 바닥에서 바를 당기는 동작의 올바른 시작 자세를 방해하고, 클린에서는 바의 수직 궤적을 방해할 수 있다. 스쿼트나 당기기에 좋은 역학적 자세가 나오지 않는 훈련자를 가르쳐야 하는 상황이라면, 코치는 중량을 추가할 때 거듭 신중을 기해야 한다. 상체 동작에서는 일반적으로 제한이 또렷하게 나타나지 않고, 과체중 초보자는 상대적으로 상체와 하체의 스트렝스에 불균형이 있는 경우가 대부분이다. 과체중 남성이 훈련 초반 단계에서 스쿼트보다 벤치프레스를 잘하는 것도 딱히 드문 일은 아니다.

웨이트 트레이닝은 과체중 훈련자에게 바람직한 체성분을 되찾아주는 강력한 수단이다. 과체중 훈련자의 대사에 확연한 변화를 주려면 근육량의 증가를 최우선 목표로 잡아야 한다.

체중 감량의 상당분을 체지방 감량으로 이뤄내고자 한다면 기본 바벨 운동이 꼭 필요하다는 주장에는 이런 이유가 깔려 있다. 그러나 앞서 설명한 제한 때문에 과체중 훈련자가 스트렝스 프로그램을 시작할 때는 머신과 바벨을 같이 써야 할 수도 있다.

그렇게 짠 프로그램은 아래와 같다.

월요일	수요일	금요일
LP 3×10	LP 3×10	LP 3×10
BP 3×5	PR 3×5	BP 3×5
DL 1×5	DL 1×5	DL 1×5

데드리프트에 진전이 일어났거나 자세가 안 좋아서 중량이 빠르게 늘지 않는다면, 데드리프트과 번갈아 실시할 운동이 필요할 수도 있다. 여기서는 안전하게 할 수 있고, 중량도 꽤 많이 걸 수 있고, 많은 양의 근육을 쓰기도 하는 랫풀다운lat pulldown을 고르는 것이 좋다. 랫풀다운과 데드리프트를 워크아웃마다 번갈아서 실시하면 아래와 같다.

워크아웃 A	워크아웃 B
LP 3×10	LP 3×10
BP 3×5	PR 3×5
DL 1×5	LPD(친업 그립) 3×8~10

진전이 이루어지는 동안에도 레그프레스 머신을 졸업하고 스쿼트를 배울 수 있도록 온갖 시도를 해보아야 한다. 경험상 자기 몸무게에 해당하는 중량으로 레그프레스를 세트당 10회씩 할 수 있는 사람이라면 바벨

스쿼트도 제대로 할 수 있다.

과체중 초보자는 스트렝스와 근육량을 최대한 빨리 늘리려고 할 테지만, 식단 조절을 통한 체지방 감량도 꾸준히 해야 한다. 당연한 말이겠지만, 정상체중이나 저체중 훈련자에게 써먹었던 고칼로리 식단은 과체중 훈련자에게 불건전하기 짝이 없다. 과체중 훈련자는 기름기 없는 단백질과 채소 위주로 대부분의 식단을 짜야 한다. 지방과 탄수화물은 모두 제한해야 한다. 게토레이처럼 빨리 소화되는 탄수화물은 훈련 직전에야 좋겠지만, 딱 그때만 먹어야 한다. 그래야만 탄수화물 제한 중인 훈련자에게 생산적인 훈련 세션에 필요한 에너지를 공급하면서도 전반적인 섭취량 증가로 이어지지 않기 때문이다.

과체중 훈련자의 식단 예시는 아래와 같다.

아침 식사(07:00)	• 채소를 넣은 달걀 오믈렛
오전 간식(10:00)	• 물에 탄 단백질 쉐이크, 사과 1개
점심 식사(13:00)	• 구운 닭고기, 샐러드(많이)
훈련 직전	• 게토레이 반 병
오후 간식(16:00)	• 물에 탄 단백질 쉐이크, 오렌지 몇 개
저녁 식사	• 살코기 스테이크나 구운 버거용 패티 • 구운 채소(많이)

여성

여성은 어리든 늙었든 건강하든 뚱뚱하든 남성보다 진전 속도가 느릴 것이다. 여성의 스쿼트와 데드리프트 진전 속도는 벤치프레스, 프레스, 클린와 비교하면 매우 빠르다. 여성은 스쿼트와 데드리프트를 시작하고 몇 주 동안 2.5kg에서 많게는 5kg씩 중량을 늘려나갈 테지만, 상체운동에서는 거의 시작하자마자 마이크로로딩이 필요해질 것이다. 여성에서는 초 고칼로리 식단이 남성만큼의 효과를 내지 못한다. 성별의 차이가 호르몬의 도저한 차이를 만들어내기 때문에, 여성의 몸으로는 남성 훈련자처럼 넘치는 칼로리를 처리해 생산적으로 근육을 만들어낼 수 없다. 진전은 언제나 느릴 테고, 절대 스트렝스의 향상도 언제나 느릴 테고, 같은 몸무게의 남성과 비교하면 상체 스트렝스는 언제나 하체 스트렝스보다 저만치 뒤떨어져 있을 테다. 미안. 세상사가 원래 다 그렇다.

7 중급자

바벨에서 손을 놓은 나날도 꾸준한 진전을 가로막는 요소도 없이, 주요 바벨 운동의 중량을 늘리며 워크아웃마다 조금씩 꾸준한 진전을 몇 달 동안 이뤄 왔다면 누구나 정체기를 맞는다. 신체적 잠재력의 한계치에 한층 가까이 다가온 이상 피할 수 없이 맞이해야 하는 정상적인 결과이다. 이쯤 됐으면 스트렝스와 근육량 모두 상당히 늘었을 것이다. 고중량 훈련에서 빠르게 회복하는 능력도 마찬가지로 물이 올랐겠지만, 높아진 스트렝스 수준 때문에 감당해야 할 부하가 많아져서 결국은 제자리걸음이나 다름없다. 훈련자의 수준이 높아질수록 회복의 효율도 높아지지만, 회복 능력에 부담을 주는 능력의 효율도 높아진다. 변화는 그렇게 높아진 효율 때문에 찾아온다. 워크아웃마다 그저 중량을 높이기만 해서는 더 이상 진전을 일으킬 수 없게 된 것이다. 한 번의 워크아웃으로 가한 과부하에서 회복되어 수행능력 향상으로 이어지는 적응에 걸리는 시간이 48~72시간을 넘긴다면, 훈련자는 이제 다른 프로그램을 찾아야 한다. 초보자 시절만 해도 과부하 사건은 훈련 스트레스 한 번으로 족했다. 이 정도의 과부하면 초심자의 항상성을 교란하는 데에는 충분했고, 훈련 스트레스와 스트레스 사이에 주어지는 회복만으로도 스트렝스의 향상을 충분히 유도할 수 있었다. 여기에서 벗어난 훈련자는 이제 초보자라고 할 수 없으며, 프로그램도 그에 맞게 조정해야 한다.

초보자 시절의 경험을 통해 특정한 훈련 목표를 갖게 되는 것이 중급자the intermediate의 중요한 특징이다. 스포츠에 써먹을 스트렝스도 얻고 몸도 좀 불리고 '쇠질이나 좀 배워볼까' 했던 고등학생 꼬마는 이제 투포환 경기력을 늘리고자 훈련에 집중하려는 마음가짐을 갖게 되었을 테고, 몸을 만들려고 운동을 시작했던 서른다섯 살 청년은 이제 역도 대회에 나가기로 결심했을 테다. 심지어 처음부터 스포츠 트레이닝을 받고 있었던, 그러나 스트렝스 훈련에서는 초보자라는 사실을 잘 알아서 초보자 프로그램부터 시작하기로 마음먹었던 프로급 선수들조차 이제는 좀 더 구체적으로 변모한 자신들의 필요에 맞게 훈련을 조율하려고 할 것이다.

조직화된 훈련 프로그램을 처음 접하는 훈련자는 선형 진전을 몇 달 동안 이어나갈 수 있다. 이 정도 수준에서는 생물학적 평형을 교란하고 적응을 일으키는 운동의 총량인 과부하를 한 번의 워크아웃으로도 만들어낼 수 있다. 그렇게 훈련 스트레스에 적응해 나가던 훈련자는, 점차 다음 워크아웃까지 회복이 안 될 정도의 스트레스를 한 번의 워크아웃으로 만들어낼 수 있게 된다. 이 수준에서의 '고중량'이 몸에 가하는 스트레스는 초보자 시절의 '고중량'보다 상대적으로 심하기 때문에, 더 긴 회복 기간이 필요해진다. 이 시점에서 진전

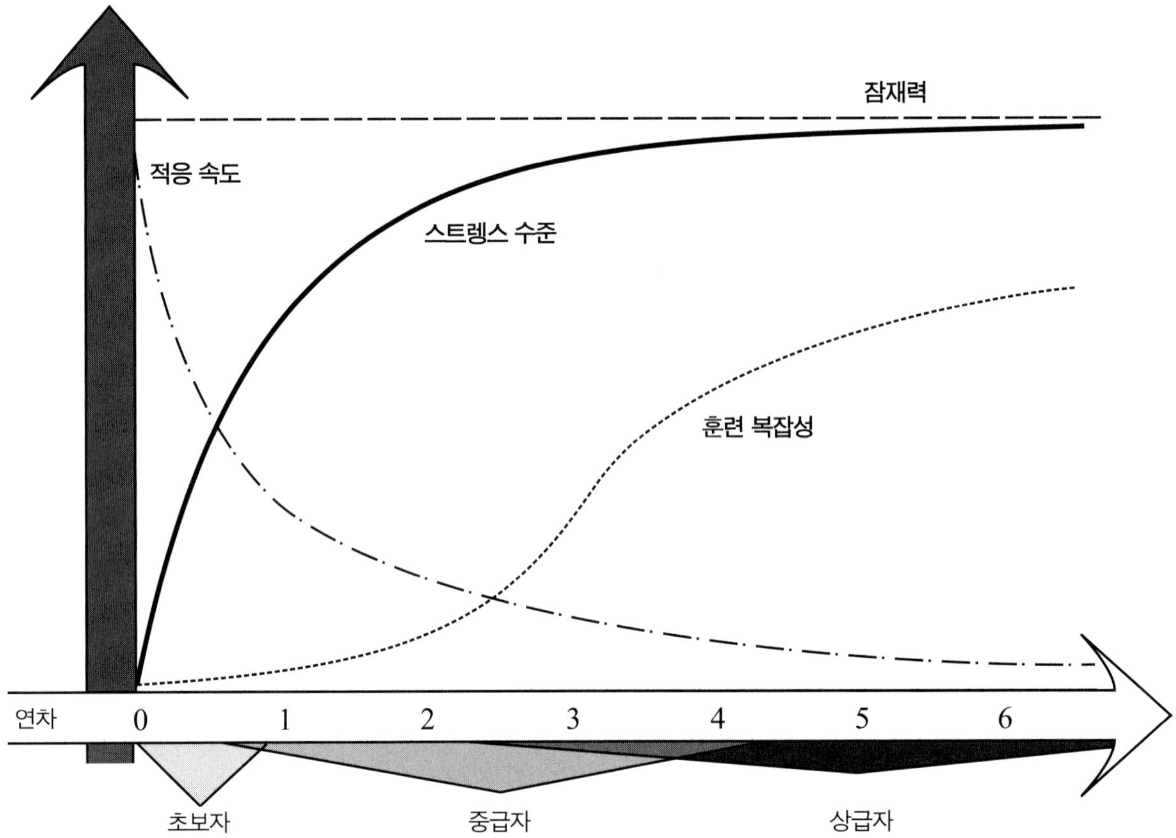

그림 7-1. 시간에 따른 수행능력 향상과 훈련 복잡성의 일반적 관계. 중급자의 적응 속도가 초보자에 비해 줄어들었음을 눈여겨보자.

을 지속해 나가려면, 이러한 적응 수준에 다다른 훈련자가 과부하에서 회복될 수 있도록 주기에 맞추어 훈련을 재편해야 한다. 이때는 스트레스가 과부하 사건이 될 만큼 운동량을 충분히 쌓아 올리는 동시에 적응이 일어날 만큼의 회복 시간을 확보해야 하므로, 하나의 훈련 주기training period에는 워크아웃이 하나 이상 들어간다. 중급자 수준의 적응에서는 일주일 주기로 조직화된 훈련이 목적에 잘 들어맞는다.

일주일이라는 기간에 무슨 마법 같은 것이 있어서 이렇게 짜는 것이 아니다. 이전의 운동/회복 주기가 48~72시간이었으므로 지금은 운동량을 쌓고 여기에서 회복하는 데 96시간(4일)이면 충분할 테다. 하지만 충분한 스트레스와 충분한 회복이라는 관점에서 보면 72시간에 한 번 있던 워크아웃도 아마 녹록치 않았을 테니, 어쩌면 4일 이상이 필요할 수 있다. 사람이 기계가 아닌 이상, 스위치를 올리듯 갑자기 3일 안에 과부하와 회복이 일어나지 않았다더라 하는 일은 일어나지 않으니, 주기를 4일로 늘려서는 문제가 해결되지 않을 수 있다. 5일이면 빠듯하고 6일이면 그럭저럭일 테지만, 사회가 일주일 단위로 굴러가고 있는 만큼 대부분은 일주일이 일정에 맞추기 가장 좋을 것이다.

중급자 프로그램은 초보자 프로그램과 아예 달라야 한다. 스쿼트를 5회씩 4세트로 일주일에 세 번씩 하는 초보자라면 3세트만 해도 진전을 일으키기에 충분한 자극이 된다는 사실을, 그 정도 운동량에서 회복되는 속도는 워크아웃마다 중량을 늘려도 될 만큼 빠르다는 사실을 깨달을 것이다. 초보자의 경우 벤치프레스는 5회씩 3세트로 월요일과 금요일에 실시할 테고, 프레스는 수요일에 실시할 테다. 중급자가 월요일에 5회씩 3세트를 실시하면 진전을 일으킬 만한 자극을 받을 수 없다. 5세트면 충분할 수도 있겠지만, 그 또한 나름의 문제

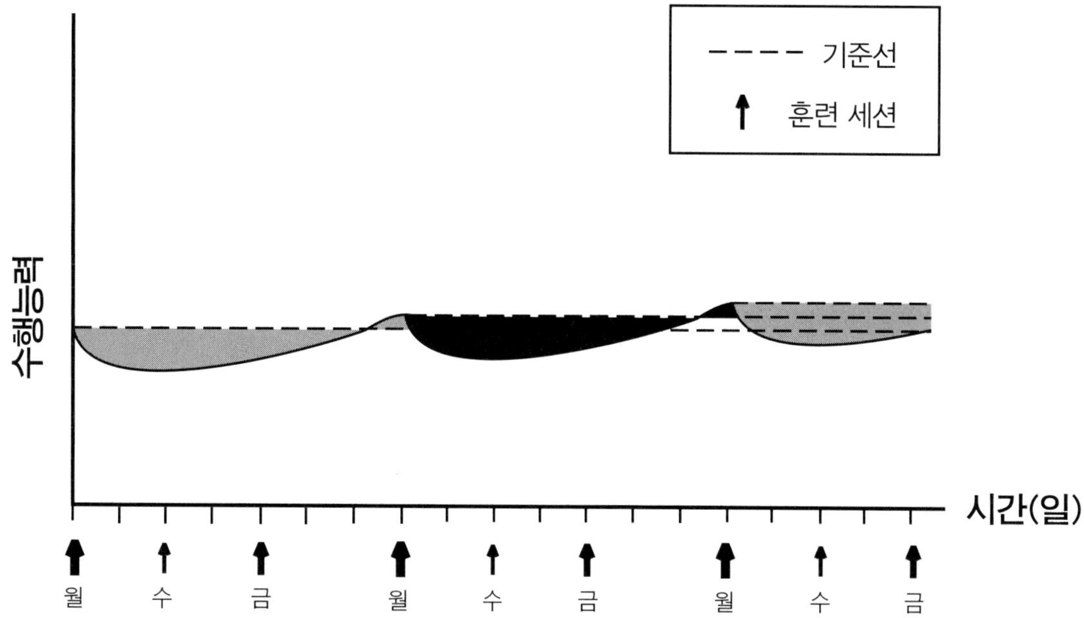

그림 7-2. 중급자의 스트레스/회복/적응 주기. 초보자와 비교하면 중급자는 항상성을 교란하는 데 더 큰 스트레스가 있어야 하고, 회복과 적응에도 더 긴 시간이 필요하다. 효과적인 프로그램 설계에서는 주기의 길이를 늘려 이러한 요구들의 균형을 맞추며, 진전이 일어날 수 있도록 스트레스에 변화를 준다.

가 있다. 진전을 유도하려고 일주일에 두 번씩 5세트의 고강도의 워크 세트를 연이어 했다가는 회복력이 잠식될 수 있다. 따라서 더 많은 운동량과 충분한 회복이 모두 필요한 중급자의 요구에 부응하려면 일종의 변형이 필요하다(그림 7-2).

이 조건을 만족하는 바람직한 일주일짜리 변형에는 여러 가지가 있다. 이 장의 후반부에 세 가지 방법을 소개할 텐데, 셋 다 각기 다른 상황에서 잘 먹히는 것으로 확인되었다. 그러나 우선은 중급자 프로그램의 지침이 되는 일반 원칙을 살펴보도록 하자.

일반 원칙

운동

중급자 수준의 프로그램 설계에서 가장 중요하게 고려해야 할 것은 바로 운동을 고르는 것으로, 대부분은 훈련자가 택한 스포츠나 훈련에 따라 결정된다. 가령 파워리프팅을 하겠다 마음먹은 사람은 스쿼트와 벤치프레스와 데드리프트 중심으로 훈련할 테고, 역도를 하겠다 마음먹은 사람은 스내치와 클린과 저크를 기본 스트렝스 운동만큼 중점적으로 훈련할 테다. 격렬한 필드 스포츠에서 뛰는 선수라면 클린, 저크, 스내치 변형동작을 비롯한 순발력 운동을 기본 스트렝스 프로그램에 끼워넣어야 할 테고, 근비대가 최우선 관심사인 이들은 기본 스트렝스 프로그램에 고반복 고립운동을 덧붙여야 할 테다.

가벼운 필드 스포츠, 단거리달리기, 농구, 축구, 입식타격기처럼 스트렝스 의존도가 낮은 스포츠에서 뛰는 선수는 초기 중급자 이상의 단계로 넘어갈 필요가 전혀 없을 가능성이 크다. 스트렝스는 선수가 지닌 여러 특성을 효율적으로 계발하고 표현하는 능력에 지대한 영향력을 가지고 있기에, 스트렝스를 얻는 것은 어쩌면 선수로서의 준비 과정에 가장 중요한 일일지도 모른다. 그러나 저런 종목의 선수들은 웨이트 룸에서 바벨을 잡고 훈련하면서 스트렝스와 순발력을 키우기보다, 각자의 스포츠에서 연습을 통해 얻는 기술에 더 크게 의존하고 있다. 훈련의 목표를 명확히 하는 것이 그토록 중요하다고 하는 이유는, 어떤 수준에 다다르고자 하는 욕구가 있어야 의식적으로 그 수준에 다다를 수 있기 때문이다.

따라서 운동을 고를 때는 대개 스트렝스 프로그램의 올바른 역할인 '기본 스트렝스의 강화' 이외의 요건에 따라 그 특화의 정도가 결정된다. 가령 투창 선수는 스쿼트, 프레스, 클린, 스내치, 친업으로 짠 주 3일짜리 프로그램을 고를 수 있다. 그보다 복잡한 프로그램은 필요치도 않거니와, 자칫 고도의 연습이 필요한 투창 종목에 써야 할 시간을 빼앗길 수도 있다. 또한 투창처럼 보이는 활동에 중량을 얹는 짓, 예를 들자면 덤벨을 써서 동작을 흉내내려고 하는 것은 본질적으로 투창을 느리고 틀리게 연습하는 것이나 다름없으니 '무쓸모' 그 자체일 것이다. 특정 스포츠의 특정 동작을 스트렝스 훈련에서 그대로 따라하려는 발상은, 스트렝스가 스포츠에서 일반적으로 어떠한 역할을 하는지를 완전히 오해하고 있어서 생겨난다. 스트렝스는 보편적인 운동을 훈련했을 때 가장 잘 얻을 수 있고, 이를 스포츠에 적용할 때는 스포츠에 특화된 연습이 있어야 한다. 쇠질은 스트렝스를 만들고, 스트렝스는 경기력을 높인다.

운동을 골랐으면 세트수와 반복수가 어느 선까지는 자동으로 정해진다. 기본 스트렝스 운동인 스쿼트, 프레스, 벤치프레스, 데드리프트는 1회부터 20회까지 광범위한 반복수로 실시할 수 있다. 즉, 이들 운동은 반복수만 바꾸어도 절대 스트렝스부터 근비대나 지구력에 이르는 전 범위의 생리적 반응을 이끌어낼 수 있으므로 유용하다.

역도 동작인 스내치, 클린, 저크와 그 파생 동작인 파워스내치, 파워클린, 랙 저크, 행 스내치, 행 클린처럼 다용도로 쓰기 어려운 운동도 있다. 스트렝스나 순발력에 초점을 맞추어 설계한 프로그램에서 이들 운동은 고반복으로 쓸 수 없는데, 고반복은 저중량을 요하고 저중량은 순발력이 아니라 그저 스피드만을 요하기 때문이다. 이들 운동은 또한 기술 의존적인데, 고반복으로 생겨난 피로가 쌓이면 기술의 정확성은 필연적으로 떨어진다. 느린 속도로 할 수 없다는 것이 특징이자 한계인 셈이다. 피로가 기법을 망치는 제한 요인이 되지 않게 하려면 반복수는 세트당 3회 이하로 제한해야 하는데, 스내치나 클린은 세트당 1~2회만 하는 것이 좋고, 클린에 한해서는 세트당 3회까지도 괜찮을 수 있다.

중급자부터는 다양한 보조 운동을 쓰게 될 것이다. 이들 동작은 훈련 커리어의 다른 시기에서보다 이 단계에서 쓰였을 때 그 값어치를 제대로 한다. 중급자는 어떤 방향의 훈련을 해 나갈지에 대한 감을 잡는 단계인데, 그 과정에 보조 운동이 필요하다. 보조 운동에는 수천 가지가 있지만, 그 중에 실제로 해볼 만한 것은 몇 없다. 유용한 보조 운동은 그 자체로 (정상적으로 마주칠 수 있는 인간의 동작 패턴을 활용한다는 측면에서) 기능적이고, 여러 개의 관절을 쓰고, 균형 요소가 들어있고, 기본 운동의 수행능력을 키워줄 수 있는 것이어야 한다. 예컨대 친업은 이 조건을 모두 만족하지만, 리스트 컬wrist curl은 그렇지 않다.

보조 운동은 연원이 된 운동과 동작이나 부하가 비슷할수록 좋다. 이러한 고품질 보조 운동들은 바벨 기반일 수밖에 없다. 개중에는 원조격 동작과 비슷한 수준의 스트레스를 몸에 가하는 운동도 많으니, 기본 동작을 빼지 않은 프로그램에 이러한 유형의 운동을 얹을 때는 각별히 주의해야 한다. 이들 운동은 리프터의 목적에 따라 짧게는 워크아웃 한 번, 길게는 수주에서 수개월 동안 기본 운동을 잠깐 대체하는 역할로 쓰이는 편이 나을 수도 있다.

유용한 바벨 운동 가운데 일부는 매우 특화된 가동범위를 훈련하거나 매우 특수한 시작점에서의 동작을 익힐 목적으로 파워랙power rack안에서 실시되기도 한다. 가령 벤치프레스나 스쿼트의 경우 역학적 이점이 가장 낮은 동작의 하단에서 매 반복을 실시하는 '데드 스톱dead-stop' 세트로 실시할 수도 있고, 부분 랙 프레스 partial rack press, 랙 벤치프레스rack bench press, 랙 풀rack pull처럼 락아웃 부분만 중점적으로 조지는 매우 강력한 도구로 써먹을 수도 있다. 클로즈 그립 벤치프레스나 스내치 그립 데드리프트 같은 바벨 보조 운동은 기본 운동과 매우 흡사하지만 동작에 역학적 차이가 있으므로, 스트레스를 다르게 주려면 이렇게 가동범위를 바꿀 수도 있다.

랙 프레스/벤치프레스나 랙 풀은 삼두 고립운동이나 웨이티드(중량) 백 익스텐션보다 훨씬 부담이 크다. 이토록 스트레스가 심한 보조 운동을 프로그램에 넣을 때는 평소보다 세심한 주의와 계획이 있어야 한다. 예외가 전혀 없다고 말하기는 어렵지만, 데드리프트를 한 다음에 가벼운 웨이티드 백 익스텐션을 2~3세트 하거나 밀기 운동을 한 다음에 케이블 트라이셉스 푸시다운을 2~3세트 하는 정도로는 문제 될 것이 없다. 컨디셔닝이 잘 된 리프터라면 이 정도 운동량이 더 들어가도 프로그램에 방해가 되지는 않을 테니, 원한다면 넣어도 좋다. 하지만 고중량 당기기가 이미 일정에 있는데도 250kg짜리 랙 풀을 무작정 넣어 버린다거나 하면 프로그램은 당연히 어그러진다.

역도에 관심이 많은 중급자라면 스쿼트의 변형인 프론트 스쿼트front squat를 쓸 수도 있다. 역도 선수에게 프론트 스쿼트는 보조 운동이 아니라 또 다른 핵심 운동이기도 하니까. 역도 훈련의 필수 요소인 프론트 스쿼트는, 그러나 햄스트링이 거의 개입되지 않기 때문에 스트렝스 훈련의 주요 운동으로 쓰기에는 다소 무리가 있다. 친업은 손을 써서 물체를 던지거나 당기는 동작이 있는 스포츠에서 팔의 기능적 스트렝스뿐만 아니라 미는 동작의 스트렝스까지 보완하는 주요 상체 운동으로, 중요도가 큰 만큼 이미 초보자 프로그램에 소개해 두었다. 데드리프트 변형동작으로서 바닥에서 시작하지 않고 상단에서 시작하는 RDL과 (매 반복을 바닥에서 당겨 올리는) 바벨 로우barbell row도 이 단계에서 써 볼 수 있다.

중급자 단계에서는 기본 운동에 쓰이는 몸통의 안전성을 향상시킬 목적으로 글루트 햄 레이즈(GHR) 같은 등 하부 운동과 웨이티드 싯업 같은 고중량 복근운동을 쓸 수 있다. 어떤 결과를 원하는지에 따라 반복수는 다르게 가져갈 수 있지만, 주요 운동과 똑같은 느낌으로 훈련할 수 없다 보니 보통은 기본 스트렝스 운동보다 고반복으로 실시하게 된다. 이러한 운동은 프로그램의 필수 요소라기보다는 옵션 내지 능동적 '휴식'의 성격을 띠고 있으며, 등을 다쳤다면 낫는 동안 가만히 있어야 할 척추를 오히려 자극할 수 있으므로 이러한 운동은 피해야 한다.

바벨을 쓰지 않는 보조 운동이 잘 맞는 경우도 더러 있다. 바벨 운동은 스트레스를 심하게 주는데, 훈련 프로그램에서 회복되는 데에는 한계가 있고, 주어진 한 번의 워크아웃에서 회복되는 데에도 한계가 있다. 덤벨이나 맨몸이나 머신 운동을 정확히 언제 해야 하는가에 대한 명확한 지침 따위는 세상에 없지만, 어느 상황에서 쓰이면 좋은지 정도는 제시할 수 있다. 덤벨 프레스는 모든 각도(플랫, 인클라인, 시티드)에서 견갑대 shoulder girdle 주변의 근육을 키워 주는 유용한 도구로 쓸 수 있다. 고중량 바벨 운동을 끝내고 10회씩 3~5세트를 녹초가 되도록 하면 강력한 성장 자극이 되기도 한다. 벤치프레스와 프레스의 스트렝스를 중점적으로 키우고 있는 사람에게는 삼두 고립운동이 좋다. 이지 컬 바EZ-curl bar, 덤벨, 머신 등을 활용해 10~12회씩 여러 세트를 실시하자. 하체의 경우 고중량 SLDL, RDL, 굿모닝으로 스트레스를 만드는 대신 GHR이나 백 익스텐션 같은 운동을 조금 넣는 방법도 있다.

세트수와 반복수

세트수 또한 운동에 따라 달라진다. 운동 시간의 대부분은 언제나 항상성 교란을 주로 일으키는 운동 중심으로 짜여 있어야 한다. 바꿔 말하면 주당 세트수와 소요시간의 관점에서, 같은 시간을 들였을 때 결과가 더 잘 나오는 핵심 운동이 가장 많은 비중을 차지해야 한다는 뜻이다. 저반복으로 실시하고 있을 클린과 스내치는 주당 세트수를 늘려야 다른 운동과 볼륨을 맞출 수 있다. 가령 5회씩 5세트의 스쿼트와 반복수를 맞추려면 클린은 3회씩 8세트나 해야 한다. 하지만 주요 운동의 볼륨/총중량에서 생겨나는 과부하 효과와 스내치 · 클린 · 저크의 볼륨/총중량에서 생겨나는 과부하 효과는 매우 다르다. PR로 해낸 5RM 데드리프트와 PR로 해낸 3RM 파워클린에서 일어나는 생리적 사건은 각기 매우 다르고, 기술과 폭발력이 제한 요인인 운동에서 데드리프트나 스쿼트 같은 운동과 같은 효과를 내려면 훨씬 많은 볼륨이 있어야 한다.

고반복으로 하는 보조 운동에서는 핵심 운동보다 총 반복수가 더 많아질수도 있다. 가령 스쿼트에서 5회씩 3세트로 웜업 세트를 돌리고 5회씩 5세트의 어크로스 세트를 돌린 다음, GHR을 10회씩 5세트 하면 반복수는 스쿼트보다 GHR이 더 많아진다. 그러나 총 볼륨(중량×반복수)의 관점에서 보나 항상성 교란의 정도로 보나 더 압도적인 것은 스쿼트 쪽이다.

따라서 우리가 쓰게 될 운동에서는 일반적으로 훈련 목표에 따라 세트수와 반복수가 갈릴 것이다. 스트렝스를 키우는 운동은 핵심 운동 기준으로 세트당 1~5회씩 최대 5세트, 근비대를 일으키는 운동은 세트간 휴식을 최소로 하여 세트당 12~15회씩 최대 5세트, 순발력을 키우는 운동은 빠르게 움직이되 마무리는 힘겨울 수 있도록 중량을 너무 가볍지도 무겁지도 않게 하여 세트당 1~5회씩 5~10세트 실시한다. 클린과 스내치는 세트당 1~3회씩 5~10세트 실시한다. 보조 운동은 반복수를 높여 세트당 10~15회씩 실시하되, 세트수는 보통 3~5세트로 적게 가져간다.

일정

중급자는 달력이 일주일 단위로 끊어져 있어서 주 단위의 일정을 쓰는 것이 아니라, 진전을 유지시키고자 하는 욕구에 발맞추기 위해 주 단위의 일정을 쓴다. 상급자 단계에서는 훈련 주기를 경기 일정에 끼워 맞추는 일도 자주 생기곤 하나, 아직 진전이 빠르게 일어나고 있는 중급자로서는 훈련 프로그램을 오래 끌고 가려면 프로그램 외부 요인의 방해를 최소한으로 줄여야 한다. 만일 훈련 프로그램과 경기 일정이 겹친다면, 경기와 훈련이 서로간에 악영향을 상대적으로 적게 주는 일정을 짜볼 수도 있다. 미국의 고등부 미식축구 선수들은 실제로 이런 상황에 자주 놓이곤 하는데, 적절한 수면과 영양 덕분에 이들은 미식축구 시즌 중에도 훈련 프로그램에서 준수한 성과를 거둔다. 중급자가 되었다고는 하지만, 이따금씩 열리는 경기로 훈련을 말아먹을 만큼 스트레스와 회복이 아슬아슬한 상태는 아니다. 그 정도가 되려면 지금보다 더, 한참 더 특화된 상급자 단계에 올라서야 한다.

훈련 세션에 소요되는 시간은 운동의 개수, 세트수, 반복수에 따라 천차만별이다. 세트간 휴식 시간은 회복이 이루어질 만큼은 되어야 하나, 너무 길어져서 '몸이 식거나' 다음 세트가 힘들어질 정도가 되면 안 된다. 세트간 휴식 시간이 너무 길어지면 훈련 시간만 낭비하는 것이 아니라 훈련 시설도 비효율적으로 쓰이게 된다. 그렇다고 세트간 휴식 시간을 너무 짧게 잡으면 반복에 실패하고 워크 세트를 다 채울 수 없으므로 결국 훈련의 목적을 달성하지 못한다. 시간을 안배할 때는 전체 워크아웃을 실제로 한 세션 안에 다 해낼 수 있도록 하자. 어떤 워크아웃이든 2시간이 넘는다면 운동의 개수가 너무 많거나, 세트수가 너무 많거나, 아니면 딴짓을 너무 오래 하는 것이라 보아도 무방하다.

강도

전형적인 스트렝스 훈련 프로그램에서 운동의 강도는 대개 반복수를 활용해 1RM의 몇 %인지로 계산한다(표 7-1). 즉, 매 워크아웃마다 주요 리프팅과 폭발성 리프팅의 %1RM과 총 반복수가 모두 계산된다는 말이다. 표를 보면 알 테지만, 볼륨이나 강도에 쓰이는 '강/중/약'이나 '저/중/고' 같은 말은 해당 운동에 쓰인 반복수에 따라 달라지는 퍼센티지(%)와 연관된다. 가령 지금부터 몇 개 세트를 어크로스 방식으로 쳐야 한다면, 이때 중량은 피로가 쌓이는 것을 감안하여 상응하는 RM보다 살짝 낮게 유지해야 한다. 즉, 5RM이 160×5라면 어크로스 세트에서는 148×5×5나 150×5×5 정도로 줄여야 한다는 뜻이다.

테스트를 통해 1RM을 얻으면 운동량을 계산하기도 편하고 좋지만, 테스트 결과가 진단 도구로는 부정확할 때가 많다 보니 대다수 리프터에게는 딱히 쓸모가 없다. 초보자가 실시한 1RM은 기준점으로서는 쓸모가 없는데, 1) 일단 초보자가 진정한 1RM에 해당하는 출력을 제대로 내기도 힘들거니와, 2) 설령 냈다고 해도 운동 프로그램 설계용으로는 적합하지 않기 때문이다.

당연한 말이겠지만 초보자는 제대로 된 1RM으로 바벨 운동을 실시할 만한 능력이 없다. 해당 동작을 실시해 본 것이 잠깐에 불과한 이들에게는 동작 패턴을 익히는 게 먼저지, 젖 먹던 힘까지 내야 하는 운동 경로를 계발할 기회는 주어지지조차 않았다. 그러다 보니 초보자가 바벨 운동에서 1RM이랍시고 하는 시도는 모두 최대하submaximal 수준에 그칠 수밖에 없다. 그따위 테스트로 밝혀내거나 검증할 수 있는 것은 어디에도 없고, 이후의 훈련 부하를 계산할 때 쓰는 자료로서도 전혀 가치가 없다.

초보자가 이전에 겪어보지 못한 부하에 노출될 때마다 강해진다는 사실만 봐도, 그런 테스트를 통해 계산해낸 퍼센티지를 가지고 초보자의 운동 부하를 결정하는 짓은 무의미해진다. 테스트가 훈련자를 강하게 만든다면 테스트가 훈련 자극제 기능을 한 셈이니 테스트를 통해 얻은 그 순간의 1RM과 테스트 이후의 실제

볼륨(반복수)

강도(%1RM)	저강도	중강도	고강도
100	-	-	1
90	-	1	3
80	3	5	8
70	5	8	10
60	8	10	15
50	12	20	25+

상대 강도

표 7-1. 반복수를 잡는 것은 강도와 볼륨이 모두 함수에 들어가기 때문에 까다롭다. 위 표에서 숫자는 반복수를 가리킨다. 1RM의 90%로 하는 3회짜리 세트와 1RM의 60%로 하는 15회짜리 세트는 모두 고강도에 해당한다. 따라서 60%의 15회짜리 세트는 90%의 3회짜리 세트에 대한 회복 워크아웃으로 취급하기 어렵다. 주기화된 훈련의 회복 기간에는 상대 강도의 저감이 필요하다. 가령 스트렝스 훈련에서 3회짜리 세트만 쓰고 있다면, 90%로 할 때는 힘든 워크아웃이 될 테고, 70%로 할 때는 회복을 촉진할 만큼 편한 워크아웃이 될 테다.

1RM은 달라질 수밖에 없다. 초보자가 훈련할 때마다 능력이 향상된다면, 이 사람은 테스트를 통해 운동량을 계산하려고 했던 사람과는 사실상 다른 사람이 된다.

5RM 테스트는 5RM을 측정할 뿐, 1RM을 예측하는 도구로는 딱히 뛰어나지 않다. 1RM을 구하는 공식은 세상에 널려 있지만, 근신경계 효율성이나 경험이나 피로도나 기분이나 성별(9장 참조)처럼 사람마다 달라질 수 있는 요인을 테스트 상황에 반영한 공식은 단 하나도 없다. 5RM을 1RM으로 환산할 때 운동마다 나는 차이도 당연히 반영되어 있지 않다. 낮은 RM을 1RM으로 환산하는 과정에 영향을 미치는 요인이 이렇게 많다 보니 딱 떨어지는 수식은 나올 수 없다.

1RM을 치는 행위는 대회에 출전하는 게 아니고서야 의미가 없다. 어쨌거나 중급자는 여전히 매주 진전을 거듭하고 있는 데다, 1RM 테스트를 한다는 것 자체가 (백오프 구간을 거쳐 1RM을 찍고 그 이상으로 넘어가는 기간이 포함된) 더 긴 훈련 주기를 만드는 과정에 데이터가 필요하다는 것을 암시하고 있기 때문이다. 주 단위의 훈련 주기를 바탕으로 매주 새로운 PR을 찍으며 진전을 계속해 나가는 중급자에게, 1RM 테스트는 쓸모가 없다.

설령 공식 경기에 출전해서 1RM을 찍었다 해도, 몸무게와 휴식 상태와 심적 부담감은 대회마다 (엄청) 달라지고, 경기가 열리는 시간대와 요일도 달라지고, 경기마다 장비와 복장과 주변 환경도 달라지게 마련이다. 그렇게 얻은 자료마저도 1~3주가 지나면 디트레이닝, 회복 차이, 동기 변화 등의 문제로 인해 정확성이 떨어지므로 프로그램의 기준으로 삼을 수 없게 된다. 1RM 환산도 하기 나름일 때가 많지만, 1RM 자료를 가지고 만든 프로그램이 대부분 나중에 조정을 거쳐야 한다는 사실을 감안하면 신뢰도가 절대 높다고는 할 수 없다.

이 책에서는 독자들이 상대 강도relative intensity의 개념을 이해할 수 있도록 프로그램을 설명할 때 '퍼센티지(%)'라는 용어를 일반적인 뜻으로 사용하였다. 중량을 얼마나 다루게 될지도 모르는데, 중량이 달라졌을 때 이들 중량 간의 관계를 나타낼 다른 방법이 없었다. 그렇다고 해서 프로그램을 실제로 돌릴 때 이 퍼센티지를 칼 같이 맞춰야 한다는 뜻은 아니다. 각각의 프로그램에서 다루게 될 중량은, 해당 퍼센티지가 프로그램의 어떤 개념을 가리키는지를 바탕으로 하여 개개인의 능력과 실제 역량에 맞게 잡아야만 한다. 계산해 놓은 퍼센티지가 쓸모있는 시점이라고는 방금 실시한 워크 세트에 이어 곧바로 백오프 세트를 돌릴 때뿐이다. 상급 초보자 프로그램을 다룬 꼭지에서도 설명했지만, 백오프 세트는 상한선이라 해도 틀리지 않은 고중량으로 한 세트를 한 다음에 추가로 실시함으로써, 훈련 볼륨을 감당할 만한 수준으로 높게 유지시켜주는 역할을 한다. 지금 막 끝낸 워크 세트는 기준점으로서 정확성이 높으므로, 이 워크 세트를 기준으로 퍼센티지를 잡으면 이후에 가해질 스트레스를 정확히 측정할 수 있다.

선수도 사람인 이상 현실적으로 기법이나 스트렝스나 피로도가 때마다 어느 정도씩은 차이가 날 수밖에 없다 보니, 적정(滴定)titration*을 통해 수행능력을 정확하게 평가하는 것이 부하 결정의 최선책일 테다. 이것이야말로 경험 많은 코치의 가장 중요한 임무이며, 이것이야말로 이런 코치를 곁에 두어야 하는 이유이다. 수행능력은 여러 이유로 인해 크게 달라지고, 스트레스에 대한 반응도 사람에 따라 달라지게 마련이다. 눈썰미가 좋은 코치라면 훈련자 개개인이 당일 특정 상황에서 들 수 있는 중량인 '상대적 최대치relative maximum'가 어느 정도인지 판단할 수 있다. 코치와 선수가 이러한 상호작용을 하려면 경험의 폭도 넓어야 하지만 코치와 훈련

* 역주: 화학에서 농도를 아는 표준 용액을 시료에 떨어뜨려 반응시킴으로써 시료의 양이나 농도를 구하는 용량 분석 기법으로, 본문에서는 중량이나 볼륨 등을 조금씩 올리거나 내리며 훈련 부하를 알맞게 조절한다는 뜻으로 쓰였다.

자 사이에 피드백도 많이 오가야 한다. 이러한 상호작용은, 어쩌면 리프터의 프로그램에 들어가는 수많은 부품 중 가장 귀중한 것일지도 모른다.

나이 지긋한 고객이나 바벨 훈련 이외의 스포츠에서 뛰는 선수가 훈련의 대상이 되면 이러한 변동성은 더욱 중요해진다. 고령(50~80대)의 훈련자는 약을 새로 쓰거나, 잠을 설치거나, 코감기를 앓거나, 끼니를 거르거나 하는 등의 외부 영향요인에 더 민감하게 영향을 받는 편이다. 육체노동을 해 오던 분조차도 평소보다 몸을 심하게 쓰면 회복 주기가 완전히 틀어진다. 이들은 대개 아무 일도 없던 듯이 이러한 외부 간섭요인을 이겨내고 적응하는 이삼십대 훈련자와 다르기 때문에, 코치는 고령의 훈련자들이 일정의 변동과 그에 따른 프로그램의 변화에 얼마나 민감한지 숙지하고 있어야 한다. 고중량을 치는 날이니까 예정대로 해야 한다고 회복이 덜 된 할배를 밀어붙여 봐야 워크아웃은 제대로 이루어질 수 없고, 다치지나 않으면 다행이다.

경기에 출전하는 선수들도 상황은 다르지 않다. 이들은 자신이 뛰는 스포츠에서 연습과 시합을 거듭해 온 탓에 몸에 부담이 쌓여 있을 때가 많다. 이러한 '외부' 활동은 웨이트 트레이닝 세션에 부정적인 영향을 미칠 때가 많다. 육체적 부담이 큰 스포츠일수록 스트렝스 훈련에 미치는 영향은 커진다. 때로는 스트렝스 코치와 스포츠 코치의 손발이 잘 맞지 않은 나머지, 체육관에서 선수가 어떤 모습을 보일지 예측할 수 없을 때도 많다. 선수가 웨이트 룸에서 발휘하는 수행능력은 일반적으로 최근의 연습이나 시합이 얼마나 격렬했는가에 달려 있다. 장거리 육상 종목이나 농구나 축구처럼 달리기가 많이 포함된 스포츠는 고중량 스쿼트 훈련과 병행하기 힘든 법이다. 수영이나 그래플링처럼 전신을 쓰는 스포츠는 모든 리프팅에 부정적인 영향을 미칠 수 있다.

스트렝스 코치는 특히 시합과 대회를 앞둔 상황에서 웨이트 트레이닝이 선수의 경기력에 어떠한 영향을 미칠지도 생각해 보아야 한다. 경기 직전이라면 몸에 부담이 가장 심한 최고중량 웨이트 트레이닝 세션은 당연히 하지 말아야 한다. 최고중량 워크아웃은 될 수 있으면 경기에 미치는 영향이 최소한이면서 선수가 최고조로 회복되었을 때를 노려서 실시해야 한다. 명심하자. 스트렝스 훈련은 선수의 경기력을 높이려고 하는 것이지 방해하려고 하는 것이 아니다. 상황에 따라서는 그러한 훈련 세션이 대회나 시합 직후에 잡힐 수도 있다. 실제 경기보다 훈련이나 연습이 고된 스포츠일수록 이런 경향이 특히 강하다.

고등부 미식축구 팀에서 시즌 중 실시하는 주 2회의 스트렝스 프로그램이 여기에 해당할 테다. 보통 금요일에 경기를 치르다 보니 팀에서는 웨이트 트레이닝 세션을 경기 직후인 토요일 아침으로 잡아 놓는다. 대다수의 팀원은 게임을 아주 조금만 뛰었을 테고, 터치다운과 질주와 몸싸움을 경기 직전 일주일간 연습했던 것보다 적게 한 선수도 분명 있다. 고등부 미식축구의 세계에서는 일반적으로 월요일과 화요일에 반복이나 몸싸움이나 컨디셔닝 연습을 가장 고되게 한다. 수요일은 보통 쉬엄쉬엄 지나가고, 목요일에는 금요일 경기를 앞둔 최종 연습이 이어진다. 이렇게 보면 수요일을 그 주의 두 번째 웨이트 트레이닝 세션으로 잡는 것이 합리적이다. 두 다리도 월요일과 화요일을 거치며 떡이 됐을 테고, 코치 또한 고중량으로 훈련을 시켰다가 금요일에 갑자기 근육통이 생기는 위험을 감수하고 싶지 않을 테니, 수요일 세션은 보통 토요일보다 가뿐하게 잡는다. 목요일은 연습하기 제일 좋은 날이지만, 경기까지 24시간밖에 남지 않았으므로 완전한 휴식과 회복에 쓰는 편이 좋다. 지금까지 살펴본 고등부 미식축구 팀의 시나리오는 스포츠 현장에서 중급자용 훈련 프로그램을 어떻게 짜는가에 관한 예시에 불과하지만, 기획 과정만큼은 다양한 경기 일정에 맞게 적용할 수 있다.

스포츠 경기를 뛰는 선수들 상당수는 비자발적 중급자situational intermediate로 분류될 수 있다. 초보자 진전의 끝을 맛보지 못했으나 (스포츠 연습 등의) 외부 상황으로 인해 어쩔 수 없이 중급자 스타일의 프로그램을 돌려야 하는 이들이 여기에 해당한다. 웨이트 룸 바깥에서 생겨나는 신체적 부담이 크면 워크아웃마다 성장을 거듭하는 선형 진전이 일어날 수 없으니 프로그램으로 만들 수도 없다. 웨이트 트레이닝을 이제 막 시작해 45×5로 스쿼트를 하는 고1 신입생보다는, 스쿼트 5RM이 195×5인 고3 선수가 연습과 컨디셔닝 일정에 영향을 받을 가능성이 더 크다.

훈련이 진척되며 스트렝스와 순발력이 향상되다 보면 성장 속도는 더뎌진다. 신체적 잠재력의 한계에 가까워질수록 진전 속도는 느려질 수밖에 없다. 한때 워크아웃마다 2.5kg씩 중량을 늘렸던 스쿼트는 이제 주당 2.5kg만 늘릴 수 있게 되었고, 벤치프레스는 주당 1kg도 겨우 올릴 수 있게 되었다. 운동에 쓰이는 근육군이 작을수록 해당 운동의 스트렝스를 올리는 속도가 더뎌진다. 현명한 사람이라면 이 사실을 받아들일 줄 알아야 한다. 프레스 중량이 고작 0.5kg 늘어난다고 해서 좌절할 필요는 없다. 중급자가 되면 아무리 느려도 진전이 일어나는 것 자체가 좋은 현상이다. 상급자가 되어 진전이 더 느려진 다음에 돌아보면, 그마저도 감지덕지일 테다.

이러한 주 단위의 훈련 모델을 쓰다 보면, 수개월에서 수년 동안 적응과 진전을 지속시키기 위해 프로그램의 내부 구조를 여러 차례 갈아엎어야 할 것이다. 차차 살펴볼 테지만, 여러 방법이 여기 동원될 수 있다. 반복수와 세트수는 코치나 훈련자가 보기에 변화가 필요하다 싶을 때도 달라질 수 있고, 그 밖의 필요에 따라서도 달라질 수 있다. 웜업은 근육통이나 자잘한 부상에 따라 거의 매일 달라질 테고, 제대로 할 수 있다는 확신이 있거나 다른 날로 미뤄야 할 정도가 아니라면 워크 세트도 늘릴 수 있다. 운동의 종류와 빈도도 마찬가지로 달라질 수 있다. 5장에서도 이야기했듯 워크아웃의 빈도는 때에 따라 달라질 수 있는데, 오버트레이닝을 겪었다면 일시적으로 훈련 빈도를 줄이는 것도 가능하다. 세트간 휴식 시간을 조절하면 워크아웃 자체의 생리적 효과를 다양하게 바꿀 수 있다.

주 단위의 적응이 오랜 기간 유지될 수 있게끔 훈련 스트레스의 성격을 바꾸는 방식은 셀 수 없이 많다. 목표로 삼아 훈련하고 있는 생리적 요건이 무엇인지 명심하고 있는 한, 창의적으로 굴면 가능성은 열리게 마련이다.

훈련이 진행되며 강도와 볼륨이 커지는 동안 코치의 역할은 동작 패턴을 가르치는 선생님에서 동작을 가지고 이야기를 나눌 상담가로, 계획을 알아서 짜 주는 사람에서 계획을 같이 짜는 사람으로 변모한다. 성숙해 가는 훈련자가 충분한 경험을 쌓아나가다 보면, 언젠가는 가르침을 받는 처지에서 벗어나 자기 코치를 도와 사람들을 가르칠 수도 있고, 필요하다고 느끼는 코칭의 종류 또한 달라질 수 있다. 동작을 제대로 배우고 제대로 익혀 오며 수개월 동안 경험을 쌓은 훈련자는, 이제 자신이 보지 못하는 것들을 점검해 줄 코치의 눈을 원하게 된다. 이 시점에 이르면 기술적인 부분은 바닥부터 가르칠 필요 없이, 그저 점검과 큐 정도만 있어도 된다. 프로그램의 모든 요소를 통제했던 코치는 이제 프로그램에 무엇을 어떻게 적용할지 조언해 주는 사람이 된다. 훈련자의 기술이 가다듬어지면서 코치의 조언은 점차 미세한 부분을 향해, 보다 정밀한 디테일을 향해 나아간다. 코치는 모든 운동을 제대로 가르치고 나면 각 운동의 변형 동작에 대해 가르쳐야 하고, 훈련자의 반응 양상에 따라 부하와 강도를 정하고 난 다음에 이를 어떻게 변화시키는지에 대한 지침도 제공해야 하며, 리프팅의 기술적인 부분들을 모두 가르친 다음에도 기술과 관련하여 꼭 필요한 내용을 훈련자가 꾸준히 떠올릴 수 있게 도와야 한다.

변형

대부분의 선수가 훈련에서 가장 큰 실수를 저지르는 시기가 바로 중급자 시기이다. 초보자 중에는 형편없는 프로그램으로 시작하는 사람도 많고, 이유나 논리 없이 훈련을 시작하는 사람도 많고, 상급자용으로 설계된 프로그램을 쓰는 바람에 빠르게 성장하지 못하는 사람도 많다. 하지만 초보자의 마법 같은 적응력은 세상에 둘도 없을 멍청한 결정조차 이겨낼 만큼 강하기에, 초보자는 최악의 상황에서도 진전을 거둬낼 때가 많다. 그러나 중급자가 되면 진전은 점차 힘들게 찾아오고, 이미 다져 놓은 수행능력을 향상시키려고 들면 몸은 전보다 훨씬 까다롭게 반응한다.

세상에는 무한히 이어지는 악순환에 끌려들어가 루틴을 바꿔 가며 한 주짜리 운동과 세트수와 반복수를 끊임없이 갈아치우는 중급자가 이미 널려 있다. 진전이 일어나고 있다는 느낌을 받고 싶어서 핵심 목표마저 바꿔야겠다던 이들도 있다. 얼마 전만 해도 '커팅'에 집중하겠다더니 이제는 '벌크업' 운운하면서 수년 동안 제대로 된 진전은 거두지 못한 채 체육관(이나 인터넷)을 전전하는 이들이 얼마나 많은가? 원하는 것은 여전히 크고 강한 몸이지만, 오랫동안 진전이 없었던 탓에 스며든 지루함과 좌절감에 사로잡힌 나머지, 자신들의 목표를 좀 더 얻기 쉬워 보이는, 어쩌면 그냥 쉬워 보이는 쪽으로 바꾸어 버린 것이다. 몇 달 동안 정체기에 빠져 있던 사람이 문득 벤치프레스를 때려치우고 머신에 전념하는 경우도 있다. 회전목마 돌듯 이 운동, 저 루틴, 이 반복수, 저 세트수를 몇 년씩 빙빙 돌다 보니 제대로 된 성과가 나올 리 없다.

정체기에 들어서면 리프터가 스스로에게 건네야 할 아주 중요한 질문이 있다. 운동을 더 해야 하나, 아니면 줄여야 하나? 대부분의 경우 답은 하나로 정해져 있다. 운동을 더 하거나 다른 운동을 끼워 넣어봐야 나아지는 것은 없다. 상식을 조금이나마 갖추고 훈련 일지를 훑어보면 보통은 답이 나온다. 가령 어떤 리프팅을 세션당 3세트로 일주일에 한 세션만 훈련하고 있다면, 이때는 운동을 늘리는 것이 맞다. 그러나 어떤 리프팅을 일주일에 세션당 5세트로 일주일에 3세션 돌리고 있다면, 이때는 운동을 줄이는 것이 낫다. 운동의 다양성이 문제가 아니라, 주요 운동의 프로그램을 어떻게 짜서 어떻게 쓰고 있는가가 문제라는 뜻이다.

훈련 목표를 강화시킬 수만 있다면 프로그램의 다양성을 높이는 것도 좋은 방법이 될 수 있다. 기능적인 목적이 있다면 한 주 동안 다른 유형의 훈련을 할 수도 있다. 즉, 다양성은 새로운 운동을 무더기로 얹어서 생기는 것이 아니라, 기본 운동을 어떻게 적용하는가에 달려 있을 뿐이다. 세트당 5회로 실시하는 기본 운동은 어떠한 스트렝스 프로그램에서나 제 역할을 톡톡히 해낼 테고, 세트수와 반복수와 동작 속도를 달리 하면 건설적인 변화를 만들어낼 수도 있다. 가령 스피드와 순발력 생산이 필요한 스포츠에서 뛰는 선수에게는 훈련 프로그램에 폭발적 운동을 조금 넣어 주는 것도 좋은 방안일 것이다. 이런 사람들은 초보자 단계가 끝난 뒤 적당한 중량을 빠르게 움직이는 동작을 훈련에 넣는 것이 매우 유용하다. 근육의 크기와 무게를 늘리는 것이 핵심 목표인 사람은 훈련 주기의 대부분을 고볼륨으로 가져가야 한다. 스트렝스, 특히 체중 대비 스트렝스를 늘리고 싶어 하는 사람은 파워 향상과 저볼륨 · 고강도 훈련에 집중해야 한다.

여기 근육량을 늘리고 싶어 하는 사람이 있다고 치자. 이 사람은 초보자 단계를 마친 다음 5×5 워크아웃과 다이내믹 에포트 세트를 번갈아 실시하는 중급자 훈련 주기를 마쳤다. 근육을 붙이고 싶어 했으니 워크아웃에서 5×5의 비중을 높이는 동시에 두 번째 세션에 고볼륨 워크아웃을 추가한다. 10회씩 5세트를 고를 수도 있고, 12회씩 5세트를 고를 수도 있고, 어쩌면 15회씩 3~4세트를 고를 수도 있다. 5회짜리 첫 세트는 10RM 중량으로 하되 나머지 4세트는 실패지점까지 실시하고, 세트간 휴식을 통제하여 완전한 회복이 일어나지 않게 한다. 아니면 세트간 휴식을 여유 있게 두고 세트당 10회씩을 전부 채워서 실시할 수도 있다. 볼륨 요일 워크아웃의 반복수는 다음 몇 번의 주기에 걸쳐 바뀔 수도 있겠지만, 5×5를 쓰면 볼륨 요일의 페이스도 유지되고 성장도 촉진된다.

이번에는 스피드와 파워를 얻고 싶어 하는 훈련자가 있다고 치자. 워크아웃이 추가되고 다양성이 늘어날수록 세트당 1~3회짜리 반복수의 활용이 중요해진다. 이러한 유형의 훈련에는 클린, 스내치 및 그 변형 동작에 더해 (5RM의 60~70% 중량을 써서 스쿼트, 벤치프레스, 프레스를 매우 폭발적으로 2~3회 실시하는) 다이내믹 에포트 세트도 들어가 있다. 그 다음 훈련 주기에서는 세트당 5회를 계속 유지하되, 세트당 1~2회로 고중량을 연달아 여러 세트 쳐 본다거나, 3×3의 어크로스 세트를 쳐 본다거나, 워크 세트에서 중량을 올려도 보고 내려도 보는 실험을 할 수도 있다. 초점은 늘 힘 생산에 맞춰져 있어야 하고, 폭발성 운동은 두 번째 목표로 삼아야 하며, 훈련 볼륨은 최대한 낮춰야 한다.

문제는 훈련 커리어의 어느 순간에 다다르면 생산적인 훈련의 기반에 무엇이 있는지를 잊어버리는 사람이 수도 없이 많다는 점이다. 초과회복을 통한 적응을 유도하는 스트레스를 만들어내는 것이 목표였다는 사실을, 숙련도가 높아질수록 이러한 스트레스-반응 주기에 오랜 시간이 걸린다는 사실을 그들은 잊고야 마는 것이다. 목적 없는 다양성은 의미가 없다. 훈련에 계획이 필요하듯, 성공에도 계획이 필요한 법이다.

지금부터는 주 단위의 기본 프로그램을 저마다의 방식으로 풀어놓은 예시 몇 가지를 살펴보겠다. 이들 프로그램은 강한 선수가 태어나는 과정의 가장 중요한 시기를 이해하기 위한 여정의 시발점으로, 당신이 문제의 해답을 스스로 찾아가는 동안 나침반 역할을 해 줄 것이다.

텍사스 메소드

텍사스 메소드The Texas Method에서는 한 주의 시작과 끝이 훈련 변수의 관점에서 극명한 대조를 보인다. 한 주의 시작에는 고볼륨 중강도 워크아웃이, 주중에는 운동 경로 유지 목적의 경량 워크아웃이, 한 주의 마지막에는 저볼륨 고강도 워크아웃이 실시된다. 이 프로그램의 고전적인 예시로 스쿼트를 들 수 있는데, 일단은 웜업을 한 다음, 월요일에는 워크 세트를 5×5의 어크로스 세트로 돌리고, 수요일에는 대강 월요일 중량의 80% 정도로 가볍게 워크아웃을 돌리고, 금요일에는 고중량으로 5회짜리 1세트만 실시한다. 중급자 단계의 리프터에게는 이 단순한 프로그램만큼 생산적인 루틴도 아마 없을 것이다. 표로 만들면 아래와 같다.

월요일	수요일	금요일
SQ, 어크로스로 5×5	SQ, 경량으로 2×5	SQ, 5RM

다른 예시 프로그램과 마찬가지로 표기된 세트수는 모두 워크 세트이다. 웜업은 중량을 올리고 반복수를 줄이며 적절히 마쳤다고 치자. 단순 선형 프로그램이 더 이상 듣지 않으면 보통은 이 프로그램을 가장 먼저 쓰게 된다. 초보자에서 중급자로 환승 중인 훈련자는 주당 2~3회의 운동에서 오는 스트레스가 너무 작아서 진전을 이루지 못할 수도 있고, 반대로 주당 2~3회의 스트레스가 스트레스/회복/초과회복의 주기를 유도할 만큼은 크지만 회복하기에는 너무 커서 진전을 이루지 못할 수도 있다.

텍사스 메소드는 괴로운 프로그램이다. 특히나 첫 몇 주 동안의 볼륨 요일은 유독 완수하기 힘들 것이다.

볼륨 요일에는 2시간짜리 세션이 아주 흔한데, 그러고 나서 나흘 뒤에는 고중량을 쳐야 한다. 자신의 정신과 육체가 얼마나 굳건한지를 판가름하는 진짜배기 시험대에 올라서는 것이다. 볼륨 요일과 강도 요일의 워크아웃은 하나같이 시간도 많이 잡아먹고 육체적으로도 부담이 심하다.

이렇다 보니 텍사스 메소드가 진지한 스트렝스 훈련이나 바벨 스포츠 경기에 쓰이는 것도 당연하다. 이러한 스타일의 프로그램을 돌리려면 체육관 밖에서 휴식과 회복에 많은 시간을 들여야 한다. 텍사스 메소드 스타일의 프로그램을 스포츠 컨디셔닝이나 연습이나 필드 경기와 병행한다면 훈련과 경기를 모두 망치기 쉽다. 시합을 뛰는 선수가 초보자 프로그램에서 중급자 프로그램으로의 환승을 앞두고 있다면, 다른 모델을 쓰는 것이 낫다.

그러나 텍사스 메소드는 진지한 리프터로서 중급자용 훈련에 처음 발을 디딘 사람의 전환 과정을 매우 매끄럽게 만들어 줄 것이다. 각 리프팅의 볼륨과 강도에 몇 가지 조정이 들어가는 것을 제외한다면, 이 프로그램의 기본 구조는 초보자 시절에 줄곧 해 왔던 것과 상당히 닮아 있다. 매 훈련일마다 세 가지 다관절 리프팅을 할 테고, 스쿼트, 밀기, 당기기를 통해 매 세션마다 전신을 훈련하게 될 테니까.

텍사스 메소드로 넘어오는 초보자들이 가장 많이 저지르는 실수는 바로 시작 중량을 너무 무겁게 잡는 것이다. 초보자 구간의 끝자락은 그렇게 만만하지가 않다. 그때쯤 되면 아마 몇 주 동안 아득바득 세트수와 반복수를 채워야 했을 것이다. 워크아웃은 느리고 무거워진 지 오래일 테고, 훈련자는 5RM이나 다를 바 없는 중량으로 5회짜리 세트를 연날아 쳐내고 있었을 테다. 초보자 진전이 이미 끝났는데 여기서 뭘 어떻게 더 하라는 말인가. 장기적으로 더 나은 성과를 거두려면 적어도 몇 주 동안은 훈련의 고삐를 늦추어 몸이 컨디션을 되찾고 새로운 스타일의 프로그램에 적응할 수 있게 해야 한다.

텍사스 메소드에서는 '스트레스' 워크아웃으로 한 주를 시작하고, 회복 기간 동안 경량 워크아웃을 실시한 다음, 첫날의 충격에서 충분히 회복될 즈음 수행능력의 향상 확인차 다른 유형의 스트레스를 가지고 고강도 저볼륨 워크아웃을 실시한다. 월요일과 금요일의 워크아웃 중량은 둘 다 매주 2.5kg씩 늘려 나간다. 주간 총 훈련 볼륨과 총 훈련 스트레스가 낮은 편이라 한 주를 시작할 때 이전 주에서 넘어온 피로는 없을 테지만, 월요일의 '스트레스' 워크아웃은 적응을 일으킬 정도로 볼륨이 크고, 금요일의 고중량 1세트는 볼륨을 위험하게 높이지 않고도 근신경계 기능을 강화할 만큼 높기 때문에, 결과적으로 스트렝스는 매주 조금씩 향상된다.

볼륨 요일의 중량은 강도 요일 중량의 80~90% 정도로 잡는다. **초보자용 선형 진전의 마지막 중량을 볼륨 요일의 시작 중량으로 잡으면 절대 안 된다.** 분명히 경고했다. 그따위로 과격하게 중량을 잡으면 진전은 즉각적으로 멈춘다. 시작할 때는 90% 중량으로 5×5를 하는 편이 대다수 리프터에게 알맞겠지만, 이 또한 적정을 거쳐야 한다. 프로그램을 본격적으로 시작하기 전까지는 정확히 얼마만큼의 볼륨을 얼마만큼의 중량으로 쳐야 최적의 결과가 나올지 알 수 없다. 볼륨 요일이 강도 요일에서의 진전을 유도하기 위해 존재한다는 사실을 부디 잊지 말자. 90%는 주먹구구식으로 때려 넣은 값인 만큼, 나중에는 시행착오를 통해 값을 잡는 편이 더 나을 것이다.

텍사스 메소드로 전환할 때는 선형 진전의 마지막에 들었던 3×5 중량을 강도 요일 5회짜리 세트의 첫 중량으로 잡는 편이 가장 좋다. 이 정도면 리프터의 스트렝스 상한선에 약간 못 미치는 부하일 테다. 전에는 이 중량으로 3세트를 쳤는데, 이제는 같은 중량으로 5회짜리 한 세트만 치면 되는 것이다. 이렇게 되면 절대 스트렝스 기준으로 볼륨 측면에서 상당한 감소가 일어난다. 프로그램이 지속성을 갖추려면 이러한 감소가 있어야 한다. 이 시점부터 리프터는 고강도 저볼륨으로 진전의 추진력을 얻게 될 것이며, 1~5RM을 절대 스트렝스의 척도로 삼게 될 것이다. 5×5에서 PR을 세우려고 할 수도 있겠지만, 그런 행위는 보통 1~5RM의 향상만을 목적으로 이루어질 것이다.

스쿼트, 프레스, 벤치프레스에서는 강도 요일 중량의 약 90%로 볼륨 요일의 첫 중량을 잡고 5×5를 친다. 그러나 어느 정도 시간이 지나면 고작 4세트만으로도 강도 요일에 새로운 PR을 세울 수 있을 만큼 적은 볼륨이 더 잘 먹힌다는 사람도 생겨나고, 볼륨 요일에 벤치프레스와 프레스의 중량 비율을 조금 높이는 게 더 잘 듣는다는 사람도 생겨나고, 스쿼트의 중량 비율을 조금 낮추는 편이 유리하다는 사람도 생겨날 수 있다. 이처럼 원하는 결과를 만들어내기 위해 주 단위의 프로그램을 편하게 조정할 수 있다는 것은 텍사스 메소드의 강력한 장점이다. 상급자를 향해 나아가다 보면, 리프터는 볼륨 요일의 중량 감소분을 시시때때로 조절해야 할 필요성을 느끼게 된다. 강도 요일에 160×5로 스쿼트를 하는 사람은 볼륨 요일에 90%인 144kg을 5×5로 쳐도 그럭저럭 넘어갈 수 있다. 그러나 강도 요일에 250×5로 스쿼트를 하는 사람은 볼륨 요일에 90%(225kg)로 5×5를 치면 회복이 빠듯하다는 느낌을 받을 수 있다. 이런 사람이 월요일부터 금요일까지 중량 감소분을 15~20%로 높이고 바의 속도와 좋은 자세에 집중하면 금요일에 더 나은 수행능력을 얻게 될지도 모른다.

지나친 고중량으로 훈련 주기를 시작하는 문제만큼이나 많이 벌어지는 두 번째 실수는, 텍사스 메소드를 돌리는 리프터들이 강도 요일에 너무 오랫동안 5RM에 눌러앉아 있으려 하는 것이다. 5회짜리 고중량 세트는 일반적으로 초보자와 중급자와 상급자를 가리지 않고 모두의 스트렝스 프로그램에 항상 들어가지만, 5RM에서만 진전을 거듭하던 사람에게도 변화의 순간은 찾아오게 마련이다. 텍사스 메소드의 초기 단계에서는 5RM으로 강도 요일을 개시할 테지만, 몇 주 지나고 나면 5회짜리 세트에서의 진전이 정체를 맞이할 가능성이 크다. 변화의 시간이 찾아온 것이다. 그렇다고 워크 세트의 중량을 계속해서 갈아엎어 봐야 같은 자리에서 계속 맴돌 뿐이다. 강도 요일에 5RM으로 PR을 세우겠답시고 중량을 몇 번씩 리셋하는 것은 권장되지 않는다.

늦든 빠르든 어느 시점이 되면 강도 요일의 세트 설정은 3회씩 2세트, 2회씩 2~3세트, 1회씩 3~5세트로 바뀌어야 한다. 이 세 가지 반복수 설정은 4주에 한 번씩 돌아오게끔 매주 번갈아 가며 쓰일 것이다. 이렇게 하면 주마다 프로그램은 조금씩 달라질 테지만, 중급자 프로그램의 틀을 유지하면서도 주마다 새 PR을 성취할 수 있게 된다. 비슷한 접근법에 관해서는 나중에 자세히 살펴보겠다.

초보자 프로그램에서 텍사스 메소드로의 전환

여기서는 초보자 프로그램 마지막 주차에 스쿼트를 150×5×3의 PR로 실시했다고 간주한다. 텍사스 메소드의 1주차는 아래와 같다.

월요일	수요일	금요일
SQ 135×5×5 (금요일의 90%)	SQ 125×5×2~3	SQ 150×5

아래 표는 중급자 기본 프로그램의 또 다른 예시이다. 이번에는 미는 운동만 놓고 본다.

월요일	수요일	금요일
BP 5×5(어크로스)	PR 3×5(5회씩 3세트)	BP 1~3RM

샘플로 준 스쿼트 워크아웃처럼, 이 벤치프레스 워크아웃에는 월요일에 고볼륨 세션이, 수요일에는 (쓰이는 중량이 가벼워서) 상대적으로 스트레스가 적은 운동이, 금요일에는 볼륨이 낮지만 PR을 시도할 수 있는 고강도 세션이 들어가 있다. 앞에서도 말했지만 계획은 정말 단순하다. 월요일 워크아웃은 항상성 교란을 유발할 만큼 큰 스트레스를 만들 수 있어야 한다. 중급자 수준에 다다른 훈련자라면 이제 무엇이 필요한지 쉬이 짐작할 수 있을 텐데, 여기서는 수십 년 동안 수많은 사람이 거쳐 가며 증명된 전략인 어크로스 세트를 활용할 것이다. 두 번째 훈련 세션에는 훈련의 대상인 주요 근육군을 다른 방향으로 계발하고 근육과 관절을 다른 가동범위로 움직이게 하는, 그러면서도 첫 번째 워크아웃에서 생겨난 교란에 큰 영향을 미치지 않는 운동이 쓰인다. 사실 경량 워크아웃은 뻐근한 근육에 혈류를 늘림으로써 회복을 촉진하고 금요일에 있을 훈련에 대비하여 고삐를 완전히 풀지 않게 하는 역할을 한다. 세 번째 워크아웃에는 첫날 했던 운동의 PR을 (1RM으로든 2RM으로든 3RM으로든) 시도해야 한다.

이 정도면 주기화 중에는 가장 단순한 편이지만, 지금이야말로 이를 활용해야 한다. 훈련자가 단순 선형 진전을 지속하는 중이었다면 이러한 유형의 프로그램은 시간낭비에 불과했을 것이다. 워크아웃마다 단순하게 중량을 올려 나갔을 때 일주일 동안 거둘 수 있는 진전의 폭이, 중간에 중량을 낮추고 쉬어가기까지 하는 주 단위 프로그램보다는 클 테니까. 하지만 중급자가 되면 그토록 빠른 진전을 거두는 능력을 잃는다. 진전을 지속하려면 수요일에 중량을 낮추고 월요일/금요일에 중량을 치는 변형이 필요해진다.

대부분의 중급자는 이와 같은 프로그램 설정을 통해 진전을 몇 달씩 이어나갈 수 있다. 볼륨 워크아웃, 경량 워크아웃, 강도 워크아웃이라는 기본 틀만 유지해 준다면 세트수와 반복수를 다르게 가져가볼 수도 있다.

다시 말하지만, 중급자는 신체적 잠재력 상한선까지의 거리가 훈련 경험이 전혀 없던 초보자 때보다 가까워졌기에 워크아웃마다의 진전이 더 이상 일어나지 않는다. 남은 것은 주 단위의 진전으로, 이를 확인할 절호의 기회가 금요일의 워크아웃에 열려 있다. PR을 실제로 달성하려면 중량을 정할 때 온갖 신중을 기해야 한다. 이 단계에는 정체기에 들어서지 않으려는 훈련자의 능력에 많은 것이 좌우된다. 매주 금요일마다 똑같은 반복수를 쓸 필요는 없다. 1RM, 2RM, 3RM을 번갈아 가며 시도해 보는 것도 꽤 유용하다. 1RM와 3RM 사이에는 큰 차이가 있으므로 이렇게 변화를 줌으로써 정체기에 들어서지 않을 수 있다.

이런 프로그램의 시작 단계에서는 초보자 프로그램에서와 비슷하게 월요일과 금요일마다 진전이 일어나게 하는 것을 목표로 잡아야 한다. 미리 정해둔 월요일의 세트수와 반복수를 모두 채웠으면 다음주에는 중량을 올려 보고, 금요일에 새로운 1RM을 달성했다면 다음주에는 새로운 2RM에 도전해 보는 것이다. 본질상 선형 진전은 여전히 이루어지고 있지만, 월요일과 수요일을 잇는 선을 그렸던 예전과 달리, 이제는 월요일과 월요일, 금요일과 금요일을 잇는 선을 그리게 된 셈이다.

자극은 모자라기도 쉽지만, 회복력을 탕진할 만큼 넘치기도 쉽다. 그 둘 사이에서 균형을 잡지 않으면 진전은 일어나지 않는다. 경험이 없거나 딴짓만 하는 코치를 만나 턱없는 세트수와 반복수의 늪에 빠져 허우적대지 않는 이상, 초보자는 만성적인 회복 능력 부족에 시달릴 가능성이 거의 없다. 워크아웃마다 중량을 아주 조금씩이라도 올려 나가고 있다면 진전 또한 일어나고 있다. (초보자는 스트렝스의 한계를 넘어선 중량, 즉 이미 정해둔 세트수와 반복수로는 사실상 해낼 수 없는 중량마저 칠 수 있다. 이러한 실수는 진전으로 이어지지도 않지만, 애당초 바로잡기도 쉽다.) 중급자 단계의 훈련은, 따라서 훈련 변수를 잘못 건드렸을 때 스트레스와 회복 간에 생기는 불균형을 처음으로 맞닥뜨리는 기회가 될 수도 있다.

운동에서 회복되는 몸의 능력은 훈련 과정에서 향상되지만, 부하, 그러니까 바벨의 중량은 세트수와 반복수를 같게 유지한다 해도 스트렝스에 발맞춰 늘어날 수밖에 없다. 90×5×3으로 스쿼트를 하는 초보자는 그만큼의 운동 부하에서 회복되기가 벅찼을 테다. 몇 달이 흘러 이 사람은 중급자가 되었지만, 135×5×5는 전만큼 버겁다. 이 시점에서야 당연히 90kg으로 3세트를 치고도 매우 쉽게 회복되지만, 적응을 유도할 수 없는 그 정도 자극은 없느니만 못하다. 135kg으로 5세트 쳤을 때의 회복 속도가 몇 달 전 90kg을 쳤을 때와 같을 수 있을까? 그럴 수도 있고 아닐 수도 있다. 월요일 워크아웃을 필요에 따라 조정해야 한다고 한 이유가 여기에 있다. 이전 워크아웃들처럼 그저 계단 오르듯 올려 나가기만 해서는 안 된다. 스트렝스가 향상되다 보면 워크아웃에서 한 세트를 덜어내야 할 때도 있고, 피로가 몰래 스며들지 않도록 중량을 조금 낮춰야 할 수도 있다. 훈련자의 수준이 높아질수록 모자람과 넘침 사이의 안전지대는 좁아질 수밖에 없다.

정체기: 6장에서 우리는 초보자의 선형 훈련 주기에서 마주치는 세 가지 정체기에 대한 해법을 알아보았다. 그때 다룬 원칙은 중급자에도 적용할 수 있는데, 특히 월요일의 훈련 스트레스가 너무 커지거나 작아지지 않게 하는 방편으로도 쓸 수 있다.

월요일 워크아웃을 완수하는 능력은 그대로인데 금요일에 PR을 다 마치지 못하고 있다면, 진전에 필요한 스트레스가 월요일에 가해지지 않았을 수도 있다. 이럴 때는 월요일의 워크아웃 중량만 올려도 진전이 재개되는 경우가 많다. 한 세트를 더 하는 것도 좋다. 총 반복수는 그대로 둔 채 세트당 반복수를 낮추고 중량을 살짝 높이는 방법도 잘 먹힌다. 예컨대 월요일 워크아웃을 135×5×5(총 반복수 25회)에서 140×3×8(총 반복수 24회)로 바꾸어 볼 수 있다는 뜻이다. 평소 수준의 워크 세트를 마친 다음에 고반복으로 한두 세트 더 하는 방법도 있다. 우리가 백오프 세트back-off set라고 하는 그 녀석 맞다. 동작에 정지pause를 둔다거나 하는 식으로 가벼운 중량을 더 힘겨운 방식으로 개조할 수만 있다면, 135×5×5를 돌린 다음에 10회짜리 한 세트를 110kg으로, 심지어는 100kg으로 할 수도 있다. 다른 방식도 연구해 볼 수는 있겠지만, 스트레스는 조금씩만 늘려 나가는 것이 바람직하므로 한 번에 여러 시도를 하지는 말자.

그러나 만에 하나 실질적인 퇴보가 일어나고 있다면, 그러니까 금요일 워크아웃만이 아니라 월요일마저도 정체기에 들어선다면, 이때는 월요일의 운동부하가 너무 높거나, 풀리지 않은 채 남아있던 피로가 슬슬 고개를 쳐들어서일 가능성이 크다. 이를 해결하려면 과도한 웜업 볼륨을 줄이거나, 어크로스 세트에서 한두 세트를 덜어내거나, 워크 세트의 중량을 낮추거나, (300×5×5를 300×4×5로 바꾸는 식으로) 워크 세트의 반복수를 줄이는 것을 비롯해 여러 방식을 쓸 수 있다.

똑똑하고 세심하게만 활용한다면, 이러한 유형의 프로그램에서도 드물지 않게 꾸준한 진전을 몇 달씩 이뤄낼 수 있다.

텍사스 메소드 1단계: 기본 프로그램

지금부터 알아볼 프로그램은 이제 막 선형 초보자 루틴을 성공적으로 끝낸 초기 중급자에게 적합하다. 이 프로그램의 목적은 기본 운동의 5RM 중량을 높여서 스트렝스와 몸집과 순발력의 기초를 끌어올리는 것이다. 이 프로그램의 가장 큰 특징은 워크아웃마다 볼륨과 강도에 등락이 생긴다는 점과 파워스내치가 들어간다는 점이다.

강도 요일intensity day 워크아웃은 초보자 프로그램의 끝자락에서 그대로 이어지는데, 5회씩 3세트가 아니라 5회씩 1세트를 실시한다. 볼륨 요일volume day의 경우 스쿼트, 벤치프레스, 프레스 중량은 같은 주 강도 요일 5RM의 90% 정도로 잡는다. 중량을 가볍게 치는 회복 요일recovery day의 경우, 스쿼트 중량은 같은 주 볼륨 요일 워크아웃 중량보다 10~20% 낮게 잡고, 프레스와 벤치프레스와 클린과 스내치 중량은 마지막 볼륨 요일보다 5~10% 낮게 잡는다.

데드리프트를 강도 요일에 놓으면 훈련자가 초보자 프로그램을 돌릴 때보다 쌩쌩한 상태로 당기기 운동을 진행할 수 있고, 한편으로는 세트수와 반복수를 뜯어고치지 않고도 중량 재설정 없이 데드리프트에서 진전을 이어나갈 수 있다. 중량을 다시 잡아야 한다면 5~10%만 줄이자.

1주차

월요일(볼륨 요일)

SQ 금요일 중량의 90%×5×5
BP 금요일 중량의 90%×5×5
PC 5×3

수요일(회복 요일)

SQ 월요일 중량의 80~90%×5×2~3
PR 마지막 초보자 워크아웃 중량의 90~95%×5×3
(이후에는 월요일 중량의 90~95%×5×3)
PS 마지막 초보자 워크아웃 중량의 90~95%×2×3~4
(이후에는 월요일 중량의 90~95%×2×3~4)

금요일(강도 요일)

SQ 마지막 초보자 워크아웃 중량에 2.5kg 얹어서×5
BP 마지막 초보자 워크아웃 중량에 1~1.5kg 얹어서×5
DL 1×5

2주차

월요일(볼륨 요일)

SQ 5×5
PR 금요일 중량의 90%×5×5
PS 6-8×2

수요일(회복 요일)

SQ 월요일 중량의 80~90%×5×2~3
BP 월요일 중량의 90~95%×5×3
PC 월요일 중량의 90~95%×3×3

금요일(강도 요일)

SQ 1×5
PR 1×5
DL 1×5

텍사스 메소드 기본 프로그램을 활용한 8주차 프로그램

이 예시의 주인공은 초보자 프로그램을 스쿼트 140×5×3, 벤치프레스 110×5×3, 데드리프트 180×5, 프레스 70×5×3, 파워클린 85×3×5로 끝냈다고 간주한다.

단, 이 예시에서는 편의상 모든 운동이 매주 2.5kg씩 느는 것으로 되어 있다. 실전에서는 리프터 개개인의 스트렝스에 따라 운동마다의 진전 속도가 더뎌질 수 있다.

		1주차	3주차	5주차	7주차
월요일	SQ	130×5×5	135×5×5	140×5×5	145×5×5
	BP	102.5×5×5	105×5×5	107.5×5×5	110×5×5
	PC	87.5×3×5	90×3×5	92.5×3×5	95×3×5
수요일	SQ	100×5×2	105×5×2	110×5×2	115×5×2
	PR	57.5×5×3	60×5×3	62.5×5×3	65×5×3
	PS	52.5×2×4	55×2×4	57.5×2×4	60×2×4
금요일	SQ	142.5×5	147.5×5	152.5×5	157.5×5
	BP	112.5×5	115×5	117.5×5	120×5
	DL	182.5×5	187.5×5	192.5×5	197.5×5

		2주차	4주차	6주차	8주차
월요일	SQ	132.5×5×5	137.5×5×5	142.5×5×5	147.5×5×5
	PR	65×5×5	67.5×5×5	70×5×5	72.5×5×5
	PS	57.5×2×8	60×2×8	62.5×2×8	65×2×8
수요일	SQ	102.5×5×2	107.5×5×2	112.5×5×2	117.5×5×2
	BP	95×5×3	97.5×5×3	100×5×3	102.5×5×3
	PC	82.5×3×3	85×3×3	87.5×3×3	90×3×3
금요일	SQ	145×5	150×5	155×5	160×5
	PR	72.5×5	75×5	77.5×5	80×5
	DL	185×5	187.5×5	190×5	192.5×5

텍사스 메소드 2단계: 끝장 보기running it out

이어지는 프로그램은 보통 텍사스 메소드 스타일 프로그램의 2단계로 취급된다. 강도 요일에 5RM을 치기가 버거워질 때 이 프로그램을 대체재로 쓸 수도 있다. 훈련 커리어를 쌓아 나가다 보면, 볼륨 요일의 5회짜리 세트는 그대로 둔 채 금요일에 훈련 강도를 높이기 위해 이 프로그램으로 갈아타야만 하는 순간이 찾아올 것이다. 이 프로그램에서 훈련자는 몇 주 동안 세트당 3회에서 시작해 세트당 1회로 가면서 진전을 이뤄낼 텐데, 그 과정에서 강도 요일의 스트렝스가 '끝장을 볼' 것이므로, 처음 접하는 사람은 진전을 최대한 단순하게 가져가야 한다.

훈련자는 강도 요일에 여전히 총 5회의 반복수 달성을 향해 나아갈 테지만, 이제는 그날의 목표 볼륨 달성을 위해 세트당 3회, 2회, 1회짜리 세트를 쓰게 될 것이다. 볼륨 요일은 여전히 5×5로 가야 하는데, 이때 중량은 5개 세트를 전부 완수할 수 있는 수준으로 조정해야 하며, 세트간 휴식은 8~10분을 넘지 않게, 자세와 기법은 우수한 수준이 유지되도록 해야 한다. 제대로 된다는 보장만 있으면, 이 단계를 시작할 때는 볼륨 요일의 중량을 (5~10% 정도로) 약간만 재설정해도 된다.

이 프로그램에서는 강도 요일에 더 이상 5RM으로는 중량을 올리기 어렵다는 느낌을 받으면, 다음번에는 중량을 올리되 볼륨을 3회씩 2세트로 바꾼다. 이렇게 하면 오랜 시간 5회짜리 세트에서만 분투한 몸과 마음에 다소나마 위안이 될 테다. 몇 주쯤(3회짜리 세트도 오래 가지는 않으니 보통은 2~4주쯤) 지나고 나면 리프터는 세트당 반복수를 2회로 낮추고 2~3세트의 어크로스 세트를 진행하는 쪽으로 프로그램을 조정할 것이다. 세트당 2회로 3~4주 동안 진전을 거듭하고 나면, 세트당 반복수를 1회로 줄이고 세트수를 5세트 정도로 늘려야 할 때가 찾아온다. 그렇게 1회짜리 5세트로 진전을 해나가다 보면, 더 이상 중량이 늘지 않는 순간이 분명 찾아온다. 한 주기를 마무리하는 주에 1RM을 테스트해 볼 수도 있다. 훈련 주기 내내 누적된 피로를 생각하면 진정한 1RM이라고 보기는 힘들 테지만, 그래도 모르는 것보다 아는 편이 낫지 않겠나.

'끝장 보기'의 예시는 아래와 같다. (강도 요일만 적어 두었다.)

190×5
192.5×5
195×5
197.5×5
200×5(간신히 성공)
202.5×3×2
205×3×2
207.5×2×2
210×1×5
212.5×1×5
215×1×3
217.5×1×3
220×1×3
1RM 도전 = 230

이 시점에 다다르면 리프터는 볼륨 요일의 부하를 그대로 유지하되 강도 요일에 새로운 1RM을 반영하여 5회짜리 세트로 또 다른 주기를 시작해 볼 수도 있다. 이제 정확한 최신 훈련 기록도 가지고 있는 만큼, 리프터는 각 단계에 맞는 현실적 목표를 세울 수도 있고, 그 덕분에 새로운 훈련 주기의 끝자락에 얼마만큼의 1RM이 나올지도 자신있게 예측할 수 있게 된다.

실패에 관하여

이상적인 상황에서는 강도 요일에 쓰는 반복수 범위에서 실패하는 세트가 있을 시 다음 단계로 넘어가서는 안 된다. 다시 말해, 첫 워크아웃의 세트당 반복수가 3회인 이유는 5RM에 실패했기 때문이라기보다 3회만 하기로 계획했기 때문이어야 한다. 반복수를 낮추면 리프터의 몸과 마음에 조금이나마 숨 돌릴 틈이 생기지만, 실패 때문에 반복수가 낮아진다면 이러한 효과를 얻지 못한다. 스쿼트 같은 운동을 절대 실패지점absolute failure*까지 끌고 가면 몸에 감당할 수 없는 빚을 지울 뿐만 아니라, 다음 주를 대비한 휴식을 매우 어렵게 만든다.

이쯤 왔으면 리프터는 5RM 이외의 반복수를 거의 쳐보지 않았을 것이다. 색다른 것을 시도하면 고중량 5RM에 진저리가 난 두뇌와 몸은 기꺼이 받아들일 테다. 지친 리프터는 프로그램에 아주 약간만 변화를 주어도 새로이 샘솟는 활력과 열정의 불꽃을 느낄 것이다. 따라서 강도 요일에 해야 할 첫 번째 조정은 5RM 대신 고중량 3회 반복을 쓰는 것이어야 한다. 중량을 잡을 때 고도로 기술적인 비율 계산 따위는 할 필요가 없다. 마지막 5RM에서 대강 2.5kg 정도 올리면 시작 중량으로 좋다. 3회짜리 세트를 오래 끌고 가는 리프터는 많지 않다. 세트당 3회는 고중량 5RM으로 인해 지친 리프터를 1~2주 동안 쉬게 하는 역할도 하지만, 다가올 1회짜리 세트로의 가교 역할도 훌륭하게 해낸다. 3회 반복을 개시하면 첫 2~3주에는 상대적으로 쉬운 느낌이 들테지만, 이내 다시 무거워진다. 진전이 고작 몇 주에 그치는 것이다. 3회 반복에서 PR을 치지 못하게 되면 반복수를 2회나 1회로 한 번 더 낮출 수 있다. 세트당 1회로 어크로스 세트를 진행하는 것도 나쁘지는 않다. 중량이 무거워져도 어쨌거나 5회 반복이나 3회 반복보다는 몸과 마음의 부담이 훨씬 덜할 테니까. 1회짜리 어크로스 세트를 붙잡고 있는 기간은 3회짜리 세트를 붙잡고 있던 기간보다 대개 길다. 이번이 고중량 1회짜리 훈련을 처음 해 보는 것이라면 더더욱.

텍사스 메소드를 오래 끌고 가려면 세트당 반복수를 바꿀 때 5회에서 1회로 오는 동안 반복수를 '건너뛰는' 것이 좋을 수도 있다는 사실을 꼭 짚고 넘어가야 한다. 세트당 반복수를 4회나 2회로 잡아도 틀릴 것은 전혀 없으나, 5회에서 4회로 떨궈 봐야 폭이 딱히 크다고는 할 수 없다. 3회에서 2회로 낮출 때도 마찬가지다. 5회, 4회, 3회, 2회, 1회를 전부 훑고 내려오면 시간도 너무 많이 든다. 리프터 입장에서도 특정 반복수에서 진을 다 빼고 나면 다음 몇 주 정도는 바벨 중량을 늘리면서도 쉴 수 있는 구멍을 찾고 싶어지게 마련이다. (5회에서 3회, 3회에서 1회 식으로) 반복수를 두 개씩 낮추면 그토록 무거운 중량에서 다소나마 확실히 해방되면서도 중량을 올려 나갈 수 있다. 빡빡하게 지켜야만 하는 규칙은 결코 아니고, 그저 프로그램에 들어가는 도구에 불과할 뿐이지만, 주 단위로 조금이나마 중량을 올려 나가려는 이들에게는 지금 소개한 기본 개념이 아주 유용하게 쓰일 것이다.

* 역주: 해당 동작을 아예 할 수 없게 되는 시점. 완전 실패지점이라고도 한다.

텍사스 메소드 2단계 프로그램

2단계에 이른 우리의 훈련자께서는 12주 동안 금요일의 훈련 강도를 더 높이기로 마음먹었다. 12주치 표에서 3회, 2회, 1회의 세트당 반복수에 소요된 기간은 설명 목적으로만 쓰였다. 이 단계에서 실제로 소요되는 시간, 나아가 반복수가 3회일 때와 2회일 때와 1회일 때 각각 소요되는 시간은 프로그램을 얼마나 잘 이행하느냐에 따라 길어질 수도 짧아질 수도 있다. 이 예시의 주인공은 볼륨 요일의 중량을 5~10%씩 더 낮췄다고 가정한다. 이렇게 하면 쌓여 있던 피로는 어느 정도 해소되겠지만, 중급자 수준에 맞게 찍어 나가고 있던 볼륨 요일의 PR은 이제 끝날 것이다.

데드리프트는 5RM으로 새로운 PR을 찍을 때까지 중량을 5% 낮추고 세트당 5회로 재개한다. 2단계를 절반 정도 지날 때쯤 데드리프트의 세트당 반복수는 3회가 되고 2회가 되다가 끝내는 1회가 될 것이다. 파워클린도 재설정을 해야 하는데, 이 운동에서는 당기는 운동의 볼륨을 높게 가져가는 것이 목적이므로 굳이 1RM까지 내려갈 필요는 없다. 따라서 이 가상의 12주 주기 내내 클린이나 스내치에서 볼륨을 높게 가져가려면 재설정이 여러 차례 필요할 수도 있다. 스내치는 다른 운동보다 비교적 최근에 프로그램에 들어온 만큼, 이 프로그램에서는 중량을 추가적으로 더 낮추지 않아도 된다.

주차	월요일	수요일	금요일
1	SQ 130×5×5 BP 107.5×5×5 PC 90×3×5	SQ 102.5×5×2 PR 60×5×3 PS 65×2×4	SQ 160×3×2 BP 122.5×3×2 DL 190×5
2	SQ 132.5×5×5 PR 67.5×5×5 PS 70×2×8	SQ 105×5×2 BP 100×5×3 PC 82.5×3×3	SQ 162.5×3×2 PR 85×3×2 DL 195×5
3	SQ 135×5×5 BP 110×5×5 PC 92.5×3×5	SQ 107.5×5×2 PR 62.5×5×3 PS 67.5×2×4	SQ 165×3×2 BP 125×3×2 DL 200×5
4	SQ 137.5×5×5 PR 70×5×5 PS 72.5×2×8	SQ 110×5×2 BP 102.5×5×3 PC 85×3×3	SQ 167.5×3×2 PR 87.5×3×2 DL 202.5×5
5	SQ 140×5×5 BP 112.5×5×5 PC 95×3×5	SQ 112.5×5×2 PR 65×5×3 PS 70×2×4	SQ 170×2×3 BP 127.5×2×3 DL 205×5
6	SQ 142.5×5×5 PR 72.5×5×5 PS 75×2×8	SQ 115×5×2 BP 105×5×3 PC 87.5×3×3	SQ 172.5×2×3 PR 90×2×3 DL 207.5×5

주차	월요일	수요일	금요일
7	SQ 145×5×5 BP 115×5×5 PC 97.5×3×5	SQ 117.5×5×2 PR 67.5×5×3 PS 72.5×2×4	SQ 175×2×3 BP 130×2×3 DL 210×3
8	SQ 147.5×5×5 PR 75×5×5 PS 77.5×2×8	SQ 120×5×2 BP 107.5×5×3 PC 90×3×3	SQ 177.5×1×5 PR 92.5×2×3 DL 212.5×3
9	SQ 150×5×5 BP 117.5×5×5 PC 100×3×5	SQ 122.5×5×2 PR 70×5×3 PS 75×2×4	SQ 180×1×5 BP 132.5×1×5 DL 215×2
10	SQ 152.5×5×5 PR 77.5×5×5 PS 80×2×8	SQ 125×5×2 BP 110×5×3 PC 92.5×3×3	SQ 182.5×1×5 PR 95×1×5 DL 217.5×2
11	SQ 155×5×5 BP 120×5×5 PC 102.5×3×5	SQ 127.5×5×2 PR 72.5×5×3 PS 77.5×2×4	SQ 185×1×5 BP 135×1×5 DL 220×2
12	SQ 157.5×5×5 PR 80×5×5 PS 82.5×2×8	SQ 130×5×2 BP 112.5×5×3 PC 95×3×3	SQ 187.5×1×5 또는 1RM PR 97.5×1×5 DL 225×1

텍사스 메소드 3단계: 강도 요일의 소주기 반복

수 주에서 수 개월간 텍사스 메소드 스타일 프로그램을 돌리다 보면 스트렝스도 상당히 좋아지고 경험도 많이 쌓이게 된다. 리프터는 다양한 반복수에서의 PR을 뭉치 단위로 가지고 있을 것이며, 서로 다른 볼륨과 강도의 훈련에 자기 몸이 각각 얼마나 버틸 수 있는지도 배우게 되었을 것이다. 이쯤 되면 분할 루틴split routine 처럼 텍사스 메소드보다 피로가 덜한 훈련 시스템으로 갈아타는 것도 나쁘지는 않다. 그러나 이런 스타일의 프로그램을 여기까지 성공적으로 굴려 오고 있었다면, 변화를 위한 변화는 굳이 줄 필요가 없다. 사실 이 시스템을 오래 유지하고 있다는 말은 미묘한 변화를 더 줄 수 있다는 말이기도 하다. 요컨대 프로그램을 대규모로 갈아엎고 시행착오 과정을 거치며 귀중한 훈련 시간을 낭비할 위험이 줄어든다는 뜻이다. 여기까지 온 훈련자에게 준비된 다음 단계는 텍사스 메소드로 다시 한 번 '끝장을 보는' 것이다. 우리가 상정했던 가상의 주인공은 지금까지 완수한 약 20주 치의 과정을 그대로 반복할 텐데, 차이가 있다면 중량이 확실히 늘었다는 점이다. 2회차인 만큼 전 과정은 훨씬 매끄럽게 마련이다. 그간의 자료와 경험이 있는 만큼, 진행 과정에서 헤맨다는 느낌이 들지는 않을 것이다. 이번에는 볼륨 요일의 5×5을 그대로 가져가면서 강도 요일을 18주간 5RM 6주, 3회짜리 4주, 2회짜리 4주, 1회짜리 4주로 쪼개는 식으로 예측이 쉬운 일정을 짤 수도 있다.

하지만 여기까지 온 리프터는, 훈련 커리어 내내 이어질 테마인 '순환'을 훈련에 조금 더 접목시켜 효용을 높일 수도 있다. 이 시점까지 훈련자는 초보자와 중급자 프로그램을 거쳐 오며 주마다 훈련 중량을 높여 왔다. 육체적으로나 정신적으로나 매우 고된 일이 아닐 수 없다. 텍사스 메소드를 통해 한 주의 운동 부하에 어느 정도 등락을 만들 수는 있었지만, 주 단위로 보면 바벨의 중량은 계속하여 무거워져만 갔다. 3단계의 볼륨 요일 5×5에도 이 방식은 그대로 이어진다. 하지만 훈련에 처음으로 순환법이 도입되는 것은 텍사스 메소드의 강도 요일이어야 한다.

지금부터 살펴볼 예시에서는, 강도 요일에 각 반복수에 몇 주씩 머물며 끝장을 보는 방식 대신 의도적으로 세트당 3회, 2회, 1회를 매주 순환시킬 것이다. 그렇게 하는 동안 훈련자는 볼륨 요일 5×5의 중량을 계속해서 높여 나간다. 훈련이 새 단계에 접어들 때면 볼륨 요일의 중량을 다시 잡아도 된다. 5×5에서 진전을 꾸준히 이어나가는 것도 중요하지만, 훈련 프로그램의 포인트는 강도 요일이 올 때마다 꾸준히 PR을 찍어 나가는 것이다. 만일 볼륨 요일의 중량을 오랫동안 너무 무겁게 올린다면 금요일에는 정체나 퇴보가 생겨날 수밖에 없다. 그러면 프로그램의 목적에서 멀어질 뿐이다. 일반적으로 볼륨 요일의 중량과 강도 요일의 중량은 최소한 10%의 차이가 벌어져야 하는데, 이 관계를 그대로 유지하려면 5×5의 중량을 때때로 재설정해야 할 수도 있다.

이 프로그램은 일반적으로 이미 수주/수개월에 걸쳐 텍사스 메소드 스타일의 기본 프로그램을 완료한 사람, 이상적으로는 '끝장'을 한 번 내지는 두 번쯤 본 사람이 돌릴 때 잘 듣는다. 해당 훈련자가 1~3회 반복수 범위에서 어떠한 수행능력을 보여주었는지에 관한 최근의 자료가 있다면, 강도 요일 워크 세트에서 현실적인 목표를 잡는 데 도움이 될 것이다.

훈련 프로그램을 이 시점까지 굴려 온 훈련자는 강도 요일의 운동 볼륨을 약간 줄이는 편이 유리할 수도 있다. 훈련자의 스트렝스는 충분히 강할 테니, 금요일에는 3회짜리 한 세트만 해도 차고 넘친다. 세트당 2회로는 두 세트만 해도 될 수 있지만, 세트당 1회로는 여전히 3~5세트를 연달아 할 수도 있을 테다.

설명상의 편의를 위해 이 프로그램에는 퍼센티지를 사용하였지만, 퍼센티지는 늘 그랬듯 그저 지침에 불과하다는 사실을 꼭 명심하자. 참고 목적으로는 유용할 수 있겠으나, 새 프로그램에서 훈련자의 시작점을 좌우하는 것은 바로 당신의 훈련 기록과 우리의 상식일 테다. 그러니 시작 중량은 여기에 맞게 올리거나 내리도록 하자.

스쿼트, 프레스, 데드리프트를 중심으로 한 예시

월요일	수요일	금요일
SQ 70%×5×5	SQ 월요일 중량의 80%×5×2	SQ 90%×3/93%×2×2/96%×1×5
PR 70%×5×5	BP 3×5	PR 90%×3/93%×2×2/96%×1×5
SLDL 3×5	PC 3×3	DL 1×3/1×2/1×1

위의 방식을 사용하여 9주치 프로그램을 짜 보았다. 이 예시의 주인공은 마지막 훈련 주기에서 215/102/235의 1RM을 달성했다고 가정하자. 세 번째 주기가 끝날 무렵(9주차) 리프터는 예전의 1RM 중량으로 세트당 1회씩 5세트를 어크로스 방식으로 연달아 실시할 것이다. 여기에 나온 3주짜리 소주기mini-cycles는 진전이 이루어지고 있다면 오래오래 반복할 수 있다.

주차	월요일	수요일	금요일
1	SQ 145×5×5 PR 71×5×5 SLDL 162.5×5×3	SQ 112.5×5×2 BP 136×5×3 PC 93×3×3	*SQ 190×3* PR 90×3 DL 210×3
2	SQ 147.5×5×5 PR 72×5×5 SLDL 165×5×3	SQ 115×5×2 BP 137×5×3 PC 94×3×3	*SQ 197.5×2×2* PR 94×2×2 DL 217.5×2
3	SQ 150×5×5 PR 73×5×5 SLDL 167.5×5×3	SQ 117.5×5×2 BP 138×5×3 PC 95×3×3	*SQ 205×1×5* PR 97.5×1×5 DL 225×1
4	SQ 152.5×5×5 PR 74×5×5 SLDL 170×5×3	SQ 120×5×2 BP 139×5×3 PC 96×3×3	*SQ 195×3* PR 92.5×3 DL 215×3
5	SQ 155×5×5 PR 75×5×5 SLDL 172.5×5×3	SQ 122.5×5×2 BP 140×5×3 PC 97×3×3	*SQ 202.5×2×2* PR 96.5×2×2 DL 222.5×2
6	SQ 157.5×5×5 PR 76×5×5 SLDL 175×5×3	SQ 125×5×2 BP 141×5×3 PC 98×3×3	*SQ 210×1×5* PR 100×1×5 DL 230×1
7	SQ 160×5×5 PR 77×5×5 SLDL 177.5×5×3	SQ 127.5×5×2 BP 142×5×3 PC 99×3×3	*SQ 200×3* PR 95×3 DL 220×3
8	SQ 162.5×5×5 PR 78×5×5 SLDL 180×5×3	SQ 130×5×2 BP 143×5×3 PC 100×3×3	*SQ 210×2×2* PR 99×2×2 DL 227.5×2
9	SQ 165×5×5 PR 79×5×5 SLDL 182.5×5×3	SQ 132.5×5×2 BP 144×5×3 PC 101×3×3	*SQ 215×1×5* PR 102×1×5 DL 235×2 (기존 PR로 2회 도전)

이 모델(텍사스 메소드 제3단계: 강도 요일의 소주기 반복)을 쓸 때는 강도 요일의 중량 증가 폭을 볼륨 요일에서보다 크게 잡아도 된다. 가령 이 프로그램에서 프레스의 중량은 5×5에서 매주 1kg씩 늘어나지만, 3회나 2회나 1회짜리 세트에서는 소주기를 거듭할 때마다 2.5kg씩 늘어난다. 그러면 4주차에 3회짜리 세트의 중량은 1kg이 아니라 2.5kg이 늘어나게 된다. 스쿼트에서도 똑같은 일이 일어난다. 이 예시에서 스쿼트의 중량은

볼륨 요일에 매주 2.5kg씩 늘어나지만, 강도 요일에는 3회, 2회, 1회를 새로 찍을 때마다 5kg씩 늘어난다. 같은 반복수의 소주기로 한 번 돌아올 때마다 볼륨 요일의 중량이 세 번씩 늘어나는 셈인데, 여기서 오는 자극이 충분한 덕에 같은 반복수로 돌아갈 때 늘리는 중량의 폭을 더 높일 수 있게 되는 셈이다.

텍사스 메소드 4단계: 다이내믹 에포트법

다이내믹 에포트dynamic effort: 루이 시몬스Louie Simmons의 '웨스트사이드 메소드Westside method'를 통해 널리 알려진 다이내믹 에포트(이하 DE) 세트는 텍사스 메소드의 틀에 아주 잘 들어맞는 값진 훈련 도구이다. 스트렝스 훈련의 세계에 이처럼 중요한 발자취를 남겨 준 루이와 그의 동료들에게 이 자리를 빌어 감사의 인사를 전한다.

최대 힘 생산 능력의 높은 퍼센티지로 실시하는 고강도 훈련은 매우 생산적이지만, 한 번에 많이 하면 회복이 어렵다. 반복수가 몇 번이건 간에 힘을 최대로 가하는 상황에서는 운동단위 동원의 효율도 훈련의 대상이 된다. 힘을 최대로 만들어낼 때는 3RM, 2RM, 1RM처럼 최대 중량을 치는 방법이 가장 흔히 쓰인다. 최대 중량을 쓸 때의 문제는 회복이 잘 안 될 만큼 부담이 크다는 점이다. 고중량 리프팅의 유용성은 두말할 필요도 없지만, 만성 부상에 시달리고 싶지 않다면 고중량은 경계심을 가지고 적당히 쳐야 한다. 저반복 고중량을 잘못 써먹었다가는 힘줄의 염증과 파열, 인대 부상, 윤활낭염, 연골 손상, 골격 구조의 장기적 변화에 시달릴 수 있다.

힘 생산을 위해 동원된 운동단위의 개수와 효율을 높이는 방법이 하나 더 있다. 바로 힘을 빠르고 폭발적으로 만드는 것이다. 그러려면 다수의 운동단위가 협응을 통해 동시에 발화해야 한다. DE 세트는 이토록 많은 수의 운동단위를 필요에 따라 동원하는 방법을 근신경계에 학습시킴으로써 이 과정을 점차 쉽게 만들고, 결과적으로는 근신경계의 효율을 높인다. 바를 움직일 때 더 많은 운동단위를 끌어다 쓰려면 1RM의 50~75% 언저리의 가벼운 중량으로 바를 최대한 빠르게 움직여야 한다. 이렇게 하면 반복수가 많아지기에 그만큼 연습량도 많아지고 회복력도 많이 필요해지며, 중량이 가볍고 관절과 결합조직에 가해지는 스트레스가 적어서 다치지 않고 오래 써먹을 수 있으므로, 최대 중량을 쓰는 것보다 유리하다.

하지만 DE에도 다음과 같은 세 가지 단점이 있다.

1. 벤치프레스와 클린을 놓고 보면 알 수 있을 텐데, 동작을 완수할 때 가속이 필요치 않은 운동에서 최대치보다 가벼운 중량에 가속을 붙이려면 리프터의 집중력이 필요하다. 특히나 경험이 모자란 사람이라면 가속을 붙일 수 있는 중량의 범위가 좁을 수밖에 없다. 가령 클린의 경우 바를 랙 자세로 어깨에 올리려면 바를 가속해야 하므로, 1RM 파워클린은 리프터가 바를 가속하는 능력의 상한선이 된다. 반면 DE 데드리프트는 리프터가 원하는 가속이 될 수는 있겠지만, DE 데드리프트로 반복에 '실패'할 수 없다는 점에서 능력의 상한선이라고는 할 수 없다.

2. 절대 스트렝스를 따지는 운동에서는 진짜 1RM을 측정하는 방식 말고는 최대 운동단위 동원을 만들어낼 수 있는 방법이 생리학적으로 존재하지 않는다.

3. 세 번째 단점은 리프터 자신의 문제일 수 있다. 우리는 앞서 순발력을 만들어내는 능력이 특성상 개인차가 매우 크다는 사실을 확인하고 넘어왔다. 세상에는 많은 수의 운동단위를 딱히 빠르고 효율적으로

동원하지 못하는 사람도 있고, 폭발력이 그냥 딱히 좋지 않은 사람도 있게 마련이다. 이런 사람들은 운동단위를 동원하여 빠르게 수축으로 연결하는 능력이 없어서, 즉 DE 범위의 중량으로는 많은 운동단위를 써먹을 능력이 없어서 DE가 그리 잘 듣지 않을 것이다. 이들이 그토록 많은 수의 운동단위를 동원하고 훈련하려면 DE 수준의 가속을 붙이지 못할 정도의 고중량을 써야 한다. 말하자면, 대다수 리프터에게 DE는 표준 운동의 부속품으로서 쓸 때 그 값어치를 제대로 한다는 뜻이다.

검증된 DE 활용법으로는 시간제한법이 있다. 보통은 세트당 2~3회씩 10회 정도를 실시하며, 짧고 통제된 세트간 휴식을 가져가되, 매 반복에서 바벨을 움직이는 속도는 최대한 빨라야 한다. 이러한 유형의 훈련에서 쓰는 중량은 가볍지만, 매 반복은 전력(全力)maximal effort을 다해 완수해야 한다. 힘force은 바벨의 중량 자체가 아니라 그 중량에 얼마만큼의 가속을 붙이는지에 따라 그 산출량이 결정되며,* 가속은 전적으로 의지에 달려 있다. 즉, 리프터는 매 반복 바를 움직이는 속도를 이전 반복보다 빠르게 하려고 의식적으로 노력해야 한다. 평범한 사람은 유지하기 힘든 이 정도의 집중력을 10세트 내내 끌고 가지 못하면 모든 노력은 물거품이 되고 만다. 그것이야말로 진정한 난관 아닐까. 65%의 중량은 느리게 움직이면 하등의 쓸모가 없겠지만, 10분 동안 20회씩 폭발적으로 움직이면 스트렝스와 순발력을 계발하는 매우 강력한 도구로 거듭난다.

이러한 유형의 훈련을 처음 시작할 때는, 월요일의 5×5를 그대로 두고 금요일의 워크아웃을 DE 세트로 대체하는 것이 정석이다. 가령 벤치프레스에서 115×5×5와 125×5×1을 끝낸 리프터의 1RM 추정치는 약 137kg인데, 이런 사람이 벤치프레스에서 DE 세트를 시도하는 경우, 월요일에는 110×5×5를 넣고 금요일에는 세트간 휴식을 1분으로 제한한 85×3×10을 넣어서 1주차 프로그램을 시작하면 괜찮다. 여기에 사용할 중량은 30회를 전부 폭발적으로 완수할 수 있는 중량 중 최대치를 잡는다. 마지막 세트의 마지막 반복이 느려졌다면 바벨이 너무 무거운 것이다. 사실 초반 두어 번의 워크아웃에서는, 마지막 세트의 3회가 첫 세트의 3회보다 확연히 빨라야 한다.

여기서의 목표는 바벨을 최대로 가속하고 매 세트를 최대한 빠르게 완수하는 것이다. 알맞은 중량을 찾기까지는 보통 두세 번의 워크아웃이 소요되는데, 중량을 잡았다면 어크로스 세트 워크아웃의 중량은 올리되 DE 세트의 중량은 몇 주 동안 그대로 둔다. 예컨대 월요일 워크아웃의 중량이 조금씩 올라 이전의 115×5×5를 넘어서는 동안, 금요일 DE는 85kg으로도 4~5주는 갈 것이다. 월요일의 목표는 어크로스 세트로 치는 고중량을 매주 조금씩 올려가는 것이고, 금요일의 목표는 같은 중량을 지난주보다 더 빠르게 움직이는 것임을 기억하자.

이렇게 하는 편이 처음에는 가장 좋을 것이다. 실패할 가능성도 매우 낮을 뿐만 아니라, 매주 중량을 늘려 나가지 않아도 바에 가속을 붙이려는 행위 자체가 더 많은 운동단위의 발화 능력을 향상시키므로 5×5에서의 진전이 촉진된다.

DE 세트는 대부분의 다관절 운동에 쓸 수 있지만, 반복수와 세트수는 제가끔 다르게 잡아야 한다. 스쿼트에서는 흔히 2회씩 10세트를, 벤치프레스와 프레스에서는 대개 3회씩 10세트를 쓰며, 양쪽 모두 세트간 휴식은 1분으로 한다. 데드리프트는 세트간 30초 간격으로 1회씩 15세트를 했을 때 잘 먹힌다. 중량 친업도 같은 방식으로 진행한다. 매 세트마다 세트간 휴식 시간이 끝나자마자 칼같이 시작하고, 세트가 끝나면 빠르게

* 역주: 힘(F)은 질량(m)과 가속도(a)의 곱이므로(F=m×a), 가속도가 클수록 힘의 크기도 커진다.

바를 내려놓고, 쉬는 동안 다음 세트에 집중해야 효과를 극대화할 수 있다.

초기에는 상대적으로 가벼운 중량을 치는 능력이 덜 계발되어 있고, 스피드 워크아웃에서 오는 스트레스가 그리 크지 않으므로, DE 세트는 일반적인 중급자 프로그램에 잘 들어맞는다. 이 경우 금요일에 있던 PR 워크아웃이 스피드 워크아웃으로 대체되며, 월요일의 고볼륨 워크아웃은 핵심 스트레스 요인으로 잔류한다. 이러한 유형의 훈련에서 오는 독특한 근신경계 자극은 회복이 더 필요한 스트레스를 몸에 가하지 않음에도 월요일 워크아웃에서 한동안 꾸준한 진전이 일어나게 한다. 그러나 DE 세트가 몸에 익을수록 이 워크아웃에서 오는 스트레스는 월요일의 5×5 어크로스 세트와 금요일의 고중량 저반복 싱글 세트에서 오는 스트레스를 합쳐놓은 것만큼 커질 수도 있다.

다이내믹 에포트법에 관해 헷갈리는 부분이 많을 텐데, 그중에서도 최적의 힘 생산을 위해 중량을 몇 퍼센트로 잡는 것이 바람직한가 하는 질문이 가장 많을 테다. (수트와 랩과 셔츠 같은) 기어를 떡칠하고 하는 파워리프팅 훈련도 그렇지만, 웨스트사이드 메소드에서 쓰는 (밴드와 체인 등의) 가변저항이나 박스나 특수목적 바 같은 온갖 잡동사니가 DE법과 엮여 있다 보니 이런 질문이 나오곤 한다. 책과 인터넷에 나온 내용을 종합해 보면 DE법의 권장 중량은 1RM의 50~85%라고 되어 있는데, 범위가 좀 넓다. 지금부터 살펴볼 프로그램의 권장 중량에는 수트, 셔츠, 랩, 가변저항, 널판, 특수목적용 바벨 같은 것들을 안 쓴다는 전제가 깔려 있다. 지난 수십 년간 전설적인 스트렝스 선수를 만들어낸 것은 벨트, 무릎 슬리브knee sleeve나 조임이 적은 랩wrap, 스트레이트(일자) 바와 원판뿐이었다.

우리가 파워리프팅용 기어나 가변저항용 밴드/체인을 쓰지 않는 이상, DE의 중량은 1RM의 60~70% 정도만 잡아도 잘 듣는다. 스쿼트에서는 75%, 데드리프트에서는 70~80%까지 올리는 리프터도 더러 있다. 파워클린 중량이 데드리프트 중량의 50%를 넘어설 정도로 폭발력이 좋은 리프터라면, DE 데드리프트 말고 파워클린을 하는 게 맞다. 그러나 60% 이하의 중량에서도 가속을 잘 붙이지 못하는 리프터라면 DE식 훈련의 효과를 보기 어려운 만큼, 이런 분은 보다 전통적인 방식을 고수하는 편이 낫다.

다이내믹 에포트법을 처음 넣을 곳은 텍사스 메소드의 강도 요일이다. 볼륨 요일에는 5회짜리 고중량 세트 훈련을 지속해 나가면서 스쿼트와 벤치프레스와 프레스를 폭발적으로 하는 방법을 몇 주에 걸쳐 배워 나갈 것이다. 리프터의 잠재적 폭발력 한도 안에서라면, 연습을 하면 할수록 속도는 점점 빨라질 것이다. 각각의 운동에 맞는 최적 중량을 찾아내기까지는 다소 시간이 들 수 있다. 60%에서 잘 하는 사람이 있고 70%에서 잘 하는 사람이 있는 법인데, 이는 운동마다 다르고 사람마다 다르다. 매우 거세게 밀어붙여야 바벨의 가속이 이루어질 정도로 무거운, 그러나 반복 중에 동작이 느려지지 않을 정도로는 가벼운 중량이 좋다. 가령 스쿼트에서 바벨이 등에 안 붙어 있고 허공으로 날아다니면 너무 가벼운 것이고, 상단 자세로 일어섰을 때 원판이 덜컹거리지 않으면 너무 무거운 것이다. 다시 말하지만, 권고 중량 비율은 중량을 확실히 예측할 목적으로 쓰는 것이 아니라 시작점으로만 써야 한다.

강도 요일에 1~5RM을 써 오던 훈련자는 고볼륨을 너무 과하게 밀어붙이지 않도록 세심한 주의를 기울여야 한다. 그러나 이 프로그램에서는 강도 요일의 중량이 (초반일수록 특히나) 가벼우므로, 몇 주가 지나 DE 요일의 효율이 오르기 전이라면, 5×5에서 새 PR을 세우고 싶어하는 리프터에게는 이 프로그램이 아주 잘 먹힌다. 요컨대 이 프로그램은 고볼륨 훈련용인 동시에, 뒤에 이어질 고강도 훈련 프로그램의 훌륭한 길잡이 역할도 하는 셈이다.

다이내믹 에포트 활용법 #1: 도입시기

이 프로그램은 육상 종목, 특히 투포환에서 큰 성공을 거두어 왔다. 여기 스쿼트 250kg, 프레스 125kg, 데드리프트 225kg를 치는 리프터가 있다고 가정해 보자.

월요일	수요일	금요일
SQ 5×5(어크로스)	PS 4~6×2	SQ(DE) 60/65/70%×2×10
PR 5×5(어크로스)	BP 3×5	PR(DE) 60/65/70%×3×10
PC 15×1(60초 간격)	FSQ 3×3	DL 1×5

위 프로그램에서는 DE 세트를 대강의 비율에 맞게 3주씩 끊어서 돌린다. 예컨대 DE법을 돌려서 적정된 중량이 1RM의 60%이라면, 3주짜리 첫 사이클은 60%에서 시작하여 2주간 매주 5%씩 늘려나가는 식이다. 파워클린은 정량화할 수 있으므로 DE 데드리프트 대신 쓴다. 여기에 더해, 당기는 운동의 일정을 스쿼트/프레스 일정과 반대로 놓는다. 즉, 월요일에는 (스쿼트를 고중량으로 쳤으니) DE 당기기를, 금요일에는 (스쿼트를 DE로 쳤으니) 고중량 당기기를 놓는다. 이렇게 하면 다리가 상대적으로 쌩쌩할 때 고중량 당기기를 칠 수 있다.

이 프로그램을 6주(3주씩 2번) 돌리면 아래와 같다.

주차	월요일	수요일	금요일
1	SQ 180×5×5 PR 90×5×5 PC 93×1×15	PS 4~6×2 FSQ 3×3 BP 3×5	*SQ 135×2×10* PR 65×3×10 DL 200×5
2	SQ 182.5×5×5 PR 91×5×5 PC 94×1×15	PS 4~6×2 FSQ 3×3 BP 3×5	*SQ 147.5×2×10* PR 71×3×10 DL 205×5
3	SQ 185×5×5 PR 92×5×5 PC 95×1×15	PS 4~6×2 FSQ 3×3 BP 3×5	*SQ 160×2×10* PR 77×3×10 DL 210×5
4	SQ 187.5×5×5 PR 93×5×5 PC 96×1×15	PS 4~6×2 FSQ 3×3 BP 3×5	*SQ 135×2×10* PR 65×3×10 DL 215×5
5	SQ 190×5×5 PR 94×5×5 PC 97×1×15	PS 4~6×2 FSQ 3×3 BP 3×5	*SQ 147.5×2×10* PR 71×3×10 DL 220×5
6	SQ 192.5×5×5 PR 95×5×5 PC 98×1×15	PS 4~6×2 FSQ 3×3 BP 3×5	*SQ 160×2×10* PR 77×3×10 DL 225×5

5×5 스쿼트의 PR 경신이 더 이상 이뤄지지 않으면 이 프로그램을 그만 끝내도 된다.

다이내믹 에포트 활용법 #2

다음 단계는 DE 세트를 볼륨 요일의 스트레스 요인으로 사용하는 것이 합당하다. 몇 주 동안 5×5의 PR을 갈아치우며 스스로를 밀어붙인 만큼, DE 세트로의 전환은 반가운 구원으로 다가올 것이다. 볼륨 요일에 DE를 쓸 때는 중량을 약간 높여도 좋다. 여기까지 온 리프터라면 중량을 얼마나 늘려야 효과를 볼 수 있는지 알아야 한다. 고중량 5×5의 흐름을 잇는 효과적 전략의 일환으로, 첫 강도 요일에는 새 5RM을 시도해야 한다. 그런 다음에는 3주짜리 주기마다 강도 요일의 목표 반복수 범위를 낮출 수 있다. 데드리프트는 이전 프로그램에서 5RM으로 해 왔지만 이번에는 세트당 3회짜리 고중량으로 시작한다. 이 모델을 간단히 보면 아래와 같다.

월요일	수요일	금요일
SQ(DE) 65/70/75%×2×10	PS 4×2	SQ 1~5RM
PR(DE) 65/70/75%×3×10	FSQ 3×3	PR 1~5RM
DL 1~3RM	BP 3×5	PC 15×1

이 프로그램을 9주(3주씩 3번) 돌리면 다음과 같다.

주차	월요일	수요일	금요일
1	SQ 140×2×10 PR 75×3×10 DL 225×3	PS 4×2 FSQ 3×3 BP 3×5	SQ 200×5 PR 100×5 PC 100×1×15
2	SQ 152.5×2×10 PR 80×3×10 DL 230×3	PS 4×2 FSQ 3×3 BP 3×5	SQ 205×5 PR 102.5×5 PC 101×1×15
3	SQ 165×2×10 PR 85×3×10 DL 235×3	PS 4×2 FSQ 3×3 BP 3×5	SQ 210×5 PR 105×5 PC 102×1×15
4	SQ 140×2×10 PR 75×3×10 DL 240×2	PS 4×2 FSQ 3×3 BP 3×5	SQ 215×3 PR 107.5×3 PC 103×1×12
5	SQ 152.5×2×10 PR 80×3×10 DL 245×2	PS 4×2 FSQ 3×3 BP 3×5	SQ 220×3 PR 110×3 PC 104×1×12
6	SQ 165×2×10 PR 85×3×10 DL 250×2	PS 4×2 FSQ 3×3 BP 3×5	SQ 225×3 PR 112.5×3 PC 105×1×12

주차	월요일	수요일	금요일
7	SQ 140×2×10 PR 75×3×10 DL 255×1	PS 4×2 FSQ 3×3 BP 3×5	SQ 230×1 PR 115×1 PC 106×1×8
8	SQ 152.5×2×10 PR 80×3×10 DL 260×1	PS 4×2 FSQ 3×3 BP 3×5	SQ 235×1 PR 117.5×1 PC 107×1×8
9	SQ 165×2×10 PR 85×3×10 DL 265+×1	PS 4×2 FSQ 3×3 BP 3×5	SQ 240+×1 PR 120+×1 PC 108×1×8

다이내믹 에포트 활용법 #3

방금 살펴본 두 가지 프로그램은, 섞어서 쓰면 매우 강력한 12~18주짜리 훈련 계획으로 다시 태어날 수 있다. 첫 번째 프로그램이 두 번째 프로그램을, 두 번째 프로그램이 첫 번째 프로그램의 빈 자리를 채워주는 것이다. 이러한 유형의 훈련 프로그램은, 일단 감을 잡고 나면 매번 약간의 변화만 주면서 무한히 반복하여 써먹을 수 있다. 대강의 얼개는 아래와 같다.

1단계: 총 3~9주

주차	월요일	수요일	금요일
1	5×5	회복 요일	DE 60%
2	5×5	회복 요일	DE 65%
3	5×5	회복 요일	DE 70%

5×5의 PR 경신에 초점을 두고 1~3 사이클 반복한다.

2단계: 총 9주

주차	월요일	수요일	금요일
1	DE 65%	회복 요일	5RM
2	DE 70%	회복 요일	5RM
3	DE 75%	회복 요일	5RM
4	DE 65%	회복 요일	3RM
5	DE 70%	회복 요일	3RM
6	DE 75%	회복 요일	3RM
7	DE 65%	회복 요일	1~2RM
8	DE 70%	회복 요일	1~2RM
9	DE 75%	회복 요일	1RM

다이내믹 에포트 활용법 #4

이번에는 조금 색다른 프로그램을 살펴보자. 경험 많은 리프터나 보편 스트렝스를 훈련하는 사람 가운데 자기 몸과 자신의 역량을 잘 알고 있는 이가 쓸 수 있는 프로그램이다. 예시 루틴에 보면 훈련의 중심은 파워클린이 되어 있으며, 훈련자는 매주 PR을 시도하게 된다. 지금까지 살펴보았던 프로그램에서 파워클린의 핵심 기능은 당기는 운동의 볼륨을 쌓는 것이었다. 이번에는 파워클린의 PR을 먼저 찍은 다음, 그날 찍은 PR의 90% 정도에 해당하는 중량으로 중등도의 볼륨을 쌓을 것이다. 이번에는 DE 데드리프트도 볼륨 운동 역할로 쓰일 텐데, 3주에 한 번씩은 (90% 이상의) 고중량 싱글 세트*를 칠 테니 고중량 당기기 운동에서 너무 벗어나지는 않을 것이다. 이전 프로그램에서와 마찬가지로 당기기 일정은 스쿼트 · 프레스 일정과 반대로 놓일 것이다.

지금까지 살펴본 몇몇 프로그램에 비하면 이 프로그램의 강도 요일은 다소 주관적으로 굴러간다. 훈련을 이 단계까지 해 온 훈련자라면 트리플이나 디블이나 싱글까지도 '조질' 수 있을 텐데, 그때 치는 중량이 PR일 수도 있고 아닐 수도 있지만, 선수라면 응당 PR에 도전해야 하고, 가능하다면 PR을 깨야 한다. PR을 깨지 못해도 선수는 그날 하기로 정해진 반복수 범위에서 자신이 들 수 있는 최대 중량을 쳐야 한다. 요컨대 이 프로그램은 선수가 볼륨 요일에나 강도 요일에나 자신의 능력을 최대한 발휘하도록 구성되어 있다. 다이내믹 에포트 훈련에서는 최대한 빠른 속도로, 강도 요일 훈련에서는 주어진 반복수 범위에서 최대한 무거운 중량으로 그날그날의 최선을 다하는 것이다.

이 방식은 다른 스포츠에 깊이 연관되어 있어서 스포츠 트레이닝과 컨디셔닝이 스트렝스 프로그램에 어떠한 영향을 미치는지 매번 정확히 예측하기 어려운 선수에게 알맞은 훈련 스타일이다. 체급이 나뉜 종목에서 뛰는 선수에게도 좋다. 체급이 있는 종목에서는 경기가 몇 주 앞으로 다가오면 번번이 몸무게를 줄여야 하는데, 그러다 보면 체육관에서의 수행능력이 영향을 받는다. 이런 상황에서는 진전을 예측하기가 다소 어려워질 수밖에 없다.

주차	월요일	수요일	금요일
1	SQ 65%×2×10 BP 60%×3×10 *CL 3RM*(90%×3×3)	SQ 2×5 PR 3×5 CU 3×10	SQ 3RM BP 3RM DL 70%×1×10
2	SQ 70%×2×10 BP 65%×3×10 *CL 2RM*(90%×2×3)	SQ 2×5 PR 3×5 CU 3×10	SQ 2RM BP 2RM DL 75%×1×10
3	SQ 75%×2×10 BP 70%×3×10 *CL 1RM*(90%×2×3)	SQ 2×5 PR 3×5 CU 3×10	SQ 3RM BP 3RM DL 80%×1×10 *85%×1×1* *90%×1×1* *95%×1×1*

* 역주: 별도의 설명이 없는 경우, 본문에서 '싱글 세트'는 '세트당 반복수가 1회인 세트'를 가리킨다. '세트수 1회'와 혼동하지 않기 바란다. 아울러 '더블 세트'는 '세트당 반복수가 2회인 세트'를, '트리플 세트'는 '세트당 반복수가 3회인 세트'를 가리킨다.

간단하기 짝이 없는 일정이지만 몇 사이클씩 반복해서 쓸 수 있다. 3주차 마지막 날에는 데드리프트를 DE로 끝내고 나서 최대 95%로 세 번의 싱글 세트를 실시하게 될 것이다. 두세 사이클마다 한 번씩 3주차 DE 데드리프트의 반복수를 줄이고 새로운 1~3RM에 도전해 볼 수도 있다. 이외에도 벤치프레스 중심의 프로그램을 프레스 중심의 프로그램으로 바꾼다거나 하는 식으로 프로그램을 뜯어고칠 수 있다. 이 경우 월요일과 금요일에는 프레스를, 수요일에는 3×5의 벤치프레스를 실시한다. 친업 대신 바벨 로우를 넣는 방법도 있다. 여러 모로 쓸모가 많은 프로그램이지 않은가.

지금까지 살펴본 여러 예시의 볼륨 요일에는, 한때 쓰이던 고볼륨 5×5 대신 DE가 쓰인다. 그러나 볼륨을 쌓겠답시고 모든 운동에 일률적으로 DE를 쓰거나 5회짜리 세트를 쓸 필요는 없다. 경험을 해보니 스쿼트에서는 DE가 잘 듣지만 벤치프레스와 프레스에서는 세트당 5회가 잘 먹힌다는 사람도 있고, 스쿼트에는 더블 세트 10번이 낫지만 벤치프레스와 프레스에서는 5×5가 낫다는 사람도 있게 마련이다.

최대 부하max effort법과 운동 돌려쓰기

기본 운동으로만 몇 달째 훈련한 리프터라면 기본 운동 대신 1~3RM의 보조 운동을 돌려씀으로써 효용을 볼 수 있다. 월요일에 DE를 돌리고 금요일에 핵심 운동을 고강도/저볼륨(1~3RM)으로 돌리면 매우 생산적으로 절대 스트렝스를 훈련할 수 있지만, 한편으로는 관절과 근육에 극심한 스트레스가 들어가기도 하며, 이러한 유형의 프로그램은 대개 몇 주만 끌고 가도 정체기가 찾아와 PR을 경신할 수 없게 된다. 정체(나 그보다 더한 퇴보)가 찾아온다면, 때로는 저강도 훈련을 한 사이클 돌리는 것이 필요해질 수도 있다. 1~3RM의 강도는 그대로 가져가되 운동만 비슷한 녀석으로 바꿔 줘도 이렇게 찾아오는 정체기를 피할 수 있다. 핵심 운동의 기초적인 변형 동작에 해당하는 보조 운동, 기본 운동의 부분 ROM만 쓰는 운동, 박스 위에서 정지했다가 일어나는 수평 아래 깊이의 스쿼트처럼 기본 동작 패턴을 조금 변형한 운동 등이 이 단계에서 도움이 될 수 있다. 중량이 높아지거나 역학적 효율이 떨어지면 보조 운동도 힘들어지게 마련이다.

돌려가며 쓸 운동의 가짓수는 합리적으로 정하는 편이 좋다. 각각의 기본 바벨 운동에서 파생된 모든 변형동작을 다 넣으면 합쳐서 수십 가지는 될 텐데, 그렇게 하면 쓸데없이 정신만 사나워진다. 이런 유형의 훈련을 개시할 때는 변형동작의 가짓수를 몇 가지로 제한해야 한다. 경험이 쌓이고 나면 새로운 운동을 더 넣을 수도 있고, 어쩌면 효과가 없는 운동을 뺄 수도 있을 테지만, 일단은 기본 동작과 함께 2~4가지 보조 운동을 넣어서 몇 사이클 돌려 보는 것이 좋은 전략이라 할 수 있다.

랙 풀rack pull과 홀팅 데드리프트halting deadlift를 매주 번갈아 실시하는 프로그램은 이미 많은 사람이 알고 있을 것이다. 이 프로그램은 데드리프트를 실제로 훈련하지 않으면서도 데드리프트를 훈련하는 강력한 방식으로 검증되어 왔다. 이처럼 단순하게 운동을 돌려서 쓰면 리프터는 고강도 훈련을 놓지 않아도 되고, 부분 ROM에 걸리는 부하가 매주 달라지기 때문에 정체기에 들어서지 않을 수 있다.

텍사스 메소드 3단계에서는 매주 같은 반복수를 유지할 때 동반되는 극도의 탈력감을 막고자 강도 요일의 스트레스를 다양화하는 수단의 일환으로 반복수 범위를 한 사이클로 묶는 방법을 소개한 바 있다. 최대 부하(이하 ME) 돌려쓰기 또한 본질상 목적은 같다. 비교를 해 보자.

1번 옵션(같은 운동 다른 부하)	2번 옵션(다른 운동)
1주차: 스쿼트 *3RM*	1주차: 스쿼트 1RM
2주차: 스쿼트 *2×2*	2주차: 박스 스쿼트 1RM
3주차: 스쿼트 *5×1*(1회씩 5세트)	3주차: 데드 스톱 랙 스쿼트 1RM

어느 쪽이 낫다고는 할 수 없다. 사람마다 반응이 크게 다를 테니, 훈련을 해 나가며 양쪽 모두 체험해 볼 수 있다.

이 방식을 한 번에 모든 운동에 적용할 필요가 없다는 사실을 이해하는 것도 중요하다. 만일 스쿼트에 이 방식을 적용하기로 정했다면, 다른 요일에는 해 오던 방식대로 평범한 스쿼트를 해 나가는 것이 매우 중요하다. 스쿼트는 '녹슬기' 쉬운 만큼 규칙적인 연습이 필요하다. 데드리프트는 이러한 운동 돌려쓰기가 잘 먹히는 편이다. 상급자나 후기 중급자는 반복수에 변화를 줘도 데드리프트 훈련이 매우 고될 수밖에 없으며, 랙 풀과 홀팅 데드리프트를 돌려서 쓰는 것은 그래서 잘 먹힌다.

앞에서와 마찬가지로 운동 돌려쓰기를 스쿼트와 밀기와 당기기에 한꺼번에 적용할 필요는 없다. 다양한 보조 운동을 돌려쓰는 것이 어떤 운동에는 잘 듣지만 어떤 운동에는 딱히 필요가 없는 것 같다고 받아들이는 사람도 많다. 돌려쓰는 운동의 종류 또한 제가끔 다르다. 데드리프트를 대신할 때는 (랙 풀에서는 높이를 다르게 잡고 스내치 그립 데드리프트에서는 그립 너비를 다르게 잡는 식으로) 여섯 가지 변형 동작을 하는데 벤치프레스를 대신할 때는 새로운 운동이 고작 두 개만 들어올 수도 있다. 위의 예시처럼 싱글 세트로만 훈련해야 할 이유도 딱히 없다. 어떤 운동은 고중량 싱글이 어울리지만 다른 운동은 5RM을 치는 게 어울리는 경우도 있다. 이 단계에 온 이상, 우리에게 주어진 다양성의 폭은 거의 무한에 가깝다.

텍사스 메소드에 최대 부하법을 적용할 경우

	기본 분할법	스쿼트에서의 교차 분할법
월요일	SQ 60~70%×2×10	SQ 5×1
	BP 60~70%×3×10	BP 60~70%×3×10
	DL 70~80%×1×10	DL 70~80%×1×10
수요일	SQ 2×5	SQ 2×5
	PR 3×5	PR 3×5
	PC 3×3	PC 3×3
금요일	SQ 5×1	SQ 60~70%×2×10
	BP(ME)	BP(ME)
	DL(ME)	DL(ME)

교차 분할법alternate split은 매우 강한 스트렝스를 보유한 후기 중급자들에게 잘 듣는다. 여기서는 스쿼트가 벤치프레스나 데드리프트와 다른 일정을 따른다는 것이 유일한 변화이다. 이렇게 하면 금요일에 세 운동 전부 고중량을 치지 않아도 된다.

돌려쓰기를 활용하면 다음과 같은 3주치 프로그램이 나온다. (단, 스쿼트는 ME 없이 교차 분할법을 적용하였다.)

주차	월요일	수요일	금요일
1	SQ 5×1 BP 60%×3×10 DL 70%×1×10	SQ 2×5 PR 3×5 PC 3×3	SQ 60~65%×2×10 BP 1RM, 1×5* *RPL* 1RM, 1×5*
2	SQ 5×1 BP 65%×3×10 DL 75%×1×10	SQ 2×5 PR 3×5 PC 3×3	SQ 65~70%×2×10 CG-BP 1RM, 1×5* *HDL* 1RM, 1×5*
3	SQ 5×1 BP 70%×3×10 DL 80%×1×10	SQ 2×5 PR 3×5 PC 3×3	SQ 70~75%×2×10 RBP 1RM, 1×5* *SG-DL* 1RM, 1×5*

* 표시가 된 운동은 1RM을 실시한 다음 백오프로 5회짜리 1세트를 하라는 뜻이다. 백오프는 일반적으로 1RM의 85% 중량으로 실시한다.

위의 예시를 통해 돌려쓰기에 교차 분할법까지 적용하면 프로그램이 어떻게 되는지 확인할 수 있다. 꼭 이렇게 하라는 뜻이 아니다. ME 돌려쓰기를 어떤 운동에 적용할지는 사람마다 다르다.

최대 부하 돌려쓰기에 들어갈 운동

앞에서도 말했듯 돌려쓰기에서는 운동의 가짓수에 연연하지 않는 편이 좋다. 단순하게 가야 하니, 리프팅 하나당 돌려쓰기용 운동을 세 가지 잡아 놓고 시작하자. 돌려쓰기 일정에 원조격 운동을 하나 넣어놓고, 남은 2주에 대체재로 쓸 운동을 고른다. 경험이 늘면 리프터는 어떤 운동을 돌려쓰기에 넣고 뺄지 적절히 정할 수 있을 것이다. 이때 둘 중 하나는 동작에 과부하를 거는 운동으로, 다른 하나는 '과소부하underload'를 거는 운동으로 고르는 전략이 좋다. 데드리프트를 예로 들어보자. 랙 풀에서 다루는 중량은 컨벤셔널 데드리프트에서보다 무겁다. 이것은 과부하를 거는 동작으로, 훈련자는 초 고중량을 다룰 기회를 얻게 된다. 반면 스내치 그립 데드리프트에서 다루는 중량은 컨벤셔널 데드리프트에서보다 가벼우며, 이것이 '과소부하'를 거는 동작이 될 테다.

벤치프레스에서는 랙 락아웃rack lockout이 과부하, 롱 포즈(긴 정지) 벤치프레스long-pause bench press가 과소부하가 될 테다. 과부하를 거는 동작은 종종 부분 가동범위로 실시되며, 약점을 샅샅이 공략하지 않는다. 과소부하를 거는 동작은 보통 더 긴 가동범위를 쓰거나 역학적으로 불리한 자세에서 실시된다. 일반적으로 과부하 동작보다는 과소부하 동작에서의 스트렝스 향상이 진전의 척도로는 더 낫다. 그러니 만일 5초 정지 벤치프레스 기록이 25kg 늘었다면, 이 사람의 평범한 벤치프레스 기록도 같이 올랐다고 확신에 가깝게 말할 수 있을 것이다. 부분 랙 락아웃에서는 그렇지 못할 테지만.

ME로 하는 운동에 그저 과부하만 주고 있다면 대단히 큰 실수를 하고 있는 것이다. 과부하를 거는 보조 운동에만 집중해서 PR을 몇 번 갈아치운다 한들 뿌리를 이루는 기본 운동에서는 진전이 거의 일어나지 않는다. 약한 보조 운동에 더 집중해야 자신감 있게 기본 운동으로 넘어갈 수 있을 것이다.

백오프 세트

리프터의 스트렝스가 늘고 숙련도가 높아질수록 세트당 5회짜리 어크로스 세트로 볼륨을 쌓는 일은 점차 줄어들 것이다. 한 해의 훈련 동안 잠깐씩은 그렇게 할 수도 있겠지만, 5×5 어크로스 같은 방식을 훈련의 정규 일정으로 넣어 꾸준히 하면 몸에 막대한 부담이 될 수밖에 없다. 어마어마한 스트렝스를 지닌 리프터들 사이에서 다이내믹 에포트 세트가 그토록 인기 있는 것은 이 때문이다. 그러나 초보자든 중급자든 상급자든, 스트렝스를 만드는 가장 좋은 방법은 5회짜리 기본 세트라는 사실만큼은 늘 기억하고 있어야 한다. 운동의 상당 부분을 DE와 ME에 내맡기고 있는 리프터라도 한 해에 몇 번쯤은 5회짜리 세트와 재회해야 한다.

상급에 가까운 프로그램에서는 5회짜리 세트를 고강도 운동 이후의 백오프 세트로 활용하면 탁월한 선택이라 할 수 있다. 고중량 싱글 세트를 한 세트 끝낸 다음에 실시한 5회짜리 세트에서 PR을 찍는 리프터가 많다. 싱글 세트에서 생기는 피로가 어마어마하다고 할 정도까지는 아니므로 백오프 세트에 쓸 에너지 정도는 남는다. 고중량 싱글을 조지고 나면, 근신경계에는 높은 수준의 힘을 내기 위한 '밑밥'이 깔린다. 이때 리프터는 중량을 조금 덜어내고 5회짜리 세트에서 PR을 시도함으로써 이를 써먹을 수 있다. 200kg짜리 바벨은 밑밥 없이 바로 들면 무겁게 느껴지지만, 220kg짜리 싱글 세트를 두 번 끝내고 들면 훨씬 가볍게 느껴질 뿐만 아니라, 평범하게 웜업으로 시작해 200kg으로 올라갔을 때보다 백오프 세트로 200kg을 쳤을 때 반복수가 늘어난다는 사실도 알아차릴 수 있다.

역도용 하이브리드 모델

이번 프로그램은 역도를 중심으로 훈련과 스트렝스 향상을 이어나가는 중급자에게 알맞다. 역도 대회에 출전하고 싶다는 생각은 누구나 할 수 있고, 설령 중급자라 해도 결정은 본인의 몫이다. 스트렝스가 매주 향상되고 있는 사람이라 해도 본인 선택에 따라 스트렝스와 순발력을 다듬어 주는 테이퍼링을 토요일에 배치함으로써 득을 볼 수 있다. 폭발적인 동작을 훈련하는 것이 유리한 스포츠도 많을 뿐만 아니라, 이러한 프로그램을 쓰면 경기가 없을 때도 선수가 클린, 저크, 스내치에 더 많은 시간과 에너지를 쏟을 수 있다. 원한다면 이 훈련 사이클에서 한 주 정도는 볼륨과 강도를 줄인 다음, 그렇게 줄여 놓은 한 주의 끝에 테스트나 경기 일정을 잡아놓아도 괜찮다.

이 프로그램의 스쿼트 부분은 텍사스 메소드 모델을 바탕으로 화요일은 고볼륨 백스쿼트를, 목요일은 프론트 스쿼트를, 토요일은 고강도 백스쿼트를 실시하게끔 짜 두었다.

이 프로그램에서는 기본적으로 볼륨 요일이 두 개 요일로 쪼개져 있다. 월요일에는 역도를, 화요일에는 스쿼트와 프레스를 하는 것이다. 강도 요일은 목요일과 토요일로 나뉘어 있으며, 그 사이의 금요일은 양일간의 고된 워크아웃에서 쉬어가는 날로 잡는다. 결국 이 프로그램의 구조는 본질적으로 텍사스 메소드와 분할 루틴의 혼성(하이브리드) 모델인 셈이다.

볼륨 요일인 월요일에는 인상(스내치)과 용상(클린 앤드 저크)을 각기 총 15회씩 실시한다. 워크아웃 도중에는 반복에 실패하지 않는 선에서 최대한 무거운 중량을 다룰 수 있도록 노력해야 하며, 세트간 휴식은 2분으로 제한한다. 용상에서나 인상에서나 싱글을 많이 잡기는 하지만, 용상은 싱글로 15세트, 인상은 더블로 8세트 하는 것이 좋다. 매 볼륨 요일의 시작 중량은 지난주 목요일 워크아웃에 쳤던 중량의 90% 정도로 잡은 다음 여기에서 중량을 차근차근 올려 나가는 편이 좋다. 대회를 앞두고 테이퍼링에 들어갈 때는 이 프로그램의 마지막 한두 주를 6~8세트의 싱글로 바꾸면 잘 먹힌다.

볼륨 요일의 스쿼트와 프레스는 5×5로 훈련 사이클을 시작하여 6주간 유지한 다음, 마지막 3주 동안 DE법을 통해 볼륨을 쌓는다. 테이퍼링을 할 때는 볼륨과 강도를 모두 약간씩 낮추어야 하며, 스쿼트 훈련에 속도를 붙이면 다가오는 일정에 대비한 피킹 효과를 극대화할 수 있다.

강도 요일의 스쿼트와 프레스는 고중량 싱글 세트를 첫 6주간 유지한 다음, 마지막 3주간은 바벨의 중량을 낮추고 5RM을 그럴싸하게 뽑아내 본다. 첫 6주 동안 이어지는 세트당 5회짜리 볼륨 요일과 고중량 싱글의 강도 요일은, 다가오는 테스트 날짜에 대비해 5RM의 판을 짜 주는 훌륭한 조합이다. 스쿼트에 DE를 도입하고 새로운 5RM을 찍는 일은 강력한 자극제가 되므로, 경기를 앞두고 절대 중량만 낮추어도 리프터의 스트렝스는 치솟는다. 데드리프트는 세트당 5회짜리 고중량 세트로 첫 6주를 시작한다. 6주간 5RM을 찍고 난 다음, 마지막 3주 동안은 5세트의 고중량 싱글을 쳐 나갈 것이다. 데드리프트에서 5회짜리 세트를 줄이고 중량을 늘리면 당기는 동작의 스트렝스에 테이퍼링과 피킹 효과가 생기게 마련이다.

목요일에는 용상과 인상에서 최대치로 훈련을 진행한다. 실질 최대치는 날마다 달라지겠지만, 훈련자는 가급적 PR을 자주 찍으려고 노력해야 한다. 이날에는 반복에 실패해도 괜찮지만, 같은 중량에서 3번 이상은 실패하지 않게 해야 한다.

역도용 확장판 텍사스 메소드

주차	월요일	화요일	목요일	토요일
1	SN 8×2 C&J 15×1	SQ 75%×5×5 PR 75%×5×5 CU 3×5~8	SN 최대로 C&J 최대로 FSQ 3×3	SQ 5×1 PR 5×1 DL 1×5
2	SN 8×2 C&J 15×1	SQ 75%×5×5 PR 75%×5×5 CU 3×5~8	SN 최대로 C&J 최대로 FSQ 3×3	SQ 5×1 PR 5×1 DL 1×5
3	SN 8×2 C&J 15×1	SQ 75%×5×5 PR 75%×5×5 CU 3×5~8	SN 최대로 C&J 최대로 FSQ 3×3	SQ 5×1 PR 5×1 DL 1×5
4	SN 8×2 C&J 15×1	SQ 75%×5×5 PR 75%×5×5 CU 3×5~8	SN 최대로 C&J 최대로 FSQ 3×3	SQ 5×1 PR 5×1 DL 1×5
5	SN 8×2 C&J 15×1	SQ 75%×5×5 PR 75%×5×5 CU 3×5~8	SN 최대로 C&J 최대로 FSQ 3×3	SQ 5×1 PR 5×1 DL 1×5

주차	월요일	화요일	목요일	토요일
6	SN 8×2 C&J 15×1	SQ 75%×5×5 PR 75%×5×5 CU 3×5~8	SN 최대로 C&J 최대로 FSQ 3×3	SQ 5×1 PR 5×1 DL 1×5
7	SN 8×1 C&J 8×1	SQ 70%×2×10 PR 60%×3×10 CU 3×5~8	SN 최대로 C&J 최대로 FSQ 3×3	SQ 5RM PR 5RM DL 1×5
8	SN 8×1 C&J 8×1	SQ 75%×2×10 PR 65%×3×10 CU 3×5~8	SN 최대로 C&J 최대로 FSQ 3×3	SQ 5RM PR 5RM DL 1×5
9	SN 8×1 C&J 8×1	SQ 80%×2×10 PR 70%×3×10 CU 3×5~8	SN 최대로 C&J 최대로 FSQ 3×3	SQ 5RM PR 5RM DL 1×5

파워리프팅용 텍사스 메소드

'스포츠 맞춤형 컨디셔닝'이라는 용어는 지난 10여년 동안 퍼스널 트레이닝 업계와 선수들 사이에서 점차 유행처럼 번져 왔다. 이 때문에 수많은 트레이너와 코치들이 해당 스포츠에서 쓰이는 동작을 웨이트 룸에서 따라 하려는 실수를 저질러 왔다. 수영이니 사이클링 같은 지구력 스포츠에는 오랜 시간의 운동이 필요한데, 이들은 웨이트 룸에서의 활동도 별반 다르지 않으리라 생각했을 테다. 개중에는 투수에게 덤벨을 '던지라'고 하는 이들까지 있었다. 이들은 스트렝스 적응이 대체로 보편적이며 대사 스펙트럼 전반에 걸친 수행능력의 향상을 일궈낸다는 결정적 포인트를 놓치고 있다. 컨디셔닝 적응은 이보다 훨씬 특이적이다. 수영 선수는 수영을 해야 하고, 달리기 선수는 달리기를 해야 한다. 이들의 프로그램에 스트렝스 훈련을 얹으면 각각의 수행능력도 향상될 텐데, 세트당 반복수 5회로 실시하는 기본 바벨 운동은 그렇게 강해지는 방법 중 가장 효과적이다. 스트렝스 훈련은 일반적으로 지속시간이 짧은 활동의 수행능력을 더 많이 올린다. 바꿔 말하면, 마라톤 선수보다 100미터 단거리 선수가 고중량 스쿼트 훈련에서 더 많은 득을 본다는 뜻이다.

텍사스 메소드는 보편 스트렝스 훈련으로서는 매우 효과적인 프로그램이지만, 한편으로는 회복이 매우 힘들다는 단점이 있고, 오랜 시간을 들여야 끝나는 워크아웃도 많이 포함되어 있다. 육체적으로 고되다는 특성 때문에, 경기를 뛰는 대부분의 선수들에게 텍사스 메소드는 어쩌면 최선의 옵션이 아닐지도 모른다. 스포츠 연습과 컨디셔닝의 균형을 잡아 나가고 있는 선수라면 두 시간이나 걸리는 볼륨 요일 훈련 세션에 시간과 에너지를 쏟아붓기 힘들 수도 있다. 그러나 딱 한 종목에서만큼은 텍사스 메소드가 가장 생산적인 '스포츠 맞춤형' 훈련 방식으로 등극한다. 바로 파워리프팅이다.

보통의 텍사스 메소드 워크아웃에서도 그랬지만, 파워리프팅 대회는 길고, 회복이 어렵고, 스쿼트/밀기/당기기라는 익숙한 패턴을 따른다. 이렇다 보니 훈련을 텍사스 메소드로 하는 리프터는 자신의 실질 스트렝스를 정확히 예측할 수 있을 뿐만 아니라, 대회에 필요한 컨디션을 갖출 수도 있게 된다.

수많은 파워리프터 사이에서는 아래에 제시한 것처럼 하루에 한 가지 리프팅만 배치된 프로그램이 인기를 구가해 왔다.

월요일: 스쿼트 훈련
수요일: 벤치프레스 훈련
금요일: 데드리프트 훈련

이 방식으로 훈련하고 대회에서 눈부신 결과를 거둔 리프터도 많다. 그러나 이렇게 훈련한 리프터 중 상당수가 공통적으로 마주치는 문제가 있었으니, 바로 '대회용 몸 상태'가 아니었다는 점이다. 하루에 한 가지 리프팅만 한 탓에, 이들은 대회에 나가서 고중량 스쿼트를 3차시까지 시도한 다음에 벤치프레스와 데드리프트를 정확히 얼마나 칠 수 있는지 가늠할 수 없게 되었다. 고중량 스쿼트를 3차시까지 치면 하체와 전신에 무리가 될 수밖에 없다. 만일 리프터가 벤치프레스나 데드리프트를 각 세션의 첫 번째 운동으로 써 왔다면, 대회에서 같은 중량이 무겁게 느껴지는 것을 깨닫고 새삼 놀랄지도 모른다. 파워리프팅 경기에 한 번이라도 출전해 봤다면 스쿼트를 끝낸 다음에 다리와 엉덩이와 등 하부에 피로가 얼마나 많이 쌓이는지 잘 알 것이다. 벤치프레스 종목은 (벤치프레스 부문에만 참가한 인원이 신경질 날 정도로 많아서) 길게 늘어질 때가 많고, 그로 인해 스쿼트 마지막 차시가 끝나고 데드리프트 첫 차시가 시작될 때까지 몇 시간의 공백이 생기는 일도 많다. 그쯤 되면 리프터는 데드리프트를 쌩쌩하게 할 상태일 수가 없다. 대회 준비용 사이클이라면 당기기를 워크아웃 막바지에 할 수 있게, 아니면 최소한 스쿼트 다음에라도 할 수 있게 리프터의 컨디션을 잡아 주어야 한다.

전통적으로 텍사스 메소드에서는 이전 주의 실적을 주 단위 진전의 기준으로 삼는다. 일정을 계획적으로 미리 배치해두는 행위는 보통 상급자 정도는 돼야 하는 일이다. 그러나 대회를 앞두고 있다면, 특히나 생애 첫 대회를 앞두고 있다면, 대회까지 고작 몇 주밖에 안 남은 시점에 정체기에 빠져들지 않을 수 있도록 보수적으로 구는 편이 보통은 좋다. 훈련 사이클을 어느 정도 계획하지 않는 이상, 리프터로서는 앞으로 어떤 일이 벌어질지 알 도리가 없고, 진전을 강제할 방법도 없다. 경기를 2주 앞두고 망가진 프로그램을 고치고 앉아있어야 한다면 웃을 수만은 없을 테다. 이런 일이 생기지 않게 하려면, PR을 후반부 몇 주 동안만 보수적으로 찍을 수 있게 짜 놓은 8~12주짜리 프로그램을 쓰는 것이 좋다. 이 프로그램에는 중량 재설정이 들어가기 때문에 엄격한 의미에서의 중급자 프로그램이라고는 할 수 없지만, 빼먹거나 불성실하게 참여한 세션 없이 훈련 주기를 무사히 완수할 수만 있다면, 이 프로그램은 첫 대회에서의 자신감을 오랫동안 만들어줄 것이다.

아래에 대회 준비용 사이클의 예시를 수록해 놓았다. 이 특수한 훈련 주기를 글자 그대로 일년 내내 쓸 필요까지는 없지만, 대회 8~12주 전에 이러한 유형의 프로그램을 쓰면 큰 도움이 될 테다. 리프터는 한 워크아웃에서 스쿼트, 벤치프레스, 데드리프트에 대한 컨디셔닝을 높은 수준까지 해 나갈 것이며, 대회날 선보일 실제 스트렝스가 어떨지에 대해서도 아주 선명하게 알게 될 것이다.

훈련 주기 개관

볼륨 요일

SQ 3-5×5(70%로 시작)
BP 3-5×5(70%로 시작)
SLDL 또는 GM 2~3×5
또는 PC (총 반복수 15회) 또는 DL(DE) 10×1
또는 당기기 운동 안 함

회복 요일

SQ(Lt.) 2~3×5
PR 3×5
PC(Lt.) 3×3

강도 요일

SQ 5×1(90%)
BP 5×1(90%, 정지동작 넣어서)
DL 3×1, SLDL 2×5(월요일에 당기기 안 했을 때만)

볼륨 요일은 당연히 스쿼트로 시작한다. 세트당 반복수는 스트렝스와 근육을 가장 잘 붙여 주는 5회를 쓴다. 세트수는 리프터의 연령과 스트렝스 수준에 따라 3~5세트 사이로 정한다. 서른 살 이상의 리프터 중에는 (3~4세트 정도로) 볼륨을 약간 줄이는 것이 나은 사람도 간혹 있다. 비슷한 맥락에서, 체중의 두 배 이상으로 세트당 5회의 스쿼트를 여러 세트씩 어크로스로 치는 가벼운 체급의 리프터는 굳이 오버트레이닝의 위험을 감수하며 4~5세트를 칠 필요 없이, 3×5만으로도 충분한 스트레스를 만들 수 있을 것이다. 아울러 리프터는 훈련 주기를 시작할 때 최대 5세트까지 써도 되지만, 바벨의 중량이 늘고 대회가 가까워지면 실패하는 반복 없이 프로그램을 완수할 수 있도록 볼륨을 3세트까지 줄일 수 있다.

벤치프레스는 보통 스쿼트와 동일한 지침을 따른다. 벤치프레스에서는 과도한 세트수 때문에 오버트레이닝에 빠질 가능성이 높지는 않으나, 나이가 많거나 스트렝스 수준이 높은 리프터는 5세트 대신 3~4세트를 했을 때 더 나은 결과를 얻을 수 있다. 스쿼트에서와 마찬가지로 훈련을 시작할 때는 최대 5세트까지 올렸다가, 바벨의 중량이 늘고 회복이 점차 어려워지면 3세트로 낮출 수 있다. 볼륨 요일에는 벤치프레스의 매 반복에 정지동작을 넣을 필요가 없다. 자세만 완벽하면 '터치 앤 고'(가슴에 살짝 닿자마자 올리는 것) 식으로 해도 무방하다.

여기에 넣어둔 예시 프로그램은 다소 보수적인 편으로, 볼륨 요일의 시작 중량이 1RM의 70% 정도로 잡혀 있는데, 이 프로그램을 사용하는 리프터에게는 아마 중량을 새로 잡는 것이나 다름없을 테다. 벤치프레스에서는 이 정도 중량이 매우 쉽게 느껴질 것이다. '저중량을 무겁게' 치려면 처음 몇 주 동안은 볼륨 요일의 벤치프레스를 (널링 안쪽 매끄러운 면에 검지를 붙이는) 클로즈 그립으로 전부 바꿔서 실시하는 방법도 있다. 그러다가 몇 주가 지나고 바벨의 중량이 무거워지면 양손을 밖으로 조금씩 벌리며 경기용 그립까지 갈 수 있다. 클로즈 그립 벤치프레스는 와이드 그립 벤치프레스의 스트렝스를 향상시키기 때문에, 프로그램에 넣으면 좋다.

클로즈 그립을 너무 좋아한 나머지 볼륨 요일 벤치프레스를 경기용 그립과 클로즈 그립을 '분할'로 치는 리프터도 더러 있다. 이 경우 경기용 그립으로 3세트를 친 다음 중량을 조금 낮추어 클로즈 그립으로 2세트를 치면 된다.

볼륨 요일의 운동은 당기기 동작으로 끝을 맺는다. 고중량 데드리프트는 강도 요일에 써야 하는 만큼, 볼륨 요일에는 다른 운동을 골라야 한다. 첫 번째 옵션은 DE 데드리프트나 파워클린처럼 빠른 동작의 당기기 운동을 쓰는 것이다. 파워클린은 진전 과정에서 정량화가 된다는 장점이 있다. DE 데드리프트는 특성상 주관적이라 엄밀히 평가하기가 어려운 반면, 파워클린에서는 바를 랙 자세로 얹었다면 빠르게 당겼다고 할 수 있다. 그러나 스트렝스가 부족하거나 파워클린에서 기술을 멀쩡하게 구현하지 못하는 리프터에게는 비교적 무거운 중량을 움직이는 DE 데드리프트가 더 나을 수도 있다. 250kg의 70%면 175kg인데, 데드리프트를 250kg으로 치는 사람이 죄다 파워클린을 175kg으로 친다는 보장은 없다. 기술이 모자라서든 폭발력이 모자라서든 파워클린 중량이 낮은 사람은 DE 데드리프트를 하는 편이 낫다. 둘 중 무엇을 하든 간에, 세트당 반복수 5회의 어크로스 세트로 스쿼트를 마친 다리로 당기는 운동을 하는 법을 배우는 것은, 길고 피곤한 경기에 맞게 오래 가는 컨디셔닝 역할을 해 줄 것이다.

볼륨 요일 당기기 운동의 두 번째 옵션으로는 '느린' 운동을 고르는 방법이 있다. 이때 즐겨 쓰이는 운동으로는 스티프 레그드 데드리프트, 스내치 그립 데드리프트, 굿모닝 등이 있다. 어느 운동이나 후면사슬 posterior chain의 스트렝스 계발에 잘 듣는다. 이 방식은, 그러나 두 가지 '느린' 당기기 동작을 '피똥 싸듯' 하고 나서 금요일에 고중량 데드리프트까지 하다 보니 회복이 안 되는 리프터가 많다는 단점이 있다. 이런 경우 세트당 5회씩 2~3세트 정도만 하는 것이 알맞다. 체육관에서의 동선 효율을 높이려면 굿모닝은 스쿼트가 끝나자마자 (벤치프레스를 하기 전에) 실시할 수 있다. 바와 랙도 준비되어 있고 몸도 달궈져 있을 테니. 그렇게 되면 스쿼트 워크 세트를 마치고 나서 굿모닝을 바로 시작하기 전까지 할 일이라고는 원판을 덜어내는 것뿐이다.

볼륨 요일의 마지막 당기기 옵션으로는 당기기를 아예 빼는 것이 있다. 특히나 매우 높은 볼륨 범위로 훈련을 하는 강력한 리프터는, 5RM에 가까운 중량으로 5회씩 3~5세트만 스쿼트를 해도 강도 요일에 있을 스쿼트와 데드리프트의 진전을 모두 촉진할 만큼의 항상성 교란을 일으킬 수 있다. 어쩌면 월요일에 본인 무덤을 너무 깊게 파지 않는 것이 자신을 위해 더 나을지도 모른다. 그러나 대회를 준비하는 기나긴 여정 동안 프로그램에 당기기를 어느 정도는 넣을 필요가 있다. 간단하게는 강도 요일 워크아웃 끝자락에 세트당 5회짜리 백오프 세트를 추가하는 방법이 있다. 예컨대 금요일에 데드리프트를 250kg짜리 싱글로 마무리한 다음 205kg 정도로 세트당 5회짜리의 백오프 세트를 돌리거나, 아니면 스티프 레그드나 스내치 그립 같은 데드리프트 변형 동작을 돌리는 식이다. 여기서 핵심은 주초가 아니라 데드리프트 싱글 세트가 끝난 다음에 볼륨을 쌓아 올린다는 것이다. 일주일에 고중량 당기기를 몇 번씩 하는 것보다 회복 차원에서 일정을 이렇게 잡는 편이 더 바람직하다고 느끼는 리프터가 많을 것이다.

회복 요일은 이름이 곧 설명이라고 보아도 무방하다. 스쿼트는 월요일 중량의 20% 이하로 2~3세트 실시한다. 정확히 몇 세트를 해야 하는지, 월요일에서 정확히 몇 퍼센트를 줄여야 하는지 따지는 일은 의미가 없다. 그 주에 확연한 스트레스를 주지 않을 만큼 가벼운 중량으로 전체 가동범위를 쓴다는 것이 중요할 뿐. 가벼운 중량을 치는 날의 이상적인 운동으로는 프레스가 있다. 벤치프레스에 비하면 바에 얹힌 절대 중량이 훨씬 적으므로, 훈련이 똑같이 힘들어도 여전히 '가벼운' 운동이라고 할 수 있기 때문이다. 게다가 프레스는 어깨 관절을 부상에서 보호하는 수문장 역할을 하기 때문에, 보조 운동으로 들어올 때는 예방적 '사전 재활 prehab'* 운동으로 보는 것이 마땅하다. 프레스는 또한 우리가 고를 수 있는 그 어떤 고립운동보다도 삼두triceps

의 장두long head 계발에 탁월한 효과를 내는 운동이다. 벤치프레스를 위해서라도 강하게 키워야 하는 영역 아니던가. 프레스는 5회씩 3세트로 하면 알맞다.

회복 요일에는 당기기를 해도 그만이고 안 해도 그만이다. 아무리 가벼운 중량을 잡아도 당기기를 일주일에 세 번이나 해서 좋을 일은 없다. 그래도 당기기를 할 요량이라면, 경량 클린이나 경량 스내치를 빠르게 돌려야 한다.

대회 준비용 사이클에서 강도 요일은 '모의 경기'라고 할 수도 있다. 리프터와 코치는 경기 날짜가 다가올수록 경기와 최대한 비슷한 상황을 만들기 위해 총력을 기울여야 한다. 운동과 운동 사이에 2시간씩 대기하라는 말은 아니지만, 각 종목에서 어떤 지시가 내려지는지, 벤치프레스에서 정지는 보통 몇 초 정도 지속되는지, 장비는 어디까지 허용되는지 등, 대회를 주관한 연맹의 규칙 정도는 알아두는 편이 좋지 않겠나. 만일 니 랩knee wrap 같은 장비를 착용할 예정이라면, 리프터는 무릎에 랩을 감는 법을 연습해야 하고, 여기에 시간이 얼마만큼 드는지 알아야 하고, 만일을 대비하여 랩 한 켤레를 여벌로 준비해 두어야 한다. 대회 당일에는 랩을 후다닥 감을 수도 없고, 감고 싶지도 않을 테다. 빨리 감아봐야 발가락만 일찍 저릴 뿐이니. 스쿼트와 벤치프레스에서의 지시 또한 코치나 훈련 파트너를 곁에 두고 연습해 보아야 하며, 여의치 않으면 혼자 마음속으로라도 리허설을 돌려 보아야 한다.

모의 경기에서 가장 중요한 부분은 훈련 자극이다. 훈련을 이렇게 짜면 리프터의 몸과 마음은 스쿼트와 벤치프레스와 데드리프트를 고중량으로 한 세션에 칠 수 있는 컨디션으로 훌륭히 변모한다. 아울러 파워리프팅은 싱글로 하는 스포츠인 만큼, 대회 준비용 사이클에서는 싱글도 쓰일 것이다. 현실적으로 스쿼트와 벤치프레스는 싱글로 5세트의 어크로스 세트를 돌리는 것이 낫고, 데드리프트는 싱글로 3세트를 돌리게 될 텐데, 대회가 코앞으로 다가오고 중량이 무겁게 느껴질 때가 되면 싱글 딱 한 세트만 하고 끝내도 된다. 대회까지 몇 주 밖에 안 남았다면 스쿼트와 벤치프레스에서도 세트수를 3세트까지 줄일 수 있다. 단, 싱글로 훈련하라고만 했지 1RM을 치라고 한 적은 없다. 대회가 코앞인데 최고중량에서 반복에 실패하거나 몸에 남이 온다는 것은 훈련 사이클이 너무 공격적으로 짜여 있다는 뜻이며, 이렇게 되면 대회에서 자기 최고중량을 못 찍을 가능성이 높아진다.

테이퍼링과 피킹

효과적인 대회 준비용 사이클의 요체는 경기 당일에 컨디션을 최고조로 만드는 타이밍을 잡는 것이다. 계획을 제대로 잡지 않았다면 오버트레이닝이나 디트레이닝 상태에 빠진 상태로 출전하기가 매우 쉽다. 그런 상태에서는 최적의 결과를 얻어낼 수가 없다. 오버트레이닝은 일반적으로 테이퍼링 과정에서 볼륨을 충분히 낮추지 않거나, 대회가 코앞일 때 너무 무거운 중량을 시도하면 생긴다. 테이퍼링을 하라고 했더니 그냥 훈련을 중단하면 디트레이닝이 생긴다.

상급자의 경우 훈련 이력과 스트렝스와 부상 정도에 따라 대회를 앞두고 길게는 몇 주에 걸친 테이퍼링 계획을 짜기도 하지만, 아직까지 매주 상당한 진전을 거두고 있는 우리 중급자는 테이퍼링 기간을 훨씬 짧게 잡아야 한다. 상급자는 참가할 대회를 몇 달 전에 결정해야 하지만, 우리 중급자는 그냥 '대회 나가야지' 하고 마음만 먹으면 단기간에 효과적으로 대회 준비를 할 수 있다. 상급자는 대회 PR을 찍기 위해 1년짜리 계획표를 짜야 하지만, 우리 중급자는 이전과 같거나 비슷한 형식의 주 단위 계획만 짜도 된다. 까놓고 말해 대회

* 역주: 'preventive'와 'rehabilitation'을 합친 말로, 부상 예방, 수행능력 향상, 합병증 감소 등을 목적으로 실시하는 중재적 요법을 모두 아우른다.

에 출전하는 중급자는 어쨌거나 토요일에 열릴 대회에서 PR을 찍을 수밖에 없다. 필요한 것이라고는 그저 돋보이는 자기 모습에 대한 확신일 뿐. 이를 달성하려면 경기 10일 전쯤부터는 볼륨과 강도를 모두 줄이기 시작해야 한다. 대회까지 7~10일만 남았다면 5회짜리 고볼륨을 쥐어짜서도 안 되고, 최대 중량을 쳐서도 안 된다. 대부분의 중급자는 대회 직전까지 훈련을 해도 좋은 성과를 거둘 수 있지만, 그것도 어디까지나 회복이 이루어지고 스트렝스가 최고치를 찍을 수 있도록 볼륨과 강도를 낮추어야만 가능한 일이다.

대회를 준비할 때는 프로그램을 짤 때부터 경기 날짜를 기준으로 역산하여 테이퍼링을 계획하는 편이 가장 좋다. 대부분의 대회가 토요일에 열리는 만큼, 마지막 훈련 요일은 대회가 있는 주의 화요일이나 수요일로 잡아야 한다. 이날은 볼륨 요일 워크아웃이 있을 테지만, 총 볼륨과 총 중량은 그간 써 왔던 것에서 큰 폭으로 줄일 것이다. 이제 여기서부터 역방향으로 간다. 시합 전 주 토요일에는 가벼운 '모의 경기'를 잡는다. 이날은 보통 대회 당일 1차시기로 시도하려는 중량이 얼마인지를 가늠하는 날로 쓰이곤 한다. 그렇게 하려면 각 종목마다 적당히 무거운 중량으로 한 세트의 싱글을 쳐 보아야 한다. 이것이 훈련 주기에서 볼륨과 강도를 줄인 첫 번째 워크아웃이다. 여기서 날짜를 뒤로 거슬러 올라가며 볼륨과 중량을 올려 나간다. 이 방식을 쓰면 테이퍼링에 1주일 반 정도가 주어지므로 그 기간 동안 경기를 앞두고 회복을 해 나갈 수 있다. 마지막 2주간의 훈련은 다음과 같은 모양새를 갖추게 될 것이다.

토요일: 마지막 고중량 모의 경기 (이론적으로는 PR)
화요일: 마지막 고볼륨 요일-5회짜리 어크로스 세트에서 PR 찍기
목요일: 회복 요일
토요일: 가벼운 모의 경기-1차시기(90~95%)까지
화/수요일: 가벼운 볼륨 요일 (80%×2×3)
토요일: 대회 당일

퍼센티지를 기준으로 구성한 파워리프팅 대회 준비용 12주 사이클

1주차

월요일	수요일	금요일
SQ 70%×5×5	SQ 60~65%×5×3	SQ 90%×1×5
GM 2×5	PR 3×5	BP 90%×1×5
BP 70%×5×5	PC 3×3	DL 90%×1×3

비고: 볼륨 요일과 강도 요일의 중량은 모두 상당히 낮아야 한다. 1주차는 기법과 바의 속도를 바람직하게 만드는 용도로 쓰여야 한다. 볼륨 요일의 벤치프레스는 클로즈 그립으로 실시해도 무방하나, 강도 요일의 벤치프레스는 반드시 표준 그립과 표준 기법으로 연습해야 한다.

2~6주차

월요일	수요일	금요일
SQ 5×5	SQ 3×5	SQ 5×1
GM 2×5	PR 3×5	BP 5×1
BP 5×5	PC 3×3	DL 3×1

주기중 조정mid-cycle adjustment: 훈련 주기의 절반에 다다른 리프터는 앞으로 이어질 프로그램에 약간의 조정을 두기로 결정할 수 있다. 이 예시의 훈련자는 클로즈 그립 벤치프레스를 볼륨 요일에 더 이상 할 수 없는데도 프로그램에 남겨두고 싶어 한다. 그래서 볼륨 요일의 운동을 경기식 벤치프레스 3세트와 클로즈 그립 벤치프레스 2세트로 쪼개기로 결심한다. 이렇게 함으로써 첫 3세트로는 프로그램에서의 진전을 지속해 나가고, 여기에서 중량을 낮추어 클로즈 그립으로 2×5를 칠 수 있게 되었다. 클로즈 그립은 훈련 주기의 남은 기간 동안 매주 1kg 정도의 폭으로 중량을 올려 나가게 될 것이다.

일주일에 세 번씩 당기기 운동을 해 온 탓에 등 하부에 피로가 서서히 쌓이고 있음을 감지하기 시작한 이 훈련자는, 고중량 당기기와 '느린' 당기기를 일주일에 한 번만 하기로 결정한다. 굿모닝은 프로그램에서 뺐고, SLDL은 금요일 데드리프트 싱글을 마친 뒤의 백오프 세트 개념으로 추가하기로 한다. 운동을 이렇게 바꾼 가장 큰 이유는 동선의 효율 때문이었다. 체육관에서 굿모닝은 스쿼트 다음에 오는 것이 더 효율적이고, SLDL은 보통의 데드리프트를 끝내자마자 하는 편이 더 쉽다. 이 리프터는 또한 금요일에 최고 중량 데드리프트 싱글 세트를 3세트 대신 1세트만 하기로 정하고, 회복 요일에는 당기기 운동을 하지 않기로 한다. 파워클린은 볼륨 요일로 옮겨 싱글로 10세트 정도를 치기로 했다. 그렇게 함으로써 스쿼트, 밀기, 당기기의 순서의 컨디셔닝이 좀 더 원활히 이루어지게 되었다. 파워클린이 트리플에서 싱글로 바뀌었으니, 가혹한 스쿼트 세션을 끝내고 녹초가 된 훈련자는 좋은 자세로 폭발적인 당기기 동작을 하기 쉬워질 것이다.

마지막 조정은 훈련 주간의 일정에 관한 것이었다. 대부분의 대회가 토요일 아침에 열리기 때문에, 아침 리프팅에 몸을 적응시키는 편이 좋다. 만일 훈련을 늦은 오후나 저녁에 해 왔다면, 대회 날 아침 열 시에 치는 고중량 스쿼트는 그야말로 충격일 테고, 같은 중량조차도 훈련 때보다 무겁게 느껴질 것이다. 이러한 일정 변경 과정에서 기상 시간이나 아침 식사 시간 같은 여러 변수를 놓고 실험해 보면서 몸에 새로운 운동 시간대를 가르칠 수 있다.

7~9주차

화요일	목요일	토요일(오전 10시)
SQ 5×5	SQ 3×5	SQ 5×1
BP 3×5	PR 3×5	BP 5×1
CG-BP 2×5		DL 1×1
PC 10×1		SLDL 1×5

10주차

화요일	목요일	토요일*
SQ 5×5	SQ 3×5	SQ 5×1
BP 3×5	PR 3×5	BP 5×1
CG-BP 2×5		DL 1×1**
PC 10×1		SLDL 1×5

* 이 주기의 마지막 고중량 강도 요일

** 최고중량을 억지로 쥐어짜지 말 것

11주차

화요일*	목요일	토요일**
SQ 5×5	SQ 3×5	SQ 1×1-1차시 중량으로
BP 3×5	PR 3×5	BP 1×1-1차시 중량으로
CG-BP 2×5		DL 1×1-1차시 중량으로
PC 10×1		

* 마지막 고중량 볼륨 워크아웃

** 경기에서 시도할 중량의 90~95%로 가볍게 모의 경기

12주차

수요일	토요일
SQ 75~80%×2~3×3	대회 출전
BP 75~80%×2~3×3	

앞에 나열한 프로그램 안의 퍼센티지는 테이퍼링이 어떻게 이루어지는가를 보여줄 목적으로 기재되었으며, 이 비율로 계산하라는 뜻으로 넣어 두지는 않았다. 퍼센티지를 쓰면 이런 프로그램의 전체적인 형태를 잡기 좋지만, 실제 무게는 리프터 개인의 능력을 반영하여 조절해야 한다.

대회 준비용 사이클을 돌리다 보면 간혹 볼륨 요일 5×5에서의 진전을 대회까지 이어나가기가 확실히 어려워 보일 수도 있다. 만일 볼륨 요일에 어크로스로 5×5를 완수하기 어려워진다면, 중량을 조금 낮추더라도 볼륨을 높게 가져갈 수 있도록 백오프 세트를 쓰는 방법이 있다. 세트당 5회를 쳐야 하는 상황에서, 첫 세트를 곧잘 성공하는 사람도 1세트에서 생겨난 피로 때문에 2~5세트는 제대로 못 할 때가 많다. 강한 리프터일수록 이 문제가 도드라진다. 이럴 때는 고중량으로 반복수 5회짜리 1세트를 끝낸 다음 중량을 5~10% 정도 줄이고 4×5를 하는 식으로 운동을 이어나갈 수 있다.

5세트의 어크로스 세트는 손대지 않고 세트당 반복수를 3회로 줄이는 옵션도 있지만, 바로 앞의 해법보다는 바람직하지 않다. 고중량 트리플 세트의 약발은 금방 빠지게 마련이므로, 리프터는 가능하다면 반복수 5회짜리 세트에서 진전을 이어나갈 수 있도록 노력해야 한다. 세트당 반복수가 5회일 때 스트렝스가 가장 잘 얻어진다는 것이 지난 수십 년 동안 검증되어 오지 않았던가. 아래의 예시를 통해 어떻게 하는지 알아보자.

8주차: 205×5×5
9주차: 207.5×5 (207.5×4,3,3,3)-2~5세트에서는 5회 달성 실패
10주차: 210×5 (200×5×4)
11주차: 212.5×5 (202.5×5×4)
12주차: 대회 출전

보조 운동

파워리프팅 맞춤형 프로그램에서 스쿼트, 벤치프레스, 데드리프트 이외의 운동은 전부 보조 운동으로 간주된다. 대회 준비용 계획에 들어가도 되는 보조 운동은 몇 개 없는데, 이마저도 경기력을 향상시킬 목적으로

넣는 것일 뿐, 정신 사납게 하면 안 된다. 프레스, 클린, 스티프 레그드 데드리프트, 클로즈 그립 벤치프레스 같은 보조 운동에서는 볼륨과 강도를 모두 면밀히 제어하는 것이 중요하다. 일반적으로 보조 운동은 2~3세트를 넘기면 안 되고, 대부분은 반복수 5회짜리 세트로 실시한다(클린은 세트당 3회 이하로). 10~12회의 고반복으로 바벨 보조 운동을 하면 극심한 근육통에 시달린 나머지 이후의 훈련에서 피를 볼 가능성이 커진다. 그렇다고 바벨 보조 운동을 반복수 5회 이하로 굴리면, 경기 종목 리프팅에서 매주 고중량 싱글을 3세트씩 쳐 온 탓에 안 그래도 부담이 심한 근신경계를 한계까지 몰아세우는 꼴이 될 수도 있다. 그러니 프로그램에 '프레스 3×5'라고 되어있으면 **3×5만 하자.** 세트당 반복수 5회를 채우지 못하는 일이 없도록 중량은 매주 조정해서 잡아야 한다. 즉, 보조 운동은 프로그램을 돌리면서 몇 번이고 중량 리셋을 해야 할 수도 있다.

분할 루틴 모델

지금까지 살펴본 주 3일 전신 워크아웃 계획은 훈련을 매우 효과적으로 설계하는 방식이었다. 사실, 어지간한 사람은 이 기본 프로그램 디자인만 갖고도 훈련 커리어 내내 써먹을 수 있다. 효율적인 시간 활용과 완결성 있는 워크아웃이 주어지는 이 모델에는, 그러나 갈아타야 할 이유도 분명히 존재한다.

단순히 지루하다는 것도 이유가 될 수 있다. 훈련은 모름지기 재미있어야 하고, 재미만 있어도 진전이 더 잘 이루어진다. 다양성을 찾는 심리적 욕구의 정도는 사람마다 다르고, 반복되는 일정을 견디는 인내심의 수준도 사람마다 다를 수밖에 없다. 주 3회 전신 훈련을 몇 년씩이나 끌고 가야 한다는 생각만으로도 치를 떠는 사람이 있게 마련이다. 이런 분들은 한 주 동안 프로그램에 변화가 있을 때, 혹은 주 단위로 프로그램에 변화가 있을 때 더 나은 반응을 보일 것이다.

훈련의 목표를 바꾸려는 사람, 스포츠에 특화된 훈련과 체육관에서의 워크아웃을 융합하고 싶은 사람도 프로그램을 바꿀 수 있다. 시간에 쫓겨서, 전신 워크아웃에서 오는 온몸의 피로 때문에 스포츠에 특화된 훈련을 망치고 싶지 않아서 프로그램을 바꾸려는 것이다. 분할 루틴split routine은 해부학적 · 기능적 차이를 바탕으로 여러 운동을 잘게 분류하여 운동 부하를 쪼갬으로써 이 문제를 해결한다.

일반적으로 훈련자들은 텍사스 메소드에서 시작했다가 시간이 지남에 따라 스트렝스가 늘어나면 분할 루틴으로 갈아탄다. 텍사스 메소드에서는 아주 강한 훈련자가 매우 고된 볼륨 요일 훈련 세션을 끝마치는 데 두 시간 반이 걸리는 광경도 드물지 않게 볼 수 있다. 스트렝스 훈련 세션에 이 정도로 시간을 쏟아부을 수 있는 사람은 많지 않고, 그런 세션에서 회복될 능력을 갖춘 사람도 많지 않다. 기나긴 워크아웃을 '부위별로' 쪼개 여러 날로 나누어 놓는 분할법은 종종 최선의 해법이 되기도 한다.

분할 루틴은 각각의 리프팅에 보다 집중할 수 있게도 해 준다. 250kg 이상으로 5×5의 스쿼트를 칠 줄 아는 강력한 리프터도 스쿼트를 끝내고 나면 다른 운동을 할 기력이 남아 있지 않을 수 있다. 경우에 따라서는 같은 세션에 하려고 했던 상체 운동마저도 크게 꼬일 수 있다.

분할 루틴은 또한 전통적인 텍사스 메소드 전신 루틴보다 훨씬 유연하게 변형할 수 있다. 핵심 운동의 세션당 운동량이 적기 때문에 마음만 먹으면 보조 운동을 얹어서 시작할 정도의 여력도 있는 경우가 많다. 그러나 이러한 유연성은 단점이 되기도 한다. 보조 운동은 제대로만 쓰면 강력한 도구가 될 수 있지만, 리프터는 과도한 유연성 때문에 기본기에서 멀어지기도 하고, 생산성조차 떨어지는 보조 운동의 무더기 속에서 혼란을 경험할 수도 있다. 핵심 바벨 운동보다 보조 운동에 더 많은 시간을 쓴다면 '배보다 배꼽이 더 큰' 상황인 만큼, 자기 훈련에 대해 다시 생각해 보아야 할 수도 있다.

훈련 루틴을 재구성하거나 '분할'하는 방법은 많다. 하루는 미는 운동을, 다른 하루는 스쿼트와 당기는 운동을 넣는 경우가 대부분이다. 회복의 관점에서는 완벽하게 아귀가 맞는 전략이다. 이렇게 되면 보조 운동을 넣는 방식도 여러 가지로 나뉘게 된다. 먼저 모든 상체 운동을 밀기 요일에 넣고 하체 운동을 스쿼트/당기기 요일에 넣는 방법이 있다. (친업이나 풀업 같은) 광배 운동은 등도 많이 쓰지만 팔도 많이 쓰기 때문에 상체 요일에 들어간다.

상체-월요일/목요일	하체-화요일/금요일
벤치프레스나 프레스	스쿼트
가슴/어깨 운동	당기기 운동
광배 운동	
팔 운동	

교대법alternate method을 쓰면 스트레스의 높낮이를 다르게 만들 수 있다. 아래의 4일 분할법을 보면, 상대적으로 '편한' 이틀과 상대적으로 '힘든' 이틀이 이어져 있다. 스트레스가 한 주 동안 등락을 거듭하게 만들면 장기적 진전에 유리하다. 광배와 등 상부 운동을 전부 하체 요일에 몰아넣으면 이러한 등락을 극대화할 수 있다. 당기기 운동을 하다 보면 어쨌거나 등을 많이 쓸 수밖에 없으니 사리에 맞기도 하고, 또 배치를 이렇게 해두면 벤치프레스와 프레스의 향상에 그토록 중요한 삼두 보조 운동에 들일 시간과 에너지를 확보할 수도 있다.

이러한 맥락에 따라 프로그램을 구성하면 아래와 같은 모양새가 갖춰질 것이다.

'편한' 날	'힘든' 날
벤치프레스나 프레스	스쿼트
가슴/어깨 보조 운동	당기기 운동(DL, CL 등)
삼두 보조 운동	상체 보조 운동(풀업, 로우 등)

주간 일정 변경에는 다른 유형도 있을 수 있는데, 아래와 같이 주 3일에서 주 4일로 일정을 바꾼 투포환 선수의 프로그램이 좋은 사례가 될 수 있다.

월요일
스쿼트, 미는 운동

수요일
클린, 스내치, 기타 등 운동처럼 당기는 운동

목요일
스쿼트, 미는 운동

토요일
폭발성 운동

여러 이유 덕분에 이 방식도 써먹을 만하다. 투포환 같은 스포츠를 뛰는 훈련자들은 보통 일주일에 며칠씩 기술 중심의 훈련을 하면서 온갖 것들을 던지고, 플라이오메트릭plyometric 훈련과 전력질주를 어떤 식으로든 써먹곤 한다. 전신 워크아웃을 하고 바로 다음날 양질의 기술 훈련을 하기는 어렵고, 마찬가지로 투포환 연습을 30회씩 하고 한두 시간 있다가 스쿼트나 당기기나 밀기 운동을 하는 것도 어렵다. (스내치와 클린과 저크와 연관 동작 같은 동적 운동처럼) 투포환에 가장 중요하다고 간주되는 운동은 자기들끼리 묶어 놔야 훈련자가 충분히 집중해서 실시할 수 있다.

파워리프팅에서는 훈련 일정을 다음과 같이 짜는 사람이 많다.

월요일

벤치프레스 및 연관 운동

수요일

스쿼트, 데드리프트 및 유사 운동

목요일

벤치프레스 및 연관 운동

토요일

스쿼트, 데드리프트 및 유사 운동

파워리프터의 분할법은 투포환 선수의 분할법과 목적이 다르다. 파워리프팅에서 쓰는 특수한 장비는 각각의 경기 종목에 들이는 훈련 시간을 늘려 준다. 한 세션에 세 가지 종목을 모두 훈련하면 몸에 어마어마한 스트레스가 가해질 테고, 네 시간을 잡아먹는 세션을 원하거나 견디는 사람 또한 많지 않을 테다. 스쿼트와 데드리프트에서 생겨난 피로의 영향을 받지 않으려면, 벤치프레스는 스쿼트 전날 훈련하는 것이 가장 좋다. 스쿼트와 당기기 운동은 기능적으로나 해부학적으로나 연관이 깊으므로 같은 세션에 넣을 수 있다. 초 고중량에 초점을 두어 스쿼트 셔츠와 벤치프레스 셔츠와 랩을 써야 하는 상황에서 이 두 운동을 고중량으로 치는 세션은 일주일에 한 번이면 족하다. 같은 근육군을 쓰고 있는 만큼, 중량 스쿼트/경량 데드리프트와 중량 데드리프트/경량 스쿼트로 일정을 짜면 편할 것이다.

주 4일 텍사스 메소드

텍사스 메소드식 프로그램에서 분할 루틴으로 넘어갈 때는 주초의 고볼륨/저강도와 주말의 고강도/저볼륨 패턴을 그대로 유지하는 편이 사리에 맞다. 이 방식은 기본 설정이 텍사스 메소드와 비슷하기 때문에 '주 4일 텍사스 메소드'로 알려져 있다. 텍사스 메소드에 해당하기만 하면 본질적으로 이처럼 세션을 네 개로 나누어 훈련할 수 있다. 이 기본적인 틀 안에서 운동의 종류와 세트수와 반복수를 잡는 방법은 수도 없이 많다. 그러나 보통은 텍사스 메소드에 적용하는 원칙을 이 분할법에도 똑같이 적용하게 될 테다. 이 프로그램에서 가장 도드라지는 차이는 주중에 회복 요일이 없다는 점이다. 사람마다 내구력에 차이가 있는 만큼, 이 부분이 프로그램에 얼마만큼의 영향을 미칠지는 두고 봐야 아는 일이다.

앞서 텍사스 메소드를 살펴보면서 핵심 운동의 진전을 유도하는 몇 가지 방법 가운데 기본이 되는 두 가지 방법인 1) '끝장 보기'법과 2) 강도 요일 주기 반복법을 다룬 바 있다. 아래의 예시를 통해 이 방식이 주 4일 분할법 안에서 어떤 모양새를 띠게 될지 살펴보도록 하자. 4일 분할법의 첫 번째 버전은 어딘가 낯설지 않다는 느낌을 받는 분이 많을 텐데, 여기에서 벤치프레스와 프레스는 고중량으로 훈련하지 않는 날에도 격주로 경량 훈련을 하도록 짜여 있다. 이 프로그램에서 벤치프레스와 프레스를 동시에 고볼륨으로 치거나 동시에 고강도로 치지 않도록 하고 있다. 나중에는 얘기가 달라지겠지만.

기본 주 4일 텍사스 메소드 분할법

1주차

월(고볼륨 벤치)	화(고볼륨 스쿼트/당기기)	목(고강도 벤치/경량 프레스)	금(고강도 스쿼트/당기기)
BP 5×5	SQ 5×5	BP 1×5-2×3-3×2-5×1	SQ 1×5-2×3-3×2-5×1
벤치 보조 운동	PC 5×3	PR(Lt.) 3×5	DL 1×5-1×3-1×2-1×1

2주차

월(고볼륨 프레스)	화(고볼륨 스쿼트/당기기)	목(고강도 프레스/경량 벤치)	금(고강도 스쿼트/당기기)
PR 5×5	SQ 5×5	PR 1×5-2×3-3×2-5×1	SQ 1×5-2×3-3×2-5×1
프레스 보조 운동	PC 5×3	PBP(Lt.) 3×5	DL 1×5-1×3-1×2-1×1
	(또는 PS 6~8×2)		

이 프로그램을 쓰는 훈련자는 기본 텍사스 메소드를 썼을 때와 같은 패턴을 따라야 한다. 훈련자는 가능하다면 1주차부터 강도 요일에 새로운 5RM을 찍을 수 있도록 노력해야 한다. 진전이 느려지면 3회씩 2세트 정도로 총 반복수를 낮추면서 바벨의 중량을 올려 나간다. 그렇게 하다 보면 2회씩 2~3세트가 되었다가 끝내는 싱글 세트까지 다다를 것이다. 이렇게 몇 번 끝장을 보고 나면 강도 요일에 주기 반복법을 시작할 수 있다(이 방식도 텍사스 메소드 챕터에서 다루었다). 아래의 예시를 통해 6주치 주기 반복법을 어떻게 설계하는지 확인해 보자(여기서는 스쿼트와 프레스만 다루었다).

주차	월요일	화요일	목요일	금요일
1	SQ 5×5	PR 5×5	SQ 2×3	PR 2×3
2	SQ 5×5	PR 5×5	SQ 3×2	PR 3×2
3	SQ 5×5	PR 5×5	SQ 5×1	PR 5×1
4	SQ 5×5	PR 5×5	SQ 2×3	PR 2×3
5	SQ 5×5	PR 5×5	SQ 3×2	PR 3×2
6	SQ 5×5	PR 5×5	SQ 5×1	PR 5×1

주 4일 텍사스 메소드: 두 번째 버전

두 번째 방식은 더 어려운 버전으로, 새로운 과제를 우리에게 선사한다. 볼륨을 치든 강도를 치든 벤치프레스와 프레스 둘 중 하나를 치고 다른 하나는 경량으로 쳤던 이전 프로그램과 달리, 여기에서는 벤치프레스와 프레스를 볼륨이면 볼륨, 강도면 강도로 통일하여 같은 워크아웃에 배치한다. 대강의 구조는 다음과 같다.

월요일	화요일	목요일	금요일
고볼륨 벤치프레스	고볼륨 스쿼트	고강도 벤치프레스	고강도 스쿼트
고볼륨 프레스	고볼륨 당기기	고강도 프레스	고강도 당기기

훈련 커리어가 이쯤 다다르면 프레스나 벤치프레스 중 하나를 더 소중히 여기며 둘 사이의 정확한 균형을 소홀히 하는 분이 많아지게 마련이다. 하지만 두 운동을 똑같이 대하고 싶어 하는 분도 많다. 이 경우 훈련자는 두 운동의 우선권을 매주 바꿔주어야 한다. 정체기를 피하려면 프레스와 벤치프레스를 같은 세션에서 고중량으로 훈련할 때 각각의 종목을 훈련하는 방식에 변화를 주는 것이 좋다.

8회짜리 세트는 이 단계에서 프로그램에 얹기 좋은 도구이다. 세트당 반복수를 8회로 잡으면 기본 바벨 운동에서 볼륨을 쌓기에도 좋고, 약간이나마 줄어든 중량 덕분에 단조롭게 이어왔던 5회짜리 세트에서 잠깐이나마 해방될 기회도 얻을 수 있다. 8회짜리 세트는 월요일의 두 번째 운동에 쓰면 딱 맞다.

훈련 프로그램 예시

1단계: 스쿼트/데드리프트는 5RM으로

2단계: 스쿼트/데드리프트는 싱글/더블로

주차	월요일	화요일	목요일	금요일
1	BP 5×5	SQ 5×5	BP 5×1	SQ 5RM/5×1
	PR 3×8	PC 5×3	PR 3~5RM	DL 5RM/1×2
	LTE 3×10~12	GHR/CU 3×10	딥스 3×15	BBR 3×10
2	PR 5×5	SQ 5×5	PR 5×1	SQ 5RM/5×1
	BP 3×8	PS 6×2	BP 3~5RM	DL 5RM/1×2
	LTE 3×10~12	GHR/CU 3×10	딥스 3×15	BBR 3×10

5RM/5×1: 1단계에는 5RM을, 2단계에는 싱글로 5세트를 실시하라는 뜻.

이 프로그램은 극도로 단순하고도 유연하다. (스트렝스, 순발력, 근비대를 망라한) 모든 것들을 조금씩 얻어갈 수 있다는 이유로 이 프로그램을 좋아하는 사람도 많다. 여기서는 싱글 세트와 5회짜리 세트를 중점적으로 쓴다. 프레스와 벤치프레스가 볼륨 요일의 두 번째 운동으로 들어갈 때는 반복수를 높인 8회짜리 세트를 쓴다. 이렇게 하면 볼륨을 높이 가져가면서도 중량이 줄기 때문에 5회짜리 세트에서 쉴 수 있게 된다.

이 프로그램의 '1단계'는 기본적으로 스쿼트와 데드리프트에서 더 이상의 진전이 일어나지 않을 때 끝난다. 싱글과 더블의 시간이 찾아온 것이다. 프레스와 벤치프레스에서는 굳이 단계를 나누지 않는다. 대신 두 운동의 강조 순서를 매주 바꾸며 진행해 나갈 수 있다. 파워리프팅 경기에 출전하는 리프터라면 벤치프레스를 강조한 프로그램을 1년 내내 그대로 써도 된다. 이 프로그램을 시작할 때 보수적으로 중량 퍼센티지를 잡으면 아래와 같다.

싱글(세트당 1회): 90%　　5RM: 80%　　5×5: 70%　　3×8: 50%

파워리프팅과 파워 스포츠용 프로그램

1단계: 볼륨 요일은 5×5, 강도 요일은 DE 세트
2단계: 볼륨 요일은 DE 세트, 강도 요일은 1~5RM

중급자는 진전이 지속되는 한 1단계를 돌려도 되고 2단계를 돌려도 된다. 강도 요일에 세세하게 DE를 손보면서 5×5에서 새로운 PR을 최대한 오랫동안 찍어 나가는 것이 1단계의 목표이다. 진전이 멈추면 볼륨 요일의 스트레스 요인을 약간 높은 퍼센티지의 DE로 바꿀 수 있다. 강도 요일에는 궁극적으로 새로운 1RM을 찍을 수 있도록 어크로스 싱글 세트를 최대한 오래 활용하여 진전을 거듭해 나간다. 2단계에는 DE식 고볼륨 데드리프트 자리에 고중량 더블이나 싱글을 넣고 최대한 오랫동안 진전을 이어 나간다.

프레스에도 규칙적인 훈련은 필요하지만, 이 프로그램은 파워리프팅용이기 때문에 다른 운동과 똑같은 대접을 해주기 어렵다. 나머지 보조 운동은 리프터 개개인이 주요 운동에 어떤 약점이 있는지를 기준으로 투입 여부를 결정해야 한다.

이 프로그램을 쓰는 리프터의 6주는 다음과 같을 것이다. 3주간 5×5의 한계를 향해 몰아붙인 다음 2단계로 전환하는 모습까지 확인해 보자.

1단계

주차	월요일	화요일	목요일	금요일
1	BP 140×5×5 딥스(Wt.) 2×10~12 TP 3×10~15	SQ 190×5×5 GM 3×5 LPD 4×10	BP 100×3×10 PR 3×5 LTE 3×8~10	SQ 127.5×2×10 DL 170×1×10, 205×1, 235×1 BBR 4×10
2	BP 142.5×5×5 딥스(Wt.) 2×10~12 TP 3×10~15	SQ 192.5×5×5 GM 3×5 LPD 4×10	BP 110×3×10 PR 3×5 LTE 3×8~10	SQ 140×2×10 DL 180×1×10, 215×1, 240×1 BBR 4×10
3	BP 145×5,5,4,4,4 딥스(Wt.) 2×10~12 TP 3×10~15	SQ 195×5,5,5,4,3 GM 3×5 LPD 4×10	BP 120×3×10 PR 3×5 LTE 3×8~10	SQ 152.5×2×10 DL 190×1×10, 220×1, 245×1 BBR 4×10

2단계

주차	월요일	화요일	목요일	금요일
4	BP 105×3×10 PR 3×5 TP 3×10~15	SQ 140×2×10 SLDL 3×5 LPD 4×10	BP 160×1×5 DB BP 3×6~8 LTE 3×8~10	SQ 215×1×5 DL 250×1~2 BBR 4×10
5	BP 115×3×10 PR 3×5 TP 3×10~15	SQ 152.5×2×10 SLDL 3×5 LPD 4×10	BP 165×1×5 DB BP 3×6~8 LTE 3×8~10	SQ 220×1×5 DL 252.5×1~2 BBR 4×10
6	BP 125×3×10 PR 3×5 TP 3×10~15	SQ 165×2×10 SLDL 3×5 LPD 4×10	BP 170×1×5 DB BP 3×6~8 LTE 3×8~10	SQ 225×1×5 DL 255×1~2 BBR 4×10

고볼륨/저강도-저볼륨/고강도 패턴

세 번째 방법은 다음과 같이 나올 것이다.

월요일	화요일	목요일	금요일
고강도 벤치프레스	고강도 스쿼트	고강도 프레스	고강도 데드리프트
고볼륨 프레스	고볼륨 당기기	고볼륨 벤치프레스	고볼륨 스쿼트

이 프로그램은 매주 각각의 운동에 고중량 세션이 찾아올 때 완전히 회복된 상태로 임할 수 있다는 장점이 있다. 그 덕분에 훈련자는 각 종목에서 매주 최대 중량을 다룰 기회를 얻는다. 그러나 스트레스의 전체적인 등락이 크지 않다는 단점도 있다. 주 단위 일정에서 대부분의 스트레스 요인을 주초에 몰아넣어서 생기는 이득이 분명히 있었지만, 이 방법을 쓰면 매 워크아웃이 고중량 고볼륨으로 변한다. 그러다 보니 어지간한 사람에게는 이 방법이 더 어렵게 느껴질 것이다.

이 개념을 따르기로 했다면 여러 프로그램이 나올 수 있는데, 아래의 예시도 그 중 하나이다.

월요일	화요일	목요일	금요일
BP 5RM	SQ 5RM	PR 5RM	DL 5RM
PR 5×5	PC 5×3	BP 5×5	SQ 5×5

이 설정에서는 볼륨 요일의 어크로스 세트를 그대로 유지하려고 노력하면서 강도 요일의 진전에 대충 '끝장 보기'를 써 볼 수도 있다. 5RM에서 끝장을 보고 트리플, 더블, 싱글로 내려가는 것이다.

강도 요일에 끝장을 보는 대신, 다음과 같이 주기법을 써 볼 수도 있다.

		1주차	2주차	3주차
월요일	BP	2×3	3×2	5×1
	PR	5×5	5×5	5×5
	LTE	3×10~12	3×10~12	3×10~12
화요일	SQ	2×3	3×2	5×1
	SLDL	3×5	3×5	3×5
	BBR	3×10	3×10	3×10
목요일	PR	5×1	2×3	3×2
	BP	5×5	5×5	5×5
	딥스	3×8~10	3×8~10	3×8~10
금요일	DL	1RM	3RM	2RM
	SQ	5×5	5×5	5×5
	GHR/CU	3×10	3×10	3×10

월요일과 화요일의 종목인 벤치프레스/스쿼트는 목요일과 금요일의 종목인 프레스/데드리프트와 약간 다른 방식으로 일정이 짜여 있다. 벤치프레스와 스쿼트는 3, 2, 1 순이고 프레스와 데드리프트는 1, 3, 2 순이다. 꼭 이래야 할 필요는 없지만, 이렇게 잡으면 네 종목의 고중량 싱글을 같은 주에 치는 불상사를 피할 수 있다. 운동 부하의 등락 덕분에 탈진과 때이른 정체기를 모두 예방할 수 있다.

이러한 유형의 프로그램을 쓸 때는 반드시 볼륨을 높게 가져가야 한다. 중량도 중요하지만, 볼륨 요일의 중량은 반복에 실패할 정도로 무거우면 안 된다. 5회짜리 세트로 어크로스를 지속해 나가려면 중량을 몇 번씩 새로 잡아야 할 수도 있다.

아래의 프로그램은 또 다른 예시로, 여기서는 볼륨과 강도를 번갈아 치고 있다. 이 예시에서는 DE, 고중량 어크로스 싱글, 5×5가 모두 쓰인다. 랙 풀과 스내치 그립 데드리프트는 보통의 데드리프트와 번갈아 실시함으로써 리프터가 정체기에 빠지지 않게 해준다. 이 프로그램에서는 또한 매번 고중량 싱글을 치는 것을 막기 위해 주기를 1단계와 2단계로 나누어 돌린다. 1단계에서는 스쿼트와 벤치프레스를 싱글로 치고, 프레스와 데드리프트를 5회짜리 세트로 친다. 몇 주 뒤에는 2단계로 갈아탈 수 있는데, 이때는 벤치프레스와 스쿼트를 5회짜리로, 프레스와 데드리프트를 싱글로 친다.

1단계

		1주차	2주차	3주차
월요일	BP	5×1	5×1	5×1
	PR	60%×3×10	65%×3×10	70%×3×10
화요일	SQ	5×1	5×1	5×1
	DL	70%×1×10	75%×1×10	80%×1×10
목요일	PR	5×5	5×5	5×5
	BP	60%×3×10	65%×3×10	70%×3×10
금요일	SQ	60%×2×10	65%×2×10	70%×2×10
	RP	5RM	5RM	5RM

2단계

		1주차	2주차	3주차
월요일	BP	5×5	5×5	5×5
	PR	60%×3×10	65%×3×10	70%×3×10
화요일	SQ	5×5	5×5	5×5
	PC	5×3	5×3	5×3
목요일	PR	5×1	5×1	5×1
	BP	60%×3×10	65%×3×10	70%×3×10
금요일	DL/SGDL (교대로)	1×1~2	1×1~2	1×1~2
	SQ	60%×2×10	65%×2×10	70%×2×10

각 단계에 얼마나 머무를지는 그때그때 다르다. 위 프로그램에서 3주치 사이클을 쓴 것은 그저 프로그램이 어떻게 돌아가는지 보여주고자 함이었다. 주 4일의 고강도 운동을 계획했을 때 한 주의 부하에 등락을 주는 것이 핵심이다. 네 종목을 전부 고중량 싱글로 잡고 매주 조지면 진전이 매우 빠르게 끝날 가능성이 크다. 하지만 고중량 싱글과 고중량 5회짜리 세트를 번갈아 활용한다면 진전을 훨씬 오래 유지할 수 있을 것이다.

네브래스카 모델

이 프로그램은 네브래스카 대학교의 보이드 에플리Boyd Epley가 대중화에 앞장선, 스트렝스 · 컨디셔닝 프로그램 가운데 역도를 처음으로 스포츠용 스트렝스 훈련의 도구로 쓰기 시작한 모델에 뿌리를 두고 있다. 이 버전에서도 주 단위로 고볼륨과 고강도를 쓸 테지만, 매주 있을 네 번의 워크아웃이 전부 전신 훈련 세션이라는 차이가 있다. 여기서는 워크아웃을 '빠른 운동'과 '느린 운동'의 기준으로 묶는다.

월요일	화요일	목요일	금/토요일
PS 6×2	SQ 5×5	PS 5×1	SQ 5RM
PC 6×3	BP 5×5/PR 5×5*	PC 5×1	BP 5RM/PR 5RM
RJ 3×2	BBR 4×8/CU 3~5×8+**	RJ 3×1	DL 5RM

* 벤치프레스와 프레스는 격주로 번갈아 실시한다.

** 바벨 로우와 친업은 격주로 번갈아 실시한다.

강/약 분할 루틴

훈련자가 성장을 거듭하며 강해지다 보면 볼륨 워크아웃과 강도 워크아웃을 한 주에 같이 넣지 않아서 다소 스트레스가 적은 주간 프로그램이 더 잘 먹히는 경우가 있다. 나이가 적지 않게 들어 회복하느라 힘든 시간을 보내야 하는 리프터일수록 특히 그렇다. 이럴 때는 한 주 동안 각각의 운동을 무겁게도 해 보고('강') 가볍게도 해 보면('약') 해결이 될 수 있다. 단, 이 시나리오에서 '약' 요일은 볼륨 요일과 다르다는 사실을 이해하는 것이 중요하다. 볼륨 요일의 중량이 강도 요일보다 가벼운 것은 사실이지만, 주어진 반복수 범위를 생각하면 결코 가볍다고 할 수만은 없다. '약' 요일은 회복을 촉진하는 동시에 각 리프팅에 쓰이는 근신경 경로의 효율을 유지할 목적으로 두는 것이다. 연세가 있는 분들은 여기에 경량 스쿼트까지 추가하면 아주 유용할 테다.

이 단계에서 약 요일을 쓰는 것을 그리 달가워하지 않는 리프터와 코치도 많고, 약 요일을 넣든 안 넣든 대강 비슷한 결과를 내는 리프터가 많은 것도 사실이다. 그러니 약 요일을 넣든 말든 보통은 본인이 결정하기 나름이다. 프로그램의 예시는 다음과 같다.

월요일	화요일	목요일	금요일
벤치프레스	스쿼트	프레스	스쿼트(경량)
프레스(경량)	당기기(경량)	벤치프레스(경량)	데드리프트

강/중/약에서 '강'은 무엇을 뜻할까? 쉽게는 '스트레스가 크다' 정도로 받아들일 수 있을 것이다. 다음주에 적응을 일으키고 수행능력을 향상시킬 수 있으려면, '강' 요일은 항상성의 교란을 많이 일으킬 수 있어야 한다. 이 말은 곧 '강' 요일에 어느 정도의 볼륨이 들어가야 한다는 뜻이기도 하다. 일반적으로는 5회짜리 어크로스 세트가 매우 잘 듣는다. 5회짜리 세트에서 진전이 더 이상 일어나지 않으면, 반복수 범위를 낮게 줄여서

돌리다가 나중에 다시 5회로 돌아가는 편이 유용하다. 반복수 5회에서 1회까지의 짧은 주기를 돌려서 쓰는 것도 도움이 된다.

그렇다면 '약'은 무엇을 뜻할까? 근본적으로는 두 가지를 가리킬 수 있다. 하나는 기본 운동을 중등도의 부하로 실시하는 것이고(65%×5×3), 다른 하나는 스트레스가 덜한 변형동작을 쓰는 것이다. 이 방식은 볼륨만 잘 관리하면 오랫동안 잘 써먹을 수 있다. 클로즈 그립 벤치프레스는 중량을 알맞게 걸고 볼륨을 3×5로 하여 훈련하면 경량 벤치프레스 대신 쓸 수 있다. 파워클린이나 파워스내치는 경량 데드리프트 대신 쓸 수 있는 훌륭한 운동이다.

강/약을 번갈아 실시하는 분할 루틴

월요일	화요일	목요일	금요일
BP 6×3	SQ 6×3	PR 6×3	SQ(Lt.) 6×2
PR(Lt.) 6×2	PS 6×2	CG-BP 6×2	PC 6×3
딥스 3×10~15	GHR/CU 3×10	딥스 3×10~15	DL 1×3

이 프로그램은 보편 스트렝스를 훈련하는 사람 중 컨디셔닝이 잘 된 훈련자에게 알맞은 분할 루틴이다. 쉬운 프로그램이라고는 할 수 없지만, '고된' 리프팅을 하루에 하나만 해도 된다는 특징이 있다. '6세트' 프로그램은 해묵은 '러시안 스쿼트' 프로그램에서 유래되기는 했으나, 중급자에 알맞은 형태로 손을 봐 놓았다. 5회짜리 세트로 오랜 기간 훈련해 온 사람이라면 이 프로그램을 통해 페이스를 바꾸는 것이 좋게 느껴질 것이다. 5회짜리 세트 중심으로 짠 프로그램 사이에 단기 프로그램으로 끼워넣어도 쓸 만하다. 이 프로그램에서는 스쿼트, 프레스/벤치프레스, 당기기에 똑같은 비중을 두고 있으며, 스트렝스와 순발력과 근육량을 모두 아우른다. 각각의 운동은 '강'으로 한 번 '약'으로 한 번, 일주일에 두 번 훈련한다. 스쿼트와 프레스의 경우, '약'에는 세트당 3회를 쓰는 '강'의 80%로만 중량을 잡고 6회씩 2세트로 훈련한다. 훈련 주기 동안에는 '약'의 중량을 올리면 안 된다. 6×3에서 매주 중량을 올리는 동안, '약'에는 같은 중량을 매번 더 빠르게 움직일 수 있도록 노력해야 한다. 벤치프레스와 데드리프트에서는 원조격 운동에 비해 스트레스가 덜하고 중량이 가벼운 운동을 쓴다. 예시에서는 경량 클로즈 그립 벤치프레스와 파워스내치를 활용하였다.

이렇게 짜 두면 고볼륨 요일과 고강도 요일을 같은 주에 두지 않아도 된다. 주말에 있는 '약' 요일은 각 리프팅의 운동 경로를 쌩쌩하게 유지하려고 둔 것이지, 추가적인 스트레스를 만들려고 둔 것이 아니다. 이 프로그램에서는 '강' 요일에 매우 단순한 시스템을 활용한다. 즉, 6×3으로 실시하는 각 리프팅에서의 주 단위 진전을 최대한 오랫동안 끌고 나가는 것이다. 이때 볼륨은 3×3까지('약'은 3×2까지) 큰 폭으로 줄이게 될 테다. 리프터는 볼륨 테이퍼링의 효과를 톡톡히 누리면서 매주 3×3으로 중량을 올려 나가게 될 것이다. 이 사이클은 3×3에서 진전이 더 이상 일어나지 않을 때 최고 중량의 더블이나 트리플을 끝으로 마무리된다. 이 시점에 다다르면 똑같은 사이클을 한 번 더 돌릴 수도 있는데, 시작은 6×3으로 하되 이전 훈련 사이클보다 중량은 높게 잡아야 한다. 물론 다른 중급자 프로그램으로 갈아타는 방법도 있다.

1일 1리프팅

분할 루틴 중에 가장 간명한 녀석은 1일 1리프팅법일 것이다. 이 루틴에서는 강/약이나 볼륨/강도의 구분 없이 각 리프팅을 매주 한 번씩만 실시한다. 누차 말하지만, 중급자는 PR을 주 단위로 찍기 때문에 중급자라 부르는 것이다. 다음주에 적응을 일으키고 수행능력을 향상시켜야 하는 상황에서 각각의 핵심 운동을 일주일에 고작 하루만 훈련한다면, 이때는 세션 중에 그만큼 충분한 스트레스를 만들 수 있어야 한다.

주당 한 번의 세션만으로는 그 정도의 스트레스를 만들지 못하는 리프터라면, 이 루틴을 돌릴 것이 아니라 이 장의 앞쪽에 소개한 고(高)스트레스 프로그램을 돌려야 할 것이다. 1일 1리프팅으로 훈련을 하는 리프터 중에는 핵심 운동과 함께 고볼륨의 보조 운동을 병행하는 사람이 많다. 그래야 다음 주에 진전을 일으킬 만큼의 스트레스를 얻을 수 있으므로.

이런 결정을 내리는 배경에는 현실적인 문제가 엮여 있다. 바쁘게 살다 보니 하루에 한 시간 이상을 훈련에 쏟을 수 없는 사람이 많다. 훈련자가 어느 정도의 스트렝스에 다다르고 나면, 웜업 세트와 워크 세트와 세트간 휴식을 다 합치니 운동 하나에만 30~60분이 걸리는 일도 드물지 않게 일어난다. 세트간 휴식을 10분으로 잡고 스쿼트를 5×5를 내려 조지면, 세트간 휴식 시간만 40분을 잡아먹는다. 상황이 이렇다 보니 리프터 입장에서는 힘든 운동을 하루에 하나만 넣고, 스트레스가 적어도 시간을 적게 잡아먹는 보조 운동으로 나머지를 채우는 편이 더 그럴싸하게 먹히는 경우가 많다. 또한 어마어마한 시간을 들여 자기 스포츠의 훈련과 컨디셔닝에 매진하는 높은 수준의 선수에게는 이러한 유형의 프로그램이 더 맞을 수 있다. 예컨대 MMA 선수는 (하루는 그래플링, 하루는 스파링 식으로) 일주일에 두 번은 연습을 해야 하고, 경기가 다가오면 고역치 컨디셔닝 운동에 시간을 쏟아야 한다. 기나긴 스트렝스 훈련 세션에 들일 시간도 에너지도 이런 상황에서는 나오지 않는다.

시간이 한정적일 때는 두세 가지를 서둘러 하기보다 하나만 잘 하는 편이 낫다. 파워리프팅 선수들만 해도 다음과 같은 분할법을 수년동안 써 왔다.

월요일: 스쿼트 + 보조 운동
수요일: 벤치프레스 + 보조 운동
금요일: 데드리프트 + 보조 운동

지금부터 살펴볼 예시는 보편 스트렝스를 훈련하는 사람 중 근육량 증가와 예쁜 몸매에 관심을 가진 훈련자에게 알맞다. 나날마다의 주요 바벨 운동을 완수하는 것에 초점을 두되, 시간과 에너지가 남으면 보조 운동까지 해도 된다.

월요일: 벤치프레스 + 보조 운동(어깨와 삼두)
화요일: 스쿼트 + 보조 운동(햄스트링과 등)
목요일: 프레스 + 보조 운동(가슴과 삼두)
금요일: 경량 스쿼트* + 데드리프트 + 보조 운동(등)

* 데드리프트는 일반적으로 다른 핵심 바벨 운동보다 볼륨이 적으므로, (가능하다면) 일정에 두 번째 스쿼트

세션을 넣는 것도 좋다. 훈련자의 일정에 맞춰야 하는 만큼, 이날의 스쿼트는 경량으로 휴식 간격을 짧게 가져가며 칠 것이다.

		1주차	2주차	3주차
월요일	BP	5×5	5×3	5×1
	DB PR(Sit.)	3~5×10~12	3~5×10~12	3~5×10~12
	STE(프렌치 프레스)	3~5×10~12	3~5×10~12	3~5×10~12
화요일	SQ	5×5	5×3	5×1
	SLDL	2~3×8~10	2~3×8~10	2~3×8~10
	LPD	3~5×10~12	3~5×10~12	3~5×10~12
목요일	PR	5×1	5×5	5×3
	딥스(Wt.) 또는 DB BP	3~5×10~12	3~5×10~12	3~5×10~12
	LTE	3~5×10~12	3~5×10~12	3~5×10~12
금요일	SQ(Lt.)	3×5	3×5	3×5
	DL	1RM 또는 1회짜리 고중량 세트	5RM	3RM
	BBR	3~5×10~12	3~5×10~12	3~5×10~12

위의 프로그램에서 주요 운동의 반복수 범위는 주초와 주말 사이에 등락을 보인다. 이렇게 하면 훈련이 있는 4일 내내 고중량 싱글 세트를 해야 하는 상황을 피할 수 있다. 1주차에는 벤치프레스와 스쿼트를 세트당 5회로, 프레스와 데드리프트를 싱글 세트로 친다. 2주차에는 벤치프레스와 스쿼트를 트리플로, 프레스와 데드리프트를 세트당 5회로 친다. 3주차에는 벤치프레스와 스쿼트를 싱글로, 프레스와 데드리프트를 트리플로 친다.

빌 스타 모델

마크 베리Mark Berry가 1933년에 창안한 또 다른 주 단위 주기화 모델이 있다. 주 3회의 훈련이 있는 이 모델은, 나날의 운동 부하에 변화가 있는 것이 특징이다. 이 모델에서는 매일 전신 운동을 함에 있어 똑같은 운동을 여러 개 활용하지만, 중량을 날마다 다르게 잡아서 '강'요일, '약' 요일, '중'요일을 설정한다. 이른바 '강/약/중'이라고도 하는 HLMHeavy/Light/Medium' 모델이 여기서 등장한다. 이 모델을 다양하게 변형한 프로그램이 지난 수십 년 동안 쓰여 왔는데, 그중 빌 스타Bill Starr가 1976년 『강한 놈만 산다』에 소개한 모델은 가장 인기 있는 버전 가운데 하나였다. 빌 스타 모델도 중량을 강-중-약으로 나누어 주 3회 훈련한다는 점에서는 다를 것이 없었지만, 이 장 앞쪽에 설명한 텍사스 메소드와 비교하면 중량/휴식 관계가 다소 다르게 적용되었음을 알 수 있을 것이다.

빌 스타 식 5×5

우리에게 가장 친숙한 HLM의 버전은 『강한 놈만 산다』에서 튀어나왔다. 빌의 글은 대규모의 대학부 선수군, 그중에서도 미식축구 선수군을 대상으로 한 훈련 시스템의 사용설명서나 다름없었다. 빌은 자기 선수들이 고빈도 고볼륨 스쿼트를 시켰을 때 가장 잘 반응하지만, 수행능력은 각 세션에서 최대 중량을 다루지 않을 때 가장 좋아진다는 사실을 알아챈 것이다.

빌의 선수들도 우수하기야 했겠지만, 리프터라는 관점에서 보면 대부분은 아마 그다지 뛰어나다고 할 수 없었을 테다. 게다가 이들은 십대 후반에서 이십대 초반부터 스트렝스 프로그램과 스포츠와 학업과 남자로서 응당 해야 할 사회생활에서 오는 부담들 사이에서 균형을 잡으려고 애써야 했다. 리프팅이나 스포츠를 취미로 하는 이들 사이에서는 이런 상황이 훨씬 흔했다. 육체적 황금기를 맞이한 노련한 전문 리프터는 최적의 진전을 얻으려면 최고중량을 자주 다루어야 하고, 또 그럴 여력이 되기도 한다. 그러나 바벨을 쥐고 훈련하는 이들 중에는 스트렝스 스포츠 경기에 출전하는 것 이외의 목적을 가진 사람이 대다수일 것이다. 가족 때문에, 일 때문에, 여행 때문에, 나이 때문에, 부상 때문에, 그리고 까놓고 말해 모자란 의지와 동기 때문에 대다수의 훈련자는 매 세션마다 최대 출력을 요구하는 일정의 준비에 필요한 것들을 다 쏟아붓지 못한다. 이들은 그저 육체적으로나 정신적으로나 전력을 다하는 주 3~4회의 훈련에 '정신을 차릴 수가' 없는 것이다.

빌은 HLM 훈련 시스템을 통해 이 문제를 해결했다. HLM에서는 진전을 유도할 만큼의 볼륨과 빈도가 주어지지만, 고중량 세션은 리프팅마다 매주 딱 한 번 있을 뿐이다. 『강한 놈만 산다』에서 빌이 내놓은 루틴은 스쿼트, 벤치프레스, 파워클린이 기본으로 되어 있다. 다시 한 번 말하지만, 모든 운동은 5×5로 치되 한 주 내내 중량에 등락을 주어야 한다. 이 방식이 최선이라고는 할 수 없지만, 빌은 좁은 공간에서 대규모의 선수들을 훈련시켜야 했다. 여기에는 단순한 시스템만 있으면 되었고, 어쩌면 그때로서는 최선의 해결책이었을 테다.

이러한 맥락에서 보면 '강'은 기술적인 부분이 어그러지는 지점, 또는 경험 많은 훈련자가 '강'이라고 말하는 지점으로 정의할 수 있다. '중'은 기술적인 부분이 잘 유지되면서도 힘은 드는데 아직 여력이 꽤 많이 남은 지점을 가리킬 수 있다. '약'은 자세도 완벽할 뿐만 아니라, 해당 중량에서 몇 세트씩 어크로스를 돌려도 충분한 훈련 스트레스를 만들 수 없는 지점만을 가리켜야 한다. 이 방식을 효과적으로 적용하려면 경험 많은 코치가 있어야 한다. 하지만 노련한 코치가 없는 상황에서 새로운 프로그램을 시작해야 한다면, 중량은 웜업 중량에서부터 시작해 프로그램의 목표 시작점에 정해진 지점까지 적정을 통해 올려 나가야 한다.

빌 스타식 프로그램으로 한 주를 짜면 다음과 같다. 이 예시에서는 스쿼트만 살펴본다.

월요일: 스쿼트 5×60, 75, 90, 105, 120
수요일: 스쿼트 5×40, 55, 70, 85, 100
금요일: 스쿼트 5×50, 65, 80, 95, 110

벤치프레스와 파워클린에도 똑같은 개념이 적용된다.

다시 말하지만 이 프로그램에는 몇 가지 흠결이 있으며, 굳이 짚자면 고를 수 있는 운동의 폭이 좁은 것과 데드리프트가 없다는 것을 들 수 있다. 선수라면 당연히 스쿼트와 벤치프레스와 클린을 해야 하지만, 선수와 평범한 체육관 죽돌이들 대부분은 진전을 장기적으로 끌고 가려면 고를 수 있는 운동의 폭이 넓은 편이 좋다. 원조 5×5 프로토콜을 벗어나 모험을 하는 것도 당연히 괜찮다. 빌이 책에 써 놓은 프로그램이 워낙에 인기 있다 보니 HLM의 틀을 빌 스타 버전의 5×5 프로토콜에 엄격하게 맞추려는 사람이 많지만, 이는 이 모델을 피상적으로만 이해했기 때문에 일어나는 일이다.

강/중/약 개념은 너무나도 간단해 보이지만, 올바르게 적용하려면 까다로워진다. 70%로 3회짜리 1세트를 하는 것은 '약'에 해당하고, 이를 약 요일의 워크아웃으로 쓰면 '능동적 휴식' 역할을 하며 회복을 촉진할 테다. 하지만 70%로 10회씩 5세트를 돌리면 어떻게 될까? 중급자 수준의 훈련자는 스트렝스나 순발력이나 근육량 같은 저마다의 구체적인 훈련 목표를 지니고 있으며, 각각의 목표마다 알맞은 반복수 범위가 정해져 있다. 이러한 반복수는 최대 스트레스를 기준으로 한 강도(%1RM)와도 연관을 맺는다. 가령 1RM의 75% 정도로 10회씩 3세트를 돌려야 한다고 치자. 이 워크아웃은 주어진 반복수 대비 상대 강도가 높으므로 어려울 수밖에 없다. 이 사실을 안다면 반복수의 변화 없이 강도만 줄여도 백오프나 회복 요일의 계획을 짤 수 있게 된다. 만일 '강' 요일에 70%로 10회씩 3세트를 친다면, 1RM 대비 50~60%로 10회씩 3세트를 치는 것은 백오프가 될 수 있다. 그러나 80%의 5회짜리 세트를 굴리는 상황에서 70%로 10회짜리 세트를 돌리는 것은 백오프도 아니고 회복을 촉진하지도 못한다. 반복수와 강도가 어떤 관계를 이루고 있는지, 어떻게 해야 그 관계를 올바르게 조율할 수 있는지, 훈련자가 어떤 식으로 여기 반응하는지 이해하는 일은 그래서 중요하다(표 7-1 참조).

모양새야 어찌 됐건 간에, 주 단위 주기화 프로그램은 훈련 요일 동안 쌓이는 영향을 통해 항상성을 교란한 다음, 훈련을 가볍게 하는 '약' 요일에서 오는 휴식을 통해 초과회복을 이루는 것을 목표로 한다. '약' 요일은 이 프로그램에서 없으면 안 될 필수 요소로, 회복 요일과 일맥상통한다. 훈련 부하가 가벼우면 과부하가 생기지고 않고 항상성 교란도 이루어지지 않으므로, 과부하 사건의 일부라고 할 수는 없다. 대신 회복이 일어날 정도로 가벼워야 하고, 그러면서도 동작 패턴이 녹슬지 않게 할 만큼의 운동량은 제공해줄 수 있어야 한다. 이러한 '약' 요일을 넣지 않는다는 말은, 프로그램이 실제로 어떻게 돌아가는지 이해하지 못하고 있다는 말과 같다. 70%로 돌리는 날은 너무 쉬워 보이기도 하고 시간 낭비처럼 보이기도 하지만, 신선을 거누려면 그렇게 중량을 내리는 행위가 필요하다. '운동'을 하는 보통의 체육관 회원은 ("이야, 오늘 펌핑 제대로 먹힌다!" 식으로) 워크아웃 전후로 어떤 느낌이 드는지에 집중하는 반면, '훈련'을 하는 선수는 장기적 진전에 관심을 둔다. 약 요일의 퍼센티지를 높이려는 유혹에 굴복하지 말자. 잊었을까봐 다시 이야기한다. 사람은 쇠질을 해서 강해지는 것이 아니라, 쇠질을 하고 회복되면서 강해진다.

회복은 워크아웃이 끝나자마자 시작된다. 이때 스트레스가 저질러 놓은 손상을 몸이 수복하기 시작하면서 적응이 일어나며, 확연한 손상은 모조리 '강'에 해당하는 워크아웃에서 온다. '약' 요일에는 손상이 더해지지 않는다. '약'에 해당하는 워크아웃은 근육통이 있는 부위로의 혈류를 늘리고 관절을 가동범위에 걸쳐 움직이게 하면서, 활동을 어떻게든 지속시킴으로써 회복이 일어날 수밖에 없도록 만든다. 대자연이 수백만 년 동안 피로에 대응해 왔던 그 방식 그대로. 따라서 '약'에 해당하는 워크아웃은 한 주의 회복이 일어나는 부분에 들어있어야 한다. 약 요일이 일주일 중 어디에 들어갈지는 이 모델에서 중요하지 않다. 약 요일을 금요일로 잡으면 회복이 더 많이 이루어지는 월요일에는 더 많은 훈련을 할 수 있게 될 테고, 약 요일을 월요일로 잡으면 회복이 더 많이 되었을 수요일이나 목요일에 더 큰 부하를 감당할 수 있게 될 테다.

훈련과 연습의 조화를 찾아서

HLM 훈련 프로그램을 쓸 때는 월/수/금 일정으로 세 번의 전신 워크아웃을 배치하는 방식이 가장 좋다.

매 훈련 세션에는 스쿼트, 미는 운동, 당기는 운동이 들어가 있다. 정확한 운동 종목은 각자의 목표와 훈련 수준에 따라 정한다.

스쿼트: 보편 스트렝스를 연마하는 사람은 스쿼트 세션을 세 번 가져가는 것이 가장 좋다. 이렇게 하면 전신의 호르몬에도 긍정적인 영향이 생기고, 스트렝스와 근육량을 얻는 속도도 빨라진다. 하지만 스쿼트에 마땅히 있어야 할 기술적 특성을 제대로 챙기지 않는 사람도 많다. 몸으로 하는 다른 기술과 마찬가지로, 스쿼트에도 연습이 필요하다. 같은 운동을 일주일에 (두 번은 중간 중량이나 고중량을 넣어서) 세 번씩 하면 완벽한 자세와 기술을 연마할 기회를 얻을 수 있다. 훈련을 자주 해 주지 않으면 운동에 대한 '감'을 잃지만 고중량 세션을 일주일에 몇 번씩 하기는 어려운 고령의 훈련자에게는 이 방식이 특효약이 될 수도 있다. 이 방식은 운동 능력이 뒤떨어져서 규칙적인 연습 없이는 올바른 기법을 유지하기 어려워하는 사람에게도 좋다. 이른바 '몸치'라고도 하는 이들은 매우 기술적인 동작에 반복적으로 노출됨으로써 큰 도움을 받을 수 있다.

이 프로그램은 강에서 약, 약에서 중으로 갈 때 얼마만큼을 줄이고 늘려야 하는지에 관한 부분의 정밀성이 떨어진다. 스트렝스 훈련의 많은 부분이 그렇듯, 여기에도 모든 사람을 동시에 만족시키는 모범답안은 없다. 하지만 절대 스트렝스가 향상되면 조절할 중량의 퍼센티지도 늘어난다는 사실은 확실히 알아두어야 한다. 스쿼트를 250kg으로 치는 사람이 중량을 조절할 때의 폭은 100kg을 치는 사람보다 클 수밖에 없을 것이다.

처음에는 강 요일 중량을 기준으로 약 요일은 10~20%를, 중 요일은 5~10%를 뺀다. 스트렝스가 강한 리프터는 퍼센티지를 높여야 할 것이고, (노인이나 여성처럼) 약한 리프터는 퍼센티지를 낮춰야 할 수도 있다. 자신만의 추정치를 확보한 다음에는 지혜와 경험을 동원하여 숫자를 알맞게 수정해도 좋다. 최근 훈련 기록이 있다면 퍼센티지 대신 쓰는 것이 훨씬 좋다.

밀기: 운동은 하나만. 볼륨은 꾸준히. 강도는 한 주 동안 오르락내리락. 빌의 책에서 기본 밀기 운동 프로그램은 이처럼 스쿼트 프로그램과 상당히 닮아 있다. 빌의 프로그램에서 벤치프레스는 3일 중 어느 때라도 선택에 따라 넣을 수 있는 운동이었다. 스쿼트 랙을 점거한 채 복작거리는 선수들로 바쁜 웨이트 룸에서라면, 이 방식은 개념적으로도 단순하고 동선상으로도 더 편리하다는 이점을 지니게 된다. 다리 운동에서 스쿼트는 감히 대적할 상대가 없는 독보적 위치에 있다. 프론트 스쿼트도, 박스 스쿼트도, 오버헤드 스쿼트도, 그 밖의 다른 스쿼트도 품격 있는 운동이기는 하지만, 기본이 되는 백 스쿼트가 지닌 변화의 힘에 비길 수 있는 녀석은 단 하나도 없다. 약/중 버전에서조차 다른 변형동작보다 효과적인 도구라는 말이 나오는 판이다. 밀기 운동의 경우 그렇게까지 압도적이지는 않다. 벤치프레스와 프레스는 어떠한 기본 스트렝스 프로그램에나 동일한 비중으로 들어가 있어야 한다. 어느 쪽이 더 낫다고 하기도 어렵다. 선수력의 관점에서 보면 당연히 프레스가 더 기능적이지만, 더 많은 중량을 다루는 벤치프레스도 소중하긴 매한가지다. 벤치프레스에 기능성이 없다고 까대는 사람들도 규칙적인 벤치프레스 훈련이 프레스의 꾸준한 향상을 촉진한다는 사실을 깨달을 수 있어야 한다.

일단은 이 프로그램의 강 요일에 항상 벤치프레스를 하는 것을 기본으로 놓자. 벤치프레스는 다른 밀기 운동과 비교하면 거의 모든 상황에서 가장 많은 중량을 훈련자에게 선사할 것이다. 약 요일의 운동은 프레스를 기본으로 하는 편이 타당하다. 바벨 프레스에서 유래된 다른 어떤 동작과 비교해 보아도 프레스에서 다루는 중량이 가장 가볍다. 중 요일에는 고를 수 있는 운동이 많다. 몇 가지를 꼽아 보자.

먼저 클로즈 그립 벤치프레스close-grip bench press가 있다. 벤치프레스에 우선권을 주려는 사람이라면 이 운동을 고를 수 있다. 이 옵션은 파워리프팅용 HLM 시스템에 쓰기에도 좋다. 클로즈 그립 벤치는 유수의 파워리프터들이 지난 수 년 동안 핵심 보조 운동으로 활용해 온 동작으로, 표준 그립의 벤치프레스에 맞먹을 만큼 무거운 중량으로 실시할 수도 있다. 클로즈 그립 벤치는 경기용 스타일의 벤치와 비교하면 확실히 삼두에 더 많은 스트레스를 가하는데, 이 때문에 강력한 프레스 보조 운동으로 쓰이기도 한다. 프레스는 상승 구간의 중간지점부터 삼두의 스트렝스에 특히 많이 의존한다. 삼두에 고중량으로 과부하를 가할 수만 있다면, 어떤 운동이건 간에 프레스나 벤치프레스에 어마어마한 지원군이 될 것이다.

푸시 프레스push press도 있다. 선수로서의 마음가짐을 남들보다 더 갖춘 이들에게는 푸시 프레스가 중 요일의 운동으로 잘 들어맞는다. 푸시 프레스는 스트롱맨 경기를 비롯한 수많은 스포츠의 선수에게, 머리로 바벨을 들어 락아웃까지 이어가는 스트렝스를 최우선 과제로 삼으려는 이들에게 탁월한 선택이기도 하지만, 전신운동의 도구 역할 또한 충실히 해내는 녀석이기도 하다.

인클라인 프레스incline press도 빼놓을 수 없다. 인클라인 프레스는 프레스와 벤치프레스 사이 어딘가의 각도로 바를 움직이는 운동이다. 그 덕분에 인클라인 프레스는 두 운동의 '혼종'에 가장 가까운 운동으로 간주될 수 있으며, 실제로도 프레스와 벤치프레스 양쪽에 넘겨주는 유산이 많다. 둘중에는 벤치프레스가 받아가는 것이 아마 더 많을 테다. 복잡한 사연이 있어서라기보다는, 리프터가 벤치를 등지고 누워서 삼각근보다는 흉근에 스트레스를 조금 더 주기 때문이다. 그러나 프레스에서 규칙적으로 PR을 찍고 있는 선수라면, 반복을 거듭하는 동안 동작을 완수하기 위해 레이백layback을 크게 먹여야 할 만큼 '윗가슴'이 엄청나게 많이 쓰인다는 사실을 알 것이다. 인클라인 벤치의 각도는 제각각이지만, 25~45도 정도의 낮은 인클라인 벤치는 벤치프레스에 더 도움이 되고, 60도 정도의 가파른 인클라인 벤치는 프레스에 큰 도움을 줄 것이다.

근육량과 몸매에 관심이 쏠려 있는 훈련자라면 인클라인 프레스가 더 낫다. 성공한 보디빌더 대다수는 가슴 훈련 워크아웃에서 절대 빼먹지 않았던 운동이 플랫 벤치프레스가 아니라 인클라인 프레스였다고 할 것이다. 완전히 계발된 '윗가슴'에서 나오는 풍모는 보디빌더의 심미성을 크게 향상시킬 뿐만 아니라, 견갑대를 더 크고 넓게 만드는 데 도움이 된다.

중요한 점은 훈련자가 오로지 한 가지 운동만 골라서 오랜 시간 매달려 있지 않아도 된다는 점이다. 몇 주에서 몇 개월마다 한 번씩 바꾸는 것도 당연히 괜찮다. 세 가지 운동을 주 단위로 돌려가며 쓰는 것도 좋은 생각일 수 있다. 정신적으로나 육체적으로나 쌩쌩한 상태를 유지하고자 루틴에 조금의 다양성을 끼워 넣는 짓도 여기서만큼은 눈감아줄 수 있다.

당기기: 스쿼트나 밀기 운동 프로그램에서와 비슷하게, 빌의 책에 있던 기본 프로그램에서 매주 하라고 되어 있던 당기기 운동은 파워클린 하나뿐이다. 스쿼트나 벤치프레스와 마찬가지로, 파워클린 또한 한 주 동안 강-약-중 순서로 5×5를 치라고 되어있다. 선수 한 무더기를 대상으로 당기기 운동을 하나만 골라 일주일에 3일을 시켜야 한다면, 아마 파워클린이 최선일지도 모른다. 스트렝스를 키우기에는 데드리프트가 낫지만, 일주일에 사흘이나 했다가는 회복력이 남아나지 않는 선수가 태반일 것이다. 밀기 운동에서 그랬던 것처럼, 당기기 운동에서도 프로그램에 다양한 운동을 도입한다면 더 큰 이득을 취할 수 있을 것이다.

죽여주는 당기기 프로그램이라고 한다면 '강'에 데드리프트, '약'에 파워스내치, '중'에 파워클린을 하는 것을 꼽을 수 있다. 바닥의 물체를 당기는 스트렝스를 키우려면 역도에서보다 많은 중량을 다룰 수 있는 운동이 필요한데, 데드리프트가 여기 해당한다. 기본적으로 스내치는 클린보다 중량이 가벼운 만큼, 두 가지 역도성 운동은 이 시스템의 조성에 잘 들어맞는다. 기본 당기기 프로그램은 다음과 같이 짤 수 있을 것이다.

월요일: 데드리프트 1×5
수요일: 파워스내치 더블로 5~8세트
금요일: 파워클린 트리플로 5세트

그러나 명분에 따라서는 이것 말고 다른 프로그램을 쓸 수도 있다. 몇 가지 살펴보자.

먼저 역도성 동작 중 하나를 빼고 남은 하나를 두 번 하는 방법이 있을 수 있다. 부위별 길이에 저주를 받아서 전완이 길고 상완이 짧은 사람 같은 경우 클린에서 랙 자세를 효과적으로 취하기가 어렵다. 어깨 위에 바를 제대로 받을 수 없다 보니 떠밀리듯 손으로 바를 받아야 하는데, 삼각근 위가 뜨든 팔꿈치가 내려가든 간에 중량을 받치는 자세라는 측면에서는 둘 다 최악이다. 중량이 가벼울 때는 그런대로 할 만하겠지만, 스트렝스가 향상되고 나면 이 방식으로 고중량 클린을 받다가 손목이나 팔꿈치가 크게 망가질 수 있다. 설령 다치지 않는다 해도 반복에 자꾸 실패할 수밖에 없으니 좌절감만 무럭무럭 커질 수도 있다. 이러한 시나리오에서는 데드리프트를 주 1회로 두고, 스내치를 한 번은 무겁게, 한 번은 가볍게 하여 총 주 2회로 하는 방안을 채택할 수 있다.

앞서 클린과 비슷한 상황이 스내치에서도 일어날 수 있다. 특히 연세가 있으신 분 중에는 어깨의 유연성이 떨어져서 스내치의 랙 자세를 제대로 하기 어려운 분들이 더러 있다. 이 문제는 스트레칭이나 연습으로 해결되기도 하지만, 해결이 안 될 수도 있다. 회전근개 수술을 받았거나 관절염이 있는 분들이 여기 해당한다. 이 시나리오에서 훈련자는 스내치를 프로그램에서 빼고 클린을 한 번은 무겁게, 한 번은 가볍게 하여 두 번을 하는 쪽이 더 현명하다는 결정을 내릴 수 있다. 물론 일주일에 한 번 하는 데드리프트는 그대로 가져가고.

일정을 이렇게 만들면 일주일에 두 번 훈련하는 동작을 매우 잘하게 될 수 있다는 장점이 있다. 둘 다 할 능력이 되는데도 이 이유 하나만으로 한 종목만 골라 집중적으로 훈련하며 기술적 완성도를 높이려는 분도 더러 있다. 여기에 해당한다면 스내치보다는 클린을 택하는 편이 낫다. 아무래도 클린 쪽의 중량이 더 무겁게 마련이고, 무거울수록 좋게 마련이니까.

클린과 스내치의 한계를 만드는 것은 절대 스트렝스가 아니고, 중량 제한 클린이 중량 제한 데드리프트와 일대일로 대응하지도 않는다는 점으로 미루어보면, 프로그램을 짜는 과정에서 역도성 동작의 중량을 덜어낼 때는 '약 요일' 정도로 많이 뺄 필요가 없다. 스쿼트였다면 200kg을 치는 사람이 10kg 덜어내고 '약 요일입네' 하지는 못한다. 190kg을 들어 올리려면 여전히 어마어마한 노고를 들여야 하므로. 그러나 역도에서는 이 현상이 그대로 먹히지 않는다. 클린을 100kg으로 3회 치던 사람에게 90kg은 체감상 꽤나 쉽게 느껴진다. 그러니 약 요일의 중량을 잡을 때는 5~10% 정도만 낮춰도 충분하다. 늘 그랬듯, 여기 기재한 퍼센티지는 지침일 뿐이다. 적절한 무게를 잡을 수 있도록 본인의 경험과 상식을 십분 활용하도록 하자.

느린 당기기 두 번, 동적 당기기 한 번을 하는 방법도 있다. 클린이나 스내치가 데드리프트에 딱히 도움이 되지 않는다고 생각하면 이 방식을 택할 수 있다. 데드리프트 스트렝스는 매우 좋은데 클린이나 스내치가 그만큼을 못 따라가는 리프터가 여기에 흔히 들어간다. 만일 데드리프트를 250kg씩 치는데 스내치가 두 자릿수에서, 클린이 100kg 언저리에서 막혀 있다면 역도성 동작이 데드리프트에 큰 도움이 되지는 않을 것이다. 데드리프트마저 정체기에 들어서지 않게 하려면 스티프 레그드 데드리프트, 루마니안 데드리프트, 하다못해 굿모닝 같은 또 다른 '느린' 당기기 운동을 끼워넣어야 할 수도 있다. 이들 운동을 프로그램에 넣을 때는 중 요일이 그럴싸하게 맞아들어갈 텐데, 이를테면 다음과 같다.

월요일: 데드리프트 고중량으로 5회짜리 1세트
수요일: 파워클린 더블로 6세트
금요일: 스티프 레그드 데드리프트 3×5

일주일에 '느린' 당기기 운동을 두 번 하고 나니까 등 하부가 쉽게 회복되지 않는다더라 하는 리프터가 많다. 괜찮다고 하는 사람도 있지만, 그래도 6~12주 이상은 하기 어려울 것이다.

당기기 프로그램과 관련해 마지막으로 훈수 하나만 더 두자. 데드리프트 스트렝스가 매우 강한 일부 리프터에게서 보이는 공통 문제와 관련된 내용이다. 여기 월요일 고중량 데드리프트, 수요일 스내치, 금요일 클린으로 이루어진 표준 프로그램을 돌리는 리프터가 하나 있다고 치자. 이 시나리오에서 표준 컨벤셔널 데드리프트를 매주 해 대느라 정신적으로나 육체적으로나 지쳐 가고 있던 이 리프터는 이제 막 정체기에 들어서기 시작했다. 이제는 고중량 데드리프트의 다른 변형 동작들을 돌려쓰기 시작하는 편이 나을 수 있다. 그렇게 하면 강 요일을 그대로 '강하게' 가져가면서도 매주 부하에 어느 정도의 등락을 만들 수 있으므로 정체기의 늪에서 빠져나올 수 있다. 흔히 쓰이는 로테이션으로는 5회짜리 고중량 랙 풀 한 세트와 8회짜리 홀팅 데드리프트를 매주 번갈아 실시하는 방법이 있다. 보통의 데드리프트 대신 이들을 실시하는 것이다. 아니면 데드리프트까지 포함해서 최대 네 가지의 고중량 당기기 동작을 하는 방안을 택할 수도 있다. 그렇게 짠 고중량 로테이션은 아래와 같이 나올 수 있다.

1주차: 표준 데드리프트 1~5RM
2주차: 스내치 그립 데드리프트 1~5RM
3주차: 랙풀 1~5RM
4주차: 스티프 레그드 데드리프트 3~5RM

이 시나리오에서 약 요일의 스내치와 중 요일의 클린은 그대로 가야 한다.

이 아래로 HLM 시스템에 바탕을 둔 프로그램을 몇 가지 넣어두었다. 단, 이 프로그램은 중급자가 진전을 거듭하는 와중의 어느 한 순간을 나타낸 것에 가까우며, 시작 중량을 가볍게 하여 재탕하면 안 된다. 하고 싶으면 상급자가 된 다음에 하자.

HLM: 보편 스트렝스 훈련 또는 파워리프팅용 #1

기본 개요

월요일-'강' 요일	수요일-'약' 요일	금요일-'중' 요일
SQ 5×1~5	SQ 3×5(월요일에서 -20%)	SQ 3×5(월요일에서 -10%)
BP 5×1~5	PR 3×5	CG-BP 3×5
DL 1×1~5	PC 3×3	SLDL 3×5

12주차 예시

주차	월요일	수요일	금요일
1	SQ 157.5×5×5 BP 122.5×5×5 DL 187.5×5	SQ 125×5×3 PR 70×5×3 PC 92.5×3×3	SQ 140×5×3 CG-BP 100×5×3 SLDL 145×5×3
2	SQ 160×5×5 BP 125×5×5 DL 190×5	SQ 127.5×5×3 PR 72.5×5×3 PC 95×3×3	SQ 142.5×5×3 CG-BP 102.5×5×3 SLDL 147.5×5×3
3	SQ 162.5×5×5 BP 127.5×5×5 DL 192.5×5	SQ 130×5×3 PR 75×5×3 PC 97.5×3×3	SQ 145×5×3 CG-BP 105×5×3 SLDL 150×5×3
4	SQ 165×5×5 BP 130×5×5 DL 195×5	SQ 132.5×5×3 PR 77.5×5×3 PC 100×3×3	SQ 147.5×5×3 CG-BP 107.5×5×3 SLDL 152.5×5×3
5	SQ 167.5×3×5 BP 132.5×3×5 DL 197.5×5	SQ 135×5×3 PR 80×5×3 PC 102.5×3×3	SQ 150×5×3 CG-BP 110×5×3 SLDL 155×5×3
6	SQ 170×3×5 BP 135×3×5 DL 200×5	SQ 137.5×5×3 PR 81×5×3 PC 104×3×3	SQ 152.5×5×3 CG-BP 111×5×3 SLDL 157.5×5×3
7	SQ 172.5×3×5 BP 137.5×3×5 DL 202.5×5	SQ 140×5×3 PR 82×5×3 PC 105×3×3	SQ 155×5×3 CG-BP 112×5×3 SLDL 160×5×3
8	SQ 175×3×5 BP 140×3×5 DL 205×5	SQ 142.5×5×3 PR 83×5×3 PC 106×3×3	SQ 157.5×5×3 CG-BP 113×5×3 SLDL 162.5×5×3
9	SQ 177.5×3×5 BP 142.5×3×5 DL 207.5×5	SQ 145×5×3 PR 84×5×3 PC 107×3×3	SQ 160×5×3 CG-BP 114×5×3 SLDL 165×5×3
10	SQ 180×1×5 BP 145×1×5 DL 210×5	SQ 147.5×3×3 PR 85×3×3 PC 108×2×4	SQ 162.5×5×1 CG-BP 115×5×3 SLDL 167.5×5×3
11	SQ 182.5×1×5 BP 147.5×1×5 DL 212.5×5	SQ 150×3×3 PR 86×3×3 PC 109×2×4	SQ 165×5×1 CG-BP 116×5×3 SLDL 170×5×3

주차	월요일	수요일	금요일
12	SQ 185×1×5 BP 150×1×5 DL 215×5	SQ 152.5×3×3 PR 87×3×3 PC 110×2×4	SQ 167.5×5×1 CG-BP 117×5×3 SLDL 172.5×5×3

비고: 이 훈련자는 클린을 제외한 모든 운동을 세트당 5회짜리 어크로스 세트로 시작했다. 시간이 흘러 바가 무거워지면 '강' 요일은 중량에 발맞추어 5×5에서 5×3으로 바뀌고, 나중에는 5×3에서 5×1이 된다. 약 요일과 중 요일은 3×5를 그대로 유지하는데, 그러다 어느 순간이 되면 '약'이나 '중'이 아니게 되는 순간이 찾아올 수 있다. 그런 경우 약 요일은 3×3으로, 중 요일은 1×5로 줄여서 실시할 수 있다. 바벨의 중량을 매주 늘려 나갈 수 있어야 하는 프레스와 파워클린 또한 각기 3×3과 4×2로 줄인다.

HLM: 보편 스트렝스 훈련 또는 파워리프팅용 #2

같은 루틴을 살짝 변형하면 아래와 같은 6주치 예시가 만들어진다.

주차	월요일	수요일	금요일
1	SQ 157.5×5×5 BP 122.5×5×5 DL 187.5×5	SQ 125×5×3 PR 70×5×3 PC 92.5×3×3	SQ 140×5×3 CG-BP 100×5×3 SLDL 145×5×3
2	SQ 160×5×5 BP 125×5×5 RPL 210×5	SQ 127.5×5×3 PR 72.5×5×3 PC 95×3×3	SQ 142.5×5×3 RBP 117.5×1×10 SLDL 147.5×5×3
3	SQ 162.5×5×5 BP 127.5×5×5 DL 192.5×5	SQ 130×5×3 PR 75×5×3 PC 97.5×3×3	SQ 145×5×3 CG-BP 105×5×3 SLDL 150×5×3
4	SQ 165×5×5 BP 130×5×5 RPL 215×5	SQ 132.5×5×3 PR 77.5×5×3 PC 100×3×3	SQ 147.5×5×3 RBP 120×1×10 SLDL 152.5×5×3
5	SQ 167.5×3×5 BP 132.5×3×5 DL 197.5×5	SQ 135×5×3 PR 80×5×3 PC 102.5×3×3	SQ 150×5×3 CG-BP 110×5×3 SLDL 155×5×3
6	SQ 170×3×5 BP 135×3×5 RPL 220×5	SQ 137.5×5×3 PR 81×5×3 PC 104×3×3	SQ 152.5×5×3 RBP 122.5×1×10 SLDL 157.5×5×3

이 프로그램은 당기기에 랙 풀을, 밀기에 데드 스톱 랙 벤치프레스를 넣음으로써 다양성을 약간 가미했다. 세트당 5회짜리인 랙 풀을, 마찬가지로 세트당 5회짜리인 데드리프트와 매주 번갈아 실시한다. 랙 벤치프레스도 클로즈그립 벤치프레스와 매주 번갈아 실시한다. 랙 벤치프레스만큼은 싱글로 치는 것이 가장 좋은 관계로, 휴식 시간을 30~60초로 제한하여 싱글로 10세트 실시한다.

HLM: 폭발적 스포츠용

대학부 배구 선수를 위한 프로그램을 실제로 짜면 아래와 같이 나온다. 1달치만 살펴보자.

주차	월요일	수요일	금요일
1	SQ 70×5×5	PS 41×2×6	PC 54×3×5
	PP 48×3×5	SQ 57×5×3	박스 SQ 64×2×8
	DL 92.5×5	BP 52×5×3	PR 38×5×3
2	SQ 71×5×5	PS 42×2×6	PC 55×3×5
	PP 49×3×5	SQ 58×5×3	박스 SQ 65×2×8
	DL 95×5	BP 53×5×3	PR 39×5×3
3	SQ 72×5×5	PS 43×2×6	PC 56×3×5
	PP 50×3×5	SQ 59×5×3	박스 SQ 66×2×8
	DL 97.5×5	BP 54×5×3	PR 40×5×3
4	SQ 73×5×5	PS 44×2×6	PC 57×3×5
	PP 51×3×5	SQ 60×5×3	박스 SQ 67×2×8
	DL 100×5	BP 55×5×3	PR 41×5×3

파워리프팅용 프로그램과의 차이는 역도성 동작에 강조를 두느냐의 여부이다. 이 때문에 역도 동작은 쌩쌩할 때 훈련할 수 있도록 약 요일과 중 요일의 첫 번째 운동 자리로 넘어간다. 중 요일 스쿼트는 스피드에 초점을 둔 수평 높이의 박스 스쿼트로 바뀌며, 볼륨도 3×5에서 8×2로 바뀌었다. 밀기 운동은 벤치프레스를 두 가지 오버헤드 프레스 동작의 사이에 끼워넣기 위해 중-강-약 순서로 배치하였다.

일반 HLM 프로그램

이 프로그램에는 역도성 동작이 빠져 있다. 따라서 나이가 약간 많은 분이나 훈련 목표가 온통 몸매에 꽂혀 있는 훈련자에게 좋은 프로그램이 될 수 있다.

월요일	수요일	금요일
SQ 5×5	SQ 3×5	SQ 3×5
BP 4×5	PR 4×5	IPR 4×5
BBR 4×8	DL 1×5	CU/PU 3~5×5~8

훈련일을 늘리는 법

HLM의 또 다른 버전으로는 마이크 스톤Mike Stone 박사가 1976년경 처음 사용하고 1980년대 초반 그가 오번 대학교Auburn University의 국립 스트렝스 연구소National Strength Research Laboratory에서 펴낸 여러 출판물에 소개한 프로그램을 꼽을 수 있다. 스톤 박사는 (앞에서 보아 왔던 주 3회가 아니라) 주 4회의 워크아웃 내내 부하

	월요일	화요일	수요일	목요일	금요일	토요일	일요일
3	중		강		약		
	강		강		약		
4	강	중		강	약		
	강	강		강	약		
5	강	중	강		강	약	
	강	강	강		강	약	
6	강	강	약	강	강	약	

표 7-2. 훈련의 빈도와 강도에 변화를 주는 경우. 유심히 보면 훈련일이 새로 추가될 때는 강도상 중에 해당하는 날이 옴을 알 수 있다. 각 스케줄을 수주에서 수개월 동안 쓰다 보면 정체기에 들어설 텐데, 그러고 나면 좀 더 품이 많이 드는 다음 단계를 시작해야 한다. 각 주마다 '약'은 한 번뿐이며, 아예 쉬는 날이 최소 하루는 있다는 사실도 확인해 놓자. 5일과 6일 버전은 역도에 초점을 두는 것을 전제로 한다. 새로운 빈도와 부하에 적응하는 데 3개월이 걸린다고 치면, 이 표는 볼륨과 강도를 훈련하고 진전시키는 용도로 2년 동안 써먹을 수 있다.

를 바꾸는 방식을 활용했다. 빌 스타 모델과 마이크 스톤 모델에서는 모두 날마다 운동도 바뀌고 부하도 바뀐다. 초반 3~4일 단계에는 이 방식이 스트렝스와 순발력을 훈련하는 대부분의 선수에게 잘 먹힌다. 그러면서 선수가 실력도 향상되고 끝없이 올라가는 훈련 중량에도 적응하다 보니, 몇몇 코치들은 역도 선수들을 대상으로 이 프로그램에 5일차와 6일차를 끼워넣었다(표 7-2). 보편 스트렝스를 키우려는 분이나 파워리프팅을 하는 분들에게는 5~6일짜리 프로그램이 과도하지만, (인상과 용상에 중점을 두고 싱글로만 대부분의 훈련을 하기 때문에 편심성 동작이 확연히 적은) 역도는 훈련의 특성상 하루 추가해서 생기는 스트레스가 절대 스트렝스 운동을 더 해서 나오는 스트레스보다 크지 않기 때문에, 훈련일수가 많아져도 실질적으로는 잘 회복될 수 있는 것이다.

훈련 볼륨을 늘릴 목적으로 훈련일을 하루 늘리는 것은, 워크아웃 두 번을 네 번으로 쪼개 4일로 늘렸던 앞서의 방식과 완전히 다르다. 3일짜리 일정에서 훈련 볼륨을 늘릴 때 다른 3일과 마찬가지로 전신 훈련이 되는 온전한 하루를 넣는 것인데, 다른 것이라고는 강도뿐이다.

훈련일을 하루 늘리는 형태로 훈련 볼륨을 늘리는 행위는 회복 능력이 세심하게 관리되는 동안에만 효과가 있음을 이해하는 것이 무엇보다도 중요하다. 이미 오버트레이닝으로 치닫고 있는 프로그램에 훈련일을 하루 더 얹는 것만큼 멍청한 발상이 또 없지 않겠나. 그러니 빌 스타 모델은 반드시 알맞은 상황에 신중히 적용해야만 한다. 정체기의 원인이 오버트레이닝이 아니라는 판단이 든다면, 신중히 넣은 네 번째 워크아웃으로 진전이 즉각 재개될 수 있다. 하지만 확실한 판단이 서지 않는다면 리프터의 회복 상태만 점검해도 문제가 드러날 테니, 프로그램은 그에 맞게 조정하면 된다.

강도에 변화를 주는 법

빌 스타 모델에서는 한 주의 훈련 스트레스를 어떤 형태로든 바꾸어야만 한다. 1RM의 퍼센티지를 기준으로 한 강도의 변화가 그 유일한 수단이었다. 똑같은 고중량 워크아웃을 주간 일정에 두 번 잡아서 '강' 요일을 일주일에 두 번 넣은 프로그램은 오래 가지 못한다. 한 주에 고중량을 몇 번이나 쳐야 하는 상황에서 정체기를 피하려면 고중량 훈련을 하는 방식을 매번 바꾸어야만 한다. 앞서 살펴본 사례에서라면, 월요일에 5×5를 하고 수요일에 더 무거운 중량으로 5회짜리 한 세트만 하는 방법이 있으며, 이는 강 요일의 질적 수준을 다르게 가져가면서도 강도 자체는 높게 유지하는 탁월한 방법이다. 상대 강도는 똑같이 높게 가져가면서 반복수만 다르게 쓰는 방법도 잘 통한다. 가령 강 요일을 일주일에 세 번 두고 싶다면, 월요일에 고중량 5×5, 화요일에 고중량 트리플 한 세트, 목요일에 고중량 싱글 5세트 정도로 짜는 것도 좋다. 여기에서는 각각의 고중량 워크아웃마다 다른 느낌으로 운동을 하면서도 전반적인 훈련 스트레스의 수준은 높게 유지해야 한다는 점이 아주 중요하다.

조절이 쉬운 변수로 세트간 휴식이 있다. 앞서 다이내믹 에포트에서도 이야기했듯, 휴식 시간의 조절 또한 중요한 변수이다. 어떤 훈련 시설이든 간에 초침이 달린 아날로그 시계를 갖추고 있어야 하는 것은 이 때문이다. 세트간 회복을 1분 이내로 제한하면 부분적인 회복만 이루어지기 때문에 다음 세트는 피로에 살짝 절여진 채로 실시해야 하므로 쉬웠을 세트도 어려워진다.

회복에 미치는 영향 때문에 특성상 다른 운동보다 고된 운동들이 있다. 가령 한계 수준의 고중량으로 실시하는 데드리프트는 생리적 시스템 전체에 매우 큰 스트레스를 주는데, 그 주의 휴식에 미치는 영향을 생각하면 1RM에 가까운 중량으로 어크로스 세트를 돌리는 것은 좋지 않다. 고중량 데드리프트는 추가 세트 없이 한 세트만 해도 보통은 충분한 스트레스를 만들어준다. 반대로 파워클린에서 나오는 스트레스는 중량을 아무리 높여도 질적으로 다를 수밖에 없다. 파워클린의 중량을 제한하는 요인이 절대 스트렝스가 아니기에, 근육의 수축 요소와 인대와 힘줄과 신경계에 데드리프트만큼의 스트레스를 주지 못하기 때문이다. 고중량 클린도 바를 받는 충격과 관련된 그 나름의 스트레스를 만들어내기는 하나, 고중량 데드리프트에서 나오는 스트레스와는 사뭇 다를 수밖에 없다. 일반론을 끌고 들어오자면, 고중량을 칠 때 절대 스트렝스에 크게 의존하는 운동은 기술 의존적 운동에서보다 회복이 더 어려운데, 이는 후자가 기술의 시전이나 순발력 생산에 제한을 받아서이기도 하지만, 동시에 편심성 수축 요소가 확실히 적기 때문이기도 하다. 역도성 운동을 핵심 스트렝스 운동보다 더 높은 빈도로 훈련할 수 있는 이유가 여기에 있으며, 선수를 대상으로 한 훈련 프로그램에서 해당 프로그램의 주 요소가 어떠한 상대 강도로 이루어지는지 따지는 이유도 여기에 있다.

주 단위의 프로그램에서 고강도 운동을 더 오래 해야 한다면, 어떤 방식을 쓰건 간에 강도에 변화를 두어야 한다. 훈련 스트레스의 변화를 어떻게 줄 것인지에 관한 결정도 내리지 않고 강도에의 변화도 두지 않는다면, 진전은 때이르게 느려질 것이다.

빈도에 변화를 주는 법

빌 스타 모델에서는 워크아웃을 추가하는 것이 한 주의 훈련에 볼륨을 늘리는 확실한 방법이다. 훈련 세션을 늘릴 때는 한 번에 한 세션만 넣은 다음 그 볼륨을 몇 주든 몇 달이든 그대로 유지하다가, 그 볼륨에서 진전이 더뎌지면 그때 또 하루를 추가할 수 있다. 주당 워크아웃의 개수와 약-중-강 부하를 조합하면 2~3년은 써먹을 만한 훈련 모델이 나올 텐데, 이는 (특히 역도에서라면 더더욱) 다른 두 가지 모델에 비해 훨씬 오랜 기간일 것이다. 이때 추가되는 워크아웃은 기본적으로 중간 강도의 요일이어야 한다. 나중에 부하에 적응하고 나면 새로 추가하는 날의 상대 강도를 높일 수 있다.

주당 워크아웃의 수를 늘리며 진전을 해나갈 때는, 훈련자가 추가되는 세션을 잘 받아내는가에 대한 면밀한 관찰이 필요하다. 훈련일이 4일로 늘린 첫 주에는 잘 하는 것처럼 보이다가 2~4주 뒤에 무너져내리는 훈련자도 있게 마련이다. 운동 내성이 줄고, 수행능력이 떨어지고, 성가신 부상과 고통이 점차 수면 위로 떠오르는 것이다. 어쩌면 이 지점은, 넘어서자마자 오버트레이닝이 발생하는, 이 훈련자가 지닌 운동 내구력의 상한선일지도 모른다. 이제는 강 요일을 약 요일로 바꾸거나, 아니면 2주가 됐든 훈련자가 괜찮아질 때까지가 됐든 간에 (약 요일 이외의) 워크아웃 하나를 통째로 빼거나 하는 식으로 잠깐이나마 어떻게든 훈련 부하를 줄여야 한다. 이 작업에 실패하면 오버트레이닝의 첫 경험이 쉽게 찾아온다. 그 대가로 귀중한 훈련 시간을 허비해야 하고, 좌절감에 시달려야 하고, 때로는 장기적인 진전을 방해할지도 모르는 만성 부상까지 떠안아야 한다. 이처럼 처음 맞닥뜨린 초(超) 과부하에 대응하는 방식은, 나중에 오버트레이닝 이슈를 다룰 때 매우 중요해진다. 제대로 부하를 낮추고 제대로 회복하는 일은 이제 훈련의 큰 그림에서 회복이 얼마나 중요한지 가르쳐줄 것이며, 오버트레이닝을 다루는 현명한 대처법의 선례로 남을 것이다.

주 3일 모델

'강' 요일	'약' 요일	'중' 요일
SQ 5×5	SN-쥐어짜기	C&J-쥐어짜기
PR 5×5	FSQ 3×3	박스 SQ 3~4×5
DL 1×5	BP 5×5	PP 5×3

주 3일 모델은 꿈을 크게 꾸는 역도선수를 위한 입문용 모델이다. 첫날에는 고중량 스쿼트와 프레스와 데드리프트를 고볼륨으로 치며 보편 스트렝스의 저점 향상을 도모한다. 이 세 가지 리프팅이 특정 스포츠에 특화되어 있지는 않지만, 그럼에도 스트렝스가 선수들에게 가장 중요한 요소라는 점은 변하지 않는다. 운동 내구력과 근육량을 키울 수 있도록 볼륨은 높게 가져간다. 벤치프레스의 경우 기술적으로야 미는 운동 가운데 가장 많은 중량을 다룰 수 있지만, 두 종류의 오버헤드 프레스에 끼인 '약' 요일에 놓인다. 이 변화 때문에 미는 운동은 약-강-중 순으로 배치된다. 이 훈련 프로그램의 전체적인 구성으로 봤을 때, 이 정도는 사소하고 상대적으로 덜 중요한 변화에 들어간다.

인상과 용상에서 중량을 최대로 올려 나갈 때는 각 세트를 싱글로만 진행하되, 동작에 처음 실패할 때까지 매 차시마다 2.5kg의 간격으로 중량을 올려 나간다. 그런 다음 실패지점에서 10kg 정도를 낮추고 다시 실패할 때까지 중량을 올린다. 그 과정에서 앞서 실패했던 중량을 넘어설 수도 있는데, 그러면 여기서 2.5kg를 또 올려서 시도해 본다. 이제 한 번 더 실패하면 거기서 마무리한다. 이 프로그램을 돌리는 동안 '쥐어짜기'라는 말이 나오면 이 과정을 가리킨다고 알아두기 바란다.

이 프로그램은 중급자용이므로, 그 밖의 모든 리프팅에서는 최대한 오랫동안 주 단위로 PR을 찍을 수 있어야 한다.

주 3일 모델 2단계

'강' 요일	'약' 요일	'중' 요일
SN-쥐어짜기	SN 75%×1×5	SN 85%×1×5
C&J-쥐어짜기	C&J 75%×1×5	C&J 85%×1×5
SQ 5×5	FSQ 3×3	박스 SQ 3~4×5
*DL 1×5/SGDL 1×5	PR 5×5	*PP 5×3/BP 3×5

* 격주로 번갈아 시행

2단계에서는 리프터의 스트렝스가 향상된 만큼 당기기의 볼륨도 크게 늘어나고, '쥐어짜'는 일정도 강 요일로 옮겨야 한다. 역도성 동작의 볼륨을 늘린 만큼 나머지 일정에 몇 가지 소소한 변경점이 있었다. 5RM 데드리프트는 당기기 스트렝스의 계발에 필요한 운동이지만, 매주 하기에는 부담이 크다. 따라서 스내치 그립 데드리프트와 데드리프트를 둘 다 5RM으로 하여 격주 실시한다. 금요일에는 푸시 프레스와 벤치프레스를 마찬가지로 격주 실시한다.

주 4일 모델('중' 요일 추가)

강-월요일	중-화요일	약-목요일	중-금/토요일
SN-쥐어짜기	SN 85%×1×5	SN 75%×1×5	PS 4×2
C&J-쥐어짜기	C&J 85%×1×5	C&J 75%×1×5	PC 4×2
RJ 2~3×1	FSQ 85%×1×3	FSQ 75%×3	FSQ 80%×2×2
SQ 3×5	PP 4×3	PR 3×5	DL 5RM/BP 3×5

주 4일 모델 1단계에서는 지금까지 경기용 리프팅을 활용하여 표준적인 강-약-중으로 해 왔던 프로그램에 파워 버전의 운동이 들어간 중 요일이 추가된다. 강 요일에는 용상을 끝낸 다음 싱글로 하는 랙 저크를 두어 세트 넣어도 된다.

스쿼트는 주 4회로 빈도가 늘어나는데, 이때 3개 세션은 프론트 스쿼트로 실시하고 중 요일에 있던 박스 스쿼트는 뺀다. 스쿼트 빈도가 늘었기 때문에 세트수와 반복수의 기본 틀에도 다소간의 변화를 주어야 한다. 백스쿼트는 PR을 꾸준히 찍을 수 있도록 다리가 제일 쌩쌩한 주초에 실시할 것이다. 세트수는 늘어난 빈도에 발맞추어 5세트에서 3세트로 낮아질 것이다. 과도한 근육통이나 피로가 생겨나지 않도록 이 시점에서 프론트 스쿼트는 주로 싱글과 더블로 진행한다.

데드리프트와 벤치프레스는 격주로 번갈아 실시한다. 이 둘은 프로그램의 다른 운동의 수행능력을 갉아먹을 수 있으므로 한 주 훈련의 맨 끝에 놓는다. 데드리프트도 벤치프레스도 스트렝스 계발에 필요하기는 하나, 이들이 만들어내는 스트레스를 감안하면 회복에 가장 많은 시간이 주어질 때를 골라서 프로그램에 넣는 편이 현명하고, 경우에 따라서는 여기에 맞추어 월요일 훈련을 조절해야 할 수도 있다.

주 4일 모델 2단계('중' 대신 '강' 추가)

강-월요일	약-화요일	*강-목요일	중-금/토요일
SN-쥐어짜기	SN 75%×1×5	*FSQ 1×1*	PS 4×2
C&J-쥐어짜기	C&J 75%×1×5	C&J-쥐어짜기	PC 4×2
RJ 2~3×1	FSQ 75%×1×3	SN-쥐어짜기	FSQ 85%×2×2
SQ 3×5	PR 3×5	PP 4×3	DL 5RM/BP 3×5
		FSQ 1×1	

* 해당 주차의 두 번째 '강' 세션은 짐 모서Jim Moser 코치 식으로 해볼 수 있다. 이 방식에서는 대회 종목에 해당하는 리프팅을 테스트해 보기 전에 고중량 프론트 스쿼트를 1회 실시한다. 이렇게 하면 랙 자세로 받는 클린에 과부하가 주어지므로 경량 클린을 할 때 좀 더 짱짱한 느낌이 들 것이다.

이 시점이 되면 리프터는 일주일에 여러 번 '쥐어짜는' 순간을 처음 경험하게 될 것이다. 두 번째로 쥐어짜는 세션에서는 PR을 기대하기 어렵겠지만, 할 수만 있다면 꼭 해야 한다.

주 5일 모델

월-강	화-중	수-약	금-강	토-중
SN-쥐어짜기	SN 85%×1×5	SN 75%×1×5	FSQ 1×1	PS 4×2
C&J-쥐어짜기	C&J 85%×1×5	C&J 75%×1×5	C&J-쥐어짜기	PC 4×2
RJ 2~3×1	FSQ 85%×1×3	FSQ 75%×3	SN-쥐어짜기	FSQ 85%×2×2
SQ 3×5		PR 3×5	DL 1×5/SGDL 1×5	PP 4×3/BP 3×5

여기까지 온 리프터의 상당수는 지금까지 훈련 커리어 대부분을 주 3일이나 4일의 스트렝스 프로그램으로 채웠을 가능성이 크다. 닷새째의 훈련일이 추가되면, 지금까지 경험했던 것보다 훨씬 많은 운동량을 처음으로 마주하게 될 수 있다. 그런 관계로, 화요일로 배정된 닷새째의 중 요일은 적정 세트수의 싱글로 치는 경기용 리프팅과 프론트 스쿼트로만 엄격히 제한되어야 한다.

훈련일이 하루 추가되면 일부 보조 운동의 훈련법을 조정할 만한 유연성 또한 프로그램에 주어진다. 이 예시에서 리프터는 고중량 당기기의 총량을 약간 늘리기로 했으며, 그 결과 2주에 한 번씩만 고중량 당기기를 했던 주 4일 모델에서와 달리, 여기에서는 강 요일인 금요일에 데드리프트와 스내치 그립 데드리프트를 격주로 번갈아 실시하게 되었다. 이 말은 곧 토요일에 푸시 프레스와 벤치프레스를 격주로 실시할 수 있다는 뜻이기도 하다. 둘 다 훈련하고 싶어하는 사람에게 한해서라는 조건이 붙겠지만.

주 5일 모델 2단계('중' 대신 '강' 추가)

월-강	화-강	수-약	금-강	토-중
SN-쥐어짜기	FSQ 1×1	SN 75%×1×6	FSQ 1×1	PS 4×2
C&J-쥐어짜기	C&J-쥐어짜기	C&J 75%×1×6	C&J-쥐어짜기	PC 4×2
RJ 2~3×1	SN-쥐어짜기	FSQ 75%×3	SN-쥐어짜기	FSQ
SQ 3×5		PR 3×5	DL 1×5/SGDL 1×5	PP 4×3/BP 3×5

주 6일 모델('중' 추가)

주 6일 모델로 훈련을 시작한 이상, 여건이 될 때마다 회복을 극대화하는 데 각별히 신경 써야 한다. 이 프로그램에서 훈련자는 주중의 중 요일에 운동의 개수를 세 가지로 제한하고 중량을 낮추게 될 것이다. 주말의 약 요일에도 똑같은 개념이 적용된다.

강	강	중	강	중	약
SN-쥐어짜기	FSQ 1×1	SN 85%×1×5	FSQ 1×1	PS 4×2	SN 75%×1×5
C&J-쥐어짜기	C&J-쥐어짜기	C&J 85%×1×5	C&J-쥐어짜기	PC 4×2	C&J 75%×1×5
RJ 2~3×1	SN-쥐어짜기	FSQ 85%×1×5	SN-쥐어짜기	FSQ 80%×2×2	FSQ 75%×3
SQ 3×5	PR 3×5		PP 4×3/BP 3×5	DL 1×5/SGDL 1×5	

주 6일 모델 2단계('중' 대신 '강' 추가)

강	강	중	강	강	약
SN-쥐어짜기	FSQ 1×1	PS 4×2	FSQ 1×1	FSQ 1×1	SN 75%×1×5
C&J-쥐어짜기	C&J-쥐어짜기	PC 4×2	C&J-쥐어짜기	C&J-쥐어짜기	C&J 75%×1×5
RJ 2~3×1	SN-쥐어짜기	FSQ 85%×2×2	SN-쥐어짜기	SN-쥐어짜기	FSQ 75%×3
SQ 3×5	PR 3×5		PP 4×3	FSQ 1×1	BP 3×5/DL 1×5
	FSQ 1×1		FSQ 1×1		

이 예시에서 리프터는 나흘째 고중량 클린과 스내치를 치는 일정에 발맞추어 데드리프트를 2주에 한 번 하는 일정으로 돌아갈 결심을 한다. 이런 결정이 영원할 필요는 없다. 시간이 좀 지나면 리프터는 다시 전처럼 데드리프트와 스내치 그립 데드리프트를 토요일마다, 푸시 프레스와 벤치프레스를 목요일마다 번갈아 실시하기로 마음먹을 수 있다.

대부분의 선수는 주 4일을 넘어서는 훈련 일정은 거들떠볼 필요조차 없다. 자기 스포츠에 필요한 연습을 제외하고 주 4일 이상의 훈련을 해서 득을 볼 수 있는 스포츠는 얼마 없다. 파워리프팅이야 전통적으로는 주 4일을 초과해서 훈련하지 않는 게 보통이었지만, 진보적인 리프터 중에는 주 4일 이상의 훈련을 통해 좋은 성과를 거둔 이들도 더러 있고, 어쩌면 패러다임이 변화하고 있는지도 모른다. 그러나 필드 종목, 하이랜드 게임, 스트롱맨 경기, 팀 스포츠에서는 바벨 훈련에 들이는 시간이 나흘 이상일 필요가 없다. 그러니 주 5~6일의 훈련에 관심을 두는 사람이라면 아마 (역도나 파워리프팅 같은) 바벨 스포츠를 뛰는 선수이거나, 보디빌딩 선수일 테다.

이런 프로그램을 돌리는 선수라면 훈련 볼륨을 높일 때 반드시 세심한 주의를 기울여야 한다. 볼륨을 늘릴 때마다 진전이 더뎌진다면, 볼륨과 무관한 훈련 변수 때문에 정체기가 생기지 않았음을 확인하기 위해서라도 원인을 제대로 찾아야 한다. 어쩌면 강 요일의 강도가 며칠 정도 너무 높았거나 낮았을 수도 있고, 또 어쩌면 회복이 제대로 이루어지지 않았을 수도 있다. 만일 훈련 볼륨 말고 다른 요인이 정체기의 원인으로 판명되었다면, 볼륨을 다시 올리기 전에 이들 문제를 고쳐서 진전을 원상태로 되돌려놓아야 한다.

체력이 좋아서 주 5일이나 6일짜리 일정을 견뎌낼 수 있는 훈련자는 워크아웃을 하루에 두 번 하는 날을 일주일에 하루 이상 배치하는 편이 더 유리할 수 있다. 케이요 헤키넨Keijo Häkkinen 박사는 하루의 훈련 볼륨을 한 번에 소화할 때보다 두 개의 워크아웃으로 나누었을 때 스트렝스를 더 효율적으로 얻을 수 있음을 밝혀낸 바 있다. 이 방식은 외적인 시간과 회복의 제약이 선수의 일정을 더 이상 구속하지 않는 국가대표팀 훈련 상황에서 자주 쓰인다. 한 번에 두세 시간을 체육관에 쏟아붓는 대신, 한 번에 한 시간 남짓으로 하루에 두 번 이상 훈련하게 되면 몸은 훈련 스트레스 사이에서 회복의 기회를 더 얻게 된다. 대학부나 프로 스포츠단에 속한 스트렝스 코치의 임무는 선수들을 돕는 것이고, 선수의 의무는 성장을 위해 전력을 다하는 것이다. 그러나 학업이나 직무나 가족사와의 충돌 때문에 이런 일정을 따라갈 수 없는 선수가 대부분이다. 고등부 프로그램만 해도 일정은 훈련에 이상적인 시간이 아니라 그저 남는 시간에 맞추어 정해진다.

중급자 분들은 여기 나와 있는 프로그램을 한동안 쓸 수 있을 것이다. 스트렝스가 향상됨에 따라 세트수와 반복수와 워크아웃 강도에 변화를 주고 훈련 세션의 수를 체계적으로 늘리다 보면 진전이 굉장히 많이 일어날 것이다. 다양한 개인적 요인 때문에 이 주기화 모델에 제시한 주당 워크아웃 수가 제한을 받기도 한다. 개인 일정, 가족 행사, 업무, 고볼륨에 적응하는 생리적 · 심리적 능력 등이 전부 여기에 들어갈 수 있다. 일정 수준에 다다르고 나면, 선수가 궁극적으로 성공할지의 여부는 훈련 볼륨을 내구력 최대치까지 끌어올리는 능력에 달려 있을 수도 있다. 고중량을 닷새씩 치고 경량은 하루반 가져가는 수간 일정을 석 달 동안 매주 반복하는 짓거리에서 제대로 회복될 수 있는 사람은 거의 없다. 그렇게 부담스러운 일정을 받아냈다가는 오버트레이닝에 빠질 수밖에 없고, 절대다수는 이렇게 오버트레이닝이 큰 문제가 되는 수준 근처조차 오지 못한다. 유전적으로 축복받았으면서 동시에 훈련과 회복에 필요한 시간을 아낌없이 들일 수 있는 선수만이 이토록 높은 수준의 부하에서도 큰 문제 없이 훈련을 지속할 수 있다. 인간 능력의 한계영역에서 훈련과 진전을 해나갈 수 있다는 증거, 선수가 엘리트 선수로서 꼭 갖추어야 할 자질은 바로 그런 능력을 가리키는 것일 테다.

훈련자가 주 단위 훈련 프로그램의 정수를 모두 뽑아먹었다는 확신이 섰다면, 이제는 상급자 프로그램을 들여야 한다.

8
상급자

상급자the advanced는 주 단위의 훈련 계획이 더 이상 통하지 않는 수준까지 스트렝스 훈련에 적응해 온 훈련자를 가리킨다. 이 정도 수준이 되면 과부하 사건과 여기에 수반되는 회복에는 한 달 이상이 걸릴 수 있다. 바벨 스포츠나 스트롱맨 경기에 활발히 출전하는 선수가 아닌 이상, 대부분의 리프터와 스트렝스 선수는 이 정도 단계에 절대 도달하지 못할 것이다. 상급자가 되었다는 말은 당신이 바벨 밑에서 수 년의 세월을 보내며 적응 잠재력 곡선을 따라 기나긴 여정을 거쳐 왔음을 뜻한다.

다시 말하지만 상급자는 스트렝스 스포츠 종목에 출전하는 리프터를 가리킨다. 미식축구, 야구, 럭비, 육상 던지기 종목처럼 스트렝스 훈련을 활용하는 여타 스포츠에서 뛰는 선수도 엄청 강할 수 있다. 이들 또한 고등학교와 대학교를 거치며 오랜 기간 스트렝스 훈련을 해 왔을 테고, 좋은 유전자 이상의 무언가가 이들의 그토록 강한 스트렝스를 만들어냈을 수도 있다. 그러나 시간을 많이 잡아먹는 스포츠 일정을 소화해야 하는 사람이라면, 7장에서 살펴본 온갖 복잡스러운 중급자 프로그램의 정수를 남김없이 뽑아먹었다고 할 만한 사람은 많지 않다. 상급 리프터의 절대다수는 파워리프팅이나 역도나 스트롱맨 경기에 출전하는 선수들이다. 필드 스포츠 일정은 스트렝스 훈련에서의 진전을 제대로 방해하기 때문에 7장 이후의 프로그램이 필요치 않게 만든다. 스트렝스 경기에 출전하지 않고 골방에서 혼자 훈련하는 사람도 여기까지 다다를 동기를 충분히 얻을 수 없기는 매한가지다.

주 단위를 넘어선 상급 수준의 훈련 주기화를 써야만 하는 사람이라면 너나할 것 없이 스트렝스 스포츠에 스스로를 내맡긴 채 경기에서의 성취를 위해 인생의 다른 부분을 희생해 왔을 것이다. 지금부터는 좋든 싫든, 이런 사람들만이 스스로를 '리프터'로 정의할 수 있을 것이다.

주기화의 역사

주기화periodization는 웨이트 트레이닝 프로그램을 두 워크아웃 사이의 간격보다 긴 시간 간격으로 구성할 때 가장 자주 쓰이는 용어이다. 주기화의 핵심 구성 원리는 훈련 목표를 달성하기 위해 볼륨과 강도에 변화를 주는 것이다. 주기화에서 가장 흔히 인용되는 모델은 소련의 과학자 레오니트 마트베예프Leonid Matveyev가 창안한 것으로, 문헌에 너무 확실히 기록되어 있어서 '고전적 주기화'로 불릴 때도 많다. 세간에는 마트베예프의 모델이 훈련 진척도의 수준과 상관없이 누구에게나 들어맞는 저항 훈련 프로그램 설계법이라는 추측이 널리 퍼져 있다. 1RM 테스트를 하고 마트베예프 모델을 갖다 붙이기만 해도 고도로 전문적이고 효과가 뚜렷한 최첨단 스트렝스 훈련을 하게 된다는 식이다. 우리가 지금껏 살펴보았듯 이런 주장은 겉보기에 그럴싸할 만큼 복잡스러울지 몰라도 그저 과도한 단순화에 지나지 않는다.

훈련 볼륨과 강도에 주기를 두고 변화를 준다는 개념은 우리 곁에 꽤 오랫동안 존재해 왔다. 고대 그리스 선수들의 훈련에도 주기에 따라 고중량과 저중량을 쓰는 훈련법이 있었을 텐데, 고대 올림픽 경기가 전쟁과 농경의 주기에 종속되어 있었다는 사실을 감안하면 그 가능성은 매우 커진다. 지난 세기가 시작될 무렵에는 늦여름에서 초가을 사이에 좋은 경기력을 보이는 선수들에게서 관찰되는 현상을 설명하고자 '광주기성photoperiodicity'이라는 용어가 쓰였다. 이때만 해도 일광 노출량이 경기력의 향상에 영향을 준다고 추정되었기에, 스트레스가 심한 훈련은 대부분 봄과 여름에 실시되었다.

1933년 초, 마크 베리는 자기가 데리고 있던 보디빌더와 역도선수를 대상으로 주 단위로 변화가 있는 프로그램을 활용하며 여기에 관한 내용을 몇몇 출판사에 기고했다. 1950년대 후반, 헝가리의 스포츠과학자이자 코치였던 나도리 라슬로Nádori László는 자기 선수들을 위한 주기화 모델을 계발했다. 이 특이한 모델은 헝가리에서만 만들어졌고, 그때까지 러시아어로 번역된 적이 없었기에 소련에서 발전해오고 있던 블록 주기화block periodization와는 별도의 노선을 걷고 있었다. 1960년대 초에는 마이클 예시스Michael Yessis 박사가 러시아어 번역을 통해 아직까지 혼란에 빠져 있던 미국의 독자들에게 유리 베르코샨스키Yuri Verkhoshansky, 아나톨리 본다르추크Anatoliy Bondarchuk, 블라디미르 잇슈린Vladimir Issurin의 견해를 소개하기에 이른다. 비슷한 시기에 러시아의 역도 코치였던 레오니트 마트베예프는 주기화 개념을 창안한 뒤, 제가끔 다른 몇 가지 모델을 책에 실어 1971년에 발간한다. 70년대 후반이 되자 마트베예프의 책은 독일어와 영어로 옮겨진다. 서방 세계에 '주기화'에 관련된 첫 번째 책이 소개되면서 마트베예프는 자연스럽게 주기화의 아버지로 알려지게 되었다.

한편 마트베예프가 시기한 라이벌 유리 베르코샨스키는, 이른바 '공액 부하conjugated loading' 시스템을 창안한 뒤 '주기화는 쓰레기'라는 말을 공공연히 내뱉고 다녔다. 그러나 공액 부하 시스템 또한 주기로 이루어져 있었다는 점을 감안하면, 그가 진정 쓰레기라고 생각했던 것은 주기화에 대한 마트베예프의 접근 방식이었으리라고 추정할 수밖에 없다. 1982년에는 동독의 스포츠과학자였던 디트리히 하레Dietrich Harre 박사가 『스포츠 트레이닝의 원리Principles of Sport Training』를 편찬하는데, 이 책은 따지고 보면 나도리와 마트베예프의 작업물을 섞어놓은 것이나 다름없었다. 수 년 뒤, 영국 육상협회 회장을 맡고 있던 프랭크 딕Frank Dick은 하레의 책을 '창의적으로 번역한' 영문판을 내놓는다. 루마니아 출신으로 그 유명한 『주기화Periodization』를 쓴 투도르 봄파Tudor Bompa는 동독에서 훈련을 받았는데, 그의 첫 책과 속편들은 사실상 나도리와 마트베예프를 번안한 하레의 성과를 또 다시 번안해 중언부언 늘어놓은 것에 불과하다. 20세기 이후로 새로운 사상도, 새로운 시스템도, 주기화에 대한 진짜 설명도 없이 우리는 오늘을 맞이했다. 주기화의 정체와 그 사용법에 관한 크나큰 오해만 우리 손에 덩그러니 남은 것이다.

상급자 프로그램을 시작하기 전에

앞에서도 살펴보았듯, **초보자**에게는 복잡한 프로그램이 필요치 않다. 이들은 엄청나게 빠른 적응력을 가지고 있어서 훈련할 때마다 매번 똑같은 기본 운동에 중량만 더 얹어주면 끝이다. 다르게 해 봐야 시간낭비일 뿐이니, 능력이 되면 이렇게 하는 게 맞다. 그러다 적응하는 능력이 본인의 적응 수준을 넘어선다면(즉, 항상성 교란에 필요한 스트레스가 초보자에게 주어진 시간 동안 적응을 일으키게 하는 회복 능력을 넘어선다면), 과부하 사건에 들여야 하는 시간은 일주일까지 늘어나고, 지속적인 운동 부하가 가해지는 동안 회복력을 관리하려면 프로그램도 따라서 조금씩 복잡해져야 한다. 그렇게 훈련이 한참 이어지면서 선수가 적응 곡선을 따라 올라가다 보면, 과부하와 회복을 몇 주에 걸쳐 세심히 관리해야 진전을 지속할 수 있게 되는 시점까지 다다르게 될 테다.

우리는 앞서 상급자의 훈련이 추구해야 할 복잡성에 대해 간략하게나마 살펴본 적이 있다. 7장에서 우리는 한 주의 부하에 약간의 변화를 가미한 여러 주짜리 훈련 프로그램을 보았다. 중급자와 상급자 프로그램 복잡성에 근본적으로 어떠한 차이가 있는지 파악하려면 둘을 바로 옆에 놓고 비교하는 것이 가장 좋다. 이어지는 예시를 통해 중급자와 상급자가 197.5kg의 5세트 싱글을 어크로스로 친다는 똑같은 목표를 향해 어떻게 진전을 거듭해 가는지 살펴보도록 하자.

여기 나온 중급 리프터는 월요일에 볼륨 워크아웃을 하고, 여기에서 회복한 다음 금요일에 PR을 찍는다. 상급 리프터는 한 달(4주)을 통째로 스트레스 구간으로 활용하는데, 4주 주기가 끝날 무렵 최소한 볼륨 워크

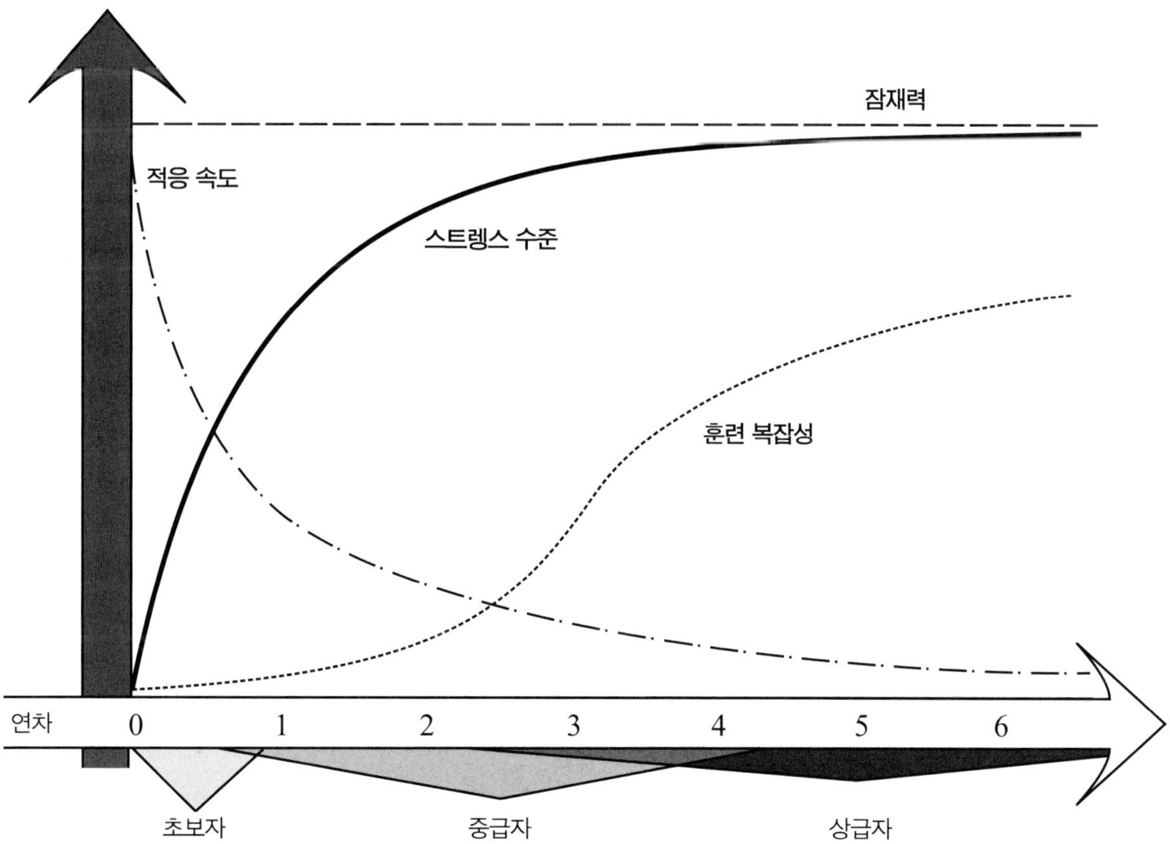

그림 8-1. 시간에 따른 수행능력 향상과 훈련 복잡성의 일반적 관계. 상급자의 진전을 유도하기 위해 동원된 프로그램의 복잡성이 얼마나 큰지 눈여겨 보자.

아웃에서 한 번은 PR을 찍고 끝내겠다는 바람을 품고 있다.

그러고 나서 상급자는 1~3주 정도 지속되는 디로딩 구간과 피킹 구간을 도입할 것이다. 중급자의 디로딩 구간은 3일에 불과하고, 그마저도 금요일에 '피크(정점)'를 찍기 위해 실시해야 하는 저볼륨 저중량 워크아웃은 한 번뿐이다. 상급자는 여러 번의 저볼륨 최대하submaximal 워크아웃을 디로딩 구간인 5~6주차에 걸쳐 해야 하지만, 피로가 해소되고 나면 디로딩 구간의 마지막 1~2주쯤에는 한 번 이상의 PR 워크아웃을 진행할 것이다.

텍사스 메소드(중급자)

볼륨화: 월요일(PR 수준의 고볼륨 워크아웃 한 번)

디로딩: 화~목요일. 수요일에 저볼륨 저중량 워크아웃이 한 번 있다.

피킹: 금요일. 저볼륨 고강도로 PR을 시도한다.

피라미드 모델(상급자)

볼륨화: 4주간. 고볼륨 워크아웃을 여러 번 실시한다.

디로딩/테이퍼링: 3주간. 피킹을 위해 저볼륨 워크아웃을 여러 번 실시한다.

피킹: 1주간. 저볼륨 고강도로 한 번 이상의 PR 워크아웃을 실시한다.

중급자와 상급자의 8주간 변화

주차	요일	중급자	상급자
1	월	**140×5×5**	140×5×5
	수	115×5×2	115×5×5
	금	**180×3**	142.5×5×5
2	월	**142.5×5×5**	142.5×5×5
	수	117.5×5×2	117.5×5×5
	금	**182.5×3**	147.5×5×5
3	월	**145×5×5**	145×5×5
	수	120×5×2	120×5×5
	금	**185×3**	152.5×5×5
4	월	**147.5×5×5**	**147.5×5×5**
	수	122.5×5×2	122.5×5×5
	금	**187.5×2×2**	**157.5×5×5**
5	월	**150×5×5**	150×3×3
	수	125×5×2	125×5×2
	금	**190×2×2**	180×1×5
6	월	**152.5×5×5**	152.5×3×3
	수	127.5×5×2	127.5×5×2
	금	**192.5×1×5**	187.5×1×5
7	월	**155×5×5**	155×3×3
	수	130×5×2	130×5×2
	금	**195×1×5**	192.5×1×5
8	월	**157.5×5×5**	157.5×3×3
	수	132.5×5×2	132.5×5×2
	금	**197.5×1×5**	**197.5×1×5**

굵은 글씨는 PR

이 예시에서 각각의 체중은 중급자가 110kg, 상급자가 90kg 정도일 것이다. 덩치가 더 큰 친구는 자기보다 가벼운 상급자가 오랜 시간 바벨 밑에서 시간을 보내야 겨우 다룰 수 있는 중량을 다루고 있지만, 그럼에도 중급자이다. 핵심은 중급자가 PR을 매주 경신하는 동안 상급자는 8주 내내 PR을 고작 세 번 밖에 못 찍었다는

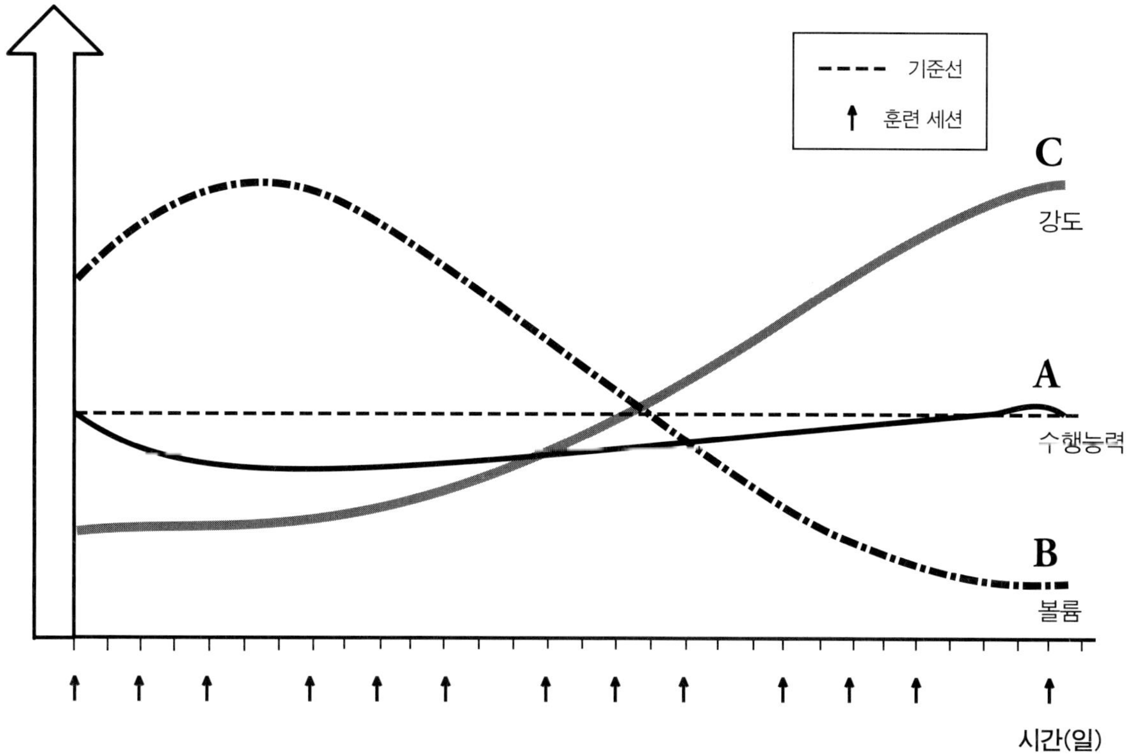

그림 8-2. 특징 1. 상급자는 수 주 이상을 들여야 주기화된 프로그램에 반응하는데, 이 기간은 초보자나 중급자에서보다 더 길다(A). 특징 2. 상급자 훈련 주기 안에서 볼륨(B)과 강도(C)는 역수 관계를 이룬다.

점이다. 중급자의 '한 사이클'은 일주일이지만 상급자의 '한 사이클'은 8주나 된다. 4주간의 볼륨화 구간이 끝날 무렵에는 상급자가 더 강한 상태인데, 이는 1) 이 상급자가 이전의 8주짜리 사이클을 끝내며 한 번 강해졌으므로 4주간의 볼륨화 구간으로 돌아왔을 때 5×5에서 향상된 스트렝스를 선보일 수 있기 때문이며, 2) 이번 사이클에서 7주 동안 쌓아올린 것들이 8주차에 이르면 더 높은 수준의 스트렝스를 만들 것이기 때문이다.

따라서 상급자 프로그램은 볼륨과 강도의 변화를 더 오랜 시간에 걸쳐 줄 수 있고, 또 그래야만 한다. 상급자의 적응이 더 오랜 기간에 걸쳐 일어나기 때문이다. 하지만 이 정도 수준의 복잡성만 있어도 상급자용 스트렝스 훈련의 일반적인 구조를 간결하게 나타낼 수 있다. 1930년대에 마크 베리가 해낸 관찰 결과를 보면, 경기를 준비하는 상급자의 훈련에는 언제나 다음과 같은 두 가지 특징이 기본적으로 깔려 있었다.

특징 1: 선수가 자기 신체적 잠재력의 한계에 가까워질수록 연속된 여러 워크아웃에서 오는 누적 효과가 더 중요해진다(그림 8-2, A).

특징 2: 상급자일수록 훈련의 기간은 더 길게 잡아야 하며, 이 기간은 고볼륨 저강도에서 저볼륨 고강도의 순으로 진행된다(그림 8-2, B, C).

단순 선형 진전이 워크아웃마다 진전이 일어나는 초보자의 특징인 것처럼, 주 단위의 변화가 중급자 훈련의 특징인 것처럼, '특징 1'은 프로그램을 짤 때 몇 주가 한 단위를 이루는 정도까지 훈련에 대한 반응의 수준을 끌어올린 선수의 특징이라고 할 수 있다. '특징 2'는 상급자가 경기에 출전하기 때문에 계산해야 하는 일종의 함수이다. 경기는 특정한 날짜에 개최되는데, 상급자는 경기력에 얽힌 모든 측면이 그 특정한 날짜에 정점을 찍을 수 있도록 훈련을 해나가야 한다. 초보자야 경기에 출전할 일이 없고, 중급자는 경기에 나갈 수야 있지만 수행능력이 여전히 매우 빠르게 진전되고 있으므로 주말이면 어떻게든 정점에 다다른다. 상급자는 오로지 계획에 의해서만 정점에 다다를 수 있으며, 사전에 반드시 계획하여 정밀하고 정확하게 훈련해야만 이 정점에 다다를 수 있다.

피킹

대회 준비에 어떤 유형의 주기를 쓰든 간에, 상급자는 대회를 2~4주 앞두면 볼륨과 강도를 모두 줄여야 한다. 강도는 훈련에 사용되는 최대 중량 퍼센티지를 낮추면 줄어든다. 이 기간에는 PR에 가까운 중량을 프로그램 안에서도 제한적으로 몇 번 정도 칠 수 있는 것으로 되어 있지만, (1~3종의 고중량 리프팅만 골라 테이퍼링 주간에 주당 한 번이나 두 번 실시하는 식으로) 여러 날짜에 골고루 배치하여 워크아웃 한 번이나 두 번에 나누어 실시해야 한다. 이렇게 고중량을 치면 근신경계의 대비태세도 유지되고 디트레이닝도 예방된다. 볼륨은 싱글만 치거나 더블만 치는 식으로 반복수를 제한해도 줄어들고, 한 워크아웃에 들어가는 운동의 개수와 세트수를 모두 깎아내도 줄어든다. 훈련에서 이 마지막 구간은 몸이 회복되게 하여 경기장에 들어섰을 때 최고의 힘과 최대의 효율을 내는 것을 목적으로 한다. 경험상 마지막 워크아웃과 경기 사이에는 아주 가벼운 워크아웃을 이틀 정도 배치하고, 마지막 고중량 워크아웃은 5~7일 전으로 배치하는 것이 잘 통했다. 이런 결정을 내릴 때는 개인차를 많이 고려해야 하며, 상급자라면 결정의 칼자루를 쥔 것은 개개인의 경험일 것이다.

이 내용을 명심한 채로 지금부터 두 가지 기본 버전을 살펴보겠다. 첫째는 아주 단순한 피라미드 모델로 더 긴 프로그램 모델에도 들어가는 보편 원칙이 여기 들어가 있으며, 둘째는 이보 전진 일보 후퇴 모델이다.

피라미드 모델

기나긴 훈련 주기에 뛰어들 때는 위의 예시처럼 아주 단순한, 두 달짜리 피라미드 구조 이외에는 별다를 것이 없는 계획을 쓰는 것이 가장 좋다. 아래에 있는 1RM 190kg, 5RM 167.5, 5×5 최대값 155kg으로 스쿼트를 하는 리프터의 예시를 같이 살펴보자.

주차	1	2	3	4
월	135×5×5	142.5×5×5	150×5×5	152.5×5×5
수	110×5×5	110×5×5	110×5×5	97.5×5×5
금	135×5×5	147.5×5×5	150×5×5	157.5×5×5

처음 4주는 전체 사이클에서 '로딩' 구간에 해당한다. 일주일에 고중량 5×5를 두 번 치는 한 주간의 전체 훈련 볼륨은 일주일에 고중량 한 번 줄여서 한 번 쳤던 이전과 비교하면 훨씬 크다. 볼륨이 이 정도로 크면 훈련자는 씻기지 않는 피로를 경험할 수밖에 없고, 4주차가 끝날 무렵의 5×5에서 PR을 찍지 못할 수도 있다.

사실 3주차 금요일까지는 미리 정해둔 세트수와 반복수를 완수하기 힘들어할 수도 있다. 그러나 피로가 쌓이지 않고, 회복도 잘 이루어지고, 4주차에 이르러 세트당 반복을 전부 완수할 수만 있다면, 피킹 구간에 들어서기 전에 5×5에서 눈이 번쩍 뜨일 만큼 새로운 PR을 찍을 수 있도록 젖먹던 힘까지 짜내서 이 과정을 1주만 반복하는 것도 쓸모있을 수 있다.

피킹 구간인 다음 4주에 이르자 상황이 극적으로 변한다.

주차	5	6	7	8
월	155×3×3	165×3×3	175×3	160×3
수	110×5	110×5	110×5	110×5
금	160×3×3	170×3×3	180×3	190×3

볼륨을 쌓던 구간에서와 마찬가지로, 회복이 잘 이루어지고 이 사이클에서 뽑아먹을 수 있는 진전을 전부 뽑아먹을 수 있다는 확신이 있다면 1주 더 돌릴 수도 있다.

이 두 번째 구간에서 볼륨과 총 훈련 스트레스를 줄이면 직전까지 있던 높은 훈련 볼륨에서의 회복이 서서히 이루어진다. 5주차에서 8주차까지 지내는 동안 훈련자는 실질적으로 이전의 고볼륨으로부터 '쉬어가게' 되는데, 이 과정에서 피로가 해소되고 적응이 일어나므로 수행능력의 향상이 이루어진다. 1주차에서 4주차까지의 기간은 적응을 강제하는 다량의 스트레스를 몸에 끼얹는다는 점에서 텍사스 메소드 중급자 프로그램의 월요일 고볼륨 워크아웃과 본질적으로 똑같은 기능을 하며, 회복과 적응을 돕고 향상된 수행능력을 선보일 수 있다는 점에서 5주차에서 8주차까지의 기간은 텍사스 메소드의 수요일 · 금요일 워크아웃과 같은 기능을 한다. 다만 상급자에서 이 과정이 더 긴 시간에 걸쳐 일어날 뿐.

중량을 올리는 것 이외의 변화를 거의 주지 않는 이토록 단순한 피라미드 사이클은, 몇 번이 됐든 성공적으로 반복할 수 있다. 이 사이클을 끝낸 훈련자가 바로 다음 사이클을 시작해 1주차의 첫 머리를 142.5×5×5로 열고 8주차의 끝을 197.5×3으로 마무리할 수도 있는 법이다. 이 과정은 수 개월, 어쩌면 그 이상까지도 끌고 갈 수 있다.

보통은 스트레스가 심한 새로운 주기의 훈련을 시작하기에 앞서 훈련자가 준비도 하고 휴식도 취할 겸, 두 사이클 사이에 한두 주 정도의 '능동적 휴식'이나 적당한 중량의 저빈도 훈련을 두는 것이 좋다. 가령 위의 사이클을 끝낼 때는 135kg으로 세트당 5회씩 2~3세트의 스쿼트 워크아웃을 주 2회씩 2주 실시하면 알맞을 것이다.

피라미드 사이클의 효용은 5회나 3회짜리 세트에만 국한되지 않는다. 로딩 기간도 10회씩 3세트로 채울 수 있고, 피킹 구간도 5회씩 1세트로 채울 수도 있다. 중요한 것은 로딩 구간에 충분한 볼륨을 얹음으로써 피로를 쌓이게 하여, PR이나 PR에 가까운 수행능력을 성취하는 것이 어렵지만 불가능하지 않을 정도로 만드는 것이다. 경험상 3주차 훈련 중 볼륨을 줄이지 않고는 5RM의 90% 이상에 해당하는 중량을 칠 수 없다면, 그때는 운동 부하가 너무 높다고 봐도 무방하다. 만일 로딩 구간이 끝날 무렵 PR 수준 이상까지 도달해 있다면, 다음 사이클에서는 중량을 늘려도 아마 잘 먹힐 것이다.

앞의 예시에서는 스쿼트만 놓고 긴 프로그램이 어떻게 굴러가는가를 알아보았지만, 당연히 다른 리프팅에도 적용할 수 있다. 더 복잡한 계획도 여럿 있는데, 저마다 유용하게 쓰이는 상황은 각기 다르다.

파워리프팅용 11주차 대회 준비 프로그램

다음은 파워리프팅 대회를 준비하는 과정에서 피라미드 모델을 사용하는 프로그램의 예시이다. 이 프로그램의 디로딩 구간과 피킹 구간에는 볼륨도 줄이고 빈도도 주 3회에서 주 2회로 줄인다. 로딩 구간에는 당기기 볼륨을 높게 유지할 수 있도록 파워클린을 주 2회 실시한다. 데드리프트를 하다 보면 오버트레이닝에 빠지기 쉬우므로, 볼륨을 쌓을 때는 약간이나마 덜 힘든 변형동작인 스티프 레그드 데드리프트를 백오프로 3세트 실시한다. 프레스와 클로즈 그립 벤치프레스는 밀기 운동의 볼륨도 채우고, 다가올 고중량 구간에 쓰일 삼두도 강화할 겸 실시한다. 피킹 구간에 빈도를 줄이고 나면 리프터는 수요일/토요일로 일정을 바꾸어야 할 테다. 파워리프팅 대회가 토요일에 열리기 때문이다. 말하자면 토요일 아침의 고중량으로 훈련에 맞춰 몸과 마음에 컨디셔닝을 하는 것이다. 테이퍼링으로의 전환 단계에서는 일정이 월-목-일-수-토로 짜일 것이며, 그 뒤로는 대회 당일까지 수요일과 토요일 훈련만 이어나갈 것이다.

여기에 나와 있는 대회 준비 계획을 통해 각각의 리프팅이 서로간에 어떤 영향을 주고받는지, 각각의 로딩 구간과 경기 전의 테이퍼링은 어떻게 흘러가는지 확인해 보자.

로딩

주차	월요일	수요일	금요일
1	SQ 182.5×5×5 BP 135×5×5 PC 92.5×3×5	SQ 137.5×5×5 PR 80×5×5 DL 205×5 SLDL 165×5×3	SQ 185×5×5 CG-BP 120×5×5 PC 95×3×5
2	SQ 187.5×5×5 BP 137.5×5×5 PC 97.5×3×5	SQ 142.5×5×5 PR 82.5×5×5 DL 210×5 SLDL 170×5×3	SQ 190×5×5 CG-BP 122.5×5×5 PC 100×3×5
3	SQ 192.5×5×5 BP 140×5×5 PC 102.5×3×5	SQ 147.5×5×5 PR 85×5×5 DL 215×5 SLDL 175×5×3	SQ 195×5×5 CG-BP 125×5×5 PC 105×3×5
4	SQ 197.5×5×5 BP 142.5×5×5 PC 107.5×3×5	SQ 152.5×5×5 PR 87.5×5×5 DL 220×5 SLDL 180×5×3	SQ 200×5×5 CG-BP 127.5×5×5 PC 110×3×5
5	SQ 202.5×5×5 **BP 145×5×5** PC 112.5×3×5	SQ 157.5×5×5 **PR 90×5×5** **DL 225×5** **SLDL 185×5×3**	**SQ 205×5×5** **CG-BP 130×5×5** **PC 113×3×5**

주차	월요일	수요일	금요일
6	**SQ 207.5×5×5** **BP 147.5×5×5** **PC 115×3×5**	SQ 162.5×5×5 **PR 92.5×5×5** **DL 227.5×5** **SLDL 187.5×5×3**	**SQ 210×5×3**, 200×5×2* **CG-BP 132.5×5×5** **PC 116×3×5**

* 5×5를 끝까지 완수하지 못했을 때의 예시. 볼륨을 높게 유지해야 하므로, 반복에 실패하지 않도록 중량을 낮출 수 있다.
굵은 글씨는 PR

디로딩

주차	월요일	목요일	일요일
7	SQ 210×3×3 BP 147.5×3×3 DL 230×3 SLDL 190×5	SQ 215×3×3 BP 152.5×3×3 PC 116×2×4	SQ 220×3×3 BP 155×3×3 DL 232.5×3 SLDL 192.5×5

월요일 워크아웃을 보면 스쿼트와 벤치프레스의 중량은 지난주 최고중량 세트와 같지만, 볼륨은 확실히 줄어 있다. 월요일의 저볼륨 워크아웃을 끝내고 이틀간 완전히 쉰 다음 목요일이 찾아왔을 때, 훈련자는 바벨의 중량을 늘릴 수 있어야 한다.

피킹

주차	수요일	토요일
8	SQ 225×3×3 BP 157.5×3×3 PC 118×2×4	SQ 227.5×3×3 BP 160×3×3 DL 235×3 SLDL 195×5
9	SQ 230×3×3 BP 162.5×3×3 PC 119×2×4	SQ 232.5×3×3 BP 165×2×3 DL 237.5×3 SLDL 195×5
10	SQ 235×3×3 BP 167.5×2×3 PC 120×2×4	SQ 240×1×5 BP 170×1×5 DL 242.5~247.5×1
11	가볍게 SQ 167.5×3×3 BP 135×3×3 PC 103×2×3	대회 당일 SQ 250 BP 173 DL 257

바벨 스포츠 이외의 종목에서 뛰는 선수들은 월 단위의 진전이 필요한 상급자 단계에 다다르지 못할 것이다. 대부분의 선수는 훈련 일정에 방해가 되는 여러 일들과 부상 때문에 커리어 내내 이 프로그램 저 프로그램을 전전하는 중급자 단계에 머물게 될 것이다. 하지만 독실한 선수 중에는 상급자에 다다하는 사람도 더러 있을 것이다. 이들에게는 어떻게 자기 스포츠 훈련을 중심으로 스트렝스 프로그램을 설계할 것인가를 아는 일이 무엇보다도 중요할 것이다.

파워 스포츠용 피라미드 모델

아래의 예시는 위의 프로그램을 살짝 변용한 것으로, 파워 스포츠* 경기 대비용으로 쓸 수 있다. 여기서는 벤치프레스에 실려 있던 무게중심이 오버헤드 프레스 동작으로 넘어간다. 푸시 프레스가 추가되고, 세트수와 반복수도 동작에 맞게 바뀔 것이다. 아울러 3일차의 스쿼트는 DE로 바뀐다(파워리프팅용 프로그램에서도 똑같이 할 수 있다). 당기기 프로그램은 파워클린이 있던 자리에 파워스내치가 들어가는 날이 생기며 다소 다양해지는데, 데드리프트는 DE로 볼륨을 쌓은 다음 고중량 싱글 한 세트로 마무리한다.

1일차	2일차	3일차
SQ 5×5	SQ 5×5	박스 SQ(DE) 70~75%×2×12
PP 6×3	BP 5×5	PR 5×5
PS 6×2	DL 70~80%×1×10	PC 5×3
	90+ ×1×1	

마지막 1~2주 직전까지 계획적으로 위의 예시를 활용해 4~6주간 PR을 찍으며 로딩 구간을 채울 수 있다. 테이퍼링을 할 때는 운동 부하를 네 개의 훈련 세션으로 쪼개 놓을 수 있으며, 이렇게 하면 로딩 구간에서는 전신 워크아웃으로 쓸 때보다 세션이 훨씬 빨리 끝난다. 빈도야 늘지만 볼륨은 확 줄어든다. 스포츠 연습 세션과 컨디셔닝 세션의 빈도가 늘어서 리프팅과 연습을 부득이 같은 날에 해야 하는 상황에서는 이 방식을 택하는 편이 좋을 수 있다. 그런 상황에서는 체육관에서 끝내야 하는 운동을 한두 개 정도만 잡는 편이 낫다. 파워 스포츠에서 뛰는 선수는 피로가 지나치게 쌓이지 않는 선에서 역도성 동작을 훈련하는 것이 좋을 수도 있다. 아래의 표를 통해 피킹 구간이 어떻게 구성되는지 살펴보자.

월요일	화요일	목요일	금요일
SQ 3×3	PS 8×1	박스 SQ(DE) 75%×2×8	PC 4×2
PR 3×3	BP 3×3	DL 1×5	PP 2×2

MMA용 피라미드 모델

이번에는 격하기로는 단연 으뜸인 스포츠의 연습과 컨디셔닝 일정에 피라미드 모델을 얹으려면 어떻게 해야 하는지 자세히 살펴보자. MMAMixed Martial Arts, 종합격투기는 체급이 있는 스포츠로, 연습과 컨디셔닝에 크게

* 역주: 미식축구, 축구, 농구 등 순발력에 의존하는 스포츠.

의존한다. 그렇다 보니 MMA 선수들은 설령 월 단위의 진전이 필요한 상급자 단계에 다다랐다 해도, 바벨 훈련의 볼륨과 빈도를 바벨 스포츠 선수들만큼 가져갈 필요가 전혀 없다. 격투기 선수는 세션 시간을 최대한 짧게 가져가기 위해 로딩 구간에서도 디로딩 구간에서도 분할 루틴을 쓸 수 있다. 피라미드 모델은 경기를 앞두고 연습과 컨디셔닝의 비중을 늘려야 하는 스포츠와 특히나 짝이 잘 맞는 편이다. 연습과 컨디셔닝의 비중이 중간 수준일 때는 로딩 구간의 스트렝스 훈련을 실시할 수 있으며, 연습과 컨디셔닝의 비중이 올라가면 그에 발맞추어 스트렝스 훈련을 테이퍼링하면 된다.
다음은 시합을 앞두고 실시하는 12주짜리 캠프 프로그램으로, 각각 6주치인 두 단계로 이루어져 있다.

1단계: 주 4회 고부하 스트렝스(볼륨화), 주 6회 연습 + 주 2회 컨디셔닝

	월요일	화요일	수요일	목요일	금요일	토요일
오전	상체 스트렝스	하체 스트렝스	휴식/회복	상체 스트렝스	하체 스트렝스	MMA 연습
오후	MMA 연습	MMA 연습 + 컨디셔닝: 프라울러 활용	MMA 연습	MMA 연습	MMA 연습	컨디셔닝: 불완전 휴식으로 400미터 반복

(일요일: 쉬는 날, 휴식과 회복에 전념)

2단계: 주 3회 피킹 스트렝스(강도화), 주 9회 연습 + 주 3회 컨디셔닝

주차	시간대	월	화	수	목	금	토
1	오전	상체 스트렝스	휴식/회복	하체 스트렝스	휴식/회복	상체 스트렝스	MMA 연습
	정오	MMA 연습	컨디셔닝: 400미터 전력 왕복	MMA 연습	컨디셔닝: 300야드 셔틀런*	MMA 연습	컨디셔닝: 프라울러 활용
	오후	MMA 연습	MMA 연습	MMA 연습	MMA 연습	MMA 연습	
2	오전	하체 스트렝스	휴식/회복	상체 스트렝스	휴식/회복	하체 스트렝스	MMA 연습
	정오	MMA 연습	컨디셔닝: 400미터 전력 왕복	MMA 연습	컨디셔닝: 300야드 셔틀런	MMA 연습	컨디셔닝: 프라울러 활용
	오후	MMA 연습	MMA 연습	MMA 연습	MMA 연습	MMA 연습	

(일요일: 쉬는 날, 휴식과 회복에 전념)

이 프로그램의 강도화 구간에서는 상체와 하체 워크아웃의 빈도를 줄여 같은 워크아웃이 이틀에 한 번이 아니라 3~4일에 한 번씩 반복되도록 한다.

* 역주: '시간 왕복주' 또는 '왕복 오래달리기'로 알려진 셔틀런(shuttle run)은 20m 간격으로 떨어진 표식을 단계별로 정해진 시간에 따라 왕복하여 총 왕복 횟수를 측정하는 체력 평가 수단이나, 여기에서는 25야드(약 23m) 간격으로 떨어진 표식을 총 6회(300야드) 왕복하여 총 왕복 시간을 측정하는 체력 평가 수단을 뜻한다.

정리하면 볼륨화accumulation 구간은 다음과 같다.

월-상체 화-하체 목-상체 금-하체

강도화intensification 구간은 다음과 같다.

월-상체 수-하체 금-상체

월-하체 수-상체 금-하체

MMA 선수용 스트렝스 프로그램

볼륨화

월요일	화요일	목요일	금요일
PR(DE) 70%×3×10	CU(Wt.) 10×2	PR 5×5	PU(Wt.) 5×5
BP 5×5	SQ(DE) 60~70%×2×12*	PP 2×3	SQ 5×5
FP(정지) 2×5	DL(DE) 70~80%×1×20	딥스(Wt.) 3×6~8	GM(정지) 3×5

* 친업과 스쿼트는 한 세트씩 번갈아 실시해도 된다.

강도화(월/수/금으로 돌아가며 실시)

상체 1부	하체 1부
PR(DE) 75%×3×8	CU(Wt.) 5×1, 1×5~8(백오프)
BP 3×3	SQ(DE) 80%×2×8, 90%×2, 95%×1~2, 100%+ ×1
FP(정지) 3RM	DL 90%×2, 95%×1~2, 100%+ ×1

상체 2부	하체 2부
PR 3×3	PU 최대반복×5세트
PP 1~3RM	SQ 5RM
딥스 최대반복×3세트	GM 5RM

MMA 선수용 프로그램 샘플(6주 로딩, 6주 디로딩/피킹)

1단계: 로딩

주차	월요일	화요일	목요일	금요일
1	PR(DE) 80×3×10 BP 130×5×5 FP(정지동작) 135×5×2	CU(Wt.) 15×2×10 SQ(DE) 125×2×12* DL(DE) 155×1×20	PR 85×5×5 PP 100×3×2 딥스(Wt.) 3×6~8	PU(Wt.) 7×5×5 SQ 165×5×5 GM(정지) 90×5×3
2	PR(DE) 80×3×10 BP 132.5×5×5 FP(정지) 137.5×5×2	CU(Wt.) 15×2×10 SQ(DE) 137.5×2×12* DL(DE) 167.5×1×15	PR 87.5×5×5 PP 102.5×3×2 딥스(Wt.) 3×6~8	PU(Wt.) 7×5×5 SQ 170×5×5 GM(정지) 92.5×5×3

주차	월요일	화요일	목요일	금요일
3	PR(DE) 80×3×10 BP 135×5×5 FP(정지동작) 140×5×2	CU(Wt.) 17.5×2×10 SQ(DE) 150×2×12* DL(DE) 180×1×10	PR 90×5×5 PP 105×3×2 딥스(Wt.) 3×6~8	PU(Wt.) 8×5×5 SQ 175×5×5 GM(정지) 95×5×3
4	PR(DE) 80×3×10 BP 137.5×5×5 FP(정지) 142.5×5×2	CU(Wt.) 17.5×2×10 SQ(DE) 125×2×12* DL(DE) 125×1×20	PR 92.5×5×5 PP 107.5×3×2 딥스(Wt.) 3×6~8	PU(Wt.) 9×5×5 SQ 180×5×5 GM(정지) 97.5×5×3
볼륨 PR				
5	PR(DE) 80×3×10 **BP 140×5×5** FP(정지동작) 145×5×2	CU(Wt.) 20×2×10 SQ(DE) 137.5×2×12* DL(DE) 167.5×1×15	**PR 94×5×5** PP 110×3×2 딥스(Wt.) 3×6~8	PU(Wt.) 10×5×5 **SQ 182.5×5×5** **GM(정지) 100×5×3**
로딩기 볼륨 PR				
6	PR(DE) 80×3×10 BP 142.5×5×5 FP(정지) 147.5×5×2	CU(Wt.) 20×2×10 SQ(DE) 150×2×12* DL(DE) 180×1×10	**PR 95×5×5** **PP 112.5×3×2** 딥스(Wt.) 3×6~8	PU(Wt.) 11×5×5 **SQ 185×5×5** **GM(정지) 102.5×5×3**

* 친업과 스쿼트는 슈퍼셋(S/S)으로 실시. **굵은 글씨는 PR**

2단계: 강도화

주차	월요일	수요일	금요일
1	PR 85×3×8 BP 145×3×3 FP 152.5×3	CU(Wt.) 25×1×5, 12×6×1 SQ(DE) 160×2×8, 175×2, 195×2 DL 205×2~3	PR 97.5×3×3 PP 117.5×3 딥스 실패지점까지 3세트
2	PU 실패지점까지 5세트 SQ 190×5 GM 107.5×5	PR 85×3×8 BP 147.5×3×3 FP 157.5×3	CU(Wt.) 27.5×1×5, 12×7×1 SQ(DE) 160×2×8, 175×2, 195×2, 207.5×2 DL 217.5×2
3	PR 100×3×3 PP 120×3 딥스 최대 반복수로 3세트	PU 실패지점까지 5세트 SQ 192.5×5 GM 107.5×5	PR 85×3×8 BP 150×3×3 FP 160×3
4	CU(Wt.) 30×1×5, 12×8×1 SQ(DE) 160×2×8, 195×2, 220×2 DL 230×2	PR 102.5×3×3 PP 122.5×3 딥스 실패지점까지 3세트	PU 실패지점까지 5세트 SQ 195×5 GM 110×5
5	PR 85×3×8 BP 125.5×3×3 FP 162.5×3	CU(Wt.) 32.5×1×5, 16×5×1 SQ(DE) 215×1×5 DL 237.5~240×1	PR 107.5×1×5 PP 127.5×1~2 딥스 실패지점까지 1세트
6	시합 주간. 화요일에 경량 스쿼트 및 프레스 실시.		

강도화 구간에서는 빈도 저감 말고도 여러 변화가 이어진다. 먼저 DE로 하는 모든 운동의 볼륨은 2~4세트로 줄어들고, 바벨의 중량은 동작의 스피드가 유지되는 선에서 약 5%씩 늘어난다. 매주 DE 스쿼트가 끝난 다음에는 90% 이상의 고중량으로 싱글이나 더블을 친다. 볼륨 누적 차원에서 DE 데드리프트는 프로그램에서 빠진다. 대신 데드리프트에서 90% 이상의 고중량으로 더블이나 싱글을 치기 전에 모든 웜업 세트를 '스피드 세트'로 실시한다. 세트당 반복수가 5회였던 고볼륨 세트의 자리는 트리플로 하는 어크로스 세트나 5회짜리 고중량 한 세트가 대신한다. 딥스와 풀업은 (매우 강한 사람의 경우에는 아주 가벼운 중량을 얹고 할 수도 있겠지만) 맨몸으로만 실시하며, 여러 세트에 걸쳐 실패지점까지 진행한다. 이렇게 하면 시합을 앞두고 조금이나마 상체 지구력에 보탬이 될 수 있다. 몇 주 동안 중량을 걸고 해 온 운동인 만큼, 매우 높은 반복수를 만들어낼 수 있어야 한다. 중량 친업은 고중량을 그대로 쓸 텐데, 먼저 최대 중량 싱글로 어크로스 세트를 끝낸 다음 중량을 낮추어 5~8회로 백오프 세트를 한 세트 실시한다.

하루의 첫 번째 운동에 스쿼트가 아니라 친업과 풀업이 오는 것은 다소 이례적이지만, MMA용 프로그램에서 이렇게 하는 데에는 다 이유가 있다. 유도, 브라질리언 주짓수, MMA 같은 그래플링 스포츠에서는 전완, 이두, 광배의 스트렝스가 무엇보다도 중요하다. 수많은 기술이 당기고 쥐어짤 때 쓰이는 손과 팔의 스트렝스에 크게 의존한다. 원래대로였다면 보조 운동에 불과했을 운동이 여기서 주도권을 차지하게 된 것은 이 때문이다. 턱걸이가 상체 운동이라고는 하지만, 여기에서 나오는 피로가 스쿼트에 큰 영향을 미치지 않기 때문에 이들 운동은 스쿼트보다 먼저 해도 전혀 무리가 없다. 하지만 미는 운동 앞에 턱걸이를 놓으면 미는 운동에 부정적인 영향을 미칠 수 있고, 반대로 미는 운동 뒤에 턱걸이를 놓으면 턱걸이에 좋지 않은 영향이 생길 수 있다.

파워리프팅에서의 고전적 테이퍼링

80~90년대 파워리프터 사이에서 유행했던 고전적 테이퍼링 기법인 이 버전의 피라미드 모델은, 오늘날 그 방법론상의 단순성 덕분에 재조명받고 있다. 이 고전적 테이퍼링은 8~16주 사이라면 언제든 써먹어도 좋을 만큼의 유연성을 지니고 있다. 이 방식에서는 볼륨을 (보통 세트당 반복수 8회로) 높게 시작하여 프로그램의 진행에 따라 더블이나 싱글까지 내린다. 세트수와 반복수는 사람마다 달라질 수 있지만, 흔히 쓰이는 방식은 8회짜리 세트로 3~4주간 훈련한 다음, 5회짜리 세트로 그 다음 3~4주를 훈련하고, 마지막 3~4주 동안 트리플, 더블, 싱글을 치는 식으로 진행된다. PR은 3~4주로 나뉜 각 구간의 마지막 주차에 시도한다. 각 반복수 범위에서 찍은 기존 PR은 각 구간의 끝에서 두 번째 주차로 넣고, 마지막 주차에 새로운 PR을 찍는 것이다.

가령 어떤 리프터의 기존 벤치프레스 PR이 150×8×3이었다고 치자. 이 사람은 훈련 계획을 짤 때, 세트당 8회로 이루어진 4주짜리 블록의 3주차에 150×8×3을 넣는다. 이 150×8×3을 어떻게 했느냐에 따라 4주차에 151×8×3을 할지 155×8×3을 할지 정할 수 있다. 경험이 풍부한 리프터라면 제대로 된 선택을 내릴 수 있을 것이다. 1주차와 2주차에는 그냥 2.5~5kg씩 중량을 내리면 될 일이다. 그러면 세트당 8회로 훈련하는 4주짜리 블록은 다음과 같은 모습을 갖추게 된다.

1주차: 140×8×3

2주차: 145×8×3

3주차: 150×8×3(기존 PR)

4주차: 151~155×8×3 PR

이 과정을 다른 블록에도 똑같이 적용한다.

이러한 유형의 프로그램을 짤 때는 PR을 저만치 앞두고 있는 '편한' 주의 운동 실시법에 소소한 조정을 가해도 괜찮다. 벤치프레스 같으면 정지를 넣거나 클로즈 그립을 잡은 채로 모든 반복을 치는 식이다. 스쿼트에서도 정지를 넣고 칠 수 있는 반복이 더러 있다. 데드리프트의 경우 넓은 스내치 그립으로 편한 주를 시작해 시간에 따라 점차 표준 그립으로 돌아올 수 있다. PR주차가 찾아오면 모든 세트와 반복에 경기용 표준 기법을 써야 한다.

표적 보조 운동targeted assistance work은 이러한 유형의 프로그램에 필요한 경우가 많다. 상급 리프터는 자신의 커리어상 지금 어떤 운동이 가장 적합한지 결정할 수 있을 것이며, 그러다 보니 어떤 운동을 고를지는 사람마다 크게 차이날 수밖에 없다. 다양한 보조 운동의 활용에 관해서는 밑에서 살펴보자.

아래의 표는 다양한 파생형을 가지고 있는 12주차 프로그램이다. 이 사람은 이 프로그램에서 스쿼트 250kg, 벤치프레스 180kg, 데드리프트 295kg을 쓰고 있다고 가정한다.

12주차 예시로 본 파워리프팅용 고전 테이퍼링

주차	월요일	수요일	금요일
1	SQ(정지) 172.5×8×3 GHR 3×10 SU(Wt.) 3×10	CG-BP(정지) 125×8×3 IPR 2×8~10 딥스(BW) 실패지점까지 2세트	SGDL 195×8 SLDL 160×10×2 BBR 100×10×2 LPD 3×10~12
2	SQ 180×8×3(3번째 세트만 정지) GHR(Wt.) 3×10 SU(Wt.) 3×10	CG-BP 130×8×3 IPR 2×8~10 딥스(BW) 실패지점까지 2세트	SGDL 205×8 SLDL 2×10 BBR 2×10 LPD 3×10~12
3	SQ 187.5×8×3 GHR 3×10 SU(Wt.) 3×10	BP 135×8×3 IPR 2×8~10 딥스(BW) 실패지점까지 2세트	SGDL 215×8 SLDL 2×10 BBR 2×10 LPD 3×10~12
4	SQ **195×8**, 182.5×8×2(백오프) GHR(Wt.) 3×10 SU(Wt.) 3×10	BP **140×8×3** IPR 2×8~10 딥스(BW) 실패지점까지 2세트	DL(경기식 그립) **225×8** SLDL 2×10 BBR 2×10 LPD 3×10~12

PR 중량 8세트로 이번 4주 블록을 마무리한다.
굵은 글씨는 PR

주차	월요일	수요일	금요일
5	SQ 205×5×3 GHR 3×10 SU(Wt.) 3×10	BP 150×5×3 딥스(Wt.) 2×8~10 LTE 2×10~15	DL 235×8 SLDL 2×8 BBR 2×8~10 LPD 3×10~12

주차	월요일	수요일	금요일
6	SQ 212.5×5×3 GHR(Wt.) 3×10 SU(Wt.) 3×10	BP 155×5×3 딥스(Wt.) 2×8~10 LTE 2×10~15	DL 242.5×8 SLDL 2×8 BBR 2×8~10 LPD 3×10~12
7	SQ **220×5×3** GHR 3×10 SU(Wt.) 3×10	BP **160×5×3** 딥스(Wt.) 2×8~10 LTE 2×10~15	DL **250×5** SLDL 2×8 BBR 2×8~10 LPD 3×10~12

다음주부터 스쿼트와 벤치프레스를 한 세트씩 줄이고, 반복수는 전부 3회로 줄인다.
굵은 글씨는 세트당 5회에서의 PR

주차	월요일	수요일	금요일
8	SQ 230×3×2 GHR(Wt.) 3×10 SU(Wt.) 3×10	BP 167.5×3×2 CG-BP 2×5 딥스(Wt.) 2×6~8	DL 260×3 SLDL 2×5 BBR 2×8~10 LPD 3×10~12
9	SQ 237.5×3×2 GHR 3×10 SU(Wt.) 3×10	BP 172.5×3×2 CG-BP 2×5 딥스(Wt.) 2×6~8	DL 270×3 SLDL 2×5 BBR 2×8~10 LPD 3×10~12
10	SQ 245×2×2 GHR(Wt.) 3×10 SU(Wt.) 3×10	BP 177.5×2×2 CG-BP 2×5 딥스(Wt.) 2×6~8	DL **280×3** SLDL 2×5 BBR 2×8~10 LPD 3×10~12

다음 주는 훈련 마지막 주차로, 스쿼트와 벤치프레스는 한 세트만 실시한다.

주차	월요일	수요일	금요일
11	SQ **250×2** (기존 1RM 중량을 2회 침) GHR 3×10 SU(Wt.) 3×10	BP **180×2** (기존 1RM 중량을 2회 침) CG-BP 2×5 딥스(Wt.) 2×6~8	DL 205×5 SLDL-회복을 위해 제외 BBR 2×8~10 LPD 3×10~12

다음 주는 시합 주간으로, 경량 스쿼트와 벤치프레스만 실시한다.

주차	화요일 또는 수요일	토요일
12	SQ 80%×3×2~3 BP 80%×3×2~3	**경기 출전** SQ 260 BP 188 DL 297

고전 테이퍼링을 활용한 스트롱맨 상급자용 훈련 프로그램

이 프로그램에는 기본 바벨 운동에 주안점을 두고 약점에 맞게 보조 운동까지 하는 날이 이틀(월요일, 화요일) 들어있다.

월요일: 미는 운동
화요일: 스쿼트
목요일: 시합용 밀기
토요일: 기타 시합 관련 운동

월요일은 보통 프레스, 푸시 프레스, 벤치프레스와 함께 락아웃 스트렝스를 향상시켜 주는 보조 삼두운동이 주를 이룬다. 화요일은 언제나 스쿼트를 기본으로 깔고 간다. 데드리프트는 선수의 상황이나 다가오는 대회의 특성에 따라 화요일에 스쿼트 전후로 할 수도 있고, 아니면 토요일 경기를 위해 아껴둘 수도 있다. 파워클린, 루마니안 데드리프트, 굿모닝 같은 가벼운 당기기 운동도 화요일에 실시한다.

목요일에도 미는 운동이 들어가 있지만, 이때는 다가오는 시합에 쓰이는 도구를 가지고 하는 운동에 초점을 맞추어야 한다. 어떤 운동에 방점을 찍을지는 훈련 주기마다 달라질 것이다. 바이킹 프레스, 통나무, 액슬 바axle bar, 굵은 손잡이 덤벨 모두 경기에 쓰일 수 있다. 해당 경기 종목의 진행 방식에 따라서도 목요일의 프로그램이 달라질 수 있다. 어떤 경기에서는 반복수를 제일 많이 찍는 방식으로 이뤄지던 종목이 다른 경기에서는 1RM을 치는 방식으로 이뤄질 수도 있는 법이고, 매 반복을 클린으로 받아서 밀어야 하는 곳이 있는가 하면 한 번만 클린으로 받아도 되는 곳이 있기도 하다. 선수는 다가오는 대회에 들어있는 종목에 맞는 훈련을 해야 하며, 그 종목의 전반적인 사항에 대해서도 확실히 알아두어야 한다.

토요일은 나머지 잡다한 시합 관련 운동 일정으로 잡는데, 대부분은 하체 중심으로 굴러갈 것이다. 어지간한 경기에는 데드리프트가 어떤 형태로든 들어가 있는데, 반복수와 최고중량이 저마다 다른 이들 데드리프트 동작은 연속 동작의 일부로 들어가 있을 때도 있지만, 요크 런이나 파머스 워크나 케그/스톤 캐리처럼 물체를 들고 일정 거리를 옮기는 과정만큼은 꼭 들어간다. 스톤 로딩이나 타이어 플립 같은 종목이 들어있는 대회도 충분히 있을 수 있다. 수많은 스트롱맨 대회에서 토요일을 '경기 날짜'로 잡는 데에는 동선상의 이유가 있다. 선수들은 종종 자기 체육관에서 멀리 떨어진 창고형 시설까지 시간을 들여 차를 몰고 가야 하는데, 그 와중에 필요한 물건을 죄다 빼냈다가 다시 쑤셔넣을 때도 시간이 들고, 주차장 빈 자리를 찾아 헤맬 때도 시간이 들고, 하다못해 파트너와 훈련 시간을 조율하는 때도 시간이 든다. 하지만 경기 종목을 한꺼번에 훈련하면 리프터의 몸은 하루에 여러 종목을 연속해서 뛰어야 하는 대회 일정에 맞춰진다. 이때 토요일 훈련의 종목은 다가오는 대회에서와 같은 순서로 배치하는 것이 이상적이다.

오로지 회복을 목적으로 스쿼트 요일과 경기 요일에 어느 정도의 시간차를 두는 것은 어떤 상황에서나 올바른 접근법이다. 이러한 유형의 훈련은 매우 고되기에, 차라리 죽는 게 나을 것 같은 이 두 워크아웃에서의 회복을 계획할 때는 극도로 세심한 주의를 기울여야 한다.

다음의 프로그램을 보면 훈련은 세 가지 서로 다른 3~4주짜리 사이클로 이루어져 있는데, 각 사이클은 경기 대비를 목적으로 고볼륨에서 저볼륨 순으로 배치되었다. 이 가상의 시나리오에서, 우리가 앞두고 있는 경기 종목은 다음과 같다.

로그 프레스/푸시 프레스: 100kg으로 최대 반복
1RM 타이어 데드리프트: 무릎 높이 랙 풀과 동일
파머스 워크: 200피트(약 60미터)
요크 런: 200피트(약 60미터)
타이어 플립: 100피트(약 30미터)

타이어 데드리프트 훈련을 할 때는 파워랙에서 핀의 높이를 세 가지 방식으로 잡은 랙 풀과 표준 데드리프트를 함께 활용할 것이다. 핀의 높이는 각각 바닥에서 5cm(1번 위치), 10cm(2번 위치), 15cm(3번 위치) 떨어뜨려 잡는다. 3번 위치가 되면 바는 타이어 데드리프트를 할 때와 거의 같은 높이까지 올라올 것이다.

개요

1단계: 4주간 반복수 8회 + 경기 특훈, 1주간 디로딩
2단계: 4주간 반복수 5회 + 경기 특훈, 1주간 디로딩
3단계: 4주간 피킹, 경기 출전

1단계: 4주간 반복수 8회 + 경기 특훈

	미는 운동	스쿼트	시합용 밀기	기타 시합 관련
주차	월요일	화요일	목요일	토요일
1	PR 80×8×3 BP 3×8~10 LTE 2~3×10~12	SQ 170×8×3 RDL 3×8 컨디셔닝: 프라울러나 썰매 활용	스트릭트 로그 프레스 3×8 랙 락아웃(로그 사용) 2×8~10 딥스(Wt.) 3×10~15	DL 8RM 파머스 워크 2×200피트 요크 런 2×200피트 타이어 플립 2×100피트
2	PR 85×8×3 IPR 3×8~10 LTE 2~3×10~12	SQ 180×8×3 RDL 3×8 컨디셔닝: 프라울러나 썰매 활용	로그 프레스 3×8 랙 락아웃(로그 사용) 2×8~10 딥스(Wt.) 3×10~15	RP(1번 위치) 8RM 파머스 워크 2×200피트 요크 런 2×200피트 타이어 플립 2×100피트
3	PR 90×8×3 BP 3×8~10 LTE 2~3×10~12	SQ 190×8×3 RDL 3×8 컨디셔닝: 프라울러나 썰매 활용	스트릭트 로그 프레스 3×8 랙 락아웃(로그 사용) 2×8~10 딥스(Wt.) 3×10~15	RP(2번 위치) 8RM 파머스 워크 2×200피트 요크 런 2×200피트 타이어 플립 2×100피트

PR 시도 주간

주차	월요일	화요일	목요일	토요일
4	**PR 95×8×3** IPR 3×8~10 LTE 2~3×10~12	**SQ 200×8×3** RDL 3×8 컨디셔닝: 프라울러나 썰매 활용	스트릭트 로그 프레스 3×8 랙 락아웃(로그 사용) 2×8~10 딥스(Wt.) 3×10~15	RP(3번 위치) 8RM 파머스 워크 2×200피트 요크 런 2×200피트 타이어 플립 2×100피트

디로딩 주간

주차	월요일	화요일	목요일	토요일
5	PR 80×5×2 BP 2×5	SQ 170×5×2 컨디셔닝(볼륨 낮춰서): 프라울러나 썰매 활용	로그 프레스 2×5 (중간 무게로) 딥스 2×10~15	(당기기 운동 없음) 파머스 워크 1×200피트 요크 런 1×200피트 타이어 플립 1×100피트

2단계: 4주간 반복수 5회 + 경기 특훈, 1주간 디로딩

	미는 운동	스쿼트	시합용 밀기	기타 시합 관련
주차	월요일	화요일	목요일	토요일
1	PR 100×5×5 BP 3×5 LTE 2~3×10~12	SQ 210×5×5 RDL 3×5 컨디셔닝: 프라울러나 썰매 활용	스트릭트 로그 프레스 3×5 로그 PP 2×5 딥스(Wt.) 3×10~15	DL 5RM 파머스 워크 4×100피트 요크 런 4×100피트 타이어 플립 4×50피트
2	PR 105×5×5 IPR 3×5 LTE 2~3×10~12	SQ 215×5×5 RDL 3×5 컨디셔닝: 프라울러나 썰매 활용	스트릭트 로그 프레스 3×5 로그 푸시 프레스 2×5 딥스(Wt.) 3×10~15	RP(1번 위치) 5RM 파머스 워크 4×100피트 요크 런 4×100피트 타이어 플립 4×50피트
3	PR 110×5×5 BP 3×5 LTE 2~3×10~12	SQ 220×5×5 RDL 3×5 컨디셔닝: 프라울러나 썰매 활용	스트릭트 로그 프레스 3×5 로그 푸시 프레스 2×5 딥스(Wt.) 3×10~15	RP(2번 위치) 5RM 파머스 워크 4×100피트 요크 런 4×100피트 타이어 플립 4×50피트

PR 시도 주간

주차	월요일	화요일	목요일	토요일
4	**PR 115×5×5** IPR 3×5 LTE 2~3×10~12	**SQ 225×5×5** RDL 3×5 컨디셔닝: 프라울러나 썰매 활용	스트릭트 로그 프레스 3×5 로그 푸시 프레스 2×5 딥스(Wt.) 3×10~15	RP(3번 위치) 5RM 파머스 워크 4×100피트 요크 런 4×100피트 타이어 플립 4×50피트

디로딩 주간

주차	월요일	화요일	목요일	토요일
5	PR 100×3×3 BP 2×5	SQ 205×3×3 컨디셔닝(볼륨 낮춰서): 프라울러나 썰매 활용	로그 프레스 3×5 (중간 무게로)	(당기기 운동 없음) 파머스 워크 1×200피트 요크 런 1×200피트 타이어 플립 1×100피트

3단계: 피킹

	미는 운동	스쿼트	시합용 밀기	기타 시합 관련
주차	월요일	화요일	목요일	토요일
1	PR 120×5 BP 2×5 (일반그립 5RM, 클로즈그립 5RM) LTE 2~3×10~12	SQ 240×5 RDL 2×5 컨디셔닝: 프라울러나 썰매 활용	로그 푸시 프레스 3~5RM 스트릭트 로그 프레스 2×12~15 딥스(Wt.) 2×10~15	DL 2~3RM 파머스 워크 2×200피트 요크 런 2×200피트 타이어 플립 2×100피트
2	PR 122.5×5 IPR 2×5 LTE 2~3×10~12	SQ 245×3~5 RDL 2×5 컨디셔닝: 프라울러나 썰매 활용	로그 푸시 프레스 3~5RM 스트릭트 로그 프레스 2×12~15 딥스(Wt.) 2×10~15	RP(1번 위치) 3RM 파머스 워크 2×200피트 요크 런 2×200피트 타이어 플립 2×100피트
3	PR 125×5 BP 2×5 LTE 2~3×10~12	SQ 250×3~5 RDL 2×5 컨디셔닝: 프라울러나 썰매 활용	로그 푸시 프레스 3~5RM 스트릭트 로그 프레스 1×12~15 딥스(Wt.) 2×10~15	RP(2번 위치) 3RM (또는 고중량 당기기 생략) 파머스 워크 1×200피트 요크 런 1×200피트 타이어 플립 1×50피트

경기 주간: 완전 디로딩

주차	화요일 또는 수요일	토요일
4	SQ 80%×2×3 PR 80%×2×3 컨디셔닝: 저강도 저볼륨 썰매	**경기 출전**

이보 전진 일보 후퇴 모델

두 번째 모델은 미국 역도 코칭 능력 계발 프로그램에서 한때 전수되었던 모델의 파생형이다. 이 모델에서는 운동 부하가 4주짜리 블록 단위로 나뉘어 있고, 각 블록의 부하는 점차 늘어나며, 진전은 이러한 블록들을 여러 개 이어붙임으로써 이루어진다. 각 블록의 1주차는 중간 정도의 강도를 기준선으로 잡는다. 2주차에는 평균 강도가 10% 정도 올라간다. 디로딩 내지는 휴식 주간인 3주차에는 평균 강도가 줄어든다. 가볍게 실시하는 3주차 덕분에, 4주차에는 PR을 찍을 만큼의 진전이 일어난다. 그 다음 4주는 이전 4주의 출발점보다 높은 강도에서 시작된다. 4주짜리 블록을 거치며 리프터는 더 고된 다음 블록을 맞이할 채비를 갖춘다. 각각의 4주짜리 블록은 세트수와 반복수 범위가 조금씩 다르지만, 대회 당일에 필요한 경기력의 특정 부분을 향상시키는 방향으로 매끄럽게 흘러간다.

앞에서도 프로그램을 짤 때 퍼센티지를 사용했듯, 이번에도 한 블록 안에서 주차별로 상대 부하가 어떻게 차이 나는지 확인하기 위해 퍼센티지를 사용할 것이다. 일정을 이루는 각 부하 간의 관계에 통달한 상급 리프터라면 한 주기를 어디서 시작해야 하는지 알게 마련인데, 이 시작점은 본인의 1RM으로 유추할 수 있을 때도 있고, 없을 때도 있다. 우리가 이번에 어디서 프로그램을 시작해야 하는가를 결정하는 것은 이전 대회에서 선보인 경기력이 아니라 나이와 성별과 부상, 그리고 최근 훈련 이력이다. 1RM 추세선을 통해 아주 긴 기간의 진전을 확인할 수 있다는 점만 보면 데이터 지표로서의 1RM은 유용하지만, 바로 직전에 찍은 1RM도 12~16주짜리 블록의 훈련을 시작 지점을 결정할 지표로 쓰기에는 충분치 않다. 1RM만으로도 한 운동의 시작점을 대강 정할 수야 있겠지만, 최근의 5RM, 그러니까 지난 주 5RM 워크아웃 때 얻은 자료가 있다면 이번 주에 소화해야 할 운동 부하를 더욱 정확히 결정할 수 있다. 같은 과부하 사건과 같은 반복수 범위에서 운동이 이루어질 테니, 이 자료야말로 시의적절하다 할 수 있다. 이제 한 사이클의 첫 번째 워크아웃을 시작할 때, 상급자는 다음주에 일어날 수밖에 없다고 믿는 것들을 바탕으로, 자신의 경험을 총동원하여 얼마만큼의 중량을 걸어야 할지 결정하게 될 테다.

1블록: 바탕 블록, 2~3번 반복 실시

1주차: 3×5 …5×5 어크로스 세트 PR의 90%로

2주차: 5×5 …PR로

3주차: 2×5 …5×5 PR의 80%로

4주차: 5RM

2블록: 전이 블록, 피킹 블록 전에 1번 실시

1주차: 3×3 …5×5 어크로스 세트 PR의 93%로

2주차: 5×3 …5RM으로, 3세트 이후에는 세트당 반복수 3회 유지를 위해 디로딩 가능

3주차: 2×3 …5RM의 80%로

4주차: 3RM

3블록: 피킹 블록

1주차: 3×3 …3RM의 90%로

2주차: 싱글로 5세트 어크로스 …3RM+3%로

3주차: 2×2 …3RM의 85%로

4주차: 경기 주간

12~16주에 달하는 이 전체 블록은 경기 전에 두 번 돌릴 수 있다. 4주짜리 블록은 다른 블록과 연결되어 있으며, 이렇게 이어진 전체 기간에 걸쳐 볼륨이 줄어들고 강도가 늘어나므로, 일단은 프로그램을 끝내는 목표 날짜를 먼저 정한 다음 여기에서 프로그램 일정을 역산할 필요가 있다(경기 대비용 프로그램은 하나같이 이런 식이다). 시작 날짜와 경기 날짜 사이에 몇 주가 있는지에 따라 1블록을 몇 번 넣을지가 결정되는데, 테이퍼링 전까지 1블록을 세 번 이상(12주 이상) 돌릴 수 있는 상급자는 아마 없을 것이다. 1블록을 재탕하지 않고 1블록/2블록/3블록 순으로 진행한 다음 각 사이클이 끝날 때마다 1주간의 능동적 휴식 주간을 준다고 치면, 전체 사이클이 네 번 반복되는 연간 훈련 일정이 채워진다. 그러나 세상사가 뜻대로만 굴러갈 수는 없는 노릇이니, 똑같은 원리를 바탕으로 더 길거나 짧은 프로그램을 설계해 볼 수 있을 테다.

파워리프팅 대회용 이진일퇴(이보 전진 일보 후퇴) 사이클

지금부터 살펴볼 프로그램에서는 1블록을 두 번 돌리고 2블록과 3블록은 한 번씩 돌린다. 스트레스가 적은 보조 운동은 굳이 표기하지 않았으며, 파워클린과 딥스의 반복수는 사람마다 편차가 크므로 따로 명시하지 않았다.

주간 훈련 계획
월요일: 고중량 벤치프레스 + 벤치프레스 보조 운동
화요일: 경량 스쿼트 + 고중량 당기기
목요일: 경량 벤치프레스 + 프레스
금요일: 고중량 스쿼트 + 경량 당기기

이 프로그램에서는 데드리프트를 직접 훈련하지 않는 대신, 랙 풀과 홀팅 데드리프트와 파워슈러그를 조합해서 쓰는 전략을 택했다. 파워클린은 매주 경량 당기기 운동이 있는 날에 고정적으로 실시한다. 파워슈러그는 각 블록의 3주차(디로딩 주간)에 고중량 당기기 운동 조로 실시한다. 파워클린의 훈련 중량이 매우 무겁긴 해도, 첫 워크아웃을 제하면 5회짜리 1세트로 제한되기도 하고, 가동범위가 매우 짧기도 하다. 여기서 나오는 스트레스는 홀팅 데드리프트나 랙 풀에 비하면 상대적으로 적지만, 한편으로는 승모근에 부하도 걸 수 있고, 또 팔이 매우 무거운 중량에 익숙해지게도 한다. 그래서 디로딩 주간의 운동으로 쓰이는 것이다.

이 시나리오에서 우리의 리프터는 데드리프트에서 상단 자세를 만드는 동작이 가장 약한 관계로, 랙 풀을 매 사이클마다 두 번씩 (2주차와 4주차에) 훈련하고, 홀팅 데드리프트를 1주차에만 하기로 정했다. 만일 바닥에서 당겨 올리는 동작이 가장 약했다면 이와 반대로 홀팅 데드리프트를 2주차와 4주차에 하고, 랙 풀은 1주차에만 했을 테다.

1블록, 두 번 돌림

주차	월요일	화요일	목요일	금요일
1	BP 132.5×5×3 딥스(Wt.) 4×8~10	SQ 165×5×3 HDL 207.5×8	CG-BP 117.5×5×3 PR 82.5×8×3	SQ 180×5×3 PC 4×3
2	BP 150×5×5 딥스(Wt.) 5×8~10	SQ 165×5×3 RPL 217.5×5×2	CG-BP 135×5×4 PR 82.5×8×4	SQ 202.5×5×5 PC 5×3
3	BP 115×5×2 딥스(Wt.) 2×8~10	SQ 165×5×2 파워슈러그 257.5×5×2	CG-BP 110×5×2 PR 77.5×8×2	SQ 160×5×2 PC 2×3
4	BP 157.5×5 딥스(Wt.) 3×8~10	SQ 165×5×3 RPL 222.5×5	CG-BP 142.5×5 PR 90×8	SQ 215×5 PC 3×3
5	BP 135×5×3 딥스(Wt.) 4×8~10	SQ 165×5×3 HDL 217.5×8	CG-BP 122.5×5×3 PR 85×8×3	SQ 182.5×5×3 PC 4×3
6	BP 152.5×5×5 딥스(Wt.) 5×8~10	SQ 165×5×3 RPL 227.5×5	CG-BP 137.5×5×4 PR 85×8×4	SQ 205×5×5 PC 5×3
7	BP 117.5×5×2 딥스(Wt.) 2×8~10	SQ 165×5×3 파워슈러그 272.5×5	CG-BP 107.5×5×2 PR 80×8×2	SQ 160×5×2 PC 2×3
8	BP 160×5 딥스(Wt.) 3×8~10	SQ 165×5×3 RPL 232.5×5	CG-BP 145×5 PR 92.5×8	SQ 217.5×5 PC 3×3

2블록

주차	월요일	화요일	목요일	금요일
9	BP 140×3×3 딥스(Wt.) 4×5~7	SQ 165×5×3 HDL 227.5×5	CG-BP 125×5×3 PR 90×6×3	SQ 190×3×3 PC 4×3
10	BP 160×3×5 딥스(Wt.) 5×5~7	SQ 165×5×3 RPL 237.5×5	CG-BP 137.5×5×4 PR 90×6×4	SQ 217.5×3×5 PC 5×3
11	BP 125×3×2 딥스(Wt.) 2×5~7	SQ 165×5×3 파워슈러그 282.5×5	CG-BP 107.5×5×2 PR 85×6×2	SQ 172.5×3×2 PC 2×3
12	BP 167.5×3 딥스(Wt.) 3×5~7	SQ 165×5×3 RPL 245×5	CG-BP 147.5×5 PR 100×6	SQ 227.5×3 PC 3×3

3블록

13	BP 150×3×3 딥스(Wt.) 4×4~6	SQ 165×5×2 HDL 232.5×5	CG-BP 137.5×3×3 PR 92.5×4×3	SQ 202.5×3×3 PC 4×3
14	BP 162.5×1×5 딥스(Wt.) 4×4~6	SQ 165×5×2 RPL 252.5×5	CG-BP 155×2×4 PR 92.5×4×4	SQ 235×1×5 PC 5×3
15	BP 142.5×2×2 딥스(Wt.) 2×4~6	SQ 165×5×2 파워슈러그 297.5×5	CG-BP 135×3×2 PR 90×2×2	SQ 192.5×2×2 PC 2×3

대회 주간	월요일	목요일	토요일
16	SQ-1차시 중량인 225kg까지 BP-1차시 중량인 175kg까지 DL-마지막 웜업인 215kg까지, 자세와 기법을 완벽히 점검할 것	SQ 60×5×3/ BP 60×5×3/ CL 60×5×3 세 가지를 S/S로	경기 당일 SQ 245 BP 180 DL 255

스트레스/회복/적응 주기에서 가장 중요한 단계는 두말할 필요도 없이 회복이다. 회복이 없으면 적응은 일어나지 않는다. 초보자는 워크아웃 사이에 쉬는 하루만으로도 충분할 테다. 중급자는 며칠쯤 필요한 관계로 기술적인 부분과 컨디셔닝 상태를 유지하기 위해 한두 세션의 워크아웃을 그 사이에 실시해야 한다. 그러나 상급자에게는 회복 기간이 1~2주 정도 소요될 수 있으며, 그 기간에는 훈련 부하를 줄여서 실시하는 몇 번의 워크아웃이 있게 될 텐데, 이 워크아웃의 볼륨은 피로가 해소될 정도로는 낮아야 하나, 강도는 최고 수행능력을 선보일 때 필요한 적응을 유지할 정도로 높아야 한다.

선수가 한 주를 통째로 쉬고 나서 새 PR을 찍는 일은 그리 드물지 않다. 심지어는 지난주에 있던 대회에서 PR을 찍었는데도 이런 일이 생길 수 있다. 이런 현상이 일어난다는 것은 추가적인 초과회복이 예상치 못한 곳에서 일어났다는 말이므로, 결국 선수가 훈련이나 테이퍼링의 타이밍이나 부하를 잘못 잡았음을 뜻한다. 프로그램을 좀 더 정밀하게 짰다면 경기에서 선보인 것과 다른 PR을 선보일 수 있었으리라. 선수와 코치는 한 명도 빠짐 없이 이런 일을 겪게 마련이지만, 여기서 배우는 것은 기회의 문제이다.

비시즌기 파워리프팅 루틴

이 루틴은 스트렝스와 근육량을 모두 얻으려는 사람을 대상으로 한다. 여기서 보조 운동의 볼륨은 매우 높다. 리프터는 세트수와 반복수를 전부 채우려고 노력해야 하나, 볼륨을 다 채운다는 보장만 있다면 세트마다 중량을 조절해도 된다.

이 예시에서는 스쿼트와 벤치프레스에서 DE를 활용한다. 바탕base, 로딩loading, 피킹peaking 주간끼리는 각기 같은 볼륨을 쓴다. 로딩 주간에는 이 사이클의 다른 주간보다 무거운 중량을 쓰게 될 것이다. 디로딩 주간에는 바탕 주간과 같은 중량을 쓸 테지만, 볼륨은 더 적다. 피킹 주간에는 바탕/디로딩 주간 중량과 로딩 주간 중량의 사이 어딘가에서 중량을 골라 쓴다. 기억하는지 모르겠지만, DE는 폭발적 파워를 훈련할 목적으로 설계되었다. 피킹 주간에 파워를 극대화하려면, 좀 가벼운 중량을 써야 하는 한이 있어도 파워 생산에 최적화된 중량과 스피드로 훈련에 임해야 한다.

DE 벤치프레스를 놓고 짠 4주치 사이클은 다음과 같다.

바탕 주간: 60%×3×10
로딩 주간: 66%×3×10
디로딩 주간: 60%×3×6
피킹 주간: 63%×3×10 매우 빠르게

DE에서는 언제나처럼 퍼센티지가 아니라 바의 속도를 바탕으로 중량을 잡아야 한다. 필요하다면 조정할 수도 있다.

분할 예시

월요일	화요일	목요일	금요일
BP	SQ	BP(DE)	SQ(DE)
딥스(Wt.)	RDL	PR	DL
LTE	LPD/CU	TPD	BBR

4주치 샘플

바탕 주간: 70%로 스쿼트/벤치 20회, 데드리프트 10회, 보조 운동 40회씩

주차	월요일	화요일	목요일	금요일
1	CG-BP 125×5×4	SQ 172.5×5×4	BP(DE) 110×3×10	SQ(DE) 150×2×12
	딥스(Wt.) 4×10	RDL 4×10	PR 4×10	DL 197.5×5×2
	LTE 4×10	LPD 4×10	TPD 4×10	BBR 4×10

로딩 주간: 80%로 스쿼트/벤치 25회, 데드리프트 15회, 보조 운동 50회씩

주차	월요일	화요일	목요일	금요일
2	BP 145×5×5	SQ 200×5×5	BP(DE) 120×3×10	SQ(DE) 165×2×12
	딥스(Wt.) 5×10	RDL 5×10	PR 5×10 (또는 6×8)	DL 230×5×3
	LTE 5×10	LPD 5×10	TPD 5×10	BBR 5×10 (또는 6×8)

디로딩 주간: 75%로 스쿼트/벤치 10회, 데드리프트 5회, 보조 운동 20회씩

주차	월요일	화요일	목요일	금요일
3	CG-BP 135×5×2	SQ 187.5×5×2	BP(DE) 110×3×6	SQ(DE) 150×2×8
	딥스(Wt.) 2×10	RDL 2×10	PR 2×10	DL 245×5
	LTE 2×10	LPD 2×10	TPD 2×10	BBR 2×10

피킹 주간: 85%로 스쿼트/벤치 15회, 데드리프트 5회, 보조 운동 30회씩(보조 운동은 탑 세트에서 PR)

주차	월요일	화요일	목요일	금요일
4	BP 155×5×3	SQ 207.5×5×3	BP(DE) 115×3×10	SQ(DE) 157.5×2×10
	딥스(Wt.) 4×8	RDL 3×10	PR 4×8	DL 245×5
	LTE 3×10	LPD 4×8	TPD 3×10	BBR 4×8

5×10처럼 볼륨이 극도로 높은 날에 반복에 실패하지 않으려면 디센딩 세트를 도입하는 것도 좋다. 딥스나 프레스처럼 삼두에 의존하는 운동에서는 더더욱 그렇다. 이들 동작은 고반복으로 하면 세트 중에 갑자기 실패할 가능성이 크며, 어크로스 세트로 붙잡고 있기도 어렵다. 5×10 딥스 워크아웃은 다음과 같을 것이다.

체중×10
체중+20kg×10
체중+10kg×10
체중+10kg×10
체중+20kg×10(8회 후 쉬었다가 2회)
체중×10 85×8(PR), 80×8, 75×8×2

피킹 주간에 리프터는 탑 세트top set의 특정 반복수 범위에서 PR을 찍어보려고 노력해야 한다. 가령 프레스를 4×8로 해야 한다고 되어 있으면, 워크아웃은 다음과 같을 것이다.

85×8(PR)
80×8
75×8×2

파워 스포츠용 프로그램

이 프로그램은 던지기 종목에 출전하는 선수들이 애용해 왔지만, 스트렝스와 순발력이 모두 필요한 종목에서 뛰는 상급자라면 누구나 쓸 수 있다.

1단계

역도 월요일	스트렝스 화요일	역도(월요일보다 5% 가량 줄여서) 목요일	스트렝스 금요일
PS	SQ	PS	박스 SQ(DE)
PC	PP	PC	PR
	BP		DL

1단계 예시

바탕 주간	월요일: 역도	화요일: 스트렝스	목요일: 역도	금요일: 스트렝스
1	PS 102.5×2×3	SQ 207.5×5×3	PS 97.5×2×3	SQ(DE) 175×2×10
	PC 127.5×3×3	PP 112.5×3×3	PC 122.5×3×3	PR 105×5×3
		BP 145×5×3		DL 245×5

로딩 주간	월요일: 역도	화요일: 스트렝스	목요일: 역도	금요일: 스트렝스
2	PS 110×2×5 PC 135×3×5	SQ 232.5×5×5 PP 127.5×3×5 BP 162.5×5×5	PS 105×2×5 PC 130×3×5	SQ(DE) 205×2×12 PR 117.5×5×5 DL 260×5
디로딩 주간				
3	PS 95×2×2 PC 112.5×3×2	SQ 182.5×5×2 PP 97.5×3×2 BP 130×5×2	PS 90×2×2 PC 107.5×3×2	SQ(DE) 175×2×8 PR 92.5×5×2 DL 230×3
피킹 주간				
4	PS 117.5×2 PC 142.5×3	SQ 250×5 PP 137.5×3 BP 170×5	PS 112.5×2 PC 137.5×3	SQ(DE) 190×2×10 PR 125×5 DL 275×5

선수는 1단계를 훈련 블록 하나로 간주하고 여러 번 돌려야 하며, 한 바퀴 돌릴 때마다 (특히 로딩 주간과 피킹 주간에서) 중량을 늘리는 한편, 매 단계마다 볼륨과 강도를 필요한 만큼 조정할 수 있어야 한다. 이 정도 수준의 상급자 프로그램을 짤 때는 심한 개인차 때문에 세트수, 반복수, 부하를 완벽히 최적화하여 내놓기란 거의 불가능에 가깝다. 필요한 만큼 조정하라는 말은, 예컨대 볼륨이 과해진다 싶으면 로딩 주간의 세트를 한두 개쯤 덜어내라는 뜻이다. 스쿼트 스트렝스가 매우 강한 사람이라면 로딩 주간에 5×5를 치는 것보다 5회씩 3~4세트만 치는 편이 나을 수 있다. 때로는 디로딩 주간의 강도가 너무 좀 낮아서 피킹 주간에 최적의 수행능력을 유지할 정도가 안 될 수도 있는데, 이런 경우 리프터는 퍼센티지를 5%정도 올릴 수도 있다.

1단계 블록에서 진전을 거치고 나면, 이제는 경기를 앞둔 2단계 블록을 맞이하여 볼륨은 내려가고 강도는 올라간다. 훈련 빈도 또한 주 3회로 줄어드는데, 이는 더 많은 회복 때문이기도 하지만, 대회를 앞두고 기술 연습을 할 짬을 벌기 위해서이기도 하다. 2단계 프로그램은 경기 전 한 번만 돌려야 한다.

2단계 예시

바탕 주간	월요일	수요일	금요일
1	PS 105×2×3 RJ 147.5×1×3 SQ 217.5×3×3	PC 130×3×3 DL 250×3 (회복 차원에서 3회로 줄임) BP 150×3×3	PR 110×3×3 PP 120×2×3 SQ(DE) 175×2×10
로딩 주간			
2	PS 112.5×2×5 RJ 157.5×1×5 SQ 250×3×5	PC 137.5×3×5 DL 265×5 BP 170×3×5	PR 127.5×3×5 PP 140×2×5 SQ(DE) 205×2×12

디로딩 주간	월요일	수요일	금요일
3	PS 100×2×2 RJ 135×1×2 SQ 200×3×2	PC 117.5×3×2 DL 235×3 BP 135×3×2	PR 100×3×2 PP 112.5×2×2 SQ(DE) 175×2×8
피킹 주간			
4	PS 120×2 RJ 170×1 SQ 262.5×3	PC 145×3 DL 275×5 BP 175×3	PR 135×3 PP 145×2 SQ(DE) 190×2×10

스트롱짐 스타일: 상급자용 스트렝스 프로그램

다음 프로그램은 미주리 주 스프링필드에 위치한 스트롱짐STRONG Gym의 관장이자 스타팅 스트렝스 코치인 맷 레이놀즈Matt Reynolds가 제공한 것으로, 압제와 폭정의 공산당이 몰락하기 전인 소련의 전성기에 본다르추크와 베르코샨스키 등이 개발한 프로그램의 4세대 최신 버전이다. 여러 명의 수준 높은 리프터가 이 프로그램을 사용하여 어마어마한 성취를 거두었다. 이 훈련 프로그램은 진전의 단위가 한 달을 넘겨서 이제는 새로운 PR을 한 해에 몇 번 밖에는 칠 수 없는, 상급자 중의 상급자를 대상으로 한다.

이 프로그램은 세 단계로 쪼갤 수 있는데, 각각의 단계에는 저마다의 특수한 목적과 방법론이 있다. 이 세 단계는 미리 정해둔 날짜에 PR이 나올 수 있도록 배치된다. 다른 상급자용 훈련 모델과 마찬가지로, 이 프로그램 또한 시작은 고볼륨/저강도로 하여 사이클이 진행됨에 따라 점차 볼륨은 내려가고 강도는 올라간다. 경기가 한참 남았을 때는 볼륨 쌓기에 초점을 두어야 하는데, 이때 경기에 쓰이는 동작뿐만 아니라 리프터의 개인적 약점에 먹히게끔 살짝 변형한 경기 종목 유사 보조 동작까지 쓰인다. 가령 스쿼트에서 하단에서 빠져나오는 동작이 약점인 선수는 정지 스쿼트나 데드 스톱 랙 스쿼트 같은 운동을 넣어 중점적으로 훈련할 수 있고, 고중량 데드리프트에서 락아웃이 잘 안 되는 선수는 랙 풀에 훈련 역량을 쏟아부을 수 있다. 대회 날짜가 다가옴에 따라 동작은 점차 대회에 맞춰질 것이며, 마지막 주가 되면 모든 동작은 경기용 표준 동작으로만 시행하고 있어야 할 것이다.

첫 4주짜리 블록은 볼륨화accumulation 구간으로, 고볼륨 저강도를 쓴다. 이 시기에는 각 리프터의 강점과 약점에 맞게 손을 본 보조 운동과 부가 운동이 가장 높은 볼륨으로 쓰인다. 볼륨화 구간의 목적은 근육량과 운동 내구력을 늘리는 것으로, 반복수에는 구태여 제한을 두지 않는다. 3주간의 볼륨화 구간이 끝나면 디로딩 주간이 이어진다. 두 개 이상의 볼륨화 구간을 하나의 블록으로 묶어 사용해도 좋고, 아니면 볼륨화 구간 하나와 전이 구간 하나를 블록으로 묶어 피킹 구간 없이 반복해서 돌려도 좋다.

두 번째 블록은 전이transition 구간으로, 이때 볼륨은 살짝 내려가고 강도는 올라간다. 이 구간에는 경기용 리프팅을 실시하되, 보조 운동의 볼륨은 중간 정도로 하고 부가 운동(바벨 훈련처럼 보이지 않는 보조 동작)의 볼륨은 줄인다. 전이 구간의 목적은 과부하이지 과훈련(오버트레이닝)이 아니다. 회복이 덜 되었을 때 피곤한 느낌이 드는 것은 정상이지만, 그 상황에서도 정해진 세트수와 반복수로 워크아웃을 완수할 수는 있어야 한다. 전이 구간은 4~7주간 이어지며, 4주차나 8주차에 디로딩 주간을 둔다. 리프터가 오버트레이닝 상태에 빠지지 않게 하려면 디로딩이 필요하다.

세 번째 블록은 피킹peaking 구간이다. 이 단계는 대회를 코앞에 둔 시기로, 리프터가 2~4주에 걸쳐 대회에 맞게 테이퍼링을 하게 할 목적으로 배치된다. 피킹 구간에서는 볼륨이 낮아지는 대신 강도가 매우 높아지며, 모든 훈련은 경기용 리프팅에만 집중된다. 보완 운동이나 보조 운동은 원칙적으로 다 빼야 하지만, 아주 가벼운 운동 몇 개쯤은 살려둘 수도 있다.

일반적인 프로그램의 개요

월요일: 벤치프레스
변형 프레스
(랙 프레스, 푸시 프레스, 팻 바 프레스)

화요일: 스쿼트
변형 데드리프트
(SLDL, RDL, 랙 풀, 스내치 그립 데드리프트, 데피싯 데드리프트, 굿모닝)

목요일: 프레스
변형 벤치프레스
(클로즈 그립 벤치프레스, 랙 벤치프레스, 플로어 프레스)

금요일: 데드리프트
변형 스쿼트
(정지 스쿼트, 박스 스쿼트, 랙 스쿼트, 프론트 스쿼트)

각 날짜의 두 번째 운동은 프로그램상 꼭 해야 하는 운동이다. 이들은 중량을 늘리기 위해 ROM을 줄였거나 부모 동작에 비해 역학적으로 불리한 바벨 운동으로, 높은 수준의 스트레스를 만들어낸다. 보충 운동은 프로그램 내내 똑같이 가져가도 되고, 필요에 따라 몇 가지만 골라서 돌려 써도 된다.

삼두, 등 상부, 후면사슬을 쓰는 그 밖의 모든 보조 운동은 신중히 골라 자신에게 맞도록 손본 다음 활용해야 한다. 보조 운동의 볼륨은 중간 정도여야 하고 강도는 낮아야 한다. 2~3×10~12로 하는 트라이셉스 익스텐션은 괜찮지만, 5×5로 하는 웨이티드 딥스는 과할 수도 있다.

스쿼트가 267kg, 벤치가 187kg, 데드리프트가 307kg인 리프터를 위해 짠 프로그램이 아래에 나와 있다. 여기에 보조 운동은 들어있지 않다. 프로그램에 명시된 퍼센티지를 잘 살펴보고, 고중량 싱글과 백오프 세트 간에 어떤 관계가 있는지 확인해 보자. 늘 그랬듯 **여기 적힌 숫자들은 개개인의 상황에 맞게 손을 봐야 한다.** 퍼센티지는 일간/주간/월간 부하 변동의 관계성을 숫자로 나타내기 위해 쓰였을 뿐, 바벨의 무게가 정확히 얼마인지 명시할 목적으로 쓰이지 않았다.

1블록: 볼륨화 구간

각 요일별 주요 운동에서는 싱글로 한 세트를 한 다음, 1RM에 대해 명시된 퍼센티지만큼의 중량을 걸고 5×5의 백오프 세트를 실시한다. 퍼센티지는 첫날의 벤치프레스에만 있으나, 스쿼트와 프레스와 데드리프트에서도 똑같이 적용해야 한다. 데드리프트에서는 회복이 촉진될 수 있도록 볼륨을 약간 줄인다. 퍼센티지는 주마다 달라질 수 있다.

주차	월요일	화요일	목요일	금요일
1	BP 150×1(82%), 133×5×5(73%) RPR(눈높이) 4×6	SQ 217.5×1, 192.5×5×5 SLDL 4×6	PR 106×1, 95×5×5 CG-BP 4×6	DL 252×1, 224×5×4 FSQ 4×6
2	BP 156×1(85%), 140×5×5(76%) PP 4×6	SQ 225×1, 202×5×5 GM 4×6	PR 108×1, 97.5×5×5 RPR(정지) 4×6	DL 260×1, 234×5×4 박스 SQ(정지) 4×6
3	BP 161×1(88%), 145×4×5(79%) RPR(눈높이) 4×5	SQ 234×1, 208×4×5 SLDL 4×5	PR 113×1, 102×4×5 CG-BP 4×5	DL 270×1, 242×4×4 FSQ 4×5
디로딩				
4	BP 138×3×3(75%)	SQ 200×3×3	PR 97.5×3×3	DL 230×3×3

2블록: 전이 구간

이 블록에서는 핵심 운동을 할 때 1RM에 해당하는 퍼센티지로 싱글 세트를 실시한 다음, 해당 주간에 표기된 강도 범위로 2~4회짜리 백오프 세트를 정해진 수만큼 실시한다. 모든 백오프 세트는 같은 반복수와 강도로 실시하는 편이 바람직하나, 꼭 그렇게 해야만 하는 것은 아니다. 백오프 세트에 쓸 수 있는 반복수와 강도 조합은 표에 기재해 두었다. 한계 강도로 실시하는 보조 운동은 없으니, 실패지점까지는 하지 말자.

주차	월요일	화요일	목요일	금요일
5	BP 165×1(90%), 156×3, 152×3×4 (백오프 중량 @80~85% 1RM, 세트당 반복수 3~4회, 총 반복수 15회) PP 4×3	SQ 238×1, 225×3, 213×3×4 RPL 4×3	PR 115×1, 108×3, 104×3×4 RBP 4×3	DL 275×1, 262×3, 245.5×3×3 박스 SQ(정지) 4×3
6	BP 172×1(94%), 161×3×2, 156×3×2 (백오프 중량 @83~88% 1RM, 세트당 반복수 3회, 총 반복수 12회) RPR(눈높이) 4×3	SQ 250×1, 234×3, 225×3×3 SLDL 3×3	PR 120×1, 113×3×4 CG-BP 3×3	DL 288×1, 270×3, 260×3, 252×3 FSQ 3×3

주차	월요일	화요일	목요일	금요일
7	BP 180×1(97%), 170×2×4 (백오프 중량 @87~92% 1RM, 세트당 반복수 2회, 총 반복수 8회) PP 2×2	SQ 256×1, 245×2, 240×2, 236×2×2 RPL 2×2	PR 125×1, 118×2×4 RBP 2×2	DL 298×1, 282×2, 270×2×2 박스 SQ(정지) 2×2
8	BP 147.5×3×3(80%)	SQ 213×3×3	PR 104×3×3	DL 245×3×3
9	BP 174.5×1(95%), 165.5×3×3 (백오프 중량 @85~90% 1RM, 총 반복수 9회) RPR 3×3	SQ 252×1, 238×3, 225×3×2 RPL 3×3	PR 122×1, 116×3×3 CG-BP 3×3	DL 290×1, 275×3, 262×3 FSQ 3×3
10	BP 180×1, 170×2×3 (백오프 중량 @88~93% 1RM, 세트당 반복수 2회, 총 반복수 6회) PP 2×2	SQ 260×1, 247.5×2, 234×2×2 RPL 2×2	PR 127×1, 120×2×3 CG-BP 2×2	DL 300×1, 286×2, 270×2 박스 SQ 2×2
11	BP 156×2×3(85%)	SQ 225×2×3	PR 108×2×3	DL 262×2×3

3블록: 피킹 구간

이 단계에서는 백오프 세트와 보조 운동의 활용을 생략한다. 경기를 앞둔 테이퍼링 단계로 이미 볼륨이 매우 줄어든 만큼, 온 신경을 집중하며 모든 세트와 반복을 마무리하자.

주차	월요일	화요일	목요일	금요일
12	BP 177.5×2×2(96%)	SQ 255×2×2	PR 125×2×2	DL 295×2, 284×2
13	BP 182×2	SQ 262×2	PR 130×1	DL 302×2
14		SQ 172.5×2×3(65%) BP 120×2×3		경기 출전 SQ 272 BP 188 DL 316

상급자용 역도 프로그램

지금부터 살펴볼 녀석은 상급자용 올림픽 역도 프로그램의 문제를 스트렝스 관점으로 풀어낸 12주차 프로그램으로, 우리의 친애하는 짐 모저Jim Moser 코치가 불가리아의 유명 코치인 이반 아바지예프Ivan Abadjiev의 원리에 스타팅 스트렝스 프로그램의 철학을 섞어 개조해 놓은 것이다. 모저과 그의 아들들은 아바지예프와 폭넓게 일해 왔다.

인상과 용상은 우리가 '파워'라고 일컫는 스트렝스의 한 단면을 훌륭하게 보여주는 수단이지만, 정작 파워를 만들거나 유지하는 데에는 썩 좋지 않다. 역도성 동작은 절대 스트렝스에 구애받지 않으나, 대신 효율적인 기법을 활용해 스트렝스를 폭발적 힘으로 전환하는 능력의 제한에 사로잡힌다. 폭발력을 내는 능력이 대부분 근신경계의 효율과 관련된 유전적 역량에 의해 제어되기 때문에 스내치와 클린과 저크에 제한이 걸리는 것인데, 그 와중에 절대 스트렝스를 계발하는 능력도 모자란다. (따지고 보면 가속이 붙을 만큼 가벼운 중량을 싱글로 치는) 역도의 특성상, 스트렝스 계발에 쓰이는 5회와 3회의 반복수를 쓸 수가 없는 것이다. 눈이 휘둥그레질 만큼의 폭발력(과 여기에서 파생된, 폭발적 동작에서 근수축이 적절히 훈련되도록 충분한 수의 운동단위를 폭발성 동작에 동원하는 능력)을 지닌 극소수 천재들을 제외하면, 역도 선수들은 강한 스트렝스를 얻고 이를 유지하기 위해 우리와 똑같은 것을 해야 한다. 고중량 스쿼트와 프레스와 데드리프트를.

이 프로그램은 두 가지 유형의 훈련을 통합해 놓은 것으로, 여기서 리프터는 몸무게 115kg의 20대 중반 남성으로, 인상 165kg, 용상 200kg에 스쿼트 300kg, 프레스 150kg, 데드리프트 320kg, 벤치프레스 200kg, 프론트 스쿼트 230kg의 기록을 가지고 있다. 강하긴 하나 세계대회에서 먹힐 정도는 아니다. 이 프로그램은 고볼륨 훈련에 이미 적응한 리프터를 대상으로 설계되었으며, 적응을 거치지 않은 리프터가 쓰면 안 된다.

비고:

1. 'FSQ/SN/C&J/FSQ' 순서로 기재된 항목의 경우, 프론트 스쿼트를 웜업에서부터 꽤 무거운 중량까지 싱글로 1회씩 올리며 실시하고, 이어서 스내치를 싱글로 치면서 일정에 쓰인 바에 따라 고중량까지 올리거나 실패할 때까지 올린 다음, 같은 방식으로 클린 앤드 저크를 실시하고, 또 같은 방식으로 고중량 프론트 스쿼트를 실시하는 것이다. 이때 중량은 리프터 본인이 주관적으로 평가한 자신의 상태를 바탕으로 그날그날 결정한다. 서두에 있는 프론트 스쿼트는 리프터의 뇌에 너무 고되지는 않은 바로 다음의 고중량 폭발성 동작을 대비시키고, 마지막에 있는 프론트 스쿼트는 리프터의 몸에 (대회 3차시기에 늘 마주하는 것과 같은) 피로한 상태에서도 스트렝스를 계속 적용하는 법을 가르친다. '실패 시까지'라고 명시된 경우, 본 세트 중량의 첫 시도에서 실패가 나와도 그만해야 한다(본 세트보다 낮을 때는 예외). '10kg 줄여서 다시 실패 시까지'라고 명시된 경우, 중량을 10kg 낮춘 다음 다시 한 번 중량을 2.5~3kg 간격으로 올려 나가며 실패 지점을 향해 진격한다. 그렇게 실패 지점에 도달하면 거기서 멈추고 다음 리프팅으로 넘어간다.

2. 랙 저크에서 원판을 끼우거나 뺄 때는 플랫폼에 떨궈 놓고 해야 한다. 조신하게 내려놓을 생각은 하지도 마라. 어깨의 편심성 동작도 중요하기는 하나 프레스에서도 충분히 훈련할 수 있고, 등장성 동작 또한 사이클 막바지의 저크 서포트jerk support 동작을 통해 훈련할 수 있다.

3. 이 프로그램은 초 고볼륨의 고중량 인상과 용상을 싱글로 치게끔 설계되었으므로, 리프터는 이들 경기 종목에 대한 높은 기술적 숙련도를 바탕으로 경기장에서나 마주할 법한 중량을 치는 데 익숙해져갈 것이다. 저중량 인상과 용상에 쓰이는 기법은 고중량 차시로 연계되지 않으므로, 고중량 싱글은 꼭 실시해야 한다. 고중량 폭발성 동작에서 칼자루를 쥔 것은 스트렝스이므로, '이진일퇴' 법을 활용하며 늘려 나가도록 하자.

4. 이 프로그램의 성공은 프로그램 막바지의 테이퍼링에 달려 있으며, 사이클을 지속해 나갈 요량이라면 생략해선 안 된다. 강조하건대 이 프로그램에서는 제대로 쓰지 않았다간 **누구든지 바로 오버트레이닝에 처박히는 무자비한 부하가 기다리고 있다.** 제대로 쓴다는 말은 대회에서의 피킹 효과를 위한 테이퍼링의 목적을 충분히 이해하고 있다는 말과 같다. 고반복 고중량의 인상/용상 싱글을 주기화된 절대 스트렝스 요소와 뒤섞으면 상급 선수에게도 차고 넘치는 육체적 스트레스를 제공할 수 있으므로, 반드시 이해하고 실천해야 한다. 어떤 날은 워크아웃이 하루에 두 번까지도 있을 수 있는데, 그렇게 여러 번의 워크아웃이 있는 경우에도 FSQ/SN/C&J/FSQ 시리즈는 한 세션에 해야 한다.

여기에 나와있는 것보다 높은 수준의 복잡성을 갖춘 프로그램을 필요로 하는 상급자는 세상에 거의 없을 것이다. 설령 그런 것이 필요한 선수가 있다 해도, 그 정도 수준에 다다랐으면 경험을 무기 삼아 자기 모험에 필요한 장비를 이미 갖춰 두었을 테다. 엘리트 수준의 선수는 저마다 고도의 특수성을 지닌 이들로, 이 정도 수준의 수행능력을 달성한 이들이라면 자신의 신체적 능력에 상응하는 운동이 무엇인지 판별할 능력도 갖추고 있게 마련이다. 몸으로 겪고 머리로 배우는 것도 좋지만, 배우려고 하는 사람들을 가르쳐 보는 것이 무엇보다도 중요하다.

주차	월요일	화요일	수요일	목요일	금요일	토요일
1	FSQ SN 1회 실패 시까지 실시 후, 10kg 줄여서 다시 1회 실패 시까지 C&J 1회 실패 시까지 실시 후, 10kg 줄여서 다시 1회 실패 시까지 FSQ	SN 60×1×15, 1분 RJ 91, 93, 95, 97 PR 51×5×3 SQ 104×5×3	FSQ SN 1회 실패 시까지 C&J 1회 실패 시까지 FSQ	C&J 73×1×10, 2분 PC 75×2×3 FSQ 86×3×3	FSQ SN 1회 실패 시까지 실시 후, 10kg 줄여서 다시 1회 실패 시까지 C&J 1회 실패 시까지 실시 후, 10kg 줄여서 다시 1회 실패 시까지 FSQ	FSQ SN 1회 실패 시까지 C&J 1회 실패 시까지 BP 86×5×3
2	FSQ SN 1회 실패 시까지 실시 후, 10kg 줄여서 다시 1회 실패 시까지 C&J 1회 실패 시까지 실시 후, 10kg 줄여서 다시 1회 실패 시까지 FSQ	SN 60×1×15, 1분 RJ 91, 95, 97, 97 PR 56×5×5 SQ 116×5×5	FSQ SN 1회 실패 시까지 C&J 1회 실패 시까지 FSQ	C&J 74×1×10, 2분 PS 60×2×3 FSQ 95×3×3	FSQ SN 1회 실패 시까지 실시 후, 10kg 줄여서 다시 1회 실패 시까지 C&J 1회 실패 시까지 실시 후, 10kg 줄여서 다시 1회 실패 시까지 FSQ	FSQ SN 1회 실패 시까지 C&J 1회 실패 시까지 DL 145×5
3	FSQ SN 1회 실패 시까지 실시 후, 10kg 줄여서 다시 1회 실패 시까지 C&J 1회 실패 시까지 실시 후, 10kg 줄여서 다시 1회 실패 시까지 FSQ	SN 61×1×15, 1분 RJ 91×1×4 PR 45×5×2 SQ 93×5×5	FSQ SN 1회 실패 시까지 C&J 1회 실패 시까지 FSQ	C&J 75×1×10, 2분 PC 75×2×2 FSQ 77×2×2	FSQ SN 1회 실패 시까지 실시 후, 10kg 줄여서 다시 1회 실패 시까지 C&J 1회 실패 시까지 실시 후, 10kg 줄여서 다시 1회 실패 시까지 FSQ	FSQ SN 1회 실패 시까지 C&J 1회 실패 시까지 FSQ BP 88×5×3
4	FSQ SN 1회 실패 시까지 실시 후, 10kg 줄여서 다시 1회 실패 시까지 C&J 1회 실패 시까지 실시 후, 10kg 줄여서 다시 1회 실패 시까지 FSQ	SN 62×1×15, 1분 RJ 93, 95, 97, 100 PR 61×5 SQ 125×5	FSQ SN 1회 실패 시까지 C&J 1회 실패 시까지 FSQ	C&J 76×1×10, 2분 PS 62×2×2 FSQ 99×3	FSQ SN 1회 실패 시까지 실시 후, 10kg 줄여서 다시 1회 실패 시까지 C&J 1회 실패 시까지 실시 후, 10kg 줄여서 다시 1회 실패 시까지 FSQ	FSQ SN 1회 실패 시까지 C&J 1회 실패 시까지 DL 138×5
5	FSQ SN 1회 실패 시까지 실시 후, 10kg 줄여서 다시 1회 실패 시까지 C&J 1회 실패 시까지 실시 후, 10kg 줄여서 다시 1회 실패 시까지 FSQ	SN 63×1×15, 1분 RJ 91, 93, 95×1×2 PR 53×3×3 SQ 109×3×3	FSQ SN 1회 실패 시까지 C&J 1회 실패 시까지 FSQ	C&J 77×1×10, 2분 PC 77×2×2 FSQ 80×2×3	FSQ SN 1회 실패 시까지 실시 후, 10kg 줄여서 다시 1회 실패 시까지 C&J 1회 실패 시까지 실시 후, 10kg 줄여서 다시 1회 실패 시까지 FSQ	FSQ SN 1회 실패 시까지 C&J 1회 실패 시까지 FSQ BP 91×5×2
6	FSQ SN 1회 실패 시까지 실시 후, 10kg 줄여서 다시 1회 실패 시까지 C&J 1회 실패 시까지 실시 후, 10kg 줄여서 다시 1회 실패 시까지 FSQ	SN 64×1×15, 1분 RJ 95, 97, 99, 101 PR 61×3×3 SQ 125×3×3	FSQ SN 1회 실패 시까지 C&J 1회 실패 시까지 FSQ	C&J 78×1×10, 2분 PS 63×2×2 FSQ 99×2×4	FSQ SN 1회 실패 시까지 실시 후, 10kg 줄여서 다시 1회 실패 시까지 C&J 1회 실패 시까지 실시 후, 10kg 줄여서 다시 1회 실패 시까지 FSQ	FSQ SN 1회 실패 시까지 C&J 1회 실패 시까지 DL 143×3

주차	월요일	화요일	수요일	목요일	금요일	토요일
7	FSQ SN 1회 실패 시까지 실시 후, 10kg 줄여서 다시 1회 실패 시까지 C&J 1회 실패 시까지 실시 후, 10kg 줄여서 다시 1회 실패 시까지 FSQ	SN 65×1×10, 1분 RJ 93×1×2, 95×1×2 PR 49×5×3 SQ 100×5×3	FSQ SN 1회 실패 시까지 C&J 1회 실패 시까지 FSQ	C&J 79×1×8, 3분 PC 79×1×2 FSQ 75×2×3	FSQ SN 1회 실패 시까지 실시 후, 10kg 줄여서 다시 1회 실패 시까지 C&J 1회 실패 시까지 실시 후, 10kg 줄여서 다시 1회 실패 시까지 FSQ	FSQ SN 1회 실패 시까지 C&J 1회 실패 시까지 FSQ BP 93×3×2
8	FSQ SN 1회 실패 시까지 실시 후, 10kg 줄여서 다시 1히 실패 시까지 C&J 1회 실패 시까지 실시 후, 10kg 줄여서 다시 1회 실패 시까지 FSQ	SN 66×1×10, 1분 RJ 91, 95, 99, 102 PR 71.5×5×5 SQ 130×5×5	FSQ SN 1회 실패 시까지 C&J 1회 실패 시까지 FSQ	C&J 81×1×7, 3분 PS 66×1×2 FSQ 102.5×2	FSQ SN 1회 실패 시까지 실시 후, 10kg 줄여서 나시 1회 실패 시까지 C&J 1회 실패 시까지 실시 후, 10kg 줄여서 다시 1회 실패 시까지 FSQ JS 106×5×2	FSQ SN 1회 실패 시까지 C&J 1회 실패 시까지 DL 145×3
9	FSQ SN 1회 실패 시까지 실시 후, 10kg 줄여서 다시 1회 실패 시까지 C&J 1회 실패 시까지 실시 후, 10kg 줄여서 다시 1회 실패 시까지 FSQ	SN 67×1×10, 2분 RJ 95, 97.5, 100×1×2 PR 64×3×3 SQ 118×3×3	FSQ SN 1회 실패 시까지 C&J 1회 실패 시까지 FSQ	C&J 82×1×6, 3분 PC 82×1 FSQ 91×2×3	FSQ SN 1회 실패 시까지 실시 후, 10kg 줄여서 다시 1회 실패 시까지 C&J 1회 실패 시까지 실시 후, 10kg 줄여서 다시 1회 실패 시까지 JS 113×5	FSQ SN 1회 실패 시까지 C&J 1회 실패 시까지 FSQ BP 95×3×2
10	FSQ SN 1회 실패 시까지 실시 후, 10kg 줄여서 다시 1회 실패 시까지 C&J 1회 실패 시까지 실시 후, 10kg 줄여서 다시 1회 실패 시까지 FSQ	SN 68×1×8, 2분 RJ 100, 102.5, 105 PR 72.5×1×5 SQ 134×1×5	FSQ SN 1회 실패 시까지 C&J 1회 실패 시까지 FSQ	C&J 83×1×5, 3분 PS 68×1 FSQ 105×1×5	FSQ SN 1회 실패 시까지 실시 후, 10kg 줄여서 다시 1회 실패 시까지 C&J 1회 실패 시까지 실시 후, 10kg 줄여서 다시 1회 실패 시까지 JS 120×5	FSQ SN 1회 실패 시까지 C&J 1회 실패 시까지 DL 147.5×2
11	FSQ SN 1회 실패 시까지 실시 후, 10kg 줄여서 다시 1회 실패 시까지 C&J 1회 실패 시까지 실시 후, 10kg 줄여서 다시 1회 실패 시까지 FSQ	SN 69×1×5, 3분 RJ 105, 110 PR 61×3×3 SQ 111×3×3		C&J 84×1×5, 3분 FSQ 84×2×2	FSQ SN 1회 실패 시까지 실시 후, 10kg 줄여서 다시 1회 실패 시까지 C&J 1회 실패 시까지 실시 후, 10kg 줄여서 다시 1회 실패 시까지 JS 125×3	FSQ SN 1회 실패 시까지 C&J 1회 실패 시까지 FSQ
12	FSQ SN C&J FSQ		FSQ SN 1차시 중량까지 C&J 1차시 중량까지	SN C&J		**경기 출전**

9

특수인구집단

우리는 앞서 신체적 잠재력의 한계에 가까이 다가가려면 고도로 개인화된 훈련이 필요하며, 수행능력의 잠재적 한계에 가까워질수록 이 특수성이 중요해진다는 사실을 살펴본 바 있다. 하지만 여기서 의문이 하나 생긴다. 이 책에 나온 훈련 모델을 (초보자, 중급자, 상급자라는) 각각의 수준에 맞게 적용만 하면 어떤 사람에게나 다 통하는 것일까? 여성은? 청소년은? 어르신은? 부상이 있는 사람은? 결론부터 말하자면, 다 통한다. 그것도 아주 잘.

여성

여성은 특수 인구집단에 해당하지 않는다. 이보다 더 참인 사실이 어디 있겠나. 인구의 절반이 여성이다. 세트수나 반복수와 관련된 몇 가지 예외를 제하면, 여성은 같은 연령 같은 숙련도의 남성과 똑같은 방식으로 훈련을 해 나간다. 호르몬에 차이가 있다 보니 스트렝스나 근육량이 변화하는 속도와 폭은 다를 수밖에 없지만, 그러한 변화를 일으키는 생물학적 공정은 남성에서와 같다. 공정이 같으니 진전을 일으키기 위해 쓰이는 방법도 같을 수밖에. 각각의 방법에 대한 반응을 결정하는 것은 방법 자체의 효과이지, 성별이 아니다. 때로는 여성에 의한, 그러나 보통은 여성을 위한 운동이 있어 왔다는 변명이 지난 수 세기 동안 세상에 넘쳐났다. 그 결과 모두가 그토록 바라마지않던 올바른 디자인의 훈련 프로그램은 성별과 관계없이 오히려 멀어져만 갔다. '군살 없이 매끄럽게'를 표방한 온갖 비효율적 루틴은, 그 루틴을 돌려서 나온 결과만 봐도 확실히 알 수 있듯이 아무런 생리학적 기반도 가지고 있지 않다.

그렇다고는 해도 남성과 여성이 체육관과 경기장에서 보여주는 수행능력에는 몇 가지 중요한 차이가 있다. 일반적으로 여성은 근신경계의 효율이 남성만 못하다. 상위 30% 여성과 하위 30% 남성이 겹치는 수준으로, 남성은 평균적으로 여성보다 더 큰 스트렝스와 순발력을 지닌다. 호르몬의 차이도 물론 원인이지만, 훨씬 낮은 테스토스테론 농도로 인해 생기는 급성 반응과 만성 반응의 차이도 원인일 수 있으며, 이는 수행능력 스펙트럼 전반에서 또렷하게 드러난다.

여성은 근육을 수축할 때 운동단위를 최대 개수로 동원하는 능력이 모자라므로 반복수가 같으면 1RM을 기준으로 남성보다 더 높은 퍼센티지를 활용할 수 있다. 여성은 한 번의 반복에 쓰이는 운동단위의 수가 많지 않고 각 반복에 쓰이는 운동단위의 비율도 낮아서 다음 반복을 실시할 때 피로에 빠지지 않은 운동단위가 더 많으므로, 1RM에 가까운 중량에서도 반복수를 더 많이 가져갈 수 있다. 여력이 더 많다는 뜻이고, 최대하 강도에서라면 세트당 반복수를 더 많이 칠 수 있다는 뜻이다. 따라서 1RM으로 진짜배기 절대 스트렝스를 선보일 수 있는 남성에 비하면, 여성의 1RM은 효율이 떨어진다. 제자리높이뛰기, 던지기, 스내치, 클린, 저크를 비롯해 운동단위를 높은 수준으로 동원해야 하는 폭발적 동작에서 여성이 보이는 수행능력은, 몸집과 훈련 진척도가 같은 남성에 비해 낮다. 여성의 상체 스트렝스 또한 부위별 근육량의 상대적 차이가 큰 탓에 형편없이 떨어진다. 거의 모든 스포츠에서 여자부를 따로 두는 이유가 여기에 있다. 심지어는 골프, 테니스, 탁구, 당구에서조차 여자부 경기가 따로 운영된다.

현실적인 견지에서 보면 강도라는 것이 개개인의 1RM을 기반으로 하고 있고 같은 반복수라면 여성이 1RM 대비 더 높은 퍼센티지를 쓸 수 있으므로, 스트렝스나 순발력을 늘리고자 일/주/월 단위의 프로그램 모델을 쓸 때 여성은 어느 정도 조정을 가미해야 한다. 가령 표 7-1을 보면 70%로 반복수 10회를 채우는 것이 고볼륨 고강도에 해당하지만, 여성에게는 중볼륨 중강도에 그친다. 마찬가지로 근육량의 증가를 목표로 하고 있다면, 볼륨도 상대적으로 높이고 강도도 약간 높여 더 오랜 기간에 걸쳐 훈련하는 것이 필요할 테다. 표 7-1의 자료를 여성에 맞게 가공하여 표 9-1에 수록해 두었다.

일정을 짜는 과정에서 월경 주기를 고려해야 할 때도 있다. 월경으로 인한 불편함과 그에 따른 여러 영향이 사람마다 다른 관계로 코치와 훈련자는 긴밀한 협력 관계를 이루어야 한다. 특히나 경기력이나 훈련과 관련된 온갖 속성에 신경을 곤두세워야 하는 경기 일정을 앞두고 있는 중 · 상급자라면 더더욱. 여성 초보자만 해도 월간 계획에서 달거리만큼 훈련에 큰 영향을 미치는 방해 요인은 찾을 수 없을 것이다.

이뿐만이 아니다. 평균적인 미국 여성은 단백질, 철, 칼슘 결핍 상태에 있다. 이 결핍이 건강과 수행능력에 영향을 미칠 수 있다. 대부분의 미국 여성은 지방 섭취를 줄이려다가 훈련과 회복의 근간을 이루는 단백질마저 낮은 수준으로 섭취하는 실수를 저지른다. 여성은 남성과 마찬가지로 매일 체중 1kg당 2.2g의 단백질을 섭취해야 한다. 낮은 철분 저장량은 대사와 산소 전달에 영향을 미쳐 만성적으로 기력이 없거나 피로한 느낌으로 이어질 수 있다. 식단을 철분 함량이 풍부한 음식으로 바꾸고, 주방용품도 무쇠로 된 것을 쓰고, 철분 보

볼륨(반복수)

강도(%1RM)	저강도	중강도	고강도
100	-	-	1
90	-	2	5
80	5	8	10
70	8	10	12
60	10	12	15
50	15	25	25+

상대 강도

표 9-1. 표 7-1의 여성 버전. 볼륨과 강도에 따라 달라지는 반복수 설정이 이렇게나 까다롭다. 표 안의 숫자는 반복수를 가리킨다.

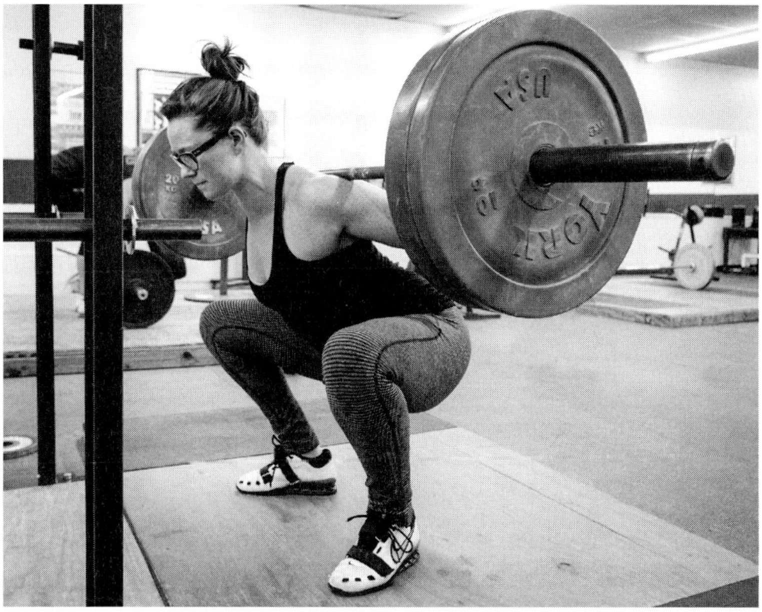

그림 9-1. 여성은 남성보다 건강이나 스포츠에서 웨이트 트레이닝이 중요하지 않다고 믿는 경향이 더 크다. 사회와 미디어는 웨이트 트레이닝이 크고 남성적이고 근육이 우락부락한 몸매를 만들어낸다는 오해를 조장해 오기도 했다. 아나볼릭 스테로이드를 꽂지 않은 이상, 여성에게 그러한 현상은 일어나지 않는다. 미국의 가장 강력한 여성들은 올바르게 설계된 웨이트 트레이닝 프로그램을 가지고 최선을 다해 훈련하면서 오늘도 건강하고 아름다운 몸을 만들어 나가고 있다.

충제도 복용하는 것이 좋다. 낮은 칼슘 섭취는 모든 연령군에서 골밀도의 저하와 퇴행(골감소증)을 유발한다. 골다공증을 앓는 여성에게 웨이트 트레이닝을 시켰을 때 극적인 골밀도의 증가가 나타난다는 결과가 거의 모든 연구에서 확인된다. 이러한 적응이 일어나려면 적절한 칼슘 섭취가 있어야 한다.

두 성별은 이처럼 신체적 특성에 몇 가지 차이가 있지만, 그럼에도 똑같은 방식으로 훈련해야 한다. 호르몬 조성의 차이에 따라 스트레스/회복/적응 기전에 제한이 걸릴 수는 있지만, 기전 자체는 같은 방식으로 작동한다. 몇 가지 예외만 제하면, 인간이라는 종보다 훨씬 오래 전에 생겨난 척추동물의 생리학적 원칙은 우리 모두에게 똑같이 적용된다. 스트레스에 대응해 강해지는 조직의 생리적 반응과 함수 관계를 이루는 것은 스트레스일 뿐, 그 조직이 들어있는 생명체의 성별이 아니다.

초보자와 중급자

여성 초보자는 스쿼트와 데드리프트에서 중량을 2.5kg 단위로 높여 나갈 것이며, 정상적인 초보자 진전이 일어나는 동안이라면 몇 주가 됐건 이 상승 기세를 정상적으로 끌고 나갈 수 있다. 간혹 두 번째나 세 번째 워크아웃에서 5kg씩 중량을 늘리는 경우도 있는데, 해당 종목의 기술적인 부분을 제대로 따라오지 못해 시작 중량을 일부러 낮게 잡은 상황이라면 이런 일이 일어날 수도 있다. 스쿼트와 데드리프트에서는 이런 식의 한계 돌파가 일어날 수 있지만, 상체 운동은 그렇지 않다. 벤치프레스, 프레스, 파워클린의 경우 처음 몇 번의 워크아웃에서야 중량을 2.5kg씩 올려나갈 수 있겠지만, 2주차나 3주차가 되면 (2.5kg을 올리려고 양쪽에 하나씩 끼우던 1.25kg짜리 원판보다 가벼운 원판을 써야 하는) 마이크로로딩이 시작될 것이며, 아주 왜소한 여성의 경우 두 번째 워크아웃부터 마이크로로딩을 시작해야 할 수도 있다.

대개 여성은 남성과 똑같이 세트당 반복수를 5회로 잡고 훈련을 시작할 것이다. 스쿼트, 벤치프레스, 프레스도 마찬가지로 3세트를 어크로스로 하게 될 텐데, 여성은 앞서 이야기한 근신경계상의 이유 때문에 데드리프트까지 어크로스 세트로 진행할 수 있다. 그러나 6~8주 정도가 지나면 진전이 느려지기 시작하는데, 경험상 이때 5회씩 3세트를 3회씩 5세트로 바꾸면 초보자 진전을 더 오래 끌고 갈 수 있다. 태생적으로 근신경계의 효율이 떨어지는 여성의 생리적 특성을 감안할 때, 남성이 5회씩 3세트를 쳐서 얻는 것과 비등한 수준의 스트레스를 만들려면 여성은 중량을 약간 높인 트리플로 같은 볼륨(15회)을 채워야 한다.

1달치 예시로 살펴보는 초보자 진전

이 예시의 주인공은 기본적인 초보자식 선형 진전을 6~8주간 따라오며 스쿼트, 프레스, 벤치프레스, 데드리프트에서 5회짜리 세트를 통해 꾸준한 성과를 거두었다고 가정한다.

주차	월요일	수요일	금요일
7	SQ 50×5×3 BP 36×5×3 DL 65×5×3	SQ 52.5×5×3 PR 27×5×3 PC 31×3×5	SQ 55×5×3 BP 37×5×3 DL 67.5×5×3
8	SQ 57.5×5×3 PR 28×5×3 PC 32×3×5	SQ 60×5×3 BP 38×5×3 DL 70×5×2, 70×4	SQ 62.5×4,4,3 PR 29×4,4,3 PC 33×3×5
세트당 3회의 어크로스 세트로 전환			
9	SQ 62.5×3×5 BP 39×3×5 DL 72.5×3×4	SQ 65×3×5 PR 29×3×5 PC 34×3×5	SQ 67.5×3×5 BP 40×3×5 DL 75×3×4
10	SQ 69×3×5 PR 30×3×5 PC 35×3×5	SQ 70×3×5 BP 41×3×5 DL 77.5×3×4	SQ 71×3×5 PR 31×3×5 PC 36×3×5

리프터는 이 선형 진전을 최대한 오래 끌고 나갈 텐데, 진전이 멈추고 반복에 실패하는 순간이 찾아오면 한 번쯤은 중량을 재설정해야 할 수도 있다. 이렇게 하면 여성이 초보자진전을 거듭하는 기간이 보통 3~4개월 더 늘어난다. 두 번째 정체가 찾아오면, 그때는 중급자 훈련으로 넘어가야 한다.

중급자 훈련은 초보자 프로그램에서 썼던 것과 동일한 수정 지침을 바탕으로 기획해야 한다. 볼륨은 3회씩 5~6세트로 쌓아나갈 것이며, 첫 몇 주 동안은 강도 요일에 3RM을 시도하게 될 것이다. 3RM을 몇 주 정도 시도하고 나면, 볼륨 요일에 하던 트리플 어크로스 세트에서의 진전은 그대로 유지한 채, 강도 요일을 싱글이나 더블로 바꾸게 될 것이다.

초기 중급자나 남성 초보자의 경우 데드리프트와 파워클린은 서로에게 득이 된다. 데드리프트로 계발한 절대 스트렝스는 파워클린의 향상에 일조하고, 파워클린 훈련에서 만든 볼륨과 스피드는 데드리프트의 향상에 일조한다. 높은 수준의 순발력 생산에 필요한 유전적 자질이나 기술의 효율이 떨어지는 남성의 경우, 스트렝스가 향상되다 보면 파워클린이 데드리프트에 미치는 영향이 점점 줄어들 때가 많다. 여성이야 어차피 높은 수준의 순발력을 낼 능력을 타고난 사람이 거의 없다. 따라서 여성에서는 역도성 동작의 볼륨을 쌓아 봐야 데드리프트의 향상을 촉진할 가능성이 매우 낮고, 반대로 데드리프트 스트렝스가 강해지면 스내치와 클린의 풀 pull 동작에 큰 도움이 된다. (여자부 역도에서는 이 일방적 관계를 알아차리는 것이 중요하다. 여기에는 데드리프트와 스쿼트가 모든 당기기 운동의 진전을 촉진한다는 것도 포함되어야 한다.) 따라서 여성은 볼륨 요일의 스트레스를 줄곧 데드리프트로 만드는 것이 최선이다.

여성의 텍사스 메소드

1단계의 볼륨 요일에는 금요일 3RM의 90~95% 중량을 잡고, 트리플로 6세트의 어크로스 세트를 실시한다. 일반적으로 여성은 고볼륨을 칠 때 1RM 대비 높은 퍼센티지의 중량을 쓸 것이다. 하지만 남성과 마찬가지로, 볼륨 요일과 강도 요일 사이의 중량 감소 폭을 최적으로 잡기까지는 몇 번 정도의 워크아웃이 소요될 수 있다. 훈련자가 강해짐에 따라 중량 감소 폭은 늘어날 것이며, 어크로스 세트의 세트수도 6세트에서 5세트로 바뀔 수 있다.

벤치프레스와 프레스는 격주로 우선권을 바꿔 가며 실시한다. 벤치 중심 주간에는 볼륨 요일 중량의 90~95% 정도의 중량으로 3×3의 프레스를 훈련하고, 프레스 중심 주간에는 볼륨 요일 중량의 90~95% 정도의 중량으로 3×3의 벤치프레스를 훈련한다.

파워클린과 파워스내치도 격주로 우선권을 바꾼다. 금요일에는 PR 중량으로 더블을 6세트, 수요일에는 6×2 PR의 90~95% 정도로 더블을 3세트 치면 된다.

프로그램 개요:

1단계

주차	월요일	수요일	금요일
1	SQ 6×3 (3RM의 90~95%) BP 6×3 (3RM의 90~95%) DL 3RM, 백오프로-2.5kg×3×2	SQ 3×3 (월요일의 90%) PR 3×3 (볼륨 요일 프레스의 90~95%) PS 3×2 (볼륨 요일 스내치의 90~95%)	SQ 3RM BP 3RM PC 6×2(PR)
2	SQ 6×3 PR 6×3 DL 3RM 백오프로-2.5kg×3×2	SQ 3×3 BP 3×3 (볼륨 요일 벤치프레스의 90~95%) PC 3×2 (볼륨 요일 파워클린의 90~95%)	SQ 3RM PR 3RM PS 6×2(PR)

2단계

가장 먼저 이루어지는 조정은 엄격하게 지켜지던 금요일의 3RM 세트가 더블과 싱글의 교대 실시로 바뀌는 것이다. 더블에서도 파워스내치와 파워클린의 진전이 멎는다면, 금요일에 고중량 싱글 세트를 넣는 편이 좋을 수 있다. 시간을 1~2분 간격으로 딱 맞춰서 싱글 세트를 돌리면 1RM 대비 높은 퍼센티지로 볼륨을 쌓기에 좋다.

1단계 예시(1달치)

주차	월요일	수요일	금요일
1	SQ 72×3×6 BP 45×3×6 DL 93×3, 91×3×2	SQ 65×3×3 PR 34×3×3 PS 50×2×3	SQ 79×3 BP 52×3 PC 68×2×6
2	SQ 74×3×6 PR 36×3×6 DL 95×3, 92.5×3×2	SQ 67×3×3 BP 41×3×3 PC 61×2×3	SQ 80×3 PR 41×2 PS 54×2×6
3	SQ 75×3×6 BP 46×3×6 DL 97.5×3, 95×3×2	SQ 68×3×3 PR 35×3×3 PS 51×2×3	SQ 82×3 BP 53×3 PC 69×2×6
4	SQ 76×3×6 PR 37×3×6 DL 100×3, 97.5×3×2	SQ 69×3×3 BP 42×3×3 PC 62×2×3	SQ 83×3 PR 42×2 PS 55×2×6

2단계 예시 (1달치)

주차	월요일	수요일	금요일
1	SQ 77×3×6 BP 47.5×3×6 DL 102×3×4	SQ 70×3×3 PR 36×3×3 PS 52×2×3	SQ 84×2×3 BP 54×2×3 PC 70×1×10
2	SQ 78×3×6 PR 38×3×6 DL 104×3×4	SQ 71×3×3 BP 43×3×3 PC 63×2×3	SQ 88×1×5 PR 42×2×3 PS 57×1×10
3	SQ 79×3×6 BP 49×3×6 DL 106×3×4	SQ 72×3×3 PR 37×3×3 PS 53×2×3	SQ 85×2×3 BP 57×2×3 PC 71×1×10
4	SQ 80×3×6 PR 39×3×6 DL 109×3×4	SQ 74×3×3 BP 44×3×3 PC 64×2×3	SQ 91×1×5 PR 44×2×3 PS 57×1×10

아동 · 청소년

현대 사회에 이르러서는 무거운 것으로 간주되는 물체를 우리 인류의 아동과 청소년들은 부상 없이 잘 가지고 놀면서 신체적 잠재력의 한계까지 다가갈 수 있었다. 인류의 기나긴 역사에서도 명백히 드러나지만, 건초더미를 나르며 크고 강하고 건강하게 자란 농가의 아이들만 봐도 이 사실을 확실히 알 수 있다. 어릴 때 왕왕 무거운 물체를 들 필요가 없었다면 인류가 과연 진화할 수 있기나 했을까? (바벨을 비롯한) 무거운 물체를 다루다가 어떤 식으로든 비가역적 손상을 입은 사람이 성인 가운데 눈 씻고 찾아봐도 없는 것에서 알 수 있듯, 사람은 어느 연령대에서나 자신을 둘러싼 환경과의 격렬한 물리적 상호작용을 통해 스트레스에 성공적으로 적응하고 성장할 수 있는 능력을 갖추고 있다.

ACSM에서 내놓은 표준 양육지침의 최신 개정판에서는 아동 청소년의 웨이트 트레이닝을 인진하고 건강하다고 보고 있지만, 이십대 미만의 인구집단이 육체적으로 고된 스트렝스 훈련을 하는 것에 관한 의학계의 뿌리 깊은 편견은 아직도 사라지지 않고 있다. 모 소아청소년과 협회에서는 중간 중량과 중간 반복수만을 권고하고 있다. 이들이 극구 말리는 (근육량 증량에 필요한 세트수와 반복수의) 고볼륨 고강도 운동은 실상 스트렝스와 순발력 향상에 필요한 것 아니던가. 이들은 갖가지 이유를 들어 동작 경로가 정해져 있는 머신으로만 아이들을 훈련시켜야 한다고 하는데, 그로 인해 균형감각과 협응력의 발달은 저해된다. 이 일군의 의료 전문가들께서는 사실상 이차성징이 완선히 끝날 때까지 고강도 고볼륨 훈련을 연기하라고 권고하는 것이다. 그 말을 곧이곧대로 들으면 웨이트 룸과 축구장과 수영장에 있는 선수들을 다 내쫓아야 하며, 몸싸움이 많은 스포츠 경기에서의 안전과 경기력 또한 흔들릴 수밖에 없다(우습게도 이들이 몸싸움을 말리지는 않는다).

과학과 의학 분야에서 이루어진 연구를 객관적으로 검토하다 보면 다른 그림이 나온다. 역도 훈련에서 흔히 쓰이는 것과 비슷한 (1RM 대비) 부하와 빈도와 기간으로 훈련을 하면 어린이의 스트렝스가 효과적으로 향상된다는 결과를 지지하는 과학적 근거와 임상적 경험이 너무나도 많다. 어린 시절의 스트렝스 향상은 훈련 강도와 밀접한 연관이 있으며, 사춘기 이전 연령대의 아이들은 고강도 프로그램을 통해 6주 이내로 스트렝스가 향상된다. 성인과 같은 호르몬 환경상의 이점은 없지만, 적응 기전이 성인에서와 같은 방식으로 작동하고 있기 때문이다.

아이들을 대상으로 한 이러한 훈련의 안정성은 잘 기술되어 있다. 검증된 코치의 감독 하에 전문적으로 훈련 부하를 지정 · 관찰한 프로그램은 전형적인 체육 수업보다 안전하다는 것이 증명되었다. 1970년대 이래 실시된 여러 연구를 보면, 수 주에서 일 년에 걸친 기간 동안 실시한 훈련 프로그램 중의 부상율은 0에 수렴할 정도로 극히 낮았으며, 웨이트 트레이닝은 부상을 일으키기보다 예방한다는 결과가 나왔다. 최고중량을 다루는 아이들의 안전성에 관한 검토도 심도 있게 이루어졌다. 6~12세의 어린이를 대상으로 한 에이버리 파이겐바움Avery Faigenbaum 박사의 연구에 따르면 적절한 감독 하에 최고중량을 다루는 행위는 부상으로 이어지지 않으며, 나아가 제대로 감독만 된다면 초 고강도의 훈련도 아이들에게 안전하고 건강한 운동이 될 수 있다고 한다.

올바르게 지도된 웨이트 트레이닝 프로그램은 인간의 정상 동작에 측정 가능한 부하만 싣기 때문에 아이들뿐만 아니라 우리 모두에게 안전하다. 여기 쓰이는 중량은 올바른 기법으로 시행할 수 있는 한도 내에서 아이의 능력에 맞추어 정밀하게 조절할 수 있다. '올바르다'는 말은 '제어가 잘 이루어진다'는 뜻이므로, 폭발적 동작에서도 올바른 기법으로 실시할 수만 있으면 부상은 예방된다. 5kg짜리 바를 쓰면 한 번에 1kg씩 중량을 높일 수 있으므로, 아이들이 웨이트 룸에서 경험하는 스트레스를 매우 정밀하게 조절할 수 있다. 통제 수준

스포츠·활동	부상률	스포츠·활동	부상률
축구	6.2	스쿼시	0.1
럭비	1.92	테니스	0.07
농구	1.03	배드민턴	0.05
육상(미국)	0.57	기계체조	0.044
크로스컨트리	0.37	웨이트 트레이닝	0.0012
육상(영국)	0.26	파워리프팅(경기)	0.0008
학교 체육 수업	0.18	역도(경기)	0.0006
미식축구	0.1		

출처 : "Relative Safety of Weightlifting and Weight Training," *Journal of Strength and Conditioning Research* 8(1):53-57, 1994.

표 9-2. 다양한 스포츠에서 참여시간 100시간당 부상률.

이 저마다 다른 아이들이 빠른 속도로 움직이며 공에 속도를 붙이고 갑자기 튀어나가는 팀 스포츠와는 대조를 이루는 부분이다. 제어되지 않은 충격과 급격한 감속은 이런 스포츠의 태생적 특성으로, 이러한 동작은 아이의 몸에 예측도 안 되고 당연히 숫자로 계산할 수 없는 힘을 아이의 몸에 가하므로, 부상률에서 확인할 수 있듯 결과적으로 안전하지 않다. 몸에 쿠션이라도 대면 되지 않겠느냐고 할 수도 있겠지만, 그랬다가는 충격에 대한 감이 떨어지기 때문에 크게 다치지 않으리라 생각한 아이들이 서로를 향해 돌진하다가 생기는 갖가지 부상에 직면하게 될 것이다.

권고사항

의학적 · 과학적 자료와 함께 수십 년에 걸친 저자들의 경험으로 미루어볼 때, 우리는 아이들의 웨이트 트레이닝에 다음과 같은 지침이 준수되어야 한다고 강력히 권고하는 바이다.

1. 아이들을 위한 웨이트 트레이닝에는 반드시 훈련이 잘 된 성인의 지휘가 있어야 한다. 현재로서는 개인적 경험과 지도 경험과 타 분야 전문가들과의 협력과 공부를 통해 대학 수준에서의 교육 경험을 가질 기회 없이도 '훈련이 잘 된' 성인으로 거듭난다. 따라서 부모들은 자기 아이들을 맡아서 가르칠 수도 있을 이들의 자격을 평가할 수 있어야 한다.

2. 그룹형 웨이트 트레이닝에서 아이들을 효과적이고 안전하게 지도하려면, 코치:훈련자 비는 1:10 이상이 권고된다. 웨이트 룸은 아이들이 그저 운동만 하는 시설이 아니라, 교육을 할 수 있는 환경을 갖추고 있어야 한다. 코치:훈련자 비율이 적절하다 해도, 아동과 청소년이 능동적인 관리 · 감독 없이 훈련할 수 있게 하는 시설은 개인용이든 상업용이든 교육용이든 간에 문제가 생길 수밖에 없다.

3. 웨이트 트레이닝은 안전한 훈련이 이루어질 수 있도록 적절한 장비가 갖춰진 시설에서 이루어져야 한다.

4. 적절한 감독 하에 진행되는 기술 중심의 역도 프로그램(과 기계체조, 무용, 축구, 무술 등의 체육 프로그램)은 아이들에게 적합하며, 이르면 만 6세부터 시작할 수 있다.

5. 훈련에 최고중량을 쓰는 것이 어린 선수들을 부상의 위험에 노출시킨다는 주장이 었었지만, 이러한 주장을 입증할 근거가 현재로서는 없다. 적절한 감독, 적절한 웜업, 적절한 기법이 있다면 최대치에 가까운 중량을 쓰는 것이 오히려 권장된다. 단, 이 정도 중량은 반드시 기술적으로 능숙한 아이들을 대상으로 한 정규 훈련 프로그램의 일부로서만 조심스럽게 쓰여야 한다.

6. 아동과 청소년을 지도하다 보면 중량을 얹었을 때 편심성 구간의 동작이 효과적으로 제어되지 않는 문제를 맞닥뜨리기 쉽다. 스쿼트에서의 하강 동작과 여러 운동에서 바를 내리는 동작은 어린 친구들이 꼭 배워야 하는 기술로, 지도 내용의 한 부분을 차지하고 있어야 한다.

7. 아이들을 대상으로 초보자 프로그램을 짤 때는 반드시 아이의 발육 정도를 고려해야 한다. 점진적으로 무거워지는 부하에서 회복되는 능력은 발육 정도와 호르몬 상태에 따라 크게 달라진다. 태너 4단계*에 다다르기 전까지는 초보자용 선형 진전을 완전히 적용하지 않을 것을 권고한다.

8. 훈련은 즐거워야 한다. 아이들은 즐거움으로 동기를 부여받는다. 훈련에 재미가 없으면 아이들은 더 이상 훈련에 참여하고 싶어 하지 않을 것이며, 훈련을 강요해서는 안 된다.

어르신들

스포츠마다 다를 수는 있으나, '마스터즈'는 보통 35~40세 이상의 선수로 정의되며, 그 인구는 점차 늘고 있다. 마스터즈 경기는 인구가 고령화됨에 따라 스포츠 전반에서 그 인기를 높이고 있다. 스포츠에 따라서는 마스터즈 연령대에서 비교적 어린 사람이 국가급이나 세계급의 경기에서 나이가 훨씬 어린 선수와 맞서 꽤나 준수한 경기력을 보여주는 경우도 있다. 파워리프팅만 해도 오픈 부문에서 마스터즈 선수가 우승을 차지하는 오랜 전통이 있다. 건강하고 크고 강해지려는 중년의 훈련자를 가로막는 것은 오로지 훈련과 나이에 대한 그 자신의 태도뿐이다.

중년이 되면 확연한 변화가 몇 가지 일어나는 것이 일반적이다. 근감소증(근세포의 소실), 체지방 증가, 수행능력 하락, 유연성 저하는 흔히 볼 수 있는 노화의 산물이다. 평균적인 성인의 활동 수준이 크게 낮을 뿐만 아니라 앉아서 보내는 시간이 많아졌기 때문에 근육의 감소(위축)가 일어나는 것인데, 활동량이 거의 없는 어르신들의 근위축은 근감소와 맞물려 더 심각해진다. 근육이 줄어들면 수행능력도 줄어든다. 활동을 아예 하지 않을 경우 수행능력이 10년에 15%씩 줄어들 수 있음이 밝혀진 바 있으며, 상대적으로 높은 수준의 활동량을

* 역주: 태너 척도(Tanner scale)는 인간의 발달 단계를 구분하는 척도로, 음모와 성기/유방의 발달 정도에 따라 단계가 나뉜다. 참고로 본문의 태너 4단계는 음모의 양상이 성인과 같으나 허벅지 내측에는 없는 단계, 남성은 고환 용적이 12~20ml에 달하고 음경이 10cm 정도로 커지는 단계, 여성은 유방과 유륜이 이차 봉우리를 형성하는 단계를 가리킨다.

유지하는 경우에도 수행능력은 노화 과정에서 줄어든다. 논리적으로 볼 때, 수행능력의 저하를 막는 조치를 최대한도로 취하지 않으면 결국은 기능적 가동성의 상실이 이어질 수밖에 없다.

이러한 근육량 감소는, 불행히도 순발력 생산에 기여하는 고역치 운동단위가 있는 근육에 선택적으로 일어나는 것을 특징으로 한다. 힘줄과 인대로 이루어진 결합조직의 질적 변화와 맞물린 이 노화 현상은, 프로그램에서 클린과 스내치를 생산적으로 활용할 수 있는 여지를 줄이는 동시에, 폭발적인 동작이나 빠른 동작에서 힘줄과 관절이 다칠 가능성을 높이는 현실적 결과로 이어진다. 어르신들이 즐겨 하는 농구, 라켓볼, 테니스, 축구 같은 스포츠에도 위험이 도사리기 시작하는데, 강한 몸을 만들고 유지하면 이 위험은 다행히도 줄어든다.

근육의 소실은 대사에도 악영향을 미친다. 건강한 사람의 근육은 매일 상당한 양의 칼로리를 소모하는데, 근육량이 적을수록 소모되는 칼로리도 줄어든다. 대부분은 활동량이 줄어도 음식 섭취량을 줄이지 않는데, 그 결과 체지방이 10년마다 평균 2.5~3%씩 늘어난다.

근육량의 감소가 미치는 영향 중에는 스트렝스의 상실처럼 확연한 것도 있지만, 나이가 한참 들어서야 깨달을 수 있을 만큼 은밀히 진행되는 것도 있다. 바로 고유감각proprioception과 균형감각의 상실이다. 공간 안에서 몸이 어디에 위치해 있는가에 관한 정보를 받아 처리하는 능력은 선수가 선보일 수행능력에도 중요하지만, 노인의 안전에는 필수라고 할 만큼 중요하다. 자기 몸무게만큼의 중량을 다루는 능력, 즉 체중을 두 발 위에 놓고 이를 움직일 때 몸의 무게중심과 균형점 사이에서 생겨난 레버리지를 다루는 능력은 스트렝스와 명백한 함수 관계를 이룬다. 고유감각과 균형감각은 둘 다 균형능력과 협응력과 스트렝스를 필요로 하는 운동을 통해 계발 · 유지될 수 있으며, 바벨 훈련은 이 조건에 완벽하게 들어맞는다.

사실 바벨 훈련은 노화와 연관된 이들 문제 전부를 예방하게 하는 최고의 처방이다. 체육관에 들어선 순간부터 근육량 감소의 속도는 더뎌지고 병적 근위축의 발병은 수십 년 뒤로 늦춰진다. 훈련을 하면 60~90세에서조차 근육량의 소실이 10년당 5% 이하로 줄어든다. 활동적이지 않았던 80세 노인들이 웨이트 트레이닝을 시작한 뒤 근육량과 스트렝스와 고유감각과 균형감각의 향상을 경험했다는 결과를 낸 연구도 있다. 프로그램에 포함된 하체 운동의 총량과 그로 인한 하체 스트렝스의 향상이 이 결과에 직접적으로 연관되어 있었다. 하체 스트렝스는 노인의 빨리 걷는 능력을 향상시키기도 한다. 한 연구에 따르면 스트렝스 훈련을 12주간 실시한 결과 걷기 지구력이 38% 개선됐는데, 이 정도면 단순한 걷기만으로는 얻을 수 없는 결과이다.

웨이트 트레이닝이 유연성을 향상시킨다는 것은 웨이트 트레이닝에 익숙지 않은 이들이 잘 모르는 사실 중 하나이다. 전체 가동범위로 움직이는 것은 스트렝스 자극 요인이기도 하지만, 동시에 그 자체만으로도 매우 효과적인 동적 스트레칭 역할을 한다. 가동범위가 현저히 줄어든 어르신들에게는 귀가 솔깃할 만한 사실이다. 골관절염osetoarthritis은 관절의 퇴행성 변화와 기능 상실로 유발되는 질병이다. 관절염 환자는 불쾌감을 없애려고 활동 수준을 낮추는 일이 많은데, 이렇게 하면 증상은 실질적으로 악화된다. 골관절염을 앓고 있는 관절을 둘러싼 근육군의 스트렝스를 키우면 통증 감소와 기능 개선이 큰 폭으로 일어난다는 사실이 여러 연구를 통해 확인된 바 있다. 수많은 연구에서 무릎 통증을 줄이려고 쓴 것이 바로 스쿼트였다.

의사 조너선 설리번Jonathon Sullivan이 StartingStrength.com에 기고한 다음 글에서도 알 수 있듯, 바벨 훈련은 위대한 약이다.

> "노화를 다루는 연구자들 사이에서는 '이환율의 단축', 즉 죽음의 과정에서 거치는 기능부전 단계를 짧게 만드는 일에 관한 논의가 활발히 이루어지고 있다. 지옥 같이 길고 고통스러운 수십 년의 세월 동안 느릿느릿 병들

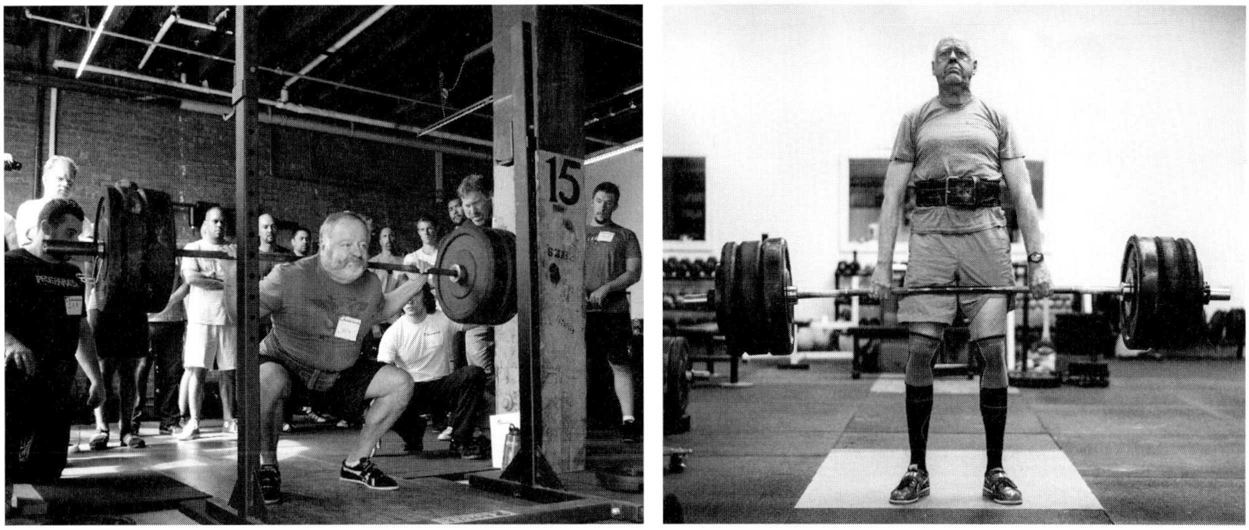

그림 9-2. 늙었다고 꼭 약할 필요는 없다. 규칙적인 훈련은 평생 가는 스트렝스로 이어질 수 있다. 잭 레버비(왼쪽, 스쿼트 중인 분)와 그레그 하퍼(오른쪽, 데드리프트 중인 분)가 몸소 보여주고 있다.

> 고 약해지며 파멸을 향해 추락하는 대신, 우리는 죽음을 압축하여 생애주기의 끄트머리의 작은 조각으로 만들 수 있다. 우리의 죽음은 병적 지방의 늪에서 쪼그라드는 모양이 될 수도 있겠지만, 고중량 스쿼트의 마지막 세트 마지막 반복에서 실패하는 모양이 될 수도 있다. 죽음이 우리의 무릎을 느닷없이 꿇리기 전까지, 우리는 최후의 최후까지 강하고 활기차게 서 있어야 한다. 마지막까지 강렬하게."

회복 능력의 저하는 마스터즈 선수에서 반드시 짚고 넘어가야 하는 사항 중 하나이다. 대회에까지 출전할 정도의 마스터즈 선수라면 훈련의 주기화가 특히 중요하며, 젊은 선수들보다 디로딩 기간이 더 확실하고 길어야 한다. 월 단위의 프로그램 모델을 활용할 경우, 회복 주간의 중량 감소폭은 이진일퇴 모델에서 자주 썼던 10%가 아니라 최대 20~25%로 젊은 친구들보다 더 크게 잡아야 한다.

초보 마스터즈가 훈련 프로그램을 시작할 때는 젊은 초보자와 같은 과정으로 진행하되, 똑같은 규칙을 적용하더라도 회복 능력의 저하와 초기의 신체적 상태를 반영해야 한다. 마스터즈 선수는 텍사스 메소드 같은 중급 수준의 프로그램을 일찍 도입했을 때 어린 초보자가 느끼는 것보다 더 잘 먹힌다는 느낌을 받을 수 있다. 나이 때문에 회복 능력이 떨어진 사람은 주 단위의 부하 증가가 초보자 진전에 필요한 워크아웃 단위의 부하 증가보다 적응하기에 쉬우며, 따라서 중급자 프로그램으로 더 오랫동안 진전을 거듭해 나갈 수 있다. 스트레스와 적응의 원리는 기본적인 건강이 유지되는 한 여기서도 오랫동안 적용될 것이다.

요컨대 확연한 병적 상태(중병)에 있거나 노화를 넘어선 상태(사망)에 있지 않은 이상, 어르신들은 젊은 사람들과 동일한 같은 훈련 수준에서 이들이 쓰는 것과 비슷한 웨이트 트레이닝 프로그램을 통해 혜택을 볼 수 있다.

초보자를 뛰어넘다: 50~80대에서의 적응에 관하여

50세 이하의 초보자는 적어도 처음 몇 달 동안만큼은 기본 프로그램에 딱히 조정을 가할 필요가 없을 것이다. 하지만 50대 이상에서는 나이가 듦에 따라 발생하는 육체적 스트렝스의 소실을 보완할 수 있도록 몇 가지 조정을 가해야 한다. 늙은이와 젊은이에게는 두 가지 큰 차이가 있는데, 하나는 회복과 적응의 속도이고(나이든 분이 더 느리다), 다른 하나는 특정 동작의 올바른 시행 여부이다(나이든 분이 더 못 한다). 동작이 어설픈 것은 스트렝스의 부족 때문일 수도 있지만, 때로는 세월을 몸으로 맞는 사이에 겪은 부상이나 수술이나 방치나 질병 때문에 구조적인 제한이나 장애가 원인일 수도 있다.

여기서 50은 대강 갖다 붙인 숫자로, 모두를 '쉰 살 이상'이나 '쉰 살 이하'로 분류하는 것이 과도한 단순화일 뿐임을 우리도 잘 알고 있다. 50세가 됐다고 해서 75세 훈련자와 똑같은 수준의 보완적 접근이 필요해지지는 않는다. 반대로 30대 후반에서 40대에 이르는 훈련자 중에는 이런 접근으로 도움을 받는 사람도 있을 수 있다. 여기서 요점은 어르신들이 훈련 스트레스에 더 느리게 적응하는 데다, 스물두 살짜리 초보자보다 더 낮은 스트렝스와 더 나쁜 건강 상태로 시작하는 일이 많다는 것이다. 이 말은 곧 50세 이상의 훈련자가 바벨 기반의 스트렝스 프로그램을 통해 강해지고자 한다면, 나이에 맞게끔 현명하게 조정한 프로그램이 필요할 수 있다는 뜻이다.

어르신들을 대상으로 한 훈련 프로그램을 설계할 때는 기본 초보자 프로그램을 모델로 하여 이리저리 손보는 편이 유용하다.

기본 초보자 모델

워크아웃 A	**워크아웃 B**
SQ 3×5	SQ 3×5
BP 3×5	PR 3×5
DL 1×5	PC 5×3

기본 초보자 프로그램에서는 (월요일/수요일/금요일 식으로) 주 3일 동안 A/B를 번갈아 실시한다. 나이 든 초보자의 프로그램에서 가장 우선적으로 중요하게 해야 할 조정은 바로 훈련 빈도를 줄이는 것이다. 어려운 전신 스트렝스 훈련 세션에서 회복되려면 주 3일짜리 프로그램에서 제공되는 48~72시간의 표준 회복 시간만으로는 충분치 않다. (대개 40대에서 50대 초반 정도의) 나이 든 초보자 중에는, 프로그램 시작 중량을 상당히 보수적으로 잡으면 몇 주 정도나마 주 3일의 일정을 받아내는 분이 많다. 그러니 초보자 어르신의 훈련을 시작할 때는 중량을 보수적으로 잡을 것을 강력히 권고한다. 중량이 늘고 회복이 조금씩 곤란해지면 훈련 빈도를 낮추기 위해 표준 주 3일 모델 대신 아래에 제시한 네 가지 모델 중 하나를 채택해야 한다. 이들 프로그램은 공격적인 프로그램에서 보수적인 프로그램의 순으로 나열하였다.

모델 1: 모델 1은 '하루 하고 이틀 쉬는' 일정으로, 리프터는 하루 훈련한 다음 이틀 쉬고 다시 하루 훈련하기를 반복한다. 훈련이 세 번 하는 주도 가끔 있겠지만, 매 워크아웃이 끝나면 반드시 이틀은 쉬게 된다. 샘플 일정은 다음과 같다.

월-워크아웃 A
목-워크아웃 B
일-워크아웃 A
수-워크아웃 B
토-워크아웃 A
화-워크아웃 B
금-워크아웃 A

나이 든 훈련자는 평범한 초보자 프로그램에 이렇게 단순한 조정만 가해도 놀라울 만큼의 효과를 본다. (나이와 상관없이) 대부분의 초보자는 이틀 쉬고 워크아웃을 하는 월요일에 쌩쌩하고 강해진 기분이 들 텐데, 이 프로그램에서는 주말에만 이틀을 쉬는 것이 아니라 매 워크아웃이 끝날 때마다 이틀을 쉬는 것이다. 다만 업무와 가족과 사회생활과 체육관 운영 시간 때문에 이 일정을 자기 생활에 맞추지 못하는 사람들이 더러 있다는 단점이 있다.

모델 2: 모델1의 일정상 문제는 모델2로 해결할 수 있다. 이 모델에서는 훈련을 일주일에 두 번 고정된 일정으로 시행한다. 연속으로 이어지지 않았다면 어느 요일을 골라도 되지만, 한 주를 공평하게 나눠가질 수 있도록 분배하는 것이 좋다. 월/목, 화/금, 수/토 식으로 잡으면 운동 부하를 한 주에 고르게 분포시킬 수 있다. 이 모델을 쓰면 한 세션에는 이틀의 휴식이, 다른 한 세션에는 사흘의 휴식이 주어진다. 일정을 화/목 식으로 잡으면 화요일에는 휴식이 하루 밖에 없어서 회복이 충분히 일어나지 않고, 목요일에는 나흘씩 쉬는 동안 디트레이닝이 생길 수 있으므로, 일정을 이 따위로 잡는 것은 바람직하지 않다.

월요일-워크아웃 A
목요일-워크아웃 B

모델 1과 모델 2 중 무엇 하나를 고르게 만드는 것은 훈련 내적 요소가 아니라 외적 환경이다. 어떤 프로그램을 고르든 결과에는 큰 차이가 없을 것이다.

모델 3: 여기 더 보수적인 방식이 있으니, 바로 '3/2'이다. 이 일정에서 리프터는 1주차 월요일과 금요일, 2주차 수요일에만 훈련을 할 것이다. 3번의 훈련 세션이 2주마다 배치되므로 결과적으로 매 워크아웃이 끝날 때마다 사나흘의 휴식 기간이 주어진다. 이 모델은 60대 후반에서 70대인 훈련자에게 잘 먹힌다.

월요일-워크아웃 A
금요일-워크아웃 B
수요일-워크아웃 A
월요일-워크아웃 B
금요일-워크아웃 A
수요일-워크아웃 B

모델 4: 가장 보수적인 모델로 일주일에 한 번만 하는 방식이 있다. 이 모델에서는 진전이 느리게 일어나지만, 어쨌거나 진전은 진전이고, 오버트레이닝의 위험이 전혀 없다고 할 만큼 낮다. 동작을 몸에 익히려면 리프팅에 더 많이 노출되어야 하고, 스트렝스 훈련을 난생처음 하는 훈련자는 일주일을 통째로 회복에 써야 할 필요가 없을 가능성이 크기 때문에, 본인이 생초보라면 이보다는 훈련 빈도가 높은 프로그램을 쓰는 것이 바람직하다. 지금 소개한 주 1회 옵션은, 몇 달 동안의 훈련 끝에 정체기를 맞이하였으나 스트렝스의 향상보다는 유지에 집중하기로 마음먹은 70대 후반에서 80대의 고령 리프터에게 가장 어울린다.

운동을 고를 때 고려해야 할 것들

스쿼트: 고령의 훈련자가 마주치는 가장 흔한 문제는 스트렝스가 모자라서 적절한 깊이까지 내려가지 못하는 것이다. 트레이너와 코치 중에는 유연성이나 가동성이 모자라서 적절한 깊이로 앉지 못한다고 잘못 지적하는 사람이 많다. 실제로 그런 경우는 드물고, 노인 인구집단에서는 더더욱 드물다. 스쿼트의 하단 자세는 화장실 갈 때 말고는 쓸 일이 없고, 그마저도 일어날 때는 팔을 쓰다 보니 나이 든 훈련자가 젊은 친구보다 유연성이나 가동성이 떨어진다는 말이 어쩌면 참일 수도 있다. 그러나 스탠스와 다리의 정렬을 올바르게 잡은 상황에서도 유연성 때문에 수평 깊이의 스쿼트를 못 하는 사람은 극히 드물다. 어르신들은 그저 수평 깊이로 내려갔다가 다시 선 자세로 돌아올 스트렝스가 없을 뿐이다. 몸무게가 많이 나가면 상황은 더 나빠질 테다. 그렇다면 맨몸 스쿼트도 적절한 깊이로 올바르게 할 수 없는 사람이 어떻게 바벨 스쿼트가 들어간 스트렝스 프로그램을 시작할 수 있을까?

두 가지 해결책이 있다. 먼저 가동범위(ROM) 내에서 어려운 부분을 쉽게 만드는 방법이 있다. 쓰이지 않는 ROM에서는 스트렝스가 생기지 않는다. 이 방식에서는 리프터가 자기 체중에 7kg짜리 훈련용 바를 얹고 전체 ROM을 가동할 만큼의 스트렝스를 얻을 때까지 스쿼트 대신 레그프레스 머신을 쓴다. 레그프레스도 완벽하지는 않다. 스쿼트에 있는 균형 요소가 여기에는 없고, 고관절은 락아웃 상황에서조차 굴곡flexion되어 있으며, 스쿼트에서 썼던 스탠스와 완전히 똑같은 스탠스를 만들기도 어렵다. 그러나 스쿼트 가동범위의 하단에 점진적인 부하를 효과적으로 걸어줌으로써 끝내 맨몸 스쿼트를 그럴싸하게 실시할 만큼의 스트렝스를 만들어주기 때문에 레그프레스가 효과적인 바벨 훈련의 판을 깔아준다고 하는 것이다. 장비가 있다면 레그프레스는 매우 좋은 옵션이 된다. 원판을 끼우지 않고 평범하게 웜업을 한 다음, 워크 세트의 반복수가 10회가 될 때까지 중량을 적정하여 올려 나간다. 워크 세트의 중량이 리프터의 몸무게와 거의 같아지는 순간이 오면(보통 한 달 정도) 스쿼트를 다시 해보자. 아마 스쿼트를 효과적으로 훈련할 수 있을 만큼의 스트렝스가 생겨 있을 것이다. 비록 중량을 올리는 정도는 사람마다 다르겠지만, 훈련 경험 따위는 없이 아주 곯아빠진 사람들마저도 ROM에 걸쳐 충분한 스트렝스를 만들기 위해 이 방법을 쓸 수 있다. 노인이 많이 오는 체육관이라면 괜찮은 45도 레그프레스에 돈을 써야 한다. 공간이야 좀 차지하겠지만, 레그프레스가 늙고 비만한 이들에게 하는 일은 다른 장비로 대체할 수 없다.

레그프레스가 없을 때는 같은 문제에 대해 좀 덜 완벽한 방식을 쓸 수도 있다. 바로 파워랙 안에 핀을 꽂아놓고 여기에 저항 밴드를 가로질러 끼워놓는 것이다. 이렇게 하면 가동범위 하단에서 저항 밴드가 보조 역할을 해준다. 저항 밴드는 반복 도중에 바벨의 유효 중량을 바꿀 때도 쓰지만, 반복 도중에 훈련자의 몸무게를 덜어낼 때도 쓸 수 있다. 밴드는 랙 안쪽에 있는 양쪽 핀을 가로지르도록 원하는 높이에 맞게 늘려서 끼우되,

스쿼트 동작 하단에서 훈련자의 엉덩이를 받쳐주려면 여러 개를 써야 할 것이다. 필요한 반복수를 채우는 동안 하단 자세에서 리프터를 받쳐주는 밴드의 탄성 덕분에 ROM을 쓰기가 수월해진다. 저항은 밴드의 높이와 개수로 조절하는데, 여기서도 마찬가지로 워크 세트 수준의 저항에서 세트당 10회를 할 수 있어야 한다. 이후 스쿼트에 보조가 필요치 않은 순간이 찾아올 때까지 점차 밴드의 높이를 줄이고 개수를 낮춘다. 레그프레스에서 쓰는 원판의 정밀성에는 미치지 못하지만, 필요하다면 이렇게라도 해야 하지 않겠나.

둘째로 맨몸 스쿼트의 깊이를 얕게 시작해 점점 낮게 내려가는 방법이 있다. 좋은 자세로 수평 아래 깊이의 스쿼트를 3×5로 치는 것을 목표 삼아, 여러 차례의 워크아웃을 거치면서 맨몸 스쿼트의 깊이를 낮춰 나가는 것이다. 목표를 달성했다면 가벼운 바를 등에 얹고 본격적으로 스쿼트 훈련을 시작할 수 있다.

파워랙을 가로지르는 번지 코드bungee cord를 걸어두는 것이 이 방식에서는 가장 좋다. 번지 코드는 훈련자의 가동범위 한계점에 설치해야 하는데, 가령 첫날 목표가 '쿼터 스쿼트' 높이라면 서 있을 때 햄스트링 중간 정도에 해당하는 높이에 줄을 걸어놓으면 된다. 훈련자는 스쿼트를 해 내려가다가 줄이 궁둥이에 닿으면 일어선다.

훈련자가 맨몸으로 전체 ROM을 쓰는 동안 밴드로 체중을 받게 했던 직전의 방식과 이 방식은 아예 다르다. 여기서 쓰는 번지 코드는 탄성이 훨씬 적으므로 깊이 판독기 역할, 그러니까 목표 깊이에 다다랐는지, 언제 올라와야 하는지를 알려주는 역할밖에 못 한다. 훈련자는 수평 아래 깊이로 3×5를 칠 수 있을 때까지 세션이 거듭될 때마다 코드의 높이를 조금씩 낮춘다. 파워 랙의 구멍 간격이 (1인치 정도로) 촘촘하다면 세션당 구멍 하나 높이만큼 낮추면서 진전을 유도해나갈 수 있다. 박스 스쿼트를 해 본 사람이라면 알 테지만, 1인치만 달라져도 차이는 확 커진다. 이 방법에서도 사정은 다르지 않다. 그러나 파워 랙의 구멍 간격이 3인치 이상이라면 세션당 구멍 하나는 너무 공격적인 높이가 될 것이므로, 이때는 랙의 바닥부에 매트를 깔아서 1인치씩 낮출 수 있도록 하자.

늙었거나 비만하거나 매우 약한 훈련자는 세션당 1인치가 넘으면 감당이 안 된다. 인내심을 가지고 풀 스쿼트가 찾아오기를 기다리자. 스쿼트에서는 깊이가 얕아도 올바른 자세가 나와야 한다. 엉덩이를 뒤로 보내고 무릎을 밖으로 벌려 앉은 다음 엉덩이를 써서 일어나는 것이 스쿼트다. 지금까지의 과정에서 풀 스쿼트 깊이의 동작에 필요한 모든 것이 올바르게 쓰였다는 보장만 있다면, 풀 스쿼트 깊이에 다다르기 위해 필요한 스트렝스도 갖춰지게 마련이다.

번지 코드는 부분 스쿼트의 깊이를 점차 깊게 만들 때 선호되는 수단으로, 박스나 벤치와는 결이 다르다. 박스에서는 훈련자가 동작의 하단에서 쉬기도 하고, 몸을 앞뒤로 까딱이기도 하고, 빙빙 굴리기도 하다가 반동을 주며 일어난다. 상급 리프터들조차 박스 스쿼트의 하단에서 '긴장을 풀지 않고' 있으려면 햄스트링의 스트렝스와 집중력이 어마어마하게 필요한데, 늙은 초짜 리프터들은 오죽하겠나. 초보자가 스쿼트를 박스로 배우면 박스에 쉽게 의지하는데, 이러면 햄스트링에 신장반사를 걸며 엉덩이를 써서 힙 드라이브를 하는 방법은 절대 배우지 못한다. 깊이 판독기 역할만을 할 뿐 하단에서 몸을 떠받쳐줄 힘이 없는 번지 코드를 쓰면, 처음부터 긴장을 제대로 유지하는 법을 배울 수 있으므로 평범한 스쿼트로의 전이가 훨씬 매끄럽게 이루어진다.

나이 든 초보자에게 무엇보다도 중요한 것은 바로 가벼운 바벨이다. 나이와 상관없이 비만하거나 컨디션이 떨어져 있는 훈련자에게는, 맨몸 스쿼트에서 바로 20kg짜리 바벨로 넘어가는 것조차 너무 공격적일 수 있다. 훈련에 필요한 장비를 미리 구비해두지 않았다면, 이 사람들은 문제의 원인을 코치가 아니라 자신에게서

찾으면서 좌절감에 빠질 것이다.

나이 든 훈련자의 스쿼트와 연관된 또 하나의 흔한 문제는 어깨의 유연성이다. 마스터즈 연령대가 되면 바를 로우바 자세로 잡고 있지조차 못하는 사람이 태반이다. 관절염이 있거나, 흉추후만이 심하거나, 어깨 수술을 받은 사람은 스쿼트에 필요한 가동범위를 언감생심 꿈조차 못 꿀 수 있다. 이 경우 코치는 하이바high-bar 백스쿼트 자세를 조심스레 시험해보아야 한다. 하이바 스쿼트를 주인공으로 삼아야 한다면, 하이바와 로우바 간의 결정적인 차이 때문에 프로그램에도 변화를 줄 수밖에 없다. 두 운동의 역학적 차이 때문에, 하이바 스쿼트는 로우바 스쿼트보다 무릎에 훨씬 많은 스트레스를 준다. 고관절보다 작고 약한 무릎은 나이가 들면 매우 예민해진다. 하이바 스쿼트에서 코치는 매우 보수적으로 중량을 올려나가야 하며, 스쿼트를 일주일에 여러 차례 해야 한다면 고중량은 주 1회로 제한하는 것이 좋다.

데드리프트: 이렇게 중요한 운동이 또 없다. 할 능력이 된다면 누구나 해야 하지만, 못하는 사람이 더 드물지 않을까 싶다. 무릎이 아파서 스쿼트를 할 수 없는 사람도 데드리프트는 꽤나 무거운 중량으로 실시할 수 있으며, 아주 가벼운 바와 2~5kg짜리 범퍼플레이트를 쓰면 세상 거의 모든 사람이 데드리프트를 할 수 있을 것이다. 보완 스쿼트 프로그램을 쓰는 훈련자에게 데드리프트는 완전한 가동범위로 하는 중량 스쿼트의 진전에 필수요소나 다름없다. 앞서 살펴본 두 가지 보완 프로그램(ROM 보조식, 부분 깊이 강화식)에서는 중량 풀 스쿼트에서와 달리 햄스트링, 둔근, 등 하부에 적절한 스트레스가 가해지지 않는다. 이러한 훈련자에게는 데드리프트가 후면사슬의 핵심 스트레스 요인이 되므로, 데드리프트를 최대한 빨리 숙달하여 진전을 개시하는 것이 특히 중요해진다.

앞에서도 이야기했듯 초보자 프로그램의 첫 몇 주 동안은 데드리프트를 세션마다 실시할 수 있다. 하지만 스트렝스가 늘면 등 하부에 가해지는 스트레스도 늘어난다. 특히나 나이 든 훈련자의 경우, 이러한 스트레스를 적절히 처리하지 않으면 등 하부나 천장관절에 만성 염증이 생겨 문제가 될 수 있다. 어르신들 중에는 데드리프트를 주 1회의 세션에서 1~2세트만 해도 진전에 필요한 스트레스를 충분히 얻을 수 있는 분이 많은데, 이렇게 얻은 스트레스는 회복에 일주일 이상 걸리기도 한다. 그런 상황에서 주말 즈음에 백 익스텐션과 싯업까지 하면 '유리 허리'를 가진 어르신들에게는 득보다 실이 많을 수 있다.

가벼운 바벨에 '훈련용' 경량 원판을 끼우면 중량을 10kg까지 낮출 수 있다. 이 정도 중량이면 제아무리 컨디션이 저하된 사람이라도 5회 1세트 정도는 할 수 있다. 자기 몸무게로는 스쿼트를 할 수 없으면서 데드리프트는 1주차부터 40kg을 치는 사람은 사실 흔한 편인데, 이렇게 못 하는 사람은 대부분 육체적인 능력이 모자라서가 아니라 중량을 무서워해서 못 하는 것이다.

심하게 편찮은 데다 어쩌면 오늘내일할 수도 있는 노인 분들도 5~7kg짜리 가벼운 케틀벨로 데드리프트를 할 수 있다. 케틀벨을 쓰는 이유는 장비의 구색 때문이다. 20kg짜리 바에 5kg짜리 범퍼플레이트를 끼우면 그것만 해도 30kg인데, 나이가 아주 많은 분에게는 이 정도 중량도 너무 무거울 수 있다. 5~20kg 범위의 가벼운 케틀벨은 이제 대부분의 상업 스포츠용품점에서 널리 구할 수 있을 뿐만 아니라, 훈련용 경량 바와 훈련용 경량 원판을 쓰는 것보다 빠르고 편하게 쓸 수도 있다. 케틀벨을 쓰면 중량을 미드풋 위치에 쉽게 놓을 수 있으므로, 바벨로 할 때와 거의 같은 움직임으로 동작을 실시할 수 있다. 케틀벨 데드리프트에서는 스탠스가 다소 넓어질 수 있지만, 스모 데드리프트처럼 넓은 스탠스로 하면 안 된다.

프레스: 프레스와 관련된 문제는 크게 두 가지가 있다. 하나는 적절한 장비의 부족이고, 다른 하나는 앞에서도 이야기한 어깨 유연성의 부족이다. 성별과 상관없이 대다수의 어르신들은 20kg짜리 바로 프레스를 시작할 수가 없다. 따라서 훈련자의 스트렝스 수준에 맞는 가벼운 바를 구비하는 것이 단연코 매우 중요하다. 나이 든 리프터, 특히 나이 든 여성 리프터를 생각한다면, 체육관은 적절한 지도와 웜업과 워크 세트 선택이 이루어질 수 있도록 10kg, 어쩌면 5kg짜리 바까지도 구비해 놓아야 한다. 여기에 0.5kg 단위로 중량을 올릴 수 있게 하는 원판까지 구비한다면, 10대 소년 같은 적응력이 없는 분들도 꾸준히 진전을 거듭해 나갈 수 있을 것이다. 프레스에 쓸 적절한 장비가 없다면, 일단은 구하기부터 하자.

훈련자가 5kg짜리 바로도 프레스를 하지 못할 정도로 스트렝스가 모자라다면, 초반에는 프레스를 생략하고 상체 운동으로 벤치프레스만 쓰는 것이 가장 간단한 해결책이다. 짧은 기간이나마 워크아웃마다 벤치프레스를 훈련하다 보면 바벨을 머리 위로 들어 올릴 수 있을 정도로 가슴과 어깨와 삼두의 스트렝스가 향상될 것이다. 벤치프레스를 2~4주 정도만 매 세션 훈련하면 대부분은 가벼운 바로 5회의 프레스를 실시할 만큼의 상체 스트렝스를 얻게 될 것이다. 반복수 5회를 찍었다면, 그때부터는 벤치프레스와 프레스를 번갈아 실시하는 A/B 로테이션을 시작해도 좋다.

어깨 가동성의 중증 결핍은 60대 이상의 초보자에게서 진짜 아주 흔하게 관찰할 수 있는 문제이다. 어깨와 무릎은 세월을 정통으로 맞을 때가 많은데, 그나마 무릎은 기능이 완벽한 인공관절로 쉬이 교체라도 할 수 있지만, 어깨는 그렇지 못하다. 어깨의 골관절염은 락아웃 자세를 기능적인 수준에서 방해할 때가 많지만, 만일 정말로 뼈에 문제가 있어서 동작이 안 되고 있다면 상황은 앞으로도 달라지지 않을 것이다. 동작의 상단에서 바를 완전히 락아웃할 수 없으면, 견관절glenohumeral joint에서 수직으로 뻗은 균형점보다 한참 앞으로 나와 있는, 매우 스트레스가 심한 자세로 동작이 끝나게 될 텐데, 이런 자세로 프레스를 하는 사람은 단 한 명도 없어야 한다. 만일 연조직의 탄력성이 문제라면 몇 번의 워크아웃과 동작 연습과 다소간의 스트레칭을 통해 이를 해결할 수 있다. 그러나 구조적으로 문제가 있다면 연습과 스트레칭이 도움이 되긴커녕 지속했을 때 오히려 해가 될 수 있다. 만일 ROM의 제한이 크지 않다면 '할 수 있는 만큼만 하세요' 정도가 최선의 조언일 테다. 통증이 느껴지지 않는 선에서 관절의 제한된 가동범위 내에서 최대한 많은 중량을 밀어올리라는 뜻이다. 올바른 균형점 위에서 락아웃을 하지 않은 프레스에서의 한계 중량은, 완전 가동범위로 실시한 프레스의 한계 중량보다 훨씬 낮다. 바벨이 어깨 관절 앞쪽에 있는 상태로 중량을 올리다 보면 그 지점에 잡고 있기에는 너무 무거워질 텐데, 그렇게 되면 어깨와 승모뿐만 아니라 등 하부까지도 통증에 시달릴 수 있다. 가동범위 제한이 심각하다면 의미 있는 중량으로는 프레스를 아예 못 할 수 있으니, 이런 경우에는 프레스를 프로그램에서 빼야 한다.

벤치프레스: 벤치프레스는 웨이트 룸의 꽃으로, 가장 많은 중량을 다룰 수 있는 상체 운동이다. 어떤 이유로 인해 프레스를 할 수 없는 상황이라면 상체 스트렝스를 책임지는 운동으로서 벤치프레스의 중요성은 더욱 높아진다. 하지만 나이 든 사람의 어깨는 벤치프레스 때문에 오히려 나빠질 수 있다. 벤치프레스 때문에 어깨에 통증이 생기거나 이미 있던 어깨 부상이 악화되는 일은 드물지 않게 일어난다. 이러한 문제는 그립 너비를 다르게 잡으면 더러 해결되기도 하며, 특히 어깨가 예민한 분은 그립을 좁게 잡는 편이 좋다. 좁은 그립만으로 해결이 되지 않는다면, 그립을 중립이나 반 회외semi-supination로 잡을 수 있는 신형 장비를 가지고 벤치프레스를 해 보는 것은 어떨까. 다양한 그립을 잡을 수 있도록 설계된 '풋볼 바'(일명 '스위스 바')를 쓰면 손의 위치를

폭넓게 조절할 수 있다. 어르신들을 훈련시키는 시설이라면 스위스 바는 매우 귀중한 자산이 될 것이다.

파워클린: 기본 초보자 프로그램을 어르신들에게 적용할 때 가장 흔히 듣는 질문은 파워클린의 사용 여부와 관련된 것이다. 파워클린을 프로그램에서 제외해야 하는 이유는 한둘이 아니고, 그중 몇 가지는 이미 앞에서 다루었다. 어르신들의 훈련 프로그램에서 순발력이 향상될 것이라고 기대하는 것은 현실적이지 않다. 좀 더 구체적으로 말하자면, 유연성이 형편없는 고령의 훈련자들은 기술적으로 클린이나 스내치에서 바를 랙 자세로 올바르게 받기가 어려울 수 있다. 이들 운동을 익히겠답시고 무식하게 달려들다가는 손목과 팔꿈치와 어깨와 무릎에 불필요한 부담만 줄 수 있다. 결국, 클린이나 스내치를 할지 말지는 리프터와 코치가 결정할 일이다. 체력도 좋고 스트렝스도 준수하고 부상도 없는 50세 남성이 역도성 동작을 프로그램에 넣으면 완벽하게 들어맞겠지만, 과체중에 컨디션도 완전히 저하된 50세 여성은 클린이나 스내치를 했을 때 득보다 실이 클 확률이 높다. 일반적으로 훈련자의 나이가 많을수록 역도성 동작에서 얻는 이득은 줄어든다고 보는데, 60대 이상의 훈련자라면 이유가 무엇이건 간에 초보자 스트렝스 프로그램에 역도를 끼워넣을 이유가 없다.

턱걸이: 친업은 매우 유용한 보조 운동으로, 광배와 팔과 악력에 완전한 워크아웃 역할을 한다. 하지만 나이 든 초보자, 그중에서도 특히 과체중인 분은 보조가 전혀 없는 순수 맨몸 턱걸이가 가능하지도 않을뿐더러 현실적인 목표도 될 수 없다. 이런 상황에서 가장 알맞은 대용품은 랫풀다운 머신이다. 친업을 할 수 있는 분이라면 하는 게 맞고, 이런 분은 랫풀다운 머신을 쓸 이유가 없다. 그러나 친업을 아예 못 한다면, 워크아웃의 끄트머리에 랫풀다운을 8~10회씩 3세트 실시한다. 대부분의 랫풀다운 머신에는 다양한 손잡이를 연결해서 쓸 수 있지만, 가장 많은 것을 얻을 수 있는 그립은 손바닥과 얼굴이 마주보게 하여 어깨 너비로 잡은 회외 친업 그립이다. 그립을 이렇게 잡으면 광배의 가동범위를 가장 넓게 쓸 수 있고, 이 운동을 다른 방식으로 할 때보다 이두의 개입이 커진다. 이 그립은 특히 손목이나 팔꿈치에 부상을 당했던 이들에게 통증을 일으킬 우려가 있는데, 그런 경우 다른 그립을 써야 한다.

(상업 체육관이라면 그럴 일이 거의 없지만) 랫풀다운 머신이 없는 체육관에서는 행잉 로우를 등 상부와 팔 운동으로 쓸 수 있다. 스쿼트를 할 때의 높이로 랙 안에 바를 올려놓고 하면 준비가 끝난다. 10~12회씩 3~4세트 정도면 적당할 것이다.

세트수와 반복수

다른 연령대의 초보자들이 기본 반복수 범위로 세트당 5회를 잡고 있듯, 나이 든 초보자들도 5회짜리 세트의 효험을 볼 수 있다. 중증 근육통과 염증의 가능성은 50세 이상의 훈련자에서 훨씬 훨씬 높아지는데, 이들은 젊은 리프터들만큼 근육통에 내성이 있지도 않을뿐더러, (8~12회의) 고반복 훈련에서는 편심성 일의 볼륨이 높아지므로 저반복 훈련에서보다 근육통과 염증이 더 잘 유발되는 경향이 있다. 나이 든 훈련자는 기본 바벨 훈련, 특히 스쿼트와 데드리프트에서 세트당 5회 이상의 반복수를 쓸 필요가 거의 없다. 스쿼트와 프레스와 벤치프레스는 어크로스로 3세트, 데드리프트는 5회로 1세트만 하면 나이 든 초보자에게 충분할 테다. 이제 막 발을 뗀 훈련자의 표준 초보자 프로그램은 다음과 같을 것이다.

사례 1: 컨디션이 저하된 55세 남성

1단계: 월-수-금 일정으로 워크아웃 A/B를 번갈아 실시

워크아웃 A	워크아웃 B
SQ 3×5	SQ 3×5
BP 3×5	PR 3×5
DL 1×5	LPD 3×10*

* 처음에는 워크아웃 A와 B 모두 데드리프트를 하다가, 2~4주 뒤 진전이 느려지면 그때 랫풀다운을 도입한다.

2단계: 빈도를 주 2회로 낮춤

월요일	목요일
SQ 3×5	SQ 3×5(월요일에서 20% 낮춤)
BP 3×5	PR 3×5
LPD 3×10	DL 1×5

사례 2: 과체중인 65세 여성

1단계: 훈련자가 스쿼트나 프레스를 못 할 정도로 약한 상황

월요일	목요일
LP 3×10	LP 3×10
BP 3×5	BP 3×5
DL 1×5	DL 1×5

2단계: 훈련자가 스쿼트와 프레스를 할 정도로 좋아져서 데드리프트의 빈도를 낮춤

월요일	목요일
SQ 3×5	SQ(Lt.) 3×5
BP 3×5	PR 3×5
LPD 3×10	DL 1×5

사례 3: 어깨에 중증 관절염을 앓는 저체중 78세 남성

다음 프로그램을 4~5일에 한 번 실시한다('3/2' 스케줄을 따를 것).

> DL 1×5(프로그램을 시작할 때는 가벼운 중량의 3×5로 실시한다)
> BP 3×5
> FSQ(DB) 3×5* 또는 LP 3×10
> LPD 3×10

> * 덤벨 프론트 스쿼트는 바벨 스쿼트를 효율적으로 할 수 없는 훈련자가 할 수 있는 스쿼트 변형 동작이다. 덤벨은 '프론트 스쿼트' 자세로 어깨에 올려둔다. 이 운동은 상대적으로 가벼운 중량만 쓸 수밖에 없으므로 보조 운동으로 분류되어 순서가 데드리프트 뒤로 밀린다. 이 프로그램에서는 데드리프트가 핵심 스트렝스 운동이 되며, 다리에 피로가 덜 쌓이도록 스쿼트보다 앞에 있어야 한다. 덤벨로 시작하기에 앞서 훈련자는 수평 아래 깊이의 맨몸 스쿼트를 3×5로 할 수 있어야 한다.

훈련자가 진전을 거듭하며 강해지다 보면, 어크로스 3세트 방식은 그 자체로나 주 단위로나 점차 회복하기 어려워질 수 있다. 적응을 지속적으로 유도하려면 프로그램의 볼륨을 유지하면서도 중량을 다르게 올리는 방법을 찾아야 하는 순간이 찾아온 것이다.

탈(脫)초보자 프로그램: 나이 든 성인의 탈초보자 프로그램을 짤 때는 다음 몇 가지 사항을 꼭 명심해야 한다.

1. 나이 든 성인은 매우 고된 훈련을 할 때 자주 쉬어 줘야 한다.
2. 나이 든 성인은 고볼륨 워크아웃에서 얻는 것이 없다.
3. 나이 든 성인은 강도를 줄이면 매우 빠르게 디트레이닝에 빠진다.
4. 중량은 매우 보수적으로 올려야 한다.

위 사항을 명심 또 명심하자. 나이 든 성인을 위한 탈초보자 프로그램은 '힘든' 워크아웃과 '편한' 워크아웃 간의 등락이 있어야 하며, 볼륨은 중간 정도로, 강도는 높게 가져가야 한다.

3단계: 탈초보자의 세트수와 반복수

월요일	목요일
SQ 5×5	SQ(Lt.) 4×5(어센딩 세트로)
BP 1×3~5 + 2×5(백오프)	PR 1×3~5 + 2×5(백오프)
LPD 3×10	DL 1×3~5 + 1×5(백오프)

5회짜리 어센딩 세트(빌 스타 5×5): 위의 기준에도 맞고 어르신들에게도 잘 먹히는 것으로 판명된 방식이 두 가지 있다. 먼저 세트당 반복수 5회짜리 어센딩 세트를 활용해 한 세트의 워크 세트까지 올려 가는 방식을 살펴보자. 훈련자는 새로운 5RM을 찍고 나서 바에 중량을 더 얹을 텐데, 이때 새 중량으로 실시하게 될 탑 세트의 반복수는 더블이나 트리플로 떨어질 것이다. 이 친구가 지난 주에 트리플을 쳤다고 치자. 한 주가 지나자 이 친구는 똑같은 중량으로 4회를 친다. 셋째 주에도 중량은 같지만 이번에는 5회를 친다. 한 주의 두 번째 워크아웃을 실시할 때는 마지막 웜업 세트까지만 한 다음에 거기서 멈춘다. 다음은 초보자 진전을 102.5×5×3으로 마친 55세 남성 훈련자의 프로그램 예시이다. 이 훈련자가 다가오는 주의 강 요일에 다룰 중량은 다음과 같다.

1주차	2주차	3주차	4주차
20×5×2	20×5×2	20×5×2	20×5×2
57.5×5	57.5×5	57.5×5	57.5×5
72.5×5	72.5×5	72.5×5	72.5×5
85×5	85×5	85×5	87.5×5
95×5	95×5	95×5	97.5×5
105×3	105×4	105×5	107.5×3

'약' 요일 워크아웃은 '강' 요일 마지막 웜업 세트에서 끝낸다.

백오프법: 나음 방식은 웜업을 하고 워크 세트까지 간 다음에 중량을 5~10% 줄인 백오프 세트를 2~3세트 실시하는 것이다. 같은 사람이 이 방식을 썼다면 아래와 같은 결과가 나왔을 테다.

1주차	2주차	3주차	4주차
20×5×2	20×5×2	20×5×2	20×5×2
57.5×5	57.5×5	57.5×5	57.5×5
72.5×2	72.5×2	72.5×2	72.5×2
85×1	85×1	85×1	87.5×1
95×1	95×1	95×1	97.5×1
105×3	105×4	105×5	107.5×3
92.5×5×2	92.5×5×2	92.5×5×2	95×5×2

두 방식 모두 힘든 워크아웃/편한 워크아웃, 중간 정도 볼륨, 높게 유지되는 강도, 보수적인 페이스라는 앞서의 기준을 충족한다.

102.5×5였던 워크 세트가 105×2~3이 되는 순간 강도는 약간 늘었지만, 볼륨이 줄어들었기 때문에 신체적 · 정신적 스트레스는 조금 줄어들었다. 새로운 중량을 도입하고 나면 첫 한두 주는 지난주에 했던 세트당 5회짜리의 워크아웃보다 '편한' 느낌이 들어야 한다. 이 페이스로 3~4주 동안 새로운 중량에 적응한 다음 다시 중량을 올려나갈 텐데, 그 기간 동안 매주 반복수가 올라가고 있는 만큼 수행능력 또한 사실상 매주 향상되고 있다.

이 두 방식의 근본적인 차이는 볼륨의 배치에 있다. 둘 중 워크 세트 이전인 웜업에 볼륨을 배치한 빌 스타 방식이 더 쉽고 나이 든 훈련자의 스쿼트에 잘 먹히는 편으로, 5회짜리 어센딩 세트는 굳은 다리와 허리에 탁월한 웜업이 되며, 이 과정에서 연습과 지도의 기회도 충분히 얻을 수 있다. 백오프법에서는 볼륨이 그날의 핵심 워크 세트 다음에 오는데, 워크 세트에 다다르기까지 끝내야 하는 웜업 세트 수도 여전히 많지만, 워크 세트를 끝낸 다음에도 추가적으로 백오프 세트를 실시해야 하는 탓에 세트수가 더 많아지므로 어센딩 방식보다 스트레스가 더 심하다. 백오프법은 벤치프레스와 프레스뿐만 아니라 데드리프트에서도 잘 먹힌다. 데드리프트에 백오프법을 적용할 때는 한 세트만으로 제한해야 한다. 당연한 말이지만 스쿼트에는 빌 스타 방식을, 프레스와 데드리프트에는 백오프법을 적용하는 식으로 두 방식을 섞어서 쓸 수도 있다.

이 두 방식은 각 리프팅에서의 볼륨과 강도를 한 세션에 처리해야 한다는 공통점을 가지고 있다. 텍사스 메소드 같은 프로그램에서는 고볼륨 요일과 고강도 요일이 따로 있다. 볼륨 요일의 부하가 강도 요일보다는 작을 수 있겠지만, 둘 다 실질적으로 다루는 중량은 가볍지 않다. 즉, 리프터는 매우 스트레스가 심한 두 종류의 워크아웃을 같은 주에 실시해야 하는 것이다. 나이가 많은 훈련자는 이처럼 과격한 운동 부하를 받으면 회복이 안 된다. 만일 나이 든 훈련자가 같은 리프팅을 한 주에 여러 번 해야 한다면, 절대 볼륨/강도로 배정하지 말고 강/약이나 힘들게/편하게로 배정해야 한다.

재활 이후의 훈련

대회에 출전하는 수준으로 힘들게 훈련한 선수는 필연적으로 부상을 당하게 마련이다. 진실이 이 모양이라 유감이지만, 저 사실 때문에 경기 출전을 망설일 정도라면 어차피 훌륭한 선수는 못 된다. 진전에는 격렬한 훈련이 동반되고, 격렬한 훈련은 새로운 수준의 경기력에 다다르고자 기존의 장벽을 깨는 행위를 동반한다. 이로 인해 다칠 수 있다는 것까지 생각하면, 경기에서 좋은 성과를 거두는 선수는 늘 위험에 노출된 것이나 다름없다. 이 위험은 관리될 수 있고 또 관리해야만 하나, 그럼에도 선수는 언제든 다칠 수 있다. 그 뒤로도 계속 선수 생활을 이어나가고 싶다면, 커리어를 끝장내고 싶지 않다면, 부상을 관리하고 부상에서 재활하는 방법을 똑같이 중요하게 받아들여야 한다. 사고는 언제든 일어날 수 있다는 말도 덧붙여야겠다. 훈련과 관련이 있건 없건 간에.

심하게 손상된 조직은 재활로 수복되지 않는다. 이렇게 되면 기능을 잃은 조직이 하던 일을 떠맡기 위해 주변의 건강한 조직이 강해진다. 가령 심근경색을 겪으면, 어찌어찌 살아남는다 해도 심근의 일부는 죽는다. 죽은 조직은 심장의 수축에 기여할 수 없지만, 심장은 계속해서 박동하며 혈액을 운반한다. 경색 직후에는 혈액 운반의 효율이 낮아지지만, 건강하게 기능을 유지하고 있는 심근은 단 한 번의 박동도 거르지 않은 채 적응하기 시작한다. 우리가 죽지 않는 한 심장에는 계속 피가 들어오므로. 리모델링 과정이 완료되어 수축력이 콜라겐 반흔scar의 인장력과 균형을 이루기 전까지는, 손상된 조직과 함께 사라진 힘 생산 능력을 메우기 위해 남아있는 심근이 수주에서 수개월 동안 더 강하고 빠르게 커진다. 그 결과 심근이 비가역적으로 손상되어 사라졌음에도 수축력을 만들어내는 심장의 능력은 끝내 회복된다. 심실 수축 요소에 일어난 변화 때문에 정상 기능의 100%까지 회복되지는 않는다. 심실벽이 아무리 두꺼워져도 이렇게 달라진 심실은 태생적으로 원래의 심실보다 효율이 떨어질 수밖에 없지만, 기능적으로는 정상 활동을 재개할 수준이 되는 것이다.

심각한 근육 손상이 다른 부위에 일어날 경우, 비슷하기는 해도 위험은 덜한 상황이 연출된다. 근육이 괴사 지점에 이를 정도로 심하게 손상되면, 남아있는 조직은 기능을 향상시켜 손상된 조직과 함께 사라진 기능에 적응할 뿐만 아니라, 생체역학적 특성상 손상된 근육을 돕던 주변 근육들이 부하의 일부를 떠맡게 된다. 이 현상은 '절제ablation' 실험을 다룬 의과학 연구에서 고전적으로 기술된 것으로, 이 실험에서는 (종아리의 주된 근육인) 비복근gastrocnemius이 제거되었을 때 그 밑에 있던 가자미근soleus과 발바닥 근육들이 여기에 빠르게 적응하여 한때 비복근이 맡고 있던 부하를 떠맡았다. 절제 이후 이렇게 새로이 스트레스를 받은 근육들이 몸 전체의 역학적 시스템을 '정상' 기능으로 되돌리기 위해 화학적으로나 구조적으로나 극적인 변화를 겪는다는 사실은 잘 알려져 있다. 수복된 구조는 원래 있던 구조에 못 미치지만, 기능만큼은 상당 부분을 되찾는다.

앞의 두 시나리오에서는 잠깐의 부하 감소가 있고 나서 기능의 회복이 일어났는데, 이때 소요된 시간은 본질적으로 염증을 비롯한 병적 현상을 해소하는 데 걸리는 시간과 같다. 적응과 회복을 유도하려면 기능적 부하가 늘어나야 한다. 심근경색만 해도 그렇지 않은가. 심장이 정상 부하를 되찾았다는 말은 남아있는 조직에 기능적 과부하가 걸렸다는 말과 같다. 초기에 더 적은 근육량으로 똑같은 양의 힘을 만들어냈으니 부하가 상대적으로 높아졌다고 하는 것이다. 손상된 부위의 기능 저하는 스트레스를 만들어내는데, 정상 기능으로의 복귀를 촉진하는 적응은 이러한 스트레스에 대한 반응이나 다름없다. 보상이 있어야 하는 손상은 주변 조직에 스트레스를 가하는데, 이때 주변 조직은 자신에게 가해진 부담에 적응하는 방식으로 스트레스에 대응한다. 적응이 스트레스 없이 일어나지 않듯, 손상이 없었다면 적응은 일어나지 않았을 것이다. 물론 추가적인 손상을 피하려는 노력이야 해야겠지만, 과부하 없이도 재활이 이루어진다는 믿음은 인체와 관련된 생리학과 역학의 기본 교리를 이해하지 못했기 때문에 생겨난다.

웨이트 룸이나 운동장이나 일상에서 경험하는 대부분의 부상은 괴사 수준으로 나빠지지 않는다. 불편하고, 고통스럽고, 나빠지고, 치료하려면 돈도 많이 들겠지만, 삶의 질을 오랫동안 바꿔 놓을 정도는 아니다. 하지만 이들 부상에서 회복될 때 적용되는 원칙은 더 심한 부상에서 회복될 때도 똑같이 적용된다. 회복을 일으키는 기전이 같기 때문이다. 기능이 실제로 어떤 과정을 거쳐 회복되는지 모르다 보니 며칠 '내버려두면서' 부상을 치료하겠다는 발상이 나오는 것이다. 조직의 괴사를 동반하지 않는 경도의 손상일지라도, 손상된 조직이 가지고 있는 능력에 과부하를 주지 않으면 회복을 일으키는 과정은 촉진되지 않는다. 이 특수한 상황에서는 회복 중인 구조물이 받는 부하가 정상 비율에 해당하는지 꼼꼼히 확인해야 한다. 이 과정의 목표는 구조물의 기능을 완전히 회복하는 것인데, 인접 구조물이 부하를 나눠 가지면 손상의 완전한 회복이 방해를 받기 때문이다. 이러한 목표를 달성하려면 부상 부위를 운동할 때 동작의 기법을 매우 엄격하게 지켜야 한다. 이렇게 하면 더 아프기야 하겠지만, 장기적으로 보면 부상 부위에 적절한 양의 스트레스가 가해져야 기능이 온전히 회복될 수 있다.

감독 하에 이루어지는 재활 과정 중에 쓰일 운동 부하는 손상된 조직의 국소적 기능 회복이 이루어질 만큼은 되어야 하나, 그렇다고 상급자 수준의 체력을 유지하는 데 쓰일 정도로 많은 스트레스를 주어서는 안 된다. 선수가 제한 없이 활동할 수 있게 되는 시점이 되면 디트레이닝이 많이 일어났을 것이므로 프로그램에도 변화를 주어야 한다. 재활을 6~8주간 하고 나면 수행능력이 전체적으로 많이 떨어지기 때문에, 상급자였던 선수가 단순 진전 프로그램을 다시 돌려야 하는 일도 생긴다. 그렇게 부상이나 질병 이전 수준의 수행능력을 되찾고 나면 해당 수준에서의 정상적인 훈련을 재개할 수 있다. 앞에서도 이야기했듯 스트렝스에는 회복탄력성이 있으며, 디트레이닝을 통해 잃어버린 스트렝스를 회복하는 과정은 처음 스트렝스를 얻을 때보다 훨씬 빠르게 진행된다.

여기에서 잠시 1장에서 정의한 스트레스/회복/적응을 다시 떠올려보자.

> **스트레스**는 생명체의 생리적 상태를 변화시키는 사건이다. 스트레스는 생리적으로 안정된 생명체 내부 환경인 **항상성**을 교란한다. 스트레스 사건으로부터의 **회복**은 다시금 스트레스에 처할 상황에 대비하여 스트레스 이전의 상태에 약간의 덤을 얹은 상태로 돌아감으로써 생명체가 생존을 지속해 나가려는 현상이다. 이와 같은 스트레스에의 **적응**은 자신을 둘러싼 변화무쌍한 환경에서 생명체가 살아남는 수단이다.

이 정의에서 우리는 효과적인 재활에 관한 통찰을 얻을 수 있다. 즉 어떤 스트레스에서 회복될 때 (높았던 예전 수준의 수행능력으로 돌아가는 것처럼) 이전보다 조금 더 나은 상태가 만들어진다면, 이 스트레스는 항상성을 교란할 만큼 크다고 말할 수 있다. 부상을 당한 선수의 수준은 부상을 당하기 전보다 낮아져 있으므로, 경기력의 향상이 일어나려면 현재 수준의 수행능력부터 넘어서야 한다. 이 과정은 부상을 당하기 전에 경기력을 높일 때 쓰던 것과 같으며, 부상당한 선수는 불쾌하더라도 이 과정에 다시 한 번 몸을 내던져야 한다.

이 개념을 틀리게 적용한 것이 치료사들이 저지른 가장 큰 실수이다. 이들 중 다수는 부상 자체를 스트레스 요인으로 간주한 채 1) 부상 스트레스에 대한 적응이 이미 끝났고, 2) 그 뒤로 이어진 훈련 자극 결핍이라는 스트레스도 마찬가지로 적응이 끝났으며, 3) 선수가 이전 수준의 경기력을 회복하려면 재활 스트레스의 강도가 스트레스/회복/적응 반응을 만들어낼 만큼 높아야 한다는 사실을 깨닫지 못하고 있다. 처음처럼 약간의 덤을 얹은 적응을 일으킬 만큼의 스트레스가 제공되지 않는 한, 선수가 '재활'이라는 말을 할 때의 어감으로 시도한 재활은 제 기능을 하지 못하며, 수일, 수주, 수개월 전에 생긴 부상 스트레스를 휴식이나 회복의 대상으로 오인하는 것은 수행능력의 근간에 어떠한 과정이 있는지 이해하지 못한 것이나 다름없다.

약어 정리

BBR: 바벨 로우barbell row

BE: 백 익스텐션back extension

BP: 벤치프레스bench press

BW: 맨몸bodyweight

C&J: 클린 앤드 저크clean and jerk

CG-BP: 클로즈 그립 벤치프레스close-grip bench press

CLN: 클린clean

CU: 친업chin-up

DB: 덤벨dumbbell

DE: 다이내믹 에포트dynamic effort

DL: 데드리프트deadlift

FP: 플로어 프레스floor press

FSQ: 프론트 스쿼트front squat

GHR: 글루트 햄 레이즈glute-ham raise

GM: 굿모닝good morning

HDL: 홀팅 데드리프트halting deadlift

IPR: 인클라인 프레스incline press

JS: 저크 서포트jerk support

LP: 레그프레스leg press

LPD: 랫풀다운lat pulldown

Lt.: 경량light

LTE: 라잉 트라이셉스 익스텐션lying triceps extension

ME: 최대 부하max effort

PC: [운동]파워클린power clean,
[에너지 대사] 크레아틴인산phosphocreatine

PP: 푸시프레스push press

PR: [운동]프레스press,
[기록] 개인 기록personal record

PS: 파워스내치power snatch

PU: 풀업pull-up

RBP: 랙 벤치프레스rack bench press

RDL: 루마니안 데드리프트Romanian deadlift

RJ: 랙 저크rack jerk

RM: 최대 반복수repetition maximum

RPL: 랙 풀rack pull

RPR: 랙 프레스rack press

S/S: 슈퍼셋supersets

SGDL: 스내치 그립 데드리프트snatch-grip deadlift

Sit.: 시티드(앉아서 하는)seated

SLDL: 스티프 레그드 데드리프트stiff-legged deadlift

SN: 스내치snatch

SQ: 스쿼트squat

STE: 시티드 트라이셉스 익스텐션seated triceps extension

SU: 싯업(윗몸일으키기)sit-up

TPD: 트라이셉스 푸시다운triceps pushdown

Wt.: 웨이티드(중량을 얹은)weighted

찾아보기

저자에 대하여

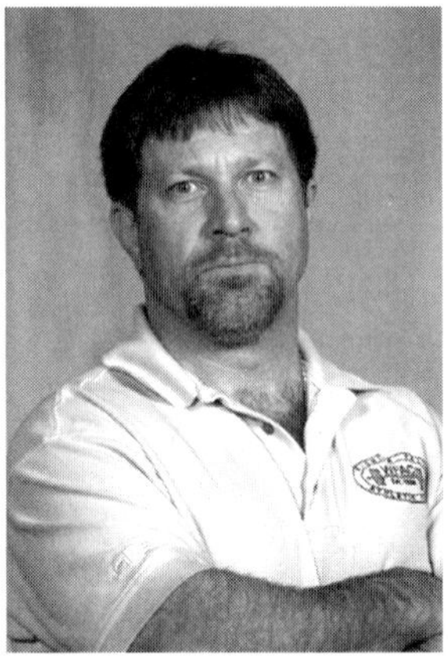

마크 리피토 Mark Rippetoe

『스타팅 스트렝스: 바벨 훈련의 첫걸음』, 『스타팅 스트렝스: 실전 프로그램』, 『Strong Enough?』, 『Mean Ol' Mr. Gravity』를 썼고, 수많은 저널과 잡지와 인터넷 매체에 기고했다. 1978년에 피트니스 산업에 뛰어들어 1984년부터는 위치토폴스 애슬레틱 클럽Wichita Falls Athletic Club을 운영하고 있다. 1985년에 NSCA의 CSCS 자격을 취득했으나 2009년에 공식적으로 해당 자격을 내려놓았다. 10년 동안 파워리프터로 활동했으며, 리프터와 운동선수를 비롯해 스트렝스와 수행능력의 향상에 관심을 가진 사람 수천 명을 지도한 바 있다. 현재는 미국 전역을 돌며 바벨 훈련 방법에 관한 세미나를 진두지휘하고 있다.

앤디 베이커 Andy Baker, SSC

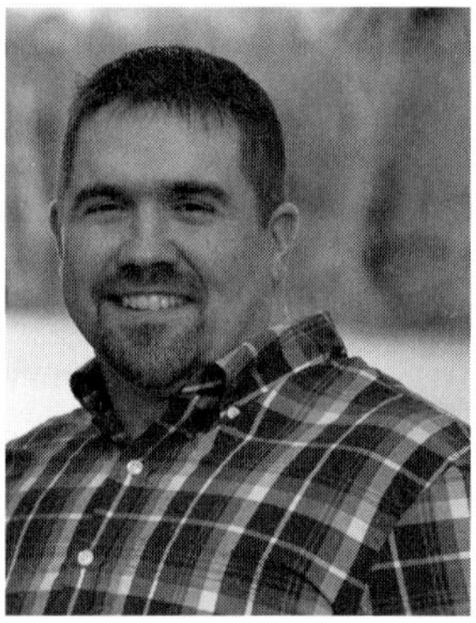

텍사스 킹우드에 위치한 개인 바벨 훈련 시설인 킹우드 스트렝스 앤드 컨디셔닝KSC, Kingwood Strength and Conditioning의 관장. 미 군사대학에서 보건학과 스포츠과학 학사학위를 취득했다. 텍사스 농업 · 기계대학Texas A&M University에 다니다 2003년 해병대에 입대하였으며, 2007년 학위 취득 전까지 이라크전쟁에 두 차례 참전하였다. 전역 후 휴스턴 인근에 KSC를 개관하여 선수와 일반인을 대상으로 바벨 훈련을 지도하는 한편 전문 리프터를 위한 프로그램 상담도 병행하고 있다. 킹우드에 거주하면서 부인과 함께 세 자녀를 키우는 앤디는, 파워리프터로서의 삶을 살면서 남는 시간에는 낚시와 사냥으로 소일하고 있다.

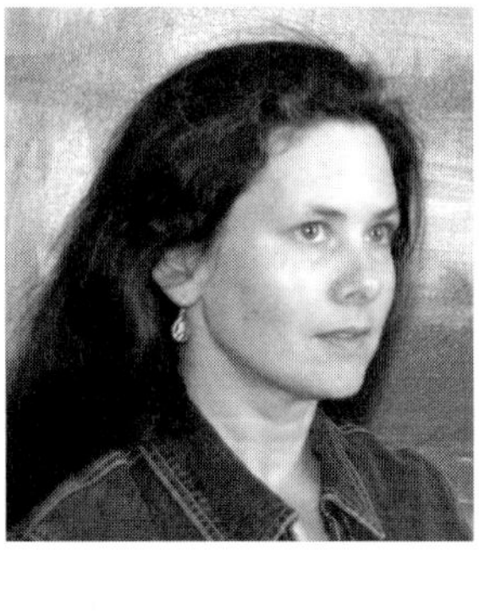

스테프 브래드포드 Stef Bradford, PhD

아스가르드 사의 운영 책임자이자 www.startingstrength.com의 커뮤니티 관리자이다. 2004년에 듀크 대학교Duke University에서 약리학으로 박사학위를 받았다. 일생의 대부분을 스트렝스 훈련에 쏟았고 몇 년 동안은 역도 선수로도 활동했다. 현재 미국 전역을 돌며 바벨 훈련을 지도하고 있다.

역자에 대하여

박현진

의사, 작가, 번역가, 트레이너. 서울대학교 국어국문학과와 한양대학교 의학과를 졸업하였다. NSCA-CSCS, ACSM/ACS-CET, ACSM-CPT, FMS level 1 등의 자격을 보유하고 있다.

에세이스트 신인상으로 등단하였으며, 클레사Klesa라는 필명으로 『이것은 살기 위한 최소한의 운동이다』, 『다시, 몸』, 『공포 다이어트』 등의 책을 썼다. 옮긴 책으로 『스타팅 스트렝스: 바벨 훈련의 첫걸음』, 『바벨로 쓴 처방전』, 『러닝 레볼루션』, 『근육 운동 따라하기』, 『코어 운동 따라하기』 등이 있다.

3rd Edition.

First edition 2006. Second edition 2009.

개정 3판

스타팅 스트렝스 실전 프로그램

Practical Programming for Strength Training

2판 1쇄 펴냄: 2021년 4월 7일

지은이: 마크 리피토, 앤디 베이커
옮긴이: 박현진
펴낸이: 권오현
펴낸곳: 대성의학사

출판등록 2009년 6월 22일(제301-2013-095호)
서울특별시 중구 을지로 126-1 (을지로3가, 3층)
전화 02)2279-3444 / 팩스 02)2285-0108
Homepage www.medibook.co.kr

값 30,000원

ISBN 979-11-90868-12-9(13690)